YOGA

Das große Praxisbuch

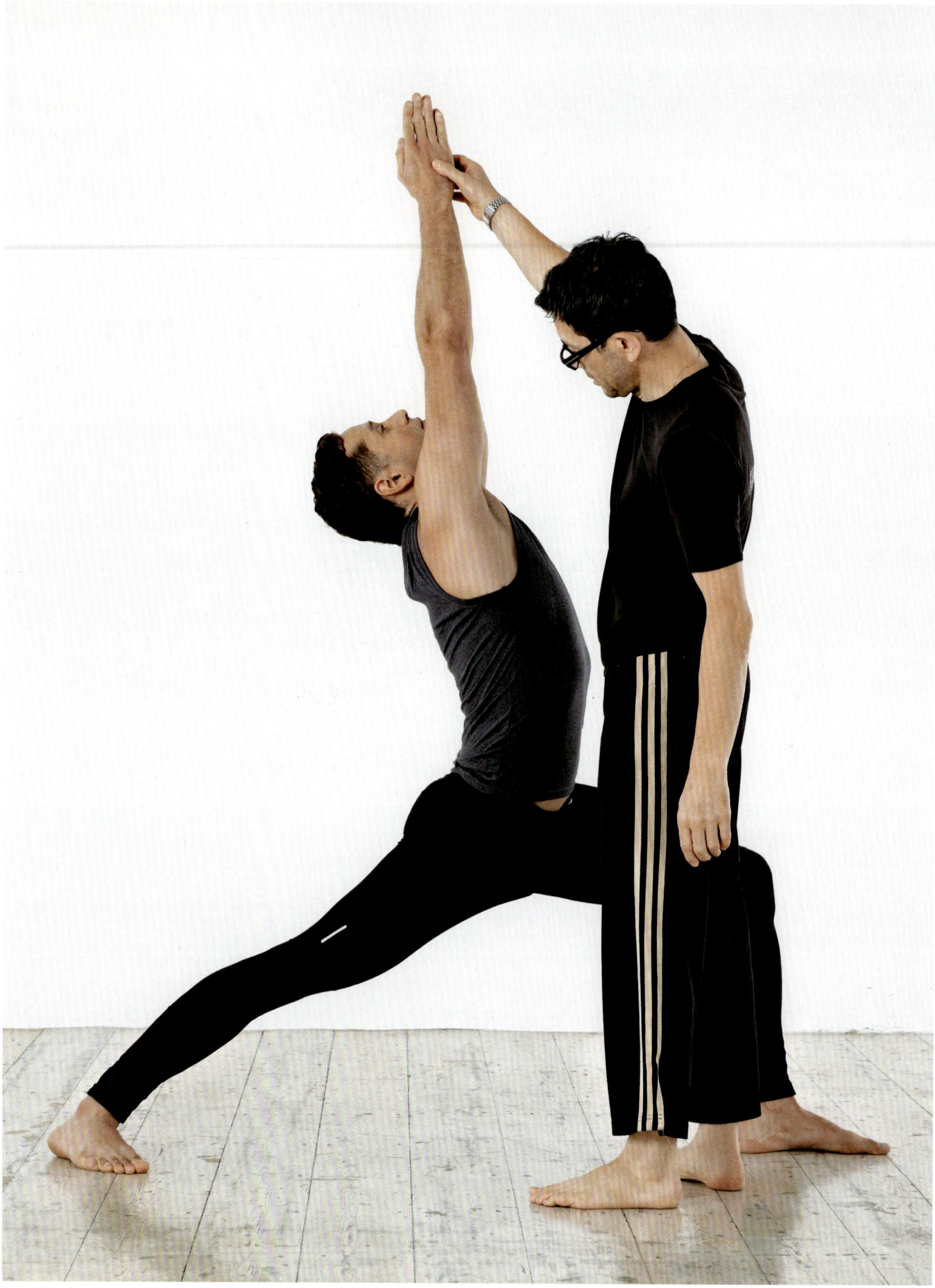

Mark Kan

YOGA

Das große Praxisbuch

Philosophie, anatomische Grundlagen, Asanas, Pranayama, Mudras, Bandhas und Meditation

Aus dem Englischen übersetzt von Elisabeth Liebl

HANS-NIETSCH-VERLAG

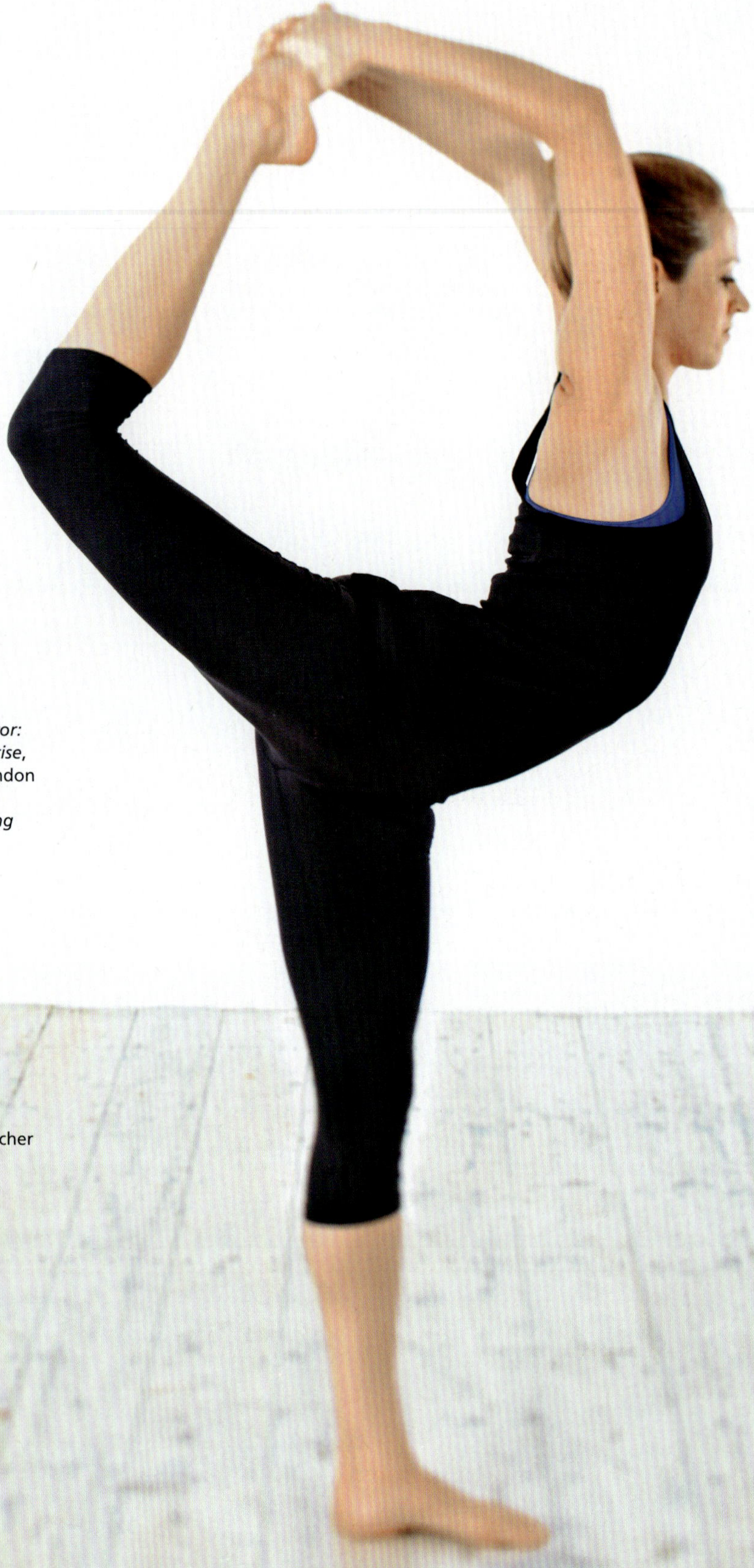

Titel der Originalausgabe: *The Complete Yoga Tutor: A structured course to achieve professional expertise*, erschienen bei *Octopus Publishing Group Ltd.*, London

Translation Right arranged with *Octopus Publishing Group Ltd.*, London

Redaktion: Martina Klose
Redaktionelle Beratung: Erika Konieczny
Lektorat: Ulrich Magin
Korrektorat: Petra Zwerenz
Umschlaggestaltung: Rosi Weiss
Satz: Kurt Liebig, Sandra Roth

Hans-Nietsch-Verlag
Am Himmelreich 7
79312 Emmendingen

www.nietsch.de
info@nietsch.de

ISBN 978-3-86264-242-7

Inhalt

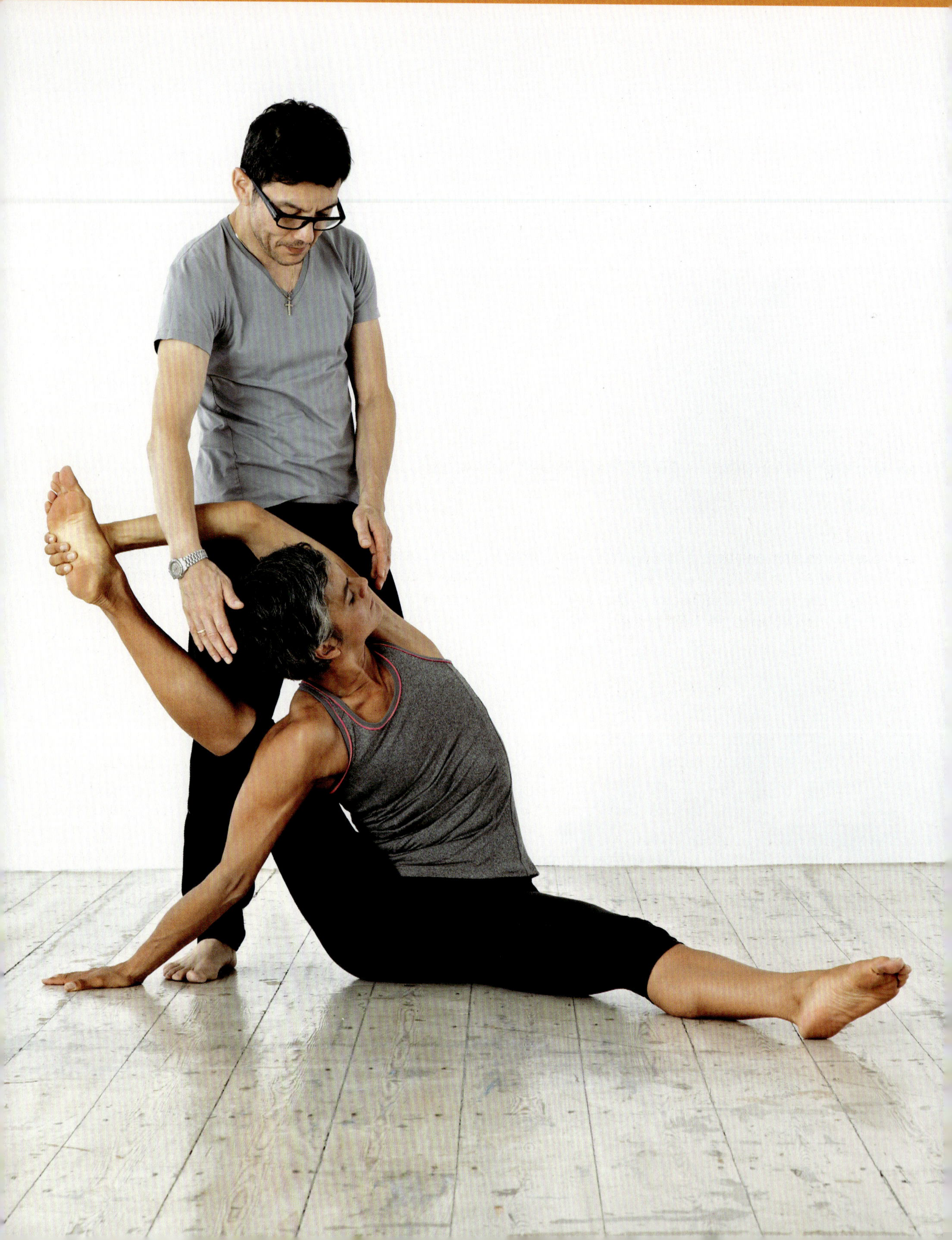

Vorwort

Yoga hat nichts mit Religion zu tun. Allerdings besteht Yoga aus göttlich inspirierten Techniken, die, korrekt ausgeübt, jedem Menschen innerhalb kürzester Zeit zu strahlender Gesundheit, Einsicht und auf den ersten beiden Stufen (*yama* und *niyama*) auch zu geistigen Kräften verhelfen.

Sri Dharma Mittra

Seit Anbeginn der Zeit sucht der Mensch nach Geborgenheit. Alle Menschen lieben das Leben und meiden den Schmerz. Als der Mensch sich weiterentwickelte, begann er allmählich auch nach geistigem Wohlbefinden zu streben. Dieser Evolutionsprozess brachte den spirituellen Menschen mit seinen geistigen Gaben hervor. Innerer Friede aber ist nur möglich, wenn alle Zweifel beseitigt sind – nur Wissen lindert Schmerz und Leiden und verwandelt Dunkelheit in Licht. Dieses Wissen ist im ätherischen Weltgedächtnis gespeichert und kann von hochentwickelten Menschen abgerufen werden. Wann immer wir bereit dafür sind, erscheinen erleuchtete Wesen wie Buddha, Jesus, Maharishi Patanjali, Paramahansa Yogananda und andere in der Welt, um dieses Wissen mit uns zu teilen. Sie vermögen intuitiv die im Weltgedächtnis gespeicherte Weisheit abzurufen und so zu vermitteln, dass die Menschen ihrer Zeit sie verstehen und nutzen können. Dann wird dieses Wissen auf Schriftrollen und in Büchern festgehalten und zu Religion, zu Philosophie, zu Yoga und so weiter.

Vor etwa 2000 Jahren sammelte Maharishi Patanjali das göttlich inspirierte Wissen, das später weltweit als Yoga bekannt wurde, in seinen *Yoga-Sutren*. Seit dieser Zeit wird Yoga von zahllosen Yogis und Lehrern geübt, die ständig neue Körperhaltungen (Asanas) und weitere Techniken für ihre Zeit entwickeln helfen. Diese Entwicklung dauert bis heute an.

Der achtgliedrige Ashtanga-Yoga, den Patanjali in den *Yoga-Sutren* beschreibt, ist keine Religion, sondern eine Reihe göttlicher Techniken und Methoden, die – unter Anleitung eines erfahrenen Lehrers geübt – dem ernsthaften Praktizierenden ermöglichen, körperliche, verstandesmäßige und geistige Kräfte zu entwickeln: Gesundheit, intuitive Fähigkeiten und weitere sehr subtile Geistesgaben. Ich selbst praktiziere seit fast fünfzig Jahren Yoga. Dabei habe ich unter Anleitung meines Guru, Yogi Gupta, wundervolle Dinge verwirklicht. Seit 1975 allerdings arbeite ich mehr mit dem Inneren Guru. Seit 1967 lehre ich Hatha- und Raja-Yoga auf eine recht einfache, klare Weise. Ich empfehle nur, was meine Schüler innerhalb kürzester Zeit zu mehr Gesundheit und geistigem Frieden führt, um sie auf die Selbsterkenntnis vorzubereiten. Ich bin nicht Patanjali, aber wenn der Lehrer frei von „ich" und „mein" ist, dann kann er die reiche Tradition des Yoga für seinen Unterricht nutzen. Diese Art des Yoga ist sozusagen eine Abkürzung zur Unsterblichkeit.

Mark Kan habe ich vor fünf Jahren kennengelernt, als er als Schüler zu mir kam. In all diesen Jahren habe ich seine Fortschritte mit großer Freude beobachtet. Alles, was er erreicht hat, hat er mit vollkommenem Gehorsam verwirklicht. Ich freue mich, dass er dieses Buch geschrieben hat, denn es wird andere Menschen in das profunde Yoga-Wissen einführen, das er erworben hat, und sie so von Schmerz und Leid befreien.

Möge euch aller Segen zuteilwerden.

Dharma Mittra (Dharmananda)

Sri Dharma Mittra ist der Direktor des Dharma Yoga Center *in New York City. Der gefeierte Yogi, den viele Menschen als „Lehrer für Lehrer" betrachten, unterrichtet seit über 50 Jahren Yoga. Er hat die* Master Yoga Charta *der 908 Yoga-Stellungen zusammengetragen. In New York vermittelt er Techniken zur Entwicklung der eigenen intuitiven Kräfte und gibt Yoga-Unterricht für Meisterschüler.*

Einführung

Yoga ist wie Musik. Der Rhythmus des Körpers, die Melodie des Geistes und die Harmonie der Seele lassen die Symphonie des Lebens erklingen.

B. K. S. Iyengar

Im Westen ist Yoga mittlerweile in der breiten Öffentlichkeit angekommen und hat längst den Nimbus einer asiatischen Geheimlehre verloren. Die *Asanas*, die Yoga-Stellungen, werden im Fitnessstudio genauso geübt wie im Yoga-Studio. Yoga ist eine der Methoden, die helfen, fit und gesund zu bleiben.

Man kann natürlich hier einwenden, dass diese Form des Yoga mit dem ursprünglichen Yoga, wie es sich vor 2000 Jahren entwickelt hat, nicht mehr viel zu tun hat und nur noch eine Fitnesstechnik mit spirituellen Wurzeln ist. Das mag stimmen, wir werden in diesem Buch aber zeigen, dass Yoga sich seit Jahrhunderten weiterentwickelt und sich an die Kultur anpasst, in der es geübt wird.

Sehnsucht nach Veränderung

Viele Menschen wenden sich dem Yoga zu, weil sie etwas in ihrem Leben verändern wollen – aus dem Wunsch nach Sinn und Erfüllung. Manche tun es auch, weil sie körperlich gesund werden wollen. Auf jeden Fall treibt sie die Sehnsucht nach Veränderung. Ich selbst bin aus purer Neugier zum Yoga gekommen. An Erleuchtung oder einen besseren Kontakt zu meiner inneren und äußeren Welt dachte ich gar nicht. Wir leben in einer Zeit enormen sozialen und wirtschaftlichen Drucks, viele Menschen fühlen sich isoliert, die ganze Welt ist entzaubert. Yoga macht uns mit der Wissenschaft vom Leben bekannt und verlangt von uns keine speziellen Vorkenntnisse, ehe wir uns für diesen Pfad entscheiden.

Es ist nur menschlich, dass wir nach Ruhe, Glück und einem sinnvollen Leben streben. Methoden und Philosophie des Yoga führen den Suchenden zu einem tieferen Einblick in die Natur seines Daseins. Yoga ist die Kunst und Wissenschaft der Selbstliebe, der persönlichen Entwicklung und der Selbsterkenntnis – unabhängig von Religion oder Nationalität. Er ist in Indien entstanden, doch müssen wir weder Inder noch Hindus sein, um ihn zu praktizieren. Yoga schließt niemanden aus. Der Weg ist für alle offen. Yoga ist eine praktische Methode, um Menschen auf den höchsten Entwicklungsgrad der Gesundheit, geistigen Klarheit und spirituellen Bewusstheit zu führen.

Yoga kennt keine Götter, leugnet aber auch die Existenz eines Gottes nicht. Es ist eine religionsübergreifende Wissenschaft, eine angewandte Wissenschaft von Körper und Geist. Der Sanskritbegriff *yoga* leitet sich von derselben Wurzel ab wie unser Wort „Joch". Man kann ihn mit „Vereinigung" oder „Integration" übersetzen. Diese Vereinigung, dieses „Anspannen" ans Göttliche ist der Prozess der Selbsterkenntnis – in dem das individuelle Bewusstsein mit dem universellen verschmilzt. Das Ziel des Yoga ist, die Grenzen unseres materiellen Selbst zu überwinden und unsere wahre Natur durch das Erwachen des subtilen oder wahren Selbst zu erkennen.

Praxis und Studium des Yoga eröffnen uns Einsichten in nahezu alle Aspekte des Lebens: in die Dimension des Physischen ebenso wie in die Dimensionen des Geistes und der Spiritualität – Einsichten, die Körper, Geist und Emotionen in Einklang bringen und dem Einzelnen erlauben, zu optimaler Dynamik und Gesundheit zu finden.

Jedenfalls ist man nie zu alt, um mit der Yoga-Praxis zu beginnen. Körperliche und geistige Übung mittels bestimmter Haltungen, Atemübungen und Meditation öffnen Menschen jeden Alters den Weg zu mehr Gleichmut und Freiheit, die sie ohne diese Übungen vermutlich nie kennengelernt hätten. Unser Körper baut nur dann an Kraft und Beweglichkeit ab, wenn wir es zulassen. Mein Lehrer, Sri Dharma Mittra, ist der lebendige Beweis dafür, wie gut regelmäßige Praxis dem Körper tut. Er ist in den Siebzigern und beherrscht Yoga-Stellungen, die Leute, die halb so alt sind wie er, nicht zustande bringen.

Yoga verändert uns, nicht nur unsere Sicht der Dinge, sondern unser ganzes Sein: Er fordert uns heraus, sodass wir unsere Werte und unsere Lebensart auf den Prüfstand stellen. Alle Aspekte unseres Seins werden vereint und eröffnen uns neue Dimensionen der Weisheit. Wenn Sie heute mit Yoga beginnen, werden Sie feststellen, dass das, was als körperliche Übung begann, Sie auf eine Reise in Ihr Innerstes geführt hat, wo Sie die unauflösliche Beziehung zwischen Natur und Seele erfahren können.

Wie Sie dieses Buch am besten nutzen

Dieses Buch ist ein umfassendes Handbuch für Yoga-Lehrer und ernsthaft Praktizierende, die Informationen über bestimmte Asanas oder andere Yogatechniken suchen.

Der erste Abschnitt handelt vom wahren Ziel des Yoga, seinen Ursprüngen und der grundlegenden Philosophie. Wir sehen, wie sich der Yoga von seinen tantrischen Ursprüngen zum klassischen achtfachen Pfad des Patanjali entwickelte – der heute die Grundlage des modernen Yoga darstellt.

Yoga. Das große Praxisbuch ist für den Lernenden ebenso gedacht wie für den erfahrenen Yoga-Lehrer. Es bietet eine grundlegende Einführung in die Anatomie und beschreibt die physiologische Wirkung des Yoga auf den Körper. Herzstück des Buches sind die Darstellungen von mehr als 50 Yoga-Stellungen mit Schritt-für-Schritt-Anleitungen für eine sichere Übung mit Informationen zu den positiven Wirkungen, Gegenindikationen und biomechanischen Funktionen jeder Stellung. Außerdem finden Sie Tipps für Schwangere, ältere Menschen und Kinder.

Ein weiterer Abschnitt enthält ausführliche Anleitungen zur alten Kunst der Reinigung des physischen und feinstofflichen Körpers. Die Anatomie des feinstofflichen Körpers wird erklärt: die fünf *pranas*, die fünf *koshas* und das System aus Chakren und Nadis sowie ihre Entsprechungen im Körper. Schließlich befassen wir uns mit den Atemübungen (*pranayama*) und bebilderten Erläuterungen der *mudras* und *bandhas*.

Das Buch schließt mit Hinweisen für Yoga-Lehrer. Für viele neue Lehrer empfiehlt sich die Eröffnung eines eigenen Studios kaum, eine Alternative sind Gruppen- oder Einzelstunden. Sie finden in diesem Kapitel vor allem Anmerkungen zum Berufsethos und Tipps zur Unterrichtsgestaltung, zu Gesundheit und Sicherheit Ihrer Schüler und wie Sie interessierte Menschen ansprechen können.

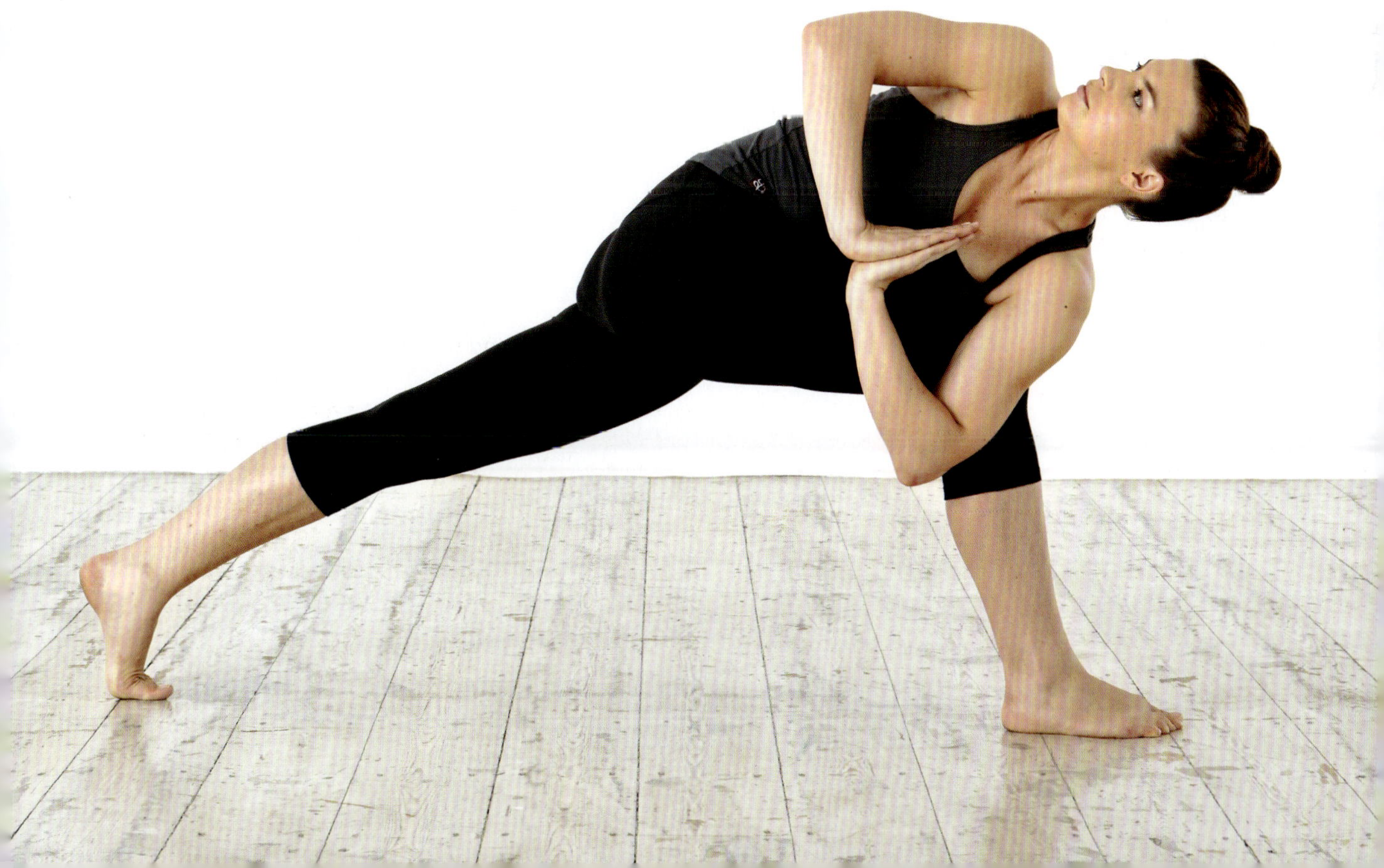

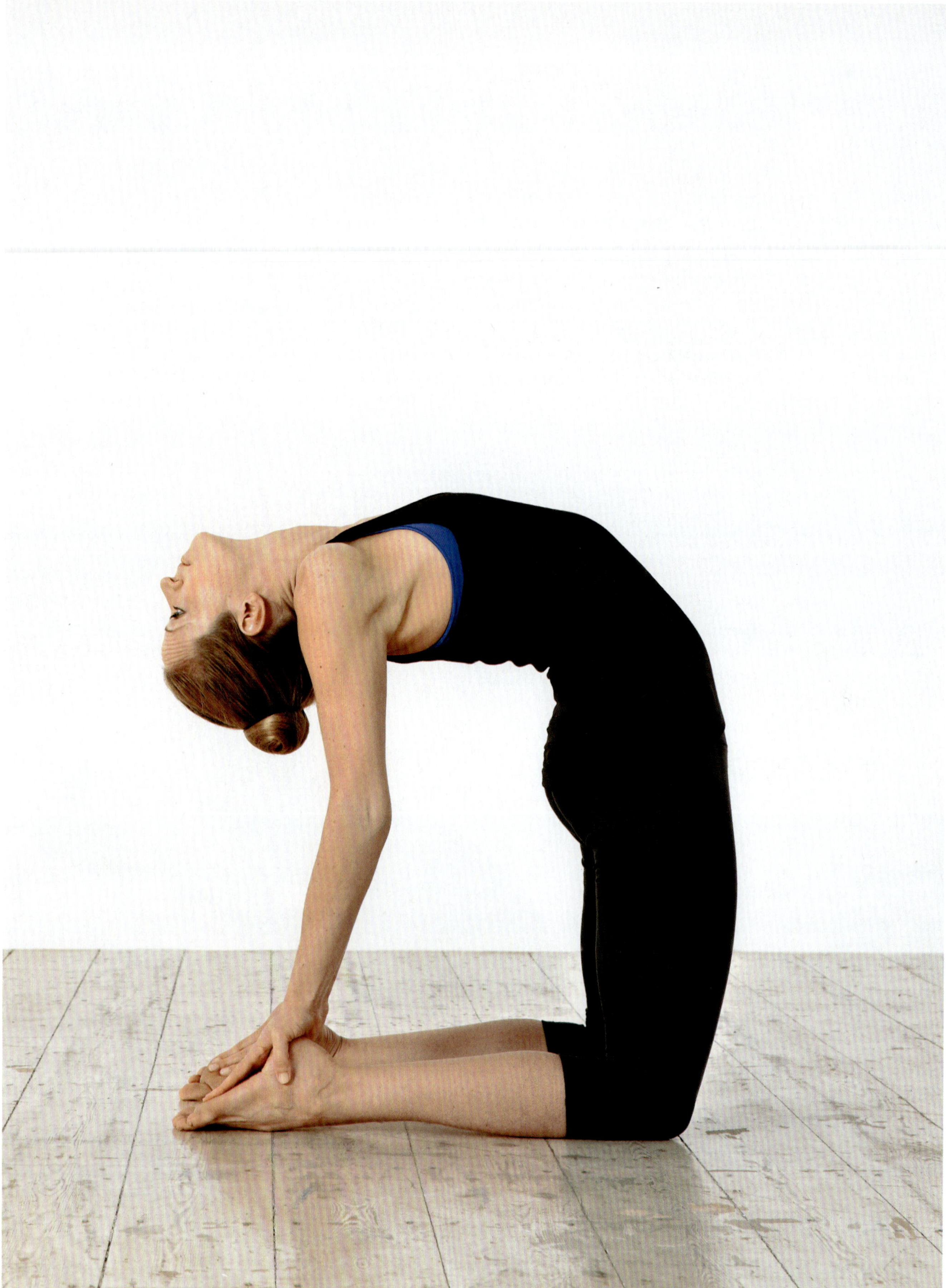

Geschichte und Ursprung des Yoga

Der Hatha-Yoga, den wir heute üben, entstand als Teil einer tantrischen Kultur, die es in Indien bereits vor über 10 000 Jahren gab. Vor etwa 2000 Jahren kannte man nur wenige Asanas, vorzugsweise Sitzhaltungen wie den Lotossitz, Padmasana und Siddhasana. Der Begriff *Asana*, wörtlich „Sitz", entstand als Bezeichnung für solche Haltungen. Mittlerweile haben sich die Asanas weiterentwickelt. Heute gibt es zahlreiche Yoga-Stellungen, bei denen der Körper gedehnt, gebeugt, gedreht und auf den Kopf gestellt wird. Wir gewinnen dadurch an Kraft und Flexibilität und gelangen von der körperlichen Ebene auf die subtilen Ebenen des Geistes.

Die vedische oder vorklassische Zeit

Die frühesten Schriftzeugnisse der Yoga-Kultur entstammen der vedischen Zeit (4500–2500 v. Chr.). Die frühesten archäologischen Belege wurden an zwei etwa 4500 Jahre alten Orten im Industal entdeckt.

Das interessanteste Stück unter den Funden in Harappa und Mohenjo-Daro (im heutigen Pakistan) war eine Tontafel, die Archäologen 1921 ausgruben. Sie zeigt das Bild einer von wilden Tieren umgebenen, in Lotoshaltung sitzenden gehörnten Gestalt. Das Pashupati-Siegel, wie man es heute bezeichnet, soll Shiva in seiner Gestalt als Herr der Tiere zeigen.

Die Harappa-Kultur datiert auf die vorvedische Zeit (6500–4500 v. Chr.). Danach breitete sich das Volk der Arier über den indischen Subkontinent aus. Die Kultur des Industals starb aus und mit ihr ihre Sprache. Wir können also nicht mit Sicherheit sagen, ob es sich bei dieser Darstellung um eine Yoga-Übung handelt oder um die damals übliche Art des Sitzens.

Die vedische Zeit

In diesem Zeitraum entstanden die Veden, die ältesten Zeugnisse der indischen Kultur, in denen bereits von Yoga die Rede ist. Spätere spirituelle Traditionen entwickelten sich durchweg aus den Veden. Die heiligen Hindu-Schriften gelten als *sruti*, als mündliche Überlieferung; sie lassen sich nur schwer datieren. Sie entstanden, lang bevor sie schriftlich niedergelegt wurden. Gewöhnlich datiert man sie etwa zwischen 1500 und 1200 v. Chr. Der Begriff *veda* bedeutet wörtlich „Wissen". Die Veden sind die ersten Texte, die von der Vernetzung der Gesamtheit der Erscheinungen in den bekannten und unbekannten Welten handeln. Es heißt, sie seien den Meistern des vedischen Yoga, den *Rishis* oder Sehern, von Gott offenbart worden.

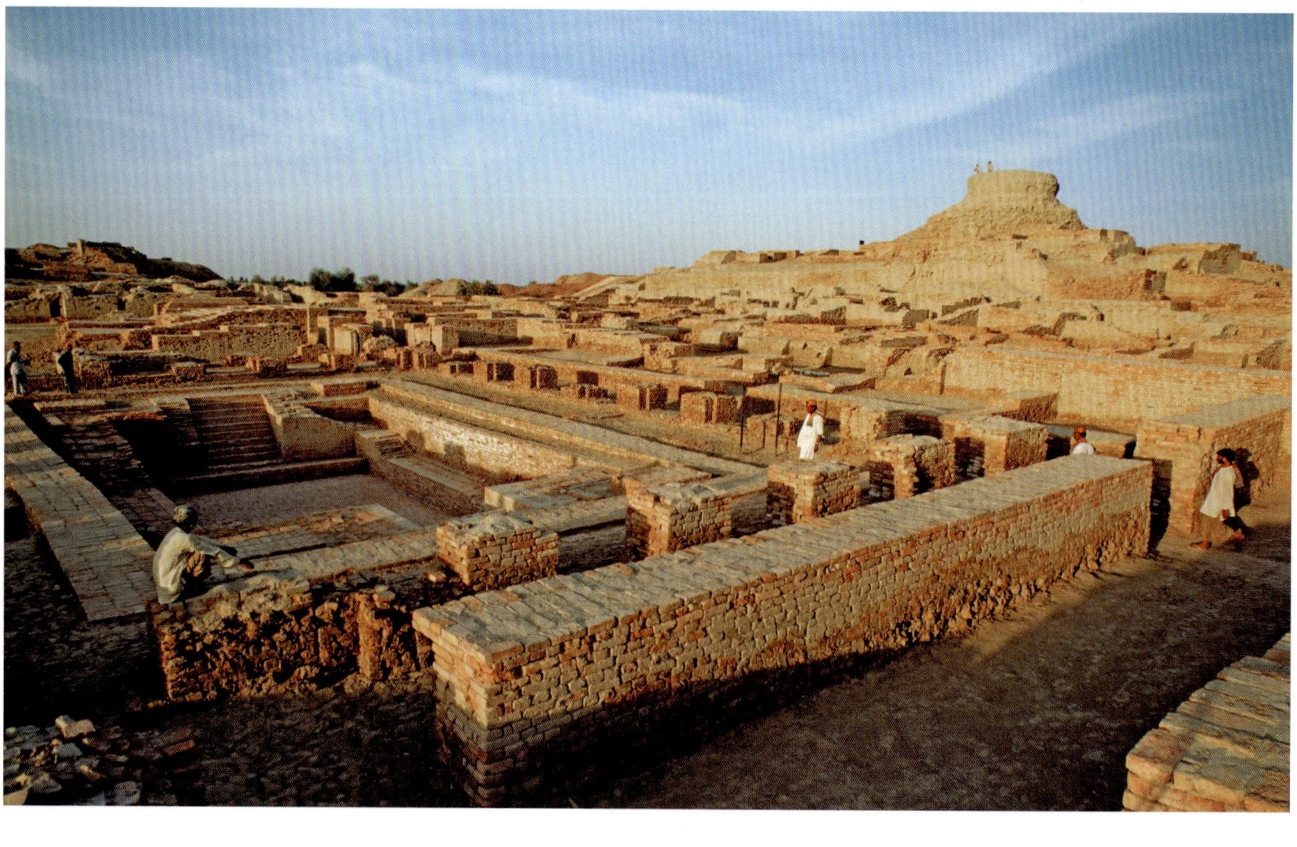

Die am weitesten verbreitete Religion jener Zeit war der Brahmanismus. Um die geistige und die materielle Welt zu versöhnen, brachte man Opfer dar. Die Priester mussten fähig sein, ihre Konzentration während der lang dauernden Opferrituale aufrechtzuerhalten. Dieser innere Fokus, der die Begrenzungen des Alltäglichen überwindet, ist das Herzstück des Yoga.

Die Veden

Es gibt vier Veden: Rigveda, Samaveda, Yajurveda und Atharvaveda. Gemeinsam umfassen sie 1180 Abschnitte.

Der **Rigveda** enthält 21 Abschnitte und ist eine Sammlung von Hymnen. Er erlaubt uns Einblicke in die sozialen, religiösen, politischen und wirtschaftlichen Gegebenheiten der vedischen Kultur. Das älteste Buch in einer indoeuropäischen Sprache umfasst auch die frühesten Aufzeichnungen von Sanskrit-Mantras, die um 1500 bis 1000 v. Chr. entstanden. Die Hymnen besingen eine überweltliche Macht und danken für Siege und Reichtum oder bitten um Gesundheit und Schutz.

Der **Yajurveda** ist in 109 Abschnitte unterteilt und enthält Anweisungen für religiöse Riten. Er diente als Handbuch für Priester, die während der Opferzeremonien die heiligen Formeln rezitierten.

Der **Samaveda** ist eine liturgische Sammlung von Liedern (*saman*) in insgesamt 1000 Abschnitten. Er enthält die ursprünglichste Form indischer Musik und diente der Ausbildung von Musikern für religiöse Zwecke.

Der **Atharvaveda** umfasst 50 Abschnitte und umfasst Hymnen, in die Zauber- und Beschwörungsformeln eingeflossen sind.

Jeder Veda umfasst vier Teile, die den vier Stufen des Lebens entsprechen: die *Samhitas* oder Hymnen, die *Brahmanas*, Ritualanweisungen, die *Aranyakas*, religiöse Belehrungen, und die *Upanishaden*, philosophische Erläuterungen.

Die in Reimform verfassten Samhitas sind Anrufungen verschiedener vedischer Gottheiten, von denen man Reichtum in dieser Welt und Glück im Jenseits erbat. Die Brahmanas hingegen sind in Prosa geschrieben und erklären die Rituale. Die *Aryanakas* oder „Waldtexte" sind später entstanden und reich an mystischer Symbolik. Sie sind zur Meditation für die Asketen gedacht, die sich in die Waldeinsamkeit zurückzogen und den Opferriten der Städte weniger Bedeutung zumaßen. Die Waldtexte stehen zeitlich zwischen den Brahmanas und den Upanishaden. Sie enthalten vereinzelt bereits Überlegungen, die später in die Upanishaden Eingang fanden. Letztere sind gnostische Texte, die der verborgenen Bedeutung der Einheit aller Dinge auf den Grund gehen.

Mohenjo-Daro (der „Totenhügel"), eine bedeutende Stadt im Industal, wurde um 1900 v. Chr. aufgegeben und erst um 1920 wiederentdeckt.

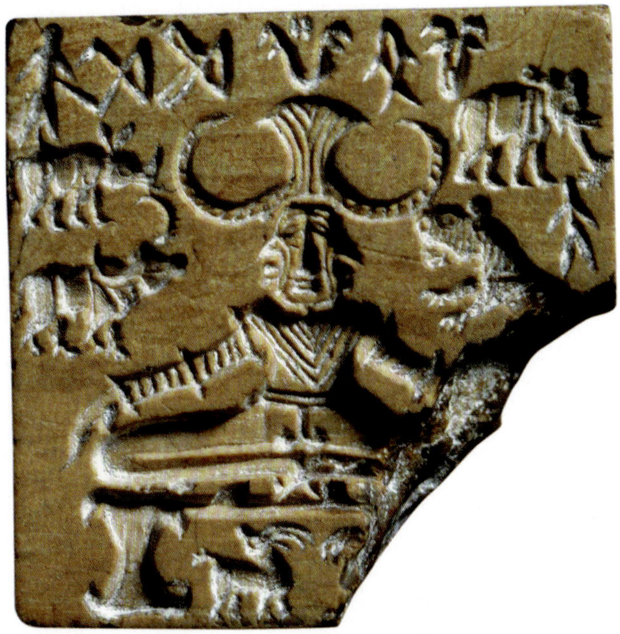

Das in Mohenjo-Daro entdeckte Pashupati-Siegel. Die Gestalt im Lotossitz halten manche für einen Vorläufer Shivas, andere für einen Yogi.

Die erste Erwähnung des Yoga findet sich im Rigveda, wo er als „Disziplin" bezeichnet wird, ohne dass eine Übung beschrieben würde. Erst im Vratya Kanda, dem 15. Buch des Atharvaveda, taucht der Begriff wieder auf und wird für „Ins-Joch-Spannen" benutzt. Dort findet sich auch ein erster Verweis auf die Atemübungen des Pranayama. Erst in den Upanishaden wird Yoga als eigene Methode beschrieben.

Die Upanishaden

Die Upanishaden sind die letzte „Schicht" der Veden, daher nennt man sie auch *Vedanta*, das „Ende der Veden". In dem Begriff „Upanishaden" stecken die Sanskritwurzeln: *upa* (nahe), *ni* (unten) und *shad* (sitzen). Wörtlich heißt *upanishad* also „sich nahe hinsetzen". Der Begriff wurde in einer Zeit geprägt, als der Schüler zu Füßen seines Lehrers saß und dessen Belehrungen lauschte. Sie wurden mündlich vom Lehrer an den Schüler weitergegeben und enthalten das Fundament der Hindulehre, die Essenz der Veden, die bis heute die Grundlage der Philosophie des Yoga bilden. Es gibt mehr als 200 bekannte

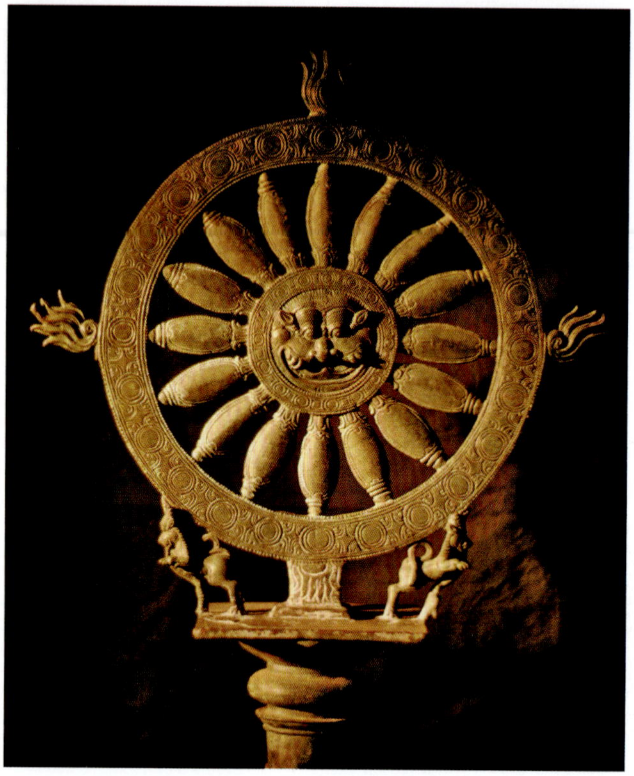

Der Sanskritbegriff *samsara* bedeutet „umherwandern". In der indischen Philosophie steht er für den niemals endenden Kreislauf von Geburt, Tod und Wiedergeburt.

Upanishaden, doch zeitgenössische Gelehrte betrachten die ersten dreizehn als die wichtigsten.

In den Upanishaden zeigen sich ein allmähliches Abrücken von den brahmanischen Opferritualen und die Öffnung für ein tieferes Verständnis der Seinswahrheiten. Die Gurus lehrten nun, man erlange ein friedvolles, erfülltes Leben nicht durch die Opferung von Tieren und Getreide, sondern durch die Aufgabe des Ego. In den Upanishaden ist der Yoga zum ersten Mal ein Pfad, der durch die Erlangung von Weisheit zur Befreiung vom Leiden führt. Damals wurden zwei Arten des Yoga geübt: Karma-Yoga, der Yoga des Handelns, und Jnana-Yoga, der Yoga der unterscheidenden Weisheit.

Obwohl es in den Upanishaden vorzugsweise um die Entwicklung von Wissen oder *jnana* geht, mit dessen Hilfe *brahman* – die absolute Wahrheit – verwirklicht werden soll, gibt es auch Hinweise auf andere Techniken, die man als Yoga bezeichnet. Diese beruhen auf folgenden Grundprinzipien: 1. Unsere wahre Natur – die wir auch als „Seele" oder *atman* bezeichnen können – ist von derselben Natur wie das Universum, das man auch „universelles Bewusstsein" oder *brahman* nennt. 2. Wir alle sind dem Kreislauf von Geburt, Tod und Wiedergeburt unterworfen, den man *samsara* nennt. 3. Was wir in diesem Leben tun, bestimmt die Art unserer Wiedergeburt. In der vedischen Zeit führte der Glaube an das Gesetz von Ursache und Wirkung oder *karma* zu der Vorstellung, dass falsches Verhalten eine Wiedergeburt in einer niedrigen Kaste zur Folge habe. Doch Techniken wie Meditation und Entsagung könnten die Wirkung des Karma mindern. In vielen späteren Upanishaden wird Yoga als Weg der Entsagung, *sannyasa*, betrachtet.

Die erste Erwähnung des Begriffes „Yoga" erfolgt in der *Katha-Upanishad*, wo er als Weg beschrieben wird, Leid und Tod zu überwinden und Freude zu finden. In der *Svetasvatara-Upanishad* heißt es, man solle den Körper aufrecht halten, während man den Geist durch Atemübungen beruhige. In der späteren *Maitri-Upanishad* aus dem 2. oder 3. vorchristlichen Jahrhundert wird Yoga als Einheit von Atem und Geist beschrieben. Ein sechsfacher Yoga-Pfad beinhaltet Übungen, mit denen sich der universelle Brahman an den individuellen Atman aller Wesen binden lässt. Dieser Pfad umfasst: *pranayama*, die Kontrolle des Atems; *pratyahara*, die Zurückhaltung der Sinne; *dhyana*, Meditation; *dharana*, Konzentration; *tarka*, Untersuchung; und *samadhi*, Versenkung ins Selbst. Fünf der Glieder des sechsfachen Pfades finden sich auch im achtfachen Pfad Patanjalis wieder, der im 2. Jahrhundert n. Chr. entstand (siehe Seite 18). Wir finden also in den Upanishaden nicht das systematische Denkgebäude für das Yoga-System, das wir heute kennen, sondern eher tiefgründige, mystische Erkenntnisse.

Die Bhagavadgita

Der zweifellos bekannteste Text, der aus den Upanishaden hervorgegangen ist, ist die *Bhagavadgita* (Der Gesang vom Erhabenen). Etwa im 4. Jahrhundert v. Chr. entstanden, bildet sie einen Teil des *Mahabharata*, eines langen epischen Gedichts, das man gewöhnlich dem vedischen Weisen Vyasa zuschreibt. Die Bhagavadgita ist der erste yogische Text des alten Indien. Sie erzählt die Geschichte eines Bürgerkrieges zwischen den Söhnen des Kuru (den Kauravas) und den Söhnen des Pandu (den Pandavas), die in Form eines Zwiegesprächs zwischen dem göttlichen Krishna und dem Prinzen Arjuna auf dem Schlachtfeld von Kurukshetra vorgetragen wird.

Prinz Yudhishthira, einer von König Pandus Söhnen, verliert bei einem betrügerischen Würfelspiel den Teil des Königreichs, der den Pandavas gehört. Er und seine vier

In der Rahmenhandlung der Bhagavadgita erbittet der Pandava-Prinz Arjuna auf dem Schlachtfeld von Kurukshetra Rat von Krishna, der ihm als Wagenlenker und Führer dient.

Brüder, darunter auch Prinz Arjuna, werden 13 Jahre lang verbannt. Als die Zeit ihres Exils verstrichen ist, fordern sie ihren Anteil am Königreich zurück, das mittlerweile von ihrem Onkel und seinen 100 Söhnen beherrscht wird. Da es ihnen verweigert wird, erklären die Pandavas den Kauravas den Krieg. Aufseiten der Pandavas steht der inkarnierte Gott Krishna. Dieser kämpft zwar nicht, verhilft den Pandu-Söhnen mit seiner überlegenen Taktik aber zum Sieg.

Krishna und Arjuna sind Freunde und Gefährten, doch in einem tieferen Sinne sind sie eine Seele mit zwei Körpern. Arjuna stellt die individuelle Seele dar, Krishna die Höhere Seele, die in jedem Herzen ruht. Arjunas Streitwagen steht für den Körper, der blinde König für den Geist, wie er sich unter dem Fluch der Unwissenheit gebärdet, seine 100 Söhne für die negativen Neigungen des Menschen. Und so ist die Schlacht der ewige Kampf zwischen Gut und Böse. Das Epos stellt symbolisch die Beziehung zwischen Gott und Mensch dar, die gemeinsam darauf hinwirken, dass der Mensch entdeckt, was im Innersten seines Herzens wohnt.

Yoga in der Bhagavadgita

Die Bhagavadgita zeigt einen dreifachen Yogaweg auf, auf dem der Mensch Befreiung erlangen kann. Da ist zunächst der Weg des Handelns oder *Karma-Yoga*, bei dem man auf die Früchte seines Tuns verzichtet, aber trotzdem weiter in der Welt verbleibt. Prinz Arjuna ist gespalten, was seine Rolle als Kämpfer gegen das Böse betrifft, das ihm in Gestalt seiner Verwandten, den Kauravas, entgegentritt. Krishna aber zeigt ihm, dass er für eine höhere moralische Ordnung kämpft. Die korrupten Kauravas haben sich des Throns aus egoistischen Motiven bemächtigt. Die Pandavas hingegen lieben den Frieden und haben das Wohl des Volkes im Auge. Arjuna ist bereit, seinen Bogen niederzulegen und auf den Thron zu verzichten, doch Krishna belehrt ihn eines Besseren. Seine yogische Lehre stehe über den Gegensätzen von Friedensliebe und Kriegsbereitschaft.

Der zweite yogische Weg ist *Bhakti-Yoga*, die Hingabe ans Göttliche. Er nimmt in Krishnas Lehren breiten Raum ein. Liebe und Hingabe an Krishna garantieren dem Schüler Befreiung vom Leid. Die Hingabe an Gott ist also die Grundlage der Bhagavadgita und aller anderen Yoga-Systeme.

Der dritte Pfad ist der Weg der Weisheit, *Jnana-Yoga*. Auf diesem Weg entwickelt der Schüler unterscheidende Weisheit, um das wahre Selbst des Einzelnen und des Universums zu befreien und die Wahrheit von der Erscheinung zu trennen. In der Gita werden bestimmte yogische Techniken wie *Pranayama* (Atemkontrolle) und *Pratyahara* (Zurückziehung der Sinne) beschrieben, die auch heute noch geübt werden.

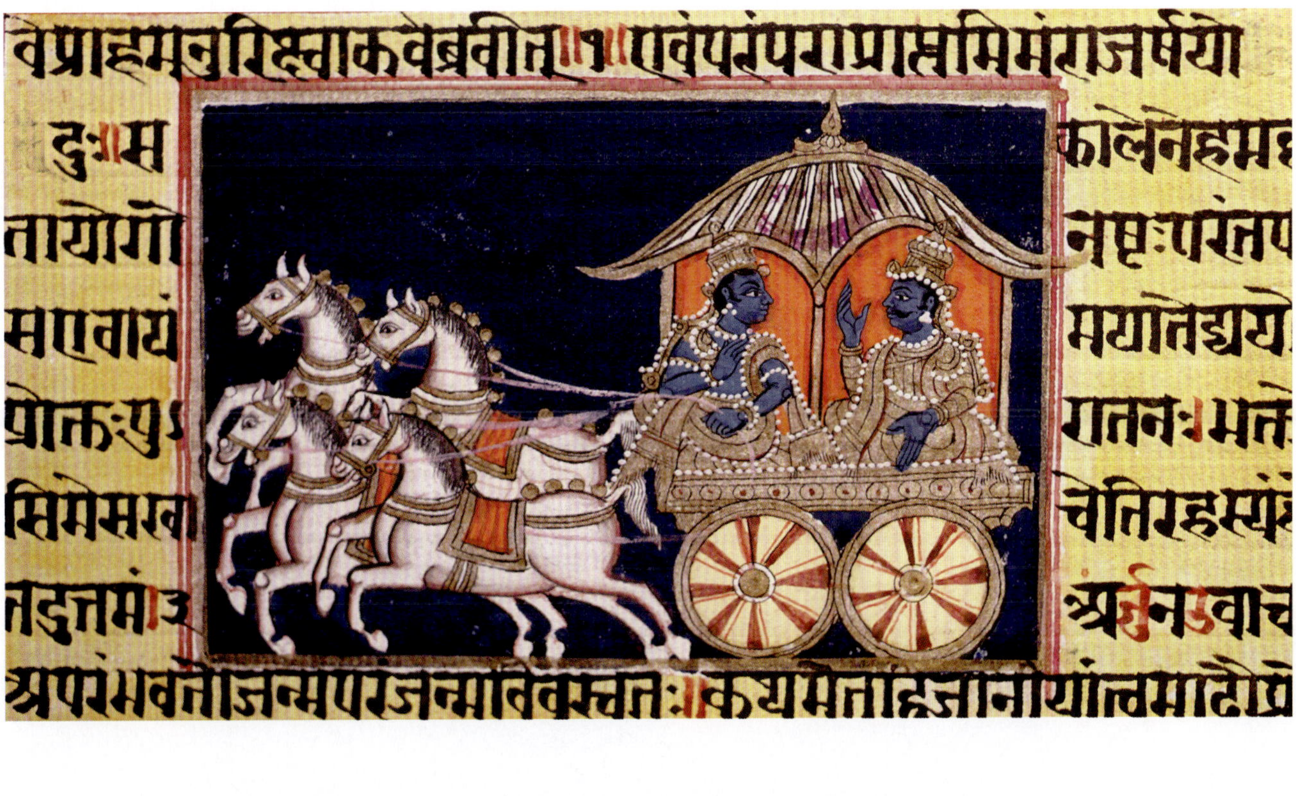

Klassischer Yoga und Patanjalis Yoga-Sutren

Die Kenntnis der sechs Hauptschulen der indischen Philosophie, die nach den Upanishaden entstanden, zeigt uns, wie Yoga sich entwickelte. Alle sechs Schulen glaubten an ein universelles Gesetz von religiöser und metaphysischer Natur.

Mimamsa oder Purva Vedanta

Die Mimamsa ist vermutlich die früheste der sechs Schulen. Sie wurde etwa im 4. Jahrhundert v. Chr. von Jaimini begründet. Sie ist ein wichtiger Teil des später entstandenen Vedanta und übte großen Einfluss auf die Entwicklung des Hinduismus aus. Die Mimamsa enthält Regeln zur Auslegung der Veden und eine philosophische Rechtfertigung der vedischen Rituale. Die Mimamsa geht von der Unsterblichkeit der Seele aus.

Vaisheshika

Das Vaisheshika entstand im 2. oder 3. Jahrhundert v. Chr. Verfasser des zentralen Sutra und damit Begründer dieser Schule ist Kanada Kashyapa. Das Vaisheshika-System ist eine Naturphilosophie, die die Verfasstheit der Welt mit sieben verschiedenen Kategorien erklärt: Substanz, Eigenschaft, Bewegung, Gemeinsamkeit, Besonderheit, inhärentes Sein und Nicht-Existenz. Die Schöpfung geht nach Kanada aus dem Willen Gottes hervor. Im 11. Jahrhundert verschmolz das Vaisheshika mit der Nyaya-Schule (siehe unten) und hieß fortan Nyaya-Vaisheshika.

Nyaya

Das Nyaya entstand etwa um dieselbe Zeit wie das Vaisheshika und wurde von Akshapada Gautama im sogenannten *Nyaya-Sutra* niedergelegt, das die Regeln der Erkenntnistheorie und Logik formuliert. Der wesentliche Beitrag des Nyaya sind Aussagen zu einer gültigen Form der Erkenntnis und zu den Mitteln, mit denen wir rechtes Wissen erlangen können.

Yoga

Innerhalb der sechs Schulen hinduistischer Philosophie wurde Yoga mehr und mehr als die Schule des Patanjali betrachtet, des Verfassers der Yoga-Sutren (siehe Seite 18). Diese Schule gilt als klassischer Yogaweg. Metaphysisch lehnt sich der Yoga an das Samkhya an (siehe unten). Beide Schulen pflegen eine dualistische Sicht der Dinge, sie gehen davon aus, dass sich das transzendente Selbst oder *purusha* von der Welt, *prakriti*, unterscheidet.

Vedanta oder Uttara Mimamsa

Als Begründer dieser Schule gilt Shankara (8.–9. Jahrhundert n. Chr.). *Vedanta* heißt wörtlich „Ende" (*anta*) der Veden, womit die Upanishaden gemeint sind und alle Schulen, die sich daraus entwickelt haben. Die Grundlagentexte des Vedanta sind die Upanishaden, die Brahma-Sutren (auch Vedanta-Sutren genannt) und die Bhagavadgita.

Samkhya

Die Samkhya-Schule führt sich auf den Weisen Kapila zurück. Etwa um die Mitte der vorklassischen Zeit, als auch die Upanishaden entstanden, bildete sich der radikalere Samkhya-Ansatz heraus, der sich mit ontologischen Fragen, der Natur des Seins und einer „Aufzählung" der Elemente der Welt befasst. Obwohl das Samkhya dem Yoga nahesteht, gehört es nicht zu den Yogaschulen, innerhalb derer die Befreiung durch Meditation und Entsagung angestrebt wird. Im Samkhya wurde der Jnana-Yoga geübt, die Untersuchung der wahren Natur der Wirklichkeit mit den Mitteln der Weisheit, die am Ende – neben der Praxis der Entsagung – zur Befreiung führen sollte.

Das ist keine völlig neue Idee, denn die Vorstellung von der Entsagung, *sannyasa*, gibt es bereits in den frühen Upanishaden. Als sich die Denkschule des Samkhya herausbildete, hatte die Yogatradition bereits begonnen, Elemente des Karma- und Jnana-Yoga in ihre Praxis zu integrieren, da der Weg der Entsagung allein nicht zum ersehnten Resultat zu führen schien. Das Samkhya wurde für seine Untersuchung des Dualismus von *Purusha*, reinem Bewusstsein, und *Prakriti*, der materiellen Welt, in die Purusha eingebettet ist, bekannt. Dem Samkhya zufolge entsteht Leiden, weil wir uns mit den materiellen Aspekten von Körper und Geist identifizieren, statt mit ihrer eigentlichen Essenz, dem reinen Bewusstsein.

Die drei Gunas

Der Dualismus der Samkhya-Schule wurde von den sich entwickelnden Yogaschulen abgelehnt, obwohl sie grundsätzlich akzeptierten, dass es einen Unterschied zwischen dem Sehenden, *Purusha*, und dem Gesehenen, *Prakriti*, gibt. Purusha, das wahre Selbst, ist jenseits von Name, Form und Zeit und existiert nur als reines Bewusstsein.

Prakriti aber, welches Purusha transportiert, ist die Grundlage aller Aktivität, die unsere manifeste Welt existieren und funktionieren lässt. Prakriti erzeugt zwar alle Erscheinungen im Kosmos, doch letztlich ist es das Zusammenspiel der grundlegenden Kräfte von *sattva* (Reinheit), *rajas* (Bewegung) und *tamas* (Trägheit), die die materielle Welt steuern. Diese drei Kräfte oder „Fäden" wirken in jeweils völlig unterschiedlicher Stärke zusammen und dementsprechend denkt, handelt und verhält sich der Mensch und jedes Wesen in dieser Welt anders. Die drei Kräfte sind Ursache unserer Illusionen und des Leidens auf der Erde.

Dahinter steht keineswegs die Vorstellung, wir Menschen sollten nur unsere sattvischen Qualitäten entwickeln. Sattva ist nur das Mittel, um die beiden gegensätzlichen Kräfte Rajas und Tamas zu überwinden und durch Reinheit von Herz und Geist zur Selbstverwirklichung zu gelangen. Um von Geburt, Tod, Alter und Leiden frei zu werden, müssen wir über die Gunas hinausgelangen.

Die drei Gunas haben folgende Charakteristika:

- **Sattva** ist vollkommen rein und klar. Es gilt als der Guna des Geistes und der kognitiven Fähigkeiten, die uns über die Sinnesorgane – Augen, Ohren, Nase, Zunge und Haut – mit der äußeren Welt verbinden.
- **Rajas** ist stimulierend und beweglich. Der Guna der motorischen Fähigkeiten und der körperlichen Erfahrung ist für das Begehren verantwortlich. Rajas ermöglicht unser körperliches Leben und steuert die Aktivitäten des Körpers – Stimme, Hände, Füße, Anus und Genitalien.
- **Tamas** ist träge und verhüllend, der Guna der Dunkelheit, Unwissenheit und Negativität. Er kontrolliert die fünf feinstofflichen Elemente oder *tanmatras* – Klang, Berührung, Form, Geschmack und Geruch.

Der Begriff des *prakriti* im Samhkya

Das klassische Samkhya zählt 24 Bestandteile auf, die die materielle Existenz oder Prakriti bestimmen. Da ist zunächst *mahat*, was „der Große" bedeutet, oder *buddhi*. Die kosmische Intelligenz des *mahat* bringt *ahamkara* hervor, das Ich-Bewusstsein. Dieses beginnt die Welt in Subjekt und Objekt zu trennen. Daraus entsteht das niedriger stehende Denkvermögen *manas* und damit auch die Sinneswahrnehmungen des Sehens, Riechens, Schmeckens, Fühlens und Hörens sowie die Tatfähigkeiten der Rede, der Bewegung, des Greifens, der Ausscheidung und der Fortpflanzung. Aus diesen wiederum gehen die feinstofflichen Elemente oder *tanmatras* hervor: Klang, Berührung, Form, Geschmack und Geruch. Danach folgen die grobstofflichen Elemente oder *maha-bhutani* – Erde, Wasser, Feuer, Luft und Äther.

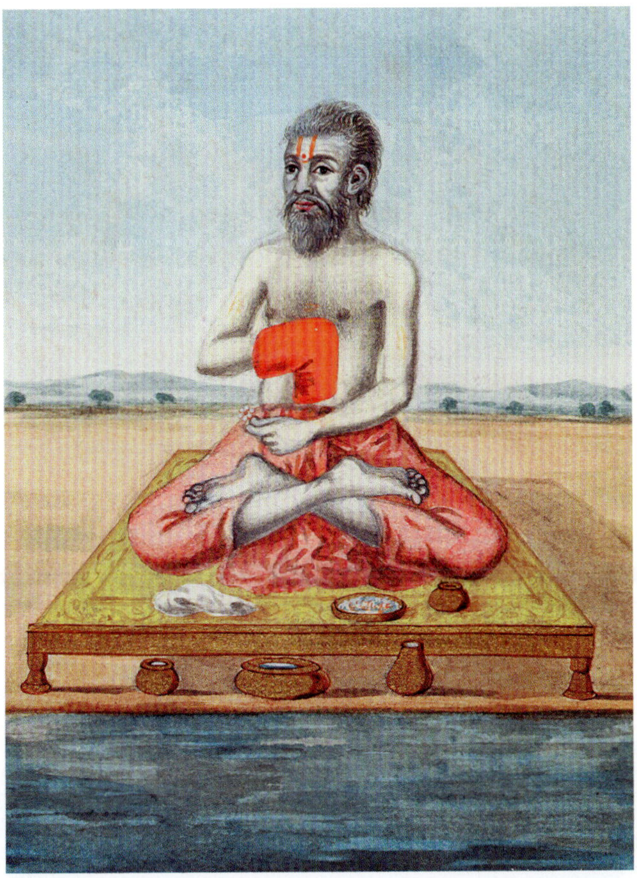

Der Weise Kapila lebte um 500 v. Chr. und gilt als Gründer des Samkhya-Systems, einer der sechs Schulen der vedischen Philosophie.

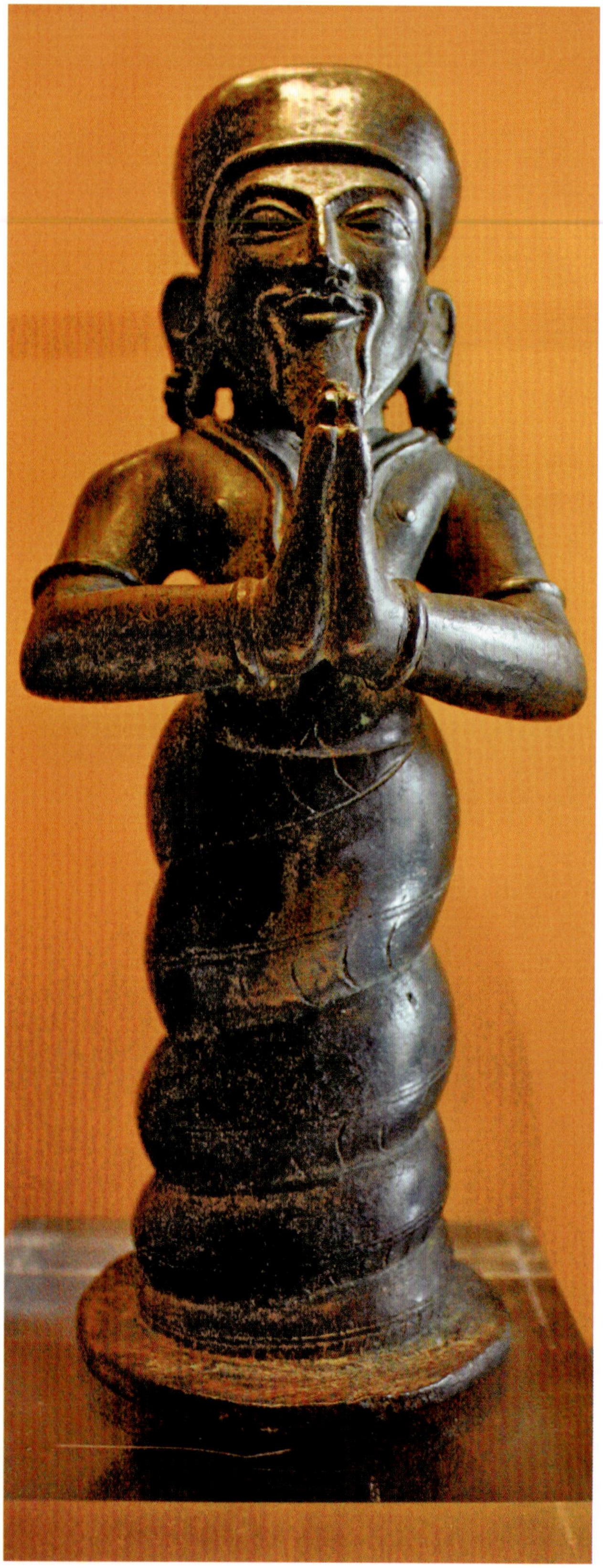

Patanjalis Yoga-Sutren

Unsere moderne Yogapraxis geht weitgehend auf Patanjalis Yoga-Sutren zurück, doch gab es in Indien durchaus ältere Traditionen, die Yoga als Weg zur Erlangung der Befreiung sahen. Patanjali aber brachte die unterschiedlichen Methoden in eine systematische Ordnung. Der moderne Yoga baut fast vollständig auf ihm auf.

Die Yoga-Sutren sind die ältesten existierenden Dokumente, die uns über Philosophie, Ziele und Techniken des Yoga informieren. Die meisten Gelehrten datieren sie auf das 1. bis 2. Jahrhundert n. Chr., andere früher. Einig ist man sich, dass sie nicht nach dem 5. Jahrhundert n. Chr. entstanden sein können. Über Patanjali selbst ist nichts bekannt, wir wissen nicht einmal, ob er tatsächlich gelebt hat oder ob hinter dem Pseudonym mehrere Personen stehen, welche die Yoga-Sutren zusammengetragen haben. Tatsächlich werden die Ursprünge des Yoga traditionell auf eine mythische Gestalt namens Hiranyagarbha zurückgeführt. Da jedoch Patanjali derjenige war, der das Yoga-Wissen seiner Zeit zusammentrug, wurden seine Sutren zum Kanon für zahlreiche moderne Meditations- und Yogatechniken.

In insgesamt 196 kurzen Lehrsätzen, die dann von einem Lehrer kommentiert werden, beschreibt Patanjali, wie ein Schüler durch die Praxis des Yoga seinen Geist und seine Emotionen meistern, die Hindernisse spiritueller Entwicklung überwinden und das höchste Ziel erreichen kann: *kaivalya* oder die Befreiung aus der Fessel weltlicher Begierden und schließlich die Einheit mit dem Göttlichen.

Das erste Kapitel (Samadhi Pada) definiert die Praxis des Yoga und beschreibt die verschiedenen Geisteszustände. Das zweite Kapitel (Sadhana Pada) ist eher praktisch orientiert: Es zeigt die acht Glieder des Yoga auf, mit denen der Yogi Befreiung erlangen kann. Im dritten Kapitel (Vibhuti Pada) werden die Kräfte beschrieben, die der Yogi durch seine Praxis erlangen kann, und die letzten Schritte der spirituellen Übung, die dazu nötig sind. Im Schlusskapitel (Kaivalya Pada) geht es um die Befreiung und die metaphysischen Aspekte des Yoga.

Das Herzstück der Yoga-Sutren ist der achtfache Pfad, wie er in Kapitel 2 aufgezeigt wird, die Grundlage moderner Yogapraxis. Diese acht Pfade sind: *Yama* (Enthaltung), *Niyama* (ethische Regeln), *Asana* (Haltung), *Pranayama* (Atemkontrolle), *Pratyahara* (Zurückziehung der Sinne), *Dharana* (Konzentration), *Dhyana* (Meditation) und *Samadhi* (meditative Versenkung).

Patanjali fasste in seinen Yoga-Sutren die bereits existierenden Yoga-Übungen zusammen. Er gilt daher als Begründer des modernen Yoga.

Yama – die fünf Enthaltungen

Das erste Glied des achtfachen Pfades ist *Yama* – die Enthaltung. Fünf Regeln sind hier zu beachten: *Ahimsa* (Gewaltlosigkeit), *Satya* (Wahrhaftigkeit), *Asteya* (Nicht-Stehlen), *Brahmacharya* (Mäßigung) und *Aparigraha* (Nicht-Anhaften).

Ahimsa

Gewaltlosigkeit. Diese grundlegende Lebenshaltung besteht darin, anderen nicht zu schaden. Ahimsa wird meist mit „Gewaltlosigkeit" übersetzt, hat jedoch eine umfassendere Bedeutung. Es geht um das Nichtschaden-Wollen in Gedanken, Rede und Tat, das allen anderen moralischen Gesetzen zugrunde liegt.

Satya

Wahrhaftigkeit. Um Satya zu praktizieren, müssen wir stets die Wahrheit sagen und Aufrichtigkeit in Gedanken, Wort und Taten üben. Da die Wahrheit Menschen verletzen kann, überlegen wir uns, wie wir sie sagen können. Hat sie negative Folgen für andere, schweigen wir besser. Die Übung von Satya sollte die Grundregel des Ahimsa stets berücksichtigen.

Asteya

Nicht-Stehlen. Hier geht es darum, nichts zu nehmen, was nicht aus freiem Willen gegeben wurde. Ein Yogi darf nichts nehmen, was ihm nicht gewährt wurde. Asteya ist letztlich eine Art der Ahimsa-Praxis, da es andere tief verletzt, wenn man ihnen etwas wegnimmt.

Brahmacharya

Mäßigung. In den Yoga-Sutren des Patanjali geht es hier um sexuelle Mäßigung in Gedanken, Wort und Tat. Sexuelle Erregung ist ein Hindernis auf dem Weg zur Erleuchtung, da sie Lust auf weitere Sinneserfahrungen erzeugt. Die Energie, die aus dieser „Enthaltung" entsteht, verleiht dem Yogi einen klareren Geist und höhere Vitalität. Das hilft ihm, seiner Praxis treu zu bleiben.

Aparigraha

Nicht-Anhaften. Entsagung ist ein zentraler Aspekt des Yoga. Der Yogi legt seine Bedürfnisse ab und führt ein einfaches Leben, häuft nicht zu viele Besitztümer an, da dies zu Anhaftung und Verlustangst führt. Beides lenkt den Geist ab.

Niyama – die fünf ethischen Regeln

Schon während wir die Yamas in die Praxis umsetzen, kultivieren wir *Niyama*, die positiven Impulse auf dem Weg zur persönlichen Entfaltung. Diese ethischen Regeln werden individuell unterschiedlich ausgelegt, die fünf Enthaltungen hingegen gelten für alle gleichermaßen.

Shauca

Reinheit. Nicht nur der Körper des Yogi soll rein sein, auch seine Gedanken, Worte und Taten. Durch die Übung von Asanas und Pranayama, sattvische Nahrungsmittel, reine Gedanken und Handeln aus dem Grundprinzip des Mitgefühls heraus, erreicht der Yogi innere Reinheit.

Santosha

Zufriedenheit. Ein Yogi sollte innerlich zufrieden und angesichts von Glück und Schmerz gleichmütig sein. Santosha erlaubt ihm, das Glück der Freude und den Schmerz des Leids zu erfahren, ohne daran anzuhaften.

Tapas

Beherrschung. Hier geht es um Selbstdisziplin, mit der wir Körper und Geist gesund halten. Das Sanskritwort bedeutet „Hitze". Durch Tapas können wir unseren Geist befreien, indem wir uns bestimmten Entbehrungen unterziehen wie Durst, Hunger, Kälte und Hitze, um die Unreinheiten von Körper und Geist zu beseitigen.

Svadhyaya

Selbsterforschung. Hier studieren wir die Schriften und hören die Lehren, um sie auf unsere eigene spirituelle Praxis anzuwenden. Liest der Schüler die heiligen Texte, versetzt ihn das in die Lage, seine Lebensprobleme zu lösen, weil er Unwissenheit durch Wissen ersetzt.

Ishvara Pranidhana

Hingabe an Gott. Die Hingabe ans Göttliche ist das letzte Niyama und von Anbeginn an ein wichtiger Bestandteil des Yoga. Es heißt, die Taten eines Menschen zeigten besser als Worte, wer er ist. Wenn ein Yogi sich in seinem Handeln ganz von Gott leiten lässt, spiegelt sein Dasein das Göttliche wider.

Asana

Das dritte Glied von Patanjalis Yogapfad ist die Übung der Asanas. Wenn der Yogi auf dieser Stufe des Pfades angelangt ist, kennt er die Ursachen geistiger Störungen und ist fähig, negative Handlungen von Körper, Rede und Geist durch die Praxis von Yama und Niyama zu kontrollieren. Die Asanas führen den Yogi dann auf die nächste Stufe: Er meistert den Körper, verbindet ihn mit dem Geist und vereint schließlich Geist und Seele. Um das Bewusstsein auf diesem Weg zum Erwachen zu bringen, müssen die richtigen Voraussetzungen auf körperlicher und geistiger Ebene gegeben sein. Die Asana-Praxis hält den Körper gesund.

Patanjali gibt, was die Übungen angeht, keine genauen Anweisungen. Es heißt nur, die Stellungen sollten bequem sein, damit man sie über längere Zeit halten kann. Die meisten modernen Yoga-Stellungen haben sich nach Patanjalis Zeit entwickelt. Ihm ging es nur darum, dass der Yogi eine bequeme Stellung einnimmt, um lang meditieren zu können. Die Stellungen bringen die innere Ruhe, die zur Konzentration und Meditation nötig ist. Anfänger spüren diese Wirkung vielleicht nicht sofort, weil sie sich stärker auf die körperlichen Aspekte der Stellung konzentrieren, doch je öfter man eine der Asanas übt, desto weniger Anstrengung fordert sie. Dann kann der Yogi sich auch auf Geist und Sinne konzentrieren.

Pranayama

Von den Asanas sollte der Yogi, Patanjali zufolge, zum Pranayama fortschreiten, der Kontrolle des Atems. Im Begriff *Pranayama* finden sich die Sanskritworte *prana*, Lebenskraft – die Vitalenergie, die alles Leben durchzieht und erhält –, und *ayama*, was „Aufstieg“ oder „Ausdehnung“ bedeutet. Pranayama ist die Ausweitung der Lebenskraft durch die Kontrolle des Atems.

Durch die Übung von Yama und Niyama erlangt der Yogi Kontrolle über seine Lebensumstände und sein Seelenleben. Die Meisterung der Asanas erlaubt ihm, seinen Körper so zu kontrollieren, dass körperliche Probleme ihn nicht mehr ablenken. In der Folge entwickelt der Yogi eine geschärfte Bewusstheit für die subtile Kraft des Prana, die seinen Körper durchzieht.

Pranayama-Übungen erlauben ihm, Einfluss auf den Atem zu nehmen, sodass er seine Lebensenergie bewusst in bestimmte Teile seines Körpers lenken kann. Das letztendliche Ziel dieser Praxis ist es, das Prana zum Sahasrara-Chakra auf dem Scheitel fließen zu lassen und dadurch den Zustand von Samadhi zu erreichen.

Pratyahara

Yama, Niyama, Asana und Pranayama erlauben dem Yogi die Meisterung körperlicher und geistiger Ablenkungen und führen ihn so auf die fünfte Stufe der Entwicklung: Pratyahara, die Zurückziehung der Sinne. Der Yogi zieht seine Sinne von der Welt ab, damit äußere Reize keinen Einfluss auf sein Denken und Tun ausüben. Sinnesobjekte können ihn nun nicht mehr stören. Sobald der Yogi diese Stufe erreicht habe, so Patanjali, könne er sein Bewusstsein von seiner unmittelbaren Umgebung ablösen und subtilere Praxisformen üben, die tiefere Bewusstseinsebenen ansprechen. Er wäre dann präsent in der Welt, ohne an ihr anzuhaften.

Dharana

Nachdem der Yogi sich auf diese Weise dem Einfluss der Sinne entzogen hat, ist er fähig, die sechste Stufe zu üben: *Dharana*, intensive Konzentration. Dies ist keine leichte Aufgabe. Der Yogi übt *ekagrata*, d.h., er lenkt seine Aufmerksamkeit unerschütterlich auf einen Gegenstand seiner Vorstellung. *Ekagrata* bedeutet wörtlich „Einspitzigkeit“. Die Aufmerksamkeit richtet sich auf einen einzigen Punkt, eine Gottheit, ein Chakra usw. Das hält den Geist vom Umherschweifen ab und beruhigt Begehren und begriffliches Denken.

Dhyana

Dhyana bedeutet Meditation. Diese Stufe wird erreicht, wenn die zuvor geübte Konzentration durch nichts mehr unterbrochen werden kann, wenn das Objekt der Konzentration den gesamten Raum des Bewusstseins erfüllt. Dann erfährt der Yogi Glückseligkeit, weil Körper, Atem, Geist, Sinne und Ich sich mit dem universellen Bewusstsein vereinen.

Samadhi

Das letzte Glied des achtfachen Pfades ist *Samadhi*, die wahre Befreiung, wenn die meditative Versenkung transzendiert wird. An diesem Punkt werden Subjekt und Objekt eins. Das Bewusstsein des Yogi nimmt die Natur des kontemplierten Objekts an.

Im Zustand von Samadhi ruhen Körper und Sinne wie im Schlaf, Geist und Bewusstsein sind vollkommen wach. Je nach Stadium der Versenkung erfährt der Übende Glückseligkeit, reines Sein und eine tiefe geistige Klarheit.

Diese Figur stellt den Philosophen Adi Shankara aus Kalady dar, der den Advaita-Vedanta zusammenstellte. Seine Lehren zeigen die Einheit von Atman und Brahman auf.

Yoga in der nachklassischen Zeit

Was die die einzelnen Yogaschulen voneinander trennt, ist nicht immer klar auszumachen. Der nachklassische Yoga ist eine Reaktion auf den Dualismus, der sich in Patanjalis *Yoga-Sutren* und seinem achtfachen Pfad zeigt.

Patanjalis Yoga-System gründet auf der Samkhya-Vorstellung, das transzendentale Selbst, *Purusha*, sei von der manifesten Welt, *Prakriti*, getrennt. Diese Vorstellung existierte lange Zeit neben der nicht-dualistischen vedischen Weltsicht. In nachklassischer Zeit aber glaubte man zunehmend, Purusha und Prakriti seien eins. Diese neue nicht-dualistische Weltsicht markiert das Ende der klassischen Zeit.

Dabei gab es zwischen beiden Standpunkten viele Gemeinsamkeiten. Beide Schulen glaubten an ein universelles Bewusstsein, das allgegenwärtig und unsterblich sei und mit den Sinnen nicht erfasst werden könne. In Patanjalis Begriffen wäre dies Purusha, im nicht-dualistischen Advaita-Vedanta der *Atman* oder das Selbst. Beide Schulen gingen davon aus, dass der Mensch leide, weil er die Verbindung zu seinem höheren Selbst verloren habe und dass er Befreiung erlange, sobald er seine wahre Natur erkenne.

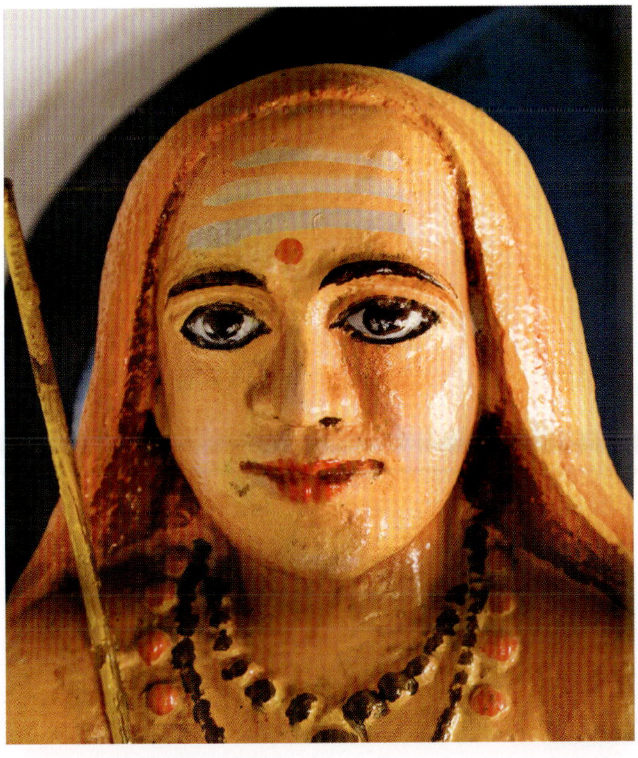

In der dualistischen Sicht des vorklassischen und klassischen Yoga lag die Ursache des Leidens darin, dass jemand sich zu sehr an das klammerte, was nicht das Selbst war, wenn er glaubte, alles, was er tue, sei das Selbst. Erst wenn er die Anhaftung an solche Vorstellungen losließe und mit ganzem Herzen, nicht nur mit dem Intellekt, erkenne, dass das transzendentale Selbst in ihm war, die letztendliche Wirklichkeit, erst dann würde er Befreiung finden.

Für einen Nicht-Dualisten hingegen entsteht Leid, wenn ein Mensch versucht, zwischen Selbst und Nicht-Selbst zu unterscheiden, wenn er nicht einsieht, dass er nur ein kleiner Teil eines weit größeren Ganzen ist und vergisst, dass alles, was er tut und spürt, eine Manifestation des transzendentalen Atman oder Purusha ist. Befreiung findet er, sobald er erkennt, dass sein Selbst nicht abgetrennt ist von allem, sondern ein integraler Teil des Atman.

Das Göttliche in der Welt zu erkennen, ist vom nicht-dualistischen Standpunkt aus einfacher, da er das Göttliche überall sieht. Wenn der Atman oder Purusha von der Welt getrennt ist, wie sollte man da Einblick in seine lichtvolle Natur erhalten können? Patanjali bietet keine Antwort auf diese Frage. Erst spätere Kommentatoren erklärten, dass der Yogi, der den achtfachen Pfad praktiziert, die höchste Seinsebene erlangt. An diesem Punkt wird Prakriti so transparent, dass der Purusha hindurchscheinen kann. Der Pfad zur Befreiung liege in der Erfahrung des Universums als unteilbares Ganzes, nicht im Glauben daran. Diese Kombination aus Jnana- und Karma-Yoga gleicht sehr dem Weltbild der Bhagavadgita.

Vedanta und sein Einfluss auf die Yoga-Tradition

Der Vedanta gehört zu den einflussreichsten Schulen der nachklassischen Zeit. Eine der wichtigsten Gruppierungen ist der Advaita-Vedanta. *Advaita* bedeutet „nicht-dualistisch“.

Die Strömung verdanken wir dem Philosophen Shankara (700–750 n. Chr.), der davon ausging, dass nur Brahman real, die Welt aber eine Illusion, also *maya*, sei. Da er die einzige Wirklichkeit ist, können dem Brahman keine Attribute zugeschrieben werden. Er befindet sich außerhalb von Zeit, Raum und Kausalität. Die Vedanta-Anhänger glaubten, dass die Idee des Prakriti keine haltbare Vorstellung von der Wirklichkeit biete. Ihrer Ansicht nach ist Unwissenheit über die wahre Natur der Realität die Wurzel allen Leidens. Nur die Erkenntnis des Brahman könne zur Befreiung führen. Unter dem Einfluss der Illusion könne der Mensch, wenn er seinen Geist auf den Brahman richte, nur einen Gott oder Ishvara in ihm sehen, der von der Welt und vom Individuum getrennt sei. Darin zeige sich derselbe Dualismus wie in der Idee von Purusha und Prakriti. Der Vedanta aber sieht keinen Unterschied zwischen der Individualseele Atman und Brahman.

Tantra-Yoga

In der nachklassischen Zeit, etwa im 4. nachchristlichen Jahrhundert, markieren die ersten Tantra-Schulen mit aller Deutlichkeit das Ende der klassischen Epoche. Das Tantra wies das vedische Denken zurück und damit auch die Vorstellung, Befreiung könne nur über Askese, Meditation und Entsagung erlangt werden. Stattdessen beschritt man nun den Pfad der Hingabe, Bhakti-Yoga, und der Anbetung der Göttin.

Ging der Vedanta davon aus, die manifeste Welt sei eine Illusion, sieht das Tantra sie stattdessen als Manifestation des Göttlichen. Folglich bringt jede Art der Erfahrung den Schüler der eigenen Wirklichkeit näher. Da alle Dualität Teil des universellen Bewusstseins ist, bleibt dem Tantrika nur ein Weg zur Befreiung: Er muss all die Gegensätze in seinem Körper vereinen.

Der Begriff *Tantra* stammt vom Sankritverb *tanoti*, „ausdehnen“, und von *trayati*, „befreien“. Befreiung findet also durch Erweiterung des Bewusstseins statt. Im Tantra verlagerte man das Bewusstsein, das in klassischer Zeit Purusha genannt wurde, in den Körper und nannte es *shiva*. Prakriti hingegen wurde zur *shakti*, einer Kraft im unteren Teil der Wirbelsäule. Das Zusammenspiel der männlichen Energie, Shiva, mit dem weiblichen Gegenpart Shakti findet auf innerer Ebene statt und führt zur letztendlichen Befreiung, Samadhi.

Im Westen bringt man Tantra meist mit sexuellen Praktiken, ja regelrechten Orgien, in Verbindung. Das mag für das „linkshändige“ Tantra zutreffen, denn diese Strömung nahm die Vereinigung von männlichem und weiblichem Prinzip sehr wörtlich. Der „rechtshändige“ Pfad aber sieht sie eher symbolisch und arbeitet mit Asanas, Pranayama, *Mudras* (symbolischen Gesten) und *Bandhas* („Verschlüssen“). Auf diese Weise wird Shakti erweckt und durch den Körper gelenkt, um sich am Scheitelpunkt mit Shiva zu vereinen.

Doch auch das Tantra übernahm einige der Glieder des Patanjali-Pfades. Um auf dem tantrischen Weg voranzukommen, musste der Tantrika die ethischen Regeln von Yama und Niyama befolgen. Außerdem praktizierte er *Pratyahara*, die Zurückziehung der Sinne. Der Tantrika sprach *Mantras*, heilige Silben. Jeder Buchstabe des Mantra entsprach einem bestimmen Ort im Körper, der wiederum für eine Kraft im Universum stand. Mit dem Mantra erweckte der Schüler nicht nur den Körper, sondern auch die entsprechenden universellen Kräfte.

Als Reaktion auf die dualistischen Systeme reifte im Tantra die Erkenntnis, dass unsere Erfahrungen unserer spirituellen Entwicklung nicht im Weg stehen müssen. Die äußere Welt ist von der inneren nicht wesensmäßig

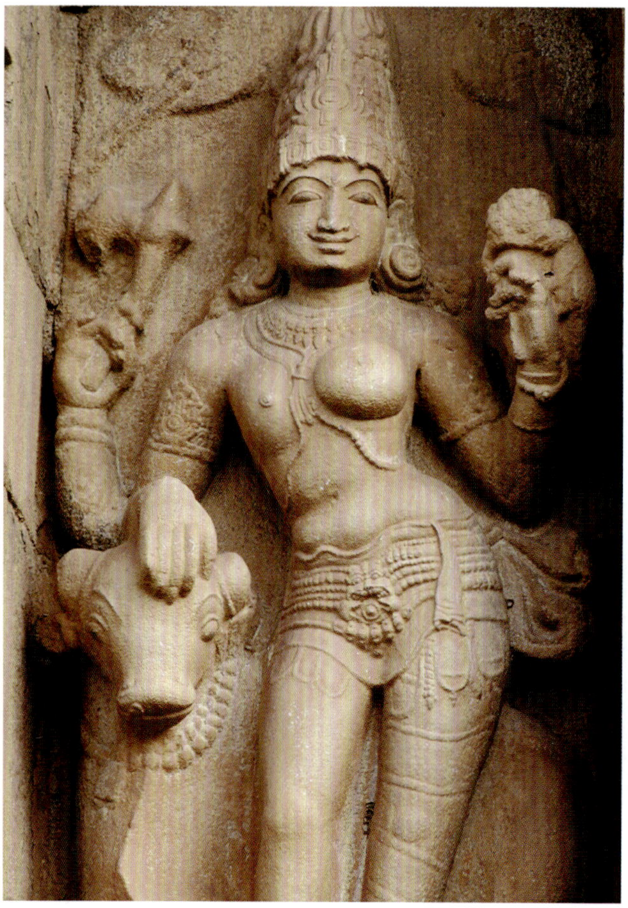

Im Tantra-Yoga stehen Meditationsgottheiten wie hier Shakti, die schöpferische Kraft des Weiblichen, archetypisch für die tiefsten Schichten unseres Bewusstseins.

verschieden. Wie im Vedanta kennt auch das Tantra nur eine Wirklichkeit, doch im Tantra ist diese mehr als nur das Wirken von *Maya*, der Illusion, wie der Vedanta dies sieht.

Als das Tantra die Verbindung zwischen unserer physischen Erfahrung mit Körper und Atem und der spirituellen Erfahrung unserer transzendenten Natur geschaffen hatte, begann diese Unterscheidung an Bedeutung zu verlieren. Damit aber erhielten die körperlichen Übungen einen höheren Stellenwert. Gerade Prana und Pranayama wurden als wirksame Mittel zur Bewusstseinserweiterung betrachtet. Eines der Systeme, die aus dieser Strömung hervorgingen, war der Hatha-Yoga.

Hatha Yoga

Der Yoga, der heute im Westen praktiziert wird, hat sich durchweg aus dem Hatha-Yoga entwickelt. Der Begriff *hatha* setzt sich aus zwei Keimsilben zusammen: *ha*, für die Sonne oder Prana, und *tha*, was den Mond oder den Geist symbolisiert. Dieses Yoga-System setzt auf die Kräfte des Prana und des Geistes, um das höhere Bewusstsein zu erwecken. Als Wissenschaft der Reinigung grenzte sich Hatha-Yoga von den Tantrikern ab, richtete sich aber dennoch hauptsächlich auf die körperliche Erfahrung. Dabei soll der Körper nicht gezwungen werden, denn im Hatha-Yoga wird das Menschliche durch die Nutzung des Körpers als wichtigstes Mittel der Transformation ins Göttliche verwandelt.

Die ersten Hatha-Yoga-Schriften werden Goraksha und seinem Lehrer Matsyendra zugeschrieben, die etwa um das 9. Jahrhundert n. Chr. lebten. Goraksha gilt als Vater des Hatha-Yoga. Er gründete die Nath-Yoga-Tradition, die zu den tantrischen Schulen gehört. Im *Siddah Siddhanta Paddhati* erläuterte er seine Sicht, dass der Leib nur eine Ebene der Verkörperung sei und es fünf weitere gebe. Außerdem gebe es neun Energiezentren oder Chakren, drei Zeichen oder Lakshyas und 16 Stützen oder *Adhanas*, auf die man seine Konzentration richten konnte – Zehen, Hände und so weiter.

Im 15. Jahrhundert schrieb Swatmarama die *Hatha-Yoga-Pradipika*, das älteste Manuskript, in dem die Praxis des Hatha-Yoga erläutert wird. *Pradipika* bedeutet in Sanskrit „Licht werfen auf". Die Schrift gibt genaue Anweisungen, wie man durch Meisterung des Körpers der Vereinigung mit dem Göttlichen näherkommt. Dabei gelten die Asanas als erste Stufe auf dem Pfad, die Stabilität (*sthira*), Freiheit von Krankheit und Flexibilität des Körpers bringen soll.

Swatmarama stellt einen sechsgliedrigen, nicht-dualistischen Yoga-Pfad vor und nennt 15 Asanas. Diese sind durchweg Variationen der Lotosstellung. Darüber hinaus

Kundalini wird als eingerollte Schlange am unteren Ende der Wirbelsäule dargestellt. Das Ziel ist die Befreiung, die erlangt wird, wenn die Kundalini durch die Yoga-Übungen erweckt und durch die Chakren des Körpers nach oben steigt.

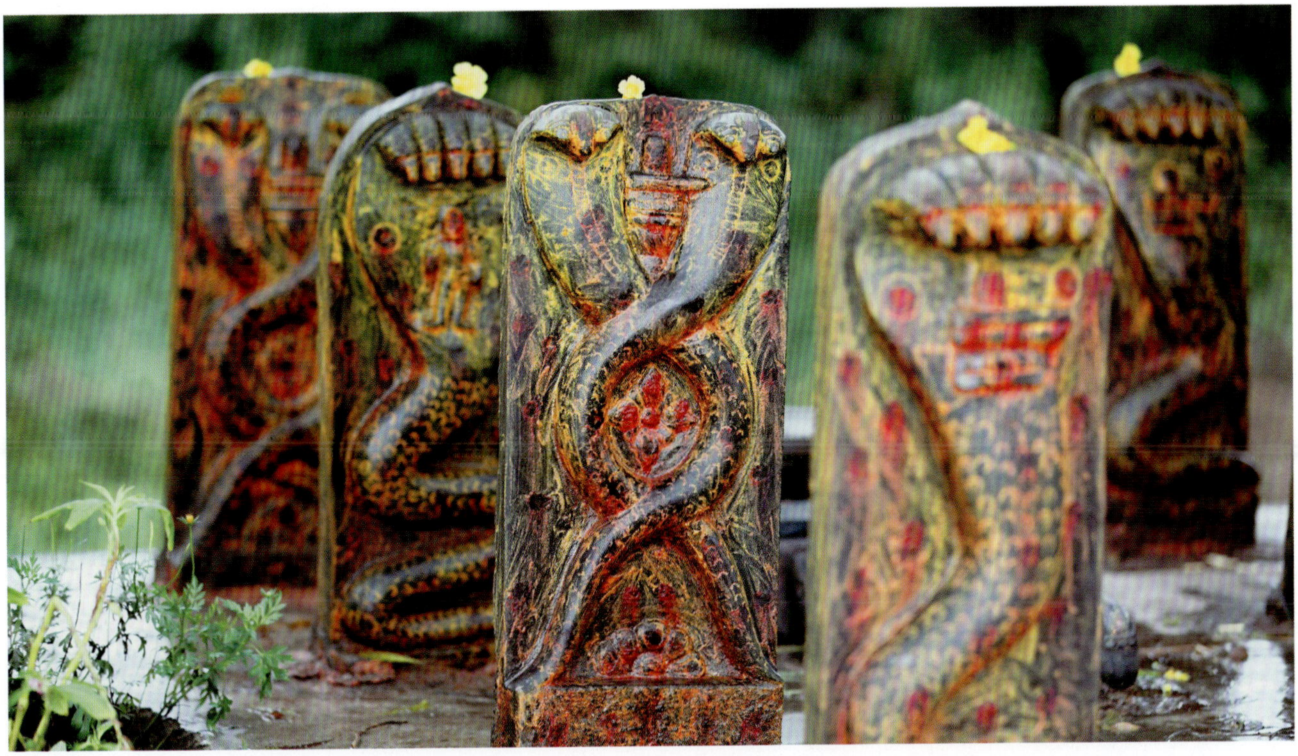

beschreibt er Reinigungsrituale, acht Pranayama- oder Atemübungen und zehn Mudras mit entsprechenden Bandha-Anweisungen, um den Fluss des Prana zu lenken. Ein weiterer wichtiger Text, die Gheranda Samhita aus dem späten 17. Jahrhundert, zählt sieben Niyamas auf, die für die Yoga-Praxis unverzichtbar sind: Reinlichkeit, Festigkeit, Stabilität, Beständigkeit, Leichtigkeit, Achtsamkeit und Freiheit von Ablenkung.
Dazu gehören 32 Asanas und 25 Mudras. Die umfassendste Abhandlung über den Hatha-Yoga, die sogenannte *Shiva Samhita,* entstand im frühen 18. Jahrhundert. Sie betrachtet Yoga als Praxis für alle, nicht nur für Asketen. Es werden 84 Asanas beschrieben, aber nur vier Sitzhaltungen. Wir sehen also, dass die Asanas an Bedeutung gewinnen.

Reinigungstechniken des Hatha-Yoga

Der Hatha-Yogi geht davon aus, dass der Geist nur dann sein spirituelles Potenzial verwirklichen kann, wenn der Körper von allen Schlacken gereinigt ist. Das erste Stadium dieses Reinigungsprozesses ist die Bewusstmachung der Grenzen und Möglichkeiten von Körper und Geist. Erst im zweiten Schritt werden dann Methoden zur Bewusstseinserweiterung angewandt.

Die Reinigung umfasst sechs Techniken, die *shat karmas: dhauti,* die Reinigung des Magens durch Schlucken und Herausziehen eines langen Baumwollstreifens (siehe auch Seite 68 ff.); *basti,* eine yogische Darmreinigung, bei der mittels der Bauchmuskeln Wasser in den Darm gesogen und wieder ausgestoßen wird; *neti,* die Nasendusche mit Salzwasser oder einem Katheter; *trataka,* die Augenreinigung, bei der man so lange in eine Kerzenflamme blickt, bis die Augen zu tränen beginnen; *nauli,* die Bauchmassage, bei der die Bauchmuskeln abwechselnd so angespannt werden, dass eine rotierende Bewegung entsteht; und *kapalabhati,* bei der mittels der Bauchmuskeln kraftvoll durch die Nase ausgeatmet wird, während man beim Einatmen den Atem passiv strömen lässt. All das soll durch Harmonisierung der Körperprozesse Krankheit und vorzeitiges Altern verhindern. Sobald sich ein Gleichgewichtzustand eingestellt hat, erwacht die nötige Energie für die Weiterentwicklung des Bewusstseins.

Pranayama

Ein wichtiger Bestandteil des Hatha-Yoga ist Pranayama. Pranayama reinigt die feinstofflichen Kanäle des Körpers, die *nadis.* Der Hatha-Yoga geht davon aus, dass der menschliche Körper von einem Netz dieser Nadis (insgesamt 72 000) durchzogen ist. Es gibt drei Hauptkanäle: den mittleren, *sushumna nadi; ida nadi,* den linken Kanal, der die Kraft des Mondes symbolisiert; und *pingala nadi* auf der rechten Körperseite, der die Kraft der Sonne in sich trägt. Shatkarma, Asanas und Pranayama sollen die Kräfte in den Kanälen wie in den Chakren regulieren. Diese Energiezentren sitzen entlang der Wirbelsäule und werden von Ida- oder Pingala-Nadi durchzogen.

Am unteren Teil der Wirbelsäule vereinen sich die drei Kanäle. Dort ist der Sitz der *Kundalini,* der Göttin Shakti in ihrer Erscheinungsform als Schlange. Ziel ist, die Kraft aus dem rechten und linken Kanal in den Zentralkanal zu ziehen. Durch beständige Übung wird die Kundalini erweckt und wandert im Zentralkanal nach oben. Dann kann die Lebenskraft zur Transzendierung des Selbst genutzt werden, der Übende erreicht Samadhi, die Versenkung, die am Ende zu *Moksha,* zur Befreiung, führt.

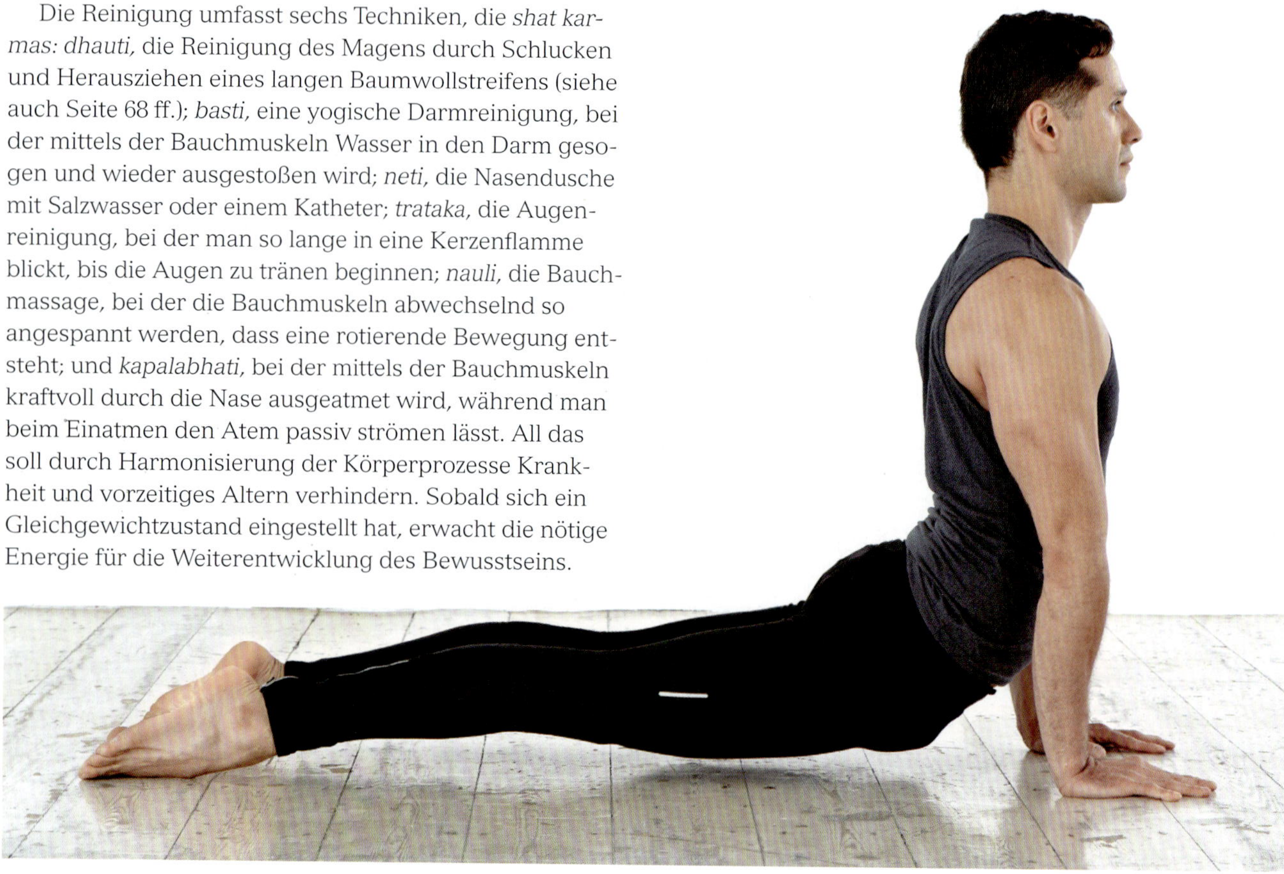

Yoga heute

Es gibt immer mehr Yoga-Stile, unter denen man wählen kann. Ob Sie nun kraftvolle körperliche Übung oder feinstofflich-spirituelle Methoden bevorzugen, Sie werden in jedem Fall fündig.

Es gibt heute viele Yoga-Systeme, die mit dem ursprünglichen Hatha-Yoga der alten Schriften meist nicht mehr viel gemeinsam haben. Techniken wie die Shatkarmas, die Mudras oder Pranayama werden nicht so intensiv praktiziert. Viele Yoga-Lehrer und -Schüler legen den Schwerpunkt auf die Asanas.

Die metaphysische Seite des Yoga wird ganz ausgeblendet. Ausbildungsinstitute verlangen ihren Absolventen nur wenig (oder gar kein) Wissen ab über die Wissenschaft des Yoga und ihr Ziel, das Erwecken der Kundalini. In den Schulen übt man die subtileren Techniken und die dahinterstehende tantrische Philosophie nicht; Yoga-Lehrer wissen zwar noch, was Nadis und Chakren sind, meist haben sie auch einen Grundlagentext wie die Hatha-Yoga-Pradipika gelesen, doch in einem normalen Yoga-Kurs werden diese traditionellen Aspekte nicht so oft gelehrt.

Dabei hat sich dieser „asana-zentrierte" Yoga erst in den letzten 120 Jahren herausgebildet, denn im ursprünglichen Yoga wurde den Asanas nicht annähernd so viel Bedeutung beigemessen. Dass man heute so großen Wert auf die Asanas legt, ist der westlichen Kultur mit ihren Fitnessstudios und Kampfsportschulen zu verdanken. Viele der Stellungen, die dieses Buch vorstellt, werden in traditionellen Texten nicht beschrieben. Sie gelten auch nicht als unverzichtbare Schritte auf dem Pfad zur Selbsterkenntnis.

Doch es ist für die heutigen Yogaschüler nicht von Bedeutung, ob die gelehrten Asanas „alt" sind oder nicht. Yoga ist ein Prozess des Wandels. Was wirklich zählt, ist die Einstellung, mit der Sie üben. Bei unserer Suche nach Befreiung sollten wir versuchen, den rein körperlichen Aspekt zu transzendieren und den Ergebnissen unserer Handlungen zu entsagen. Wenn wir üben, um eine Yoga-Stellung immer besser zu meistern, sollte unser letztendliches Ziel eine andere Bewusstseinsebene sein. Denn um die einzelnen Yoga-Stellungen halten zu können, brauchen wir nicht nur Kraft und Energie, sondern ebenso einen ruhigen Geist und die Fähigkeit, uns beständig konzentrieren zu können. Wenn wir auch Übungen aus alten und modernen Traditionen kombinieren, so bleibt unser Ziel doch dasselbe – die Integration von Geist, Körper und Atem. Dieses Gleichgewicht führt den Übenden schließlich in einen Zustand endgültiger Befreiung und zur Vereinigung mit seiner eigenen göttlichen Natur.

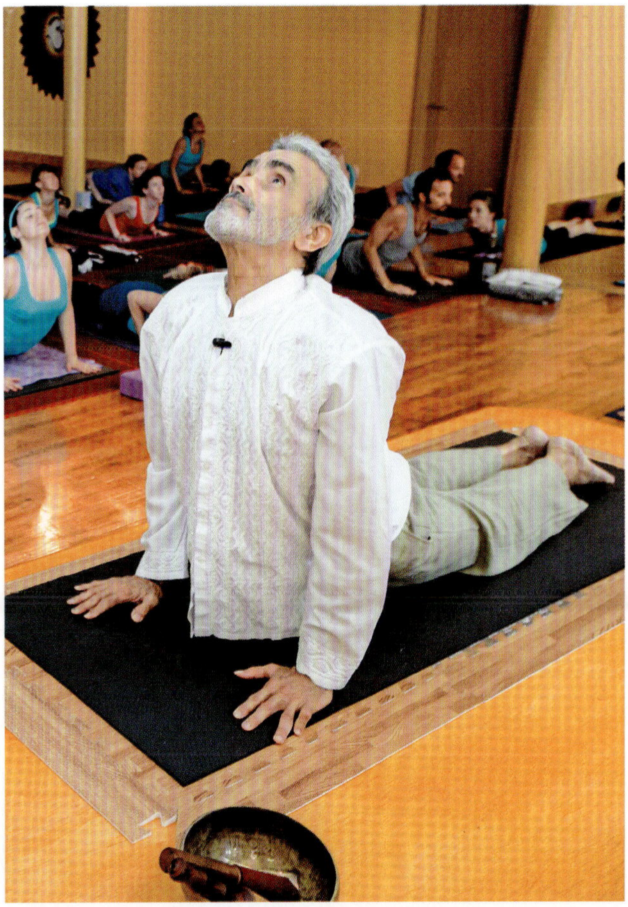

Der Yoga-Lehrer Sri Dharma Mittra zeigt seinen Schülern im *Dharma Yoga Center* in New York den nach oben schauenden Hund (Seite 178).

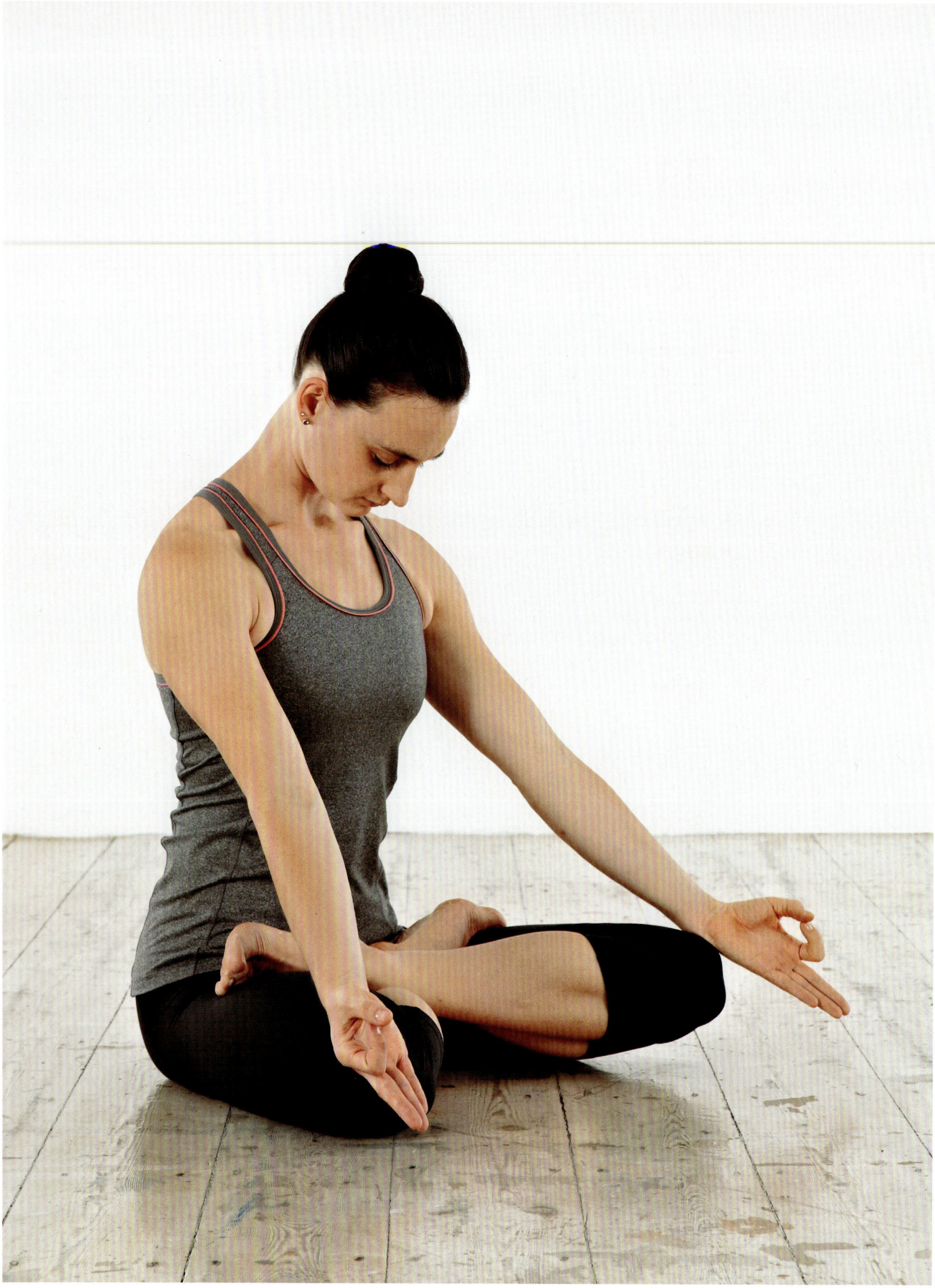

Anatomie für Yoga-Praktizierende

Körper, Geist und Atem sind eine Einheit. Die Tradition des Hatha-Yoga konzentriert sich auf die Funktionen des Körpers – sie betrachtet den Körper als Tempel der Seele und somit als Tor zum Verständnis unserer wahren Natur. Da jeder Teil das Ganze beeinflusst, wirken unsere Gedanken und Gefühle, unsere Nahrung, unser Beruf und Lebensstil auf den Körper.

Yoga und Anatomie

Es ist unsere Pflicht, den Körper gesund zu halten,
... sonst wird unser Geist nie zu Stärke und Klarheit finden.
Buddha

Körper, Geist und Atem bilden eine integrierte Einheit. An jeder Bewegung, jedem Atemzug sind alle körperlichen Systeme beteiligt. Und jeder Körperteil ist eng mit mehr als einem weiteren Systems verknüpft.

Atmung, Drüsentätigkeit und Verdauung zum Beispiel brauchen den Blutkreislauf, der Sauerstoff, Nähr- und Botenstoffe zu den Körperzellen transportiert. Ohne das Nervensystem könnten wir unsere Muskeln nicht koordinieren oder die Durchblutung bestimmter Körperteile steigern. Sogar unsere Knochen, die ja Teil des Skeletts sind, üben noch andere Funktionen aus: So werden rote und weiße Blutkörperchen im Knochenmark gebildet. Sie gehören zum Herz-Kreislauf-System und regeln das Immunsystem. Und dies ist nur ein Beispiel.

Jeder Yoga-Lehrer sollte Kenntnisse in Anatomie besitzen: über Muskeln, Bänder und Knochen, die Lage der Organe sowie die Funktionen und das Zusammenspiel der verschiedenen physischen Systeme. Wir sollten uns zwar tunlichst jeder Diagnose oder Behandlung von Krankheiten enthalten, doch ein gewisses anatomisches Grundwissen hilft uns, die Schwierigkeiten unserer Schüler besser zu verstehen und ihnen Tipps für die Lösung oder Vermeidung von Problemen zu geben.

Im Folgenden finden Sie daher zwar keine umfassende Darstellung, doch eine Einführung in die Anatomie des Menschen, soweit sie für die Hatha-Yogapraxis relevant ist. Die Asanas des klassischen Hatha-Yoga sind Bewegungen und Stellungen, die unser Körper durchführen kann, ein gewisses anatomisches und physiologisches Grundverständnis lässt Sie die Funktion und Wirkung dieser Übungen besser wahrnehmen. Das lässt sich auf jeden Körper übertragen, Sie können somit auch andere zu dieser erhöhten Wahrnehmung hinführen.

Die Asanas schenken uns vermehrt Kraft, verstärkte Flexibilität und die Fähigkeit, uns zu entspannen, indem wir den Parasympathikus bewusst aktivieren. Wir stärken den Fluss von Information, Energie und Materie im Körper. Asanas regen den Kreislauf an, weil sie auf jeweils unterschiedliche Körperregionen Druck ausüben. Denn Energie (Wärme), Materie (Blut und Lymphe) sowie Information (Botenstoffe, Nervensystem) fließen gewöhnlich aus „Hochdruckgebieten" in „Tiefdruckzonen" ab. Sobald wir also in einer Körperregion den Druck erhöhen, regen wir den Energie- und Materiefluss an, ganz so, als würden wir Wasser aus einem Schwamm pressen. Der niedrige Druck in anderen Körperregionen wiederum zieht Energie und Materie an sich – wie ein trockener Schwamm im Wasser, der sich ausdehnt, sobald er sich mit Feuchtigkeit vollsaugt.

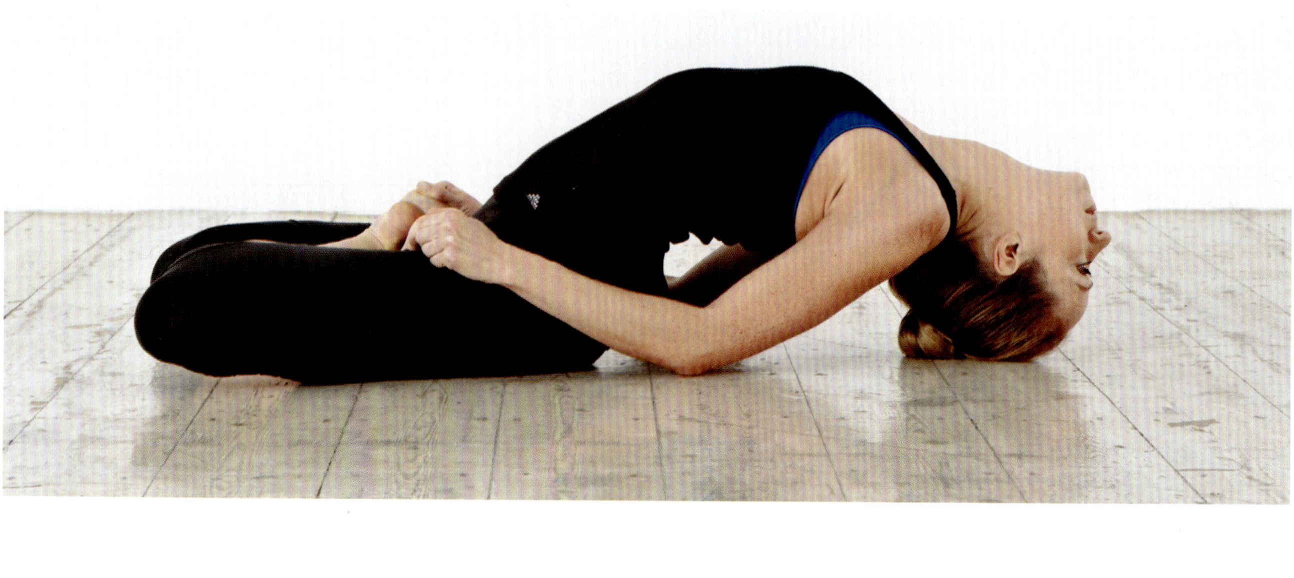

Wie Yoga Druck im Körper erzeugt

Die Asanas üben auf einige Körperpartien Druck aus, während andere gedehnt werden. In einigen statischen Stellungen sorgt Muskelkontraktion für den Druck; der Druck weicht, wenn wir uns entspannen. Dies gilt besonders für Übungen, bei denen der Körper ganz oder teilweise mit dem Kopf nach unten positioniert ist und beim Vinyasa-Yoga, das die Muskelpumpe aktiviert. Pranayama verändert den Druck im Brust- und Bauchraum und normalisiert den Atem. Ein Nachlassen des Drucks im Brust- und Bauchraum lässt uns einatmen, steigender Druck bewirkt die Ausatmung. Bandhas stimulieren die wechselweise Aktivierung bestimmter Muskeln und ihrer Gegenspieler und arbeiten daher ebenfalls mit Druck und Gegendruck.

Die körperliche Bewegung regt gewöhnlich auch den Kreislauf an. Dies gilt vor allem für schnelle Bewegungen. Der Fluss von Blut und Lymphe steigt proportional zum Druckunterschied in den verschiedenen Körperregionen.

Für die maximale Stimulation des Kreislaufs ist es wichtig, dass zumindest eine Körperregion vollkommen entspannt ist. Dies ist einer der Gründe, warum Gesicht und Hals beim Yoga gewöhnlich entspannt bleiben, wenn wir Asanas üben. Ist das nicht der Fall, steigt sofort der Blutdruck und damit das Stressniveau.

Die einzelnen Körpersysteme

Der menschliche Körper funktioniert durch das Zusammenspiel folgender Systeme:

- Fortpflanzungsorgane
- Atemwege
- Herz und Blutkreislauf
- Lymphe
- Verdauungstrakt
- Haut und andere Schutzhüllen
- Hormonsystem
- Nervensystem
- Muskeln
- Knochen, Gelenke und Bänder
- Harnwege

Die Bewegung des Armes fordert das Zusammenwirken von fünf verschiedenen Systemen: Atem und Verdauung liefern Energie in Form von Sauerstoff und Nährstoffen. Diese werden vom Herz durch die Gefäße gepumpt. Energiereiches Blut wird in die Armmuskeln befördert. Das Nervensystem sorgt für die Informationsweiterleitung und für die anschließende Kontraktion des Muskels, der seinerseits am Knochen zieht, damit sich der Arm tatsächlich bewegt.

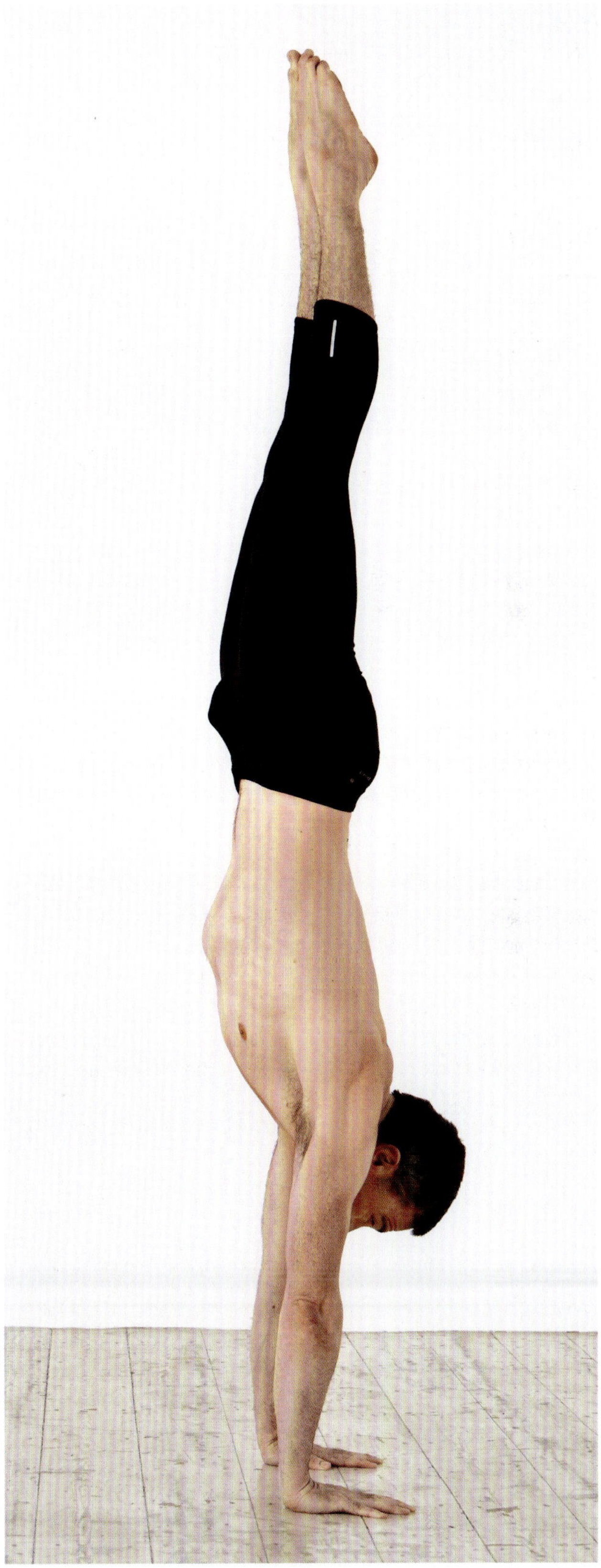

Die Atemwege

Aus yogischer Sicht ist der Atem das Tor zur Reinigung von Geist, Körper und Verstand. Wenn wir den Atem kontrollieren können, haben wir viele Aspekte unseres Lebens unter Kontrolle und führen ein gesünderes Leben.

Anders als die meisten Körperfunktionen lässt sich der Atem willentlich beeinflussen. Er ist zudem der Schlüssel zu unserem Unbewussten. Mit ein wenig Übung können wir Atemfrequenz, Tiefe und Qualität unserer Atmung lenken. Im Yoga lernen wir, den Atem zu regulieren, für bestimmte Zwecke einzusetzen und ihn bewusst anzuhalten. Solche Techniken allerdings sollte man nur unter Anleitung eines qualifizierten Lehrers üben. Um zu verstehen, wie sie uns helfen können, brauchen wir Grundkenntnisse der menschlichen Atemwege.

Wenn wir Luft in unsere Lungen saugen und sie dann wieder ausstoßen, wird dieser Prozess vom vegetativen Nervensystem gesteuert, das auch die Funktion des Herz-Kreislauf-Systems (Seite 32) regelt. Auf diese Weise wird Sauerstoff in den Körper geleitet und Kohlendioxid abtransportiert. Wir atmen durch die Nase ein, die als Filter dient. Die Atemluft wandert durch die Luftröhre, die sich dann verzweigt und in den linken bzw. rechten Lungenflügel führt. Die Bronchiolen, kleine Röhren, verzweigen sich immer weiter und leiten die Luft tief in die Lungen, die feucht und elastisch sind. Am Ende der Bronchiolen finden wir die Alveolen; dort findet der Gasaustausch mit dem Blut statt.

Brustkorb und Bauchhöhle

Atmen bedeutet, dass Brustkorb und Bauchhöhle in Bewegung versetzt werden. Im Brustkorb liegen Herz und Lungen, in der Bauchhöhle der Magen, die Leber, die Galle, die Nieren, die Blase und andere Organe. Beide „Höhlen" haben eine Öffnung. Der Brustkorb öffnet sich nach oben, die Bauchhöhle nach unten. Das Zwerchfell, ein großer, kuppelförmiger Muskel, trennt die beiden. Es hängt an den unteren Rippen und der Wirbelsäule und bildet sozusagen das „Dach" der Bauchhöhle und den „Boden" des Brustkorbs.

Das Zwerchfell, die Rippenmuskulatur und die Bauchmuskeln sind die wichtigsten Muskelgruppen beim Atmen. Bauchhöhle und Brustkorb können ihre Form verändern. Ohne diesen Anpassungsmechanismus könnten wir nicht atmen. Allerdings tun sie dies auf unterschiedliche Weise. Der Bauchraum gleicht einem Ballon, der mit Wasser gefüllt wird. Wenn wir auf ein Ende des Ballons drücken, wird das Wasser ins andere gepresst. Dasselbe geschieht in der Bauchhöhle beim Atmen. Druck auf einer Seite bewirkt Ausdehnung auf der anderen. Das Gesamtvolumen ändert sich dabei nicht. Das gilt allerdings nur für den Atemvorgang, nicht für andere Funktionen der Bauchhöhle. Essen beispielsweise erhöht das Volumen im Bauchraum, da Magen, Darm und Blase sich ausdehnen. Das beengt den Brustkorb, sodass wir nach einer reichlichen Mahlzeit schlechter atmen können.

Anders als die Bauchhöhle kann der Brustkorb sowohl das Volumen als auch die Form verändern, als wäre er ein Blasebalg. Wenn Sie den Blasebalg zusammendrücken, wird sein Volumen geringer, die Luft strömt aus. Wenn Sie ihn öffnen, steigt das Volumen und Luft wird eingesaugt. Wenn wir uns Bauchraum und Brustkorb vorstellen wie einen Blasebalg, der auf einem wassergefüllten Luftballon liegt, haben wir eine recht klare Vorstellung davon, wie unser Atem funktioniert. Bewegt sich ein Teil des Systems, tut dies notwendigerweise auch der andere.

Yoga und die Atemwege

Asanas und Pranayama lassen uns effizienter atmen. Wir atmen mehr Luft ein und können sie bewusst lenken. Mit Kapalabhati trainieren wir unser Zwerchfell. Salabhasana und Mayurasana vertiefen die Einatmung und ermöglichen das lange Anhalten des Atems. Nauli und Uddiyana Bandha verbessern die Ausatmung. Das stärkt Muskulatur und Flexibilität.

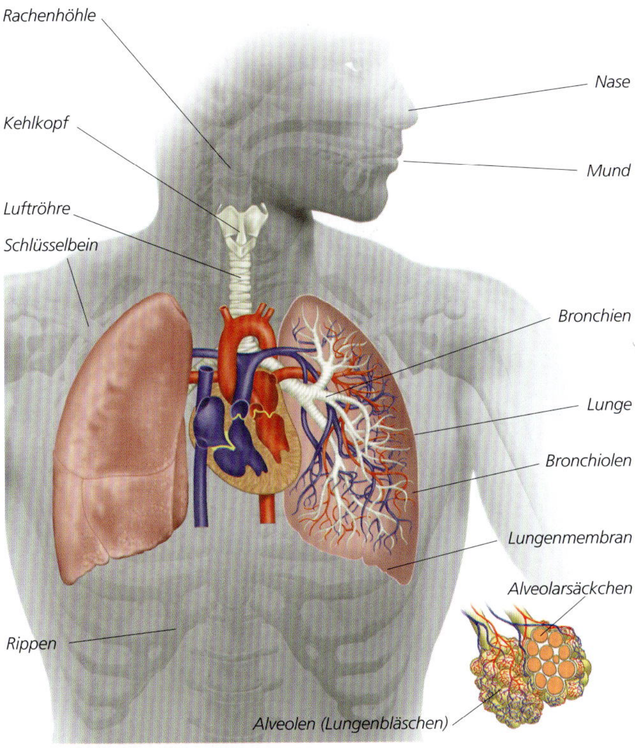

Einatmen und Ausatmen

Volumen und Druck sind also Gegenspieler. Wenn das Volumen steigt, sinkt der Druck und umgekehrt. Beim Einatmen saugen wir also keineswegs Luft ein, wie man annehmen möchte. Die Luft wird vielmehr vom Luftdruck in unsere Lungen *gepresst*, weil sie immer in Regionen mit geringerem Druck strömt. Wenn das Volumen des Brustkorbs sic h verringert, sinkt der Druck und die Luft fließt nach.

Dehnt sich der Brustkorb aus, drückt er auf die Bauchhöhle, die ihre Form verändert. Eine passive Ausatmung kehrt diesen Prozess um. Die Luft strömt aus Lungen und Brustkorb wieder aus, das Volumen verringert sich und der Brustkorb nimmt wieder seine Ausgangsform an. Gewöhnlich entspannt sich beim passiven Ausatmen das Zwerchfell. Da die Lungen elastisch sind, können auch sie ohne muskuläre Beteiligung die Luft wieder ausströmen lassen.

Brauchen wir mehr Sauerstoff, zum Beispiel beim Yoga, kommt es zur forcierten Einatmung. Dann ziehen sich Bauch- und Beckenbodenmuskeln zusammen, um die Luft schneller auszustoßen. Die Muskulatur der Rippen presst den Brustkorb noch weiter zusammen.

Beim Sprechen, Singen oder Luftballon-Aufblasen ist eine forcierte Ausatmung nötig. Dann ziehen sich die Muskeln von Brust- und Bauchraum so zusammen, dass der Bauchraum sich verkleinert und der Brustkorb nach unten drückt oder beides. Wenn sich die Elastizität der beteiligten Gewebe verringert, kann der Körper passiv nicht mehr so gut ausatmen, was allerlei Probleme mit sich bringt. Alle Atemwege sind mit feinen Härchen ausgekleidet, den Flimmerhärchen. Diese transportieren Fremdkörper wie Staub oder Mikroorganismen in die Kehle, wo sie ausgehustet werden. Sind diese feinen Strukturen beschädigt, kommt es zu Narbenbildung und Infektionen.

Funktion der Atemwege

Die grundlegende Funktion der Atemwege ist es, den Austausch von Sauerstoff und Kohlendioxid zwischen der Außenwelt und dem Blut zu gewährleisten. Diesen Prozess nennen wir Atmung.

Sauerstoff ist die primäre Energiequelle für alle Zellen. Er wird durch die Nase eingeatmet, durch die Atemwege in den Blutkreislauf geleitet und von diesem zu den Zellen transportiert. Die Zellen verbrauchen den Sauerstoff zur Energiegewinnung; sie setzen dabei Kohlendioxid frei. Dieses wiederum wird vom Blutstrom in die Lungen geleitet, wo es ausgeatmet wird, wenn das Zwerchfell sich entspannt.

Die wichtigsten Funktionen der Atmung:

- Transport von Sauerstoff aus den Lungen in alle Körperregionen
- Transport von Kohlendioxid und anderen Schlackstoffen aus den Zellen zu den Ausscheidungsorganen: Lungen, Schweißdrüsen und Harntrakt
- Transport von Hormonen von den Drüsen in verschiedene Körperregionen
- Regulierung der Körpertemperatur
- Garantie des Gleichgewichts der Körperflüssigkeiten
- Schutz des Körpers vor Krankheit

Das Herz-Kreislauf-System

Der menschliche Körper besteht zu etwa 80 Prozent aus Flüssigkeit, die in zwei Kreisläufen fließt – im Herz-Kreislauf-System und im Lymphsystem.

Das Herz-Kreislauf-System ist verantwortlich für die Weiterleitung von Nähr- und Botenstoffen, für den Gasaustausch und den Abtransport von Schlacken. Es pumpt Blut durch den Körper, mit dem Nährstoffe zu den Zellen gelangen und Giftstoffe ausgeschieden werden. Reguliert wird es vom Drüsen- und Nervensystem. Außerdem hängen viele andere Körpersysteme davon ab. Regelmäßige Asana- und Pranayama-Übungen halten das Herz-Kreislauf-System fit.

Das Herz

Das wichtigste Organ dieses Systems ist das Herz. Es pumpt Blut durch den Körper, das die Zellen mit Sauerstoff und Nährstoffen versorgt. Zu diesem Zweck zieht sich der Herzmuskel zusammen, um sich dann wieder zu entspannen. Das Herz ist eine Doppelpumpe mit vier Kammern. Die rechte Hälfte versorgt die Lungen mit Blut, die linke den restlichen Körper. Beide Hälften trennt eine muskuläre Scheidewand.

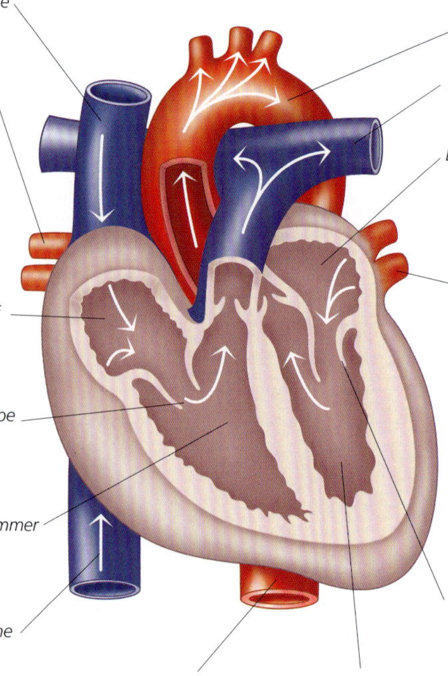

Sauerstoffreiches Blut von den Lungen füllt den linken Vorhof des Herzens und wird von dort aus in den Körper gepumpt. Sauerstoffarmes Blut fließt in den rechten Vorhof und von dort aus in die Lungen.

Eine Hälfte besteht jeweils aus einem Vorhof (*Atrium*) und einer Kammer (*Ventrikel*). Das Blut gelangt aus der oberen Hohlvene in den rechten Vorhof und wird durch die Trikuspidalklappe in die rechte Kammer gepumpt. Zieht diese sich zusammen, wird das Blut in die Lungenarterie gedrückt. Das Blut gelangt in die Lungen, wo es mit Sauerstoff aufgeladen wird. Das sauerstoffreiche Blut fließt dann über den linken Vorhof ins Herz und gelangt durch die Mitralklappe in die linke Kammer. Dort wird es durch die Hauptarterie des Körpers, die Aorta, in den Kreislauf gepumpt.

Das Blut fließt von der rechten Seite des Herzens in die Lungen und von dort aus zurück in die linke Seite des Herzens. Rechts fließt also sauerstoffarmes Blut ins Herz, links wird sauerstoffreiches weitergeleitet. Der Blutfluss über die rechte Herzhälfte wird als „Lungenkreislauf" bezeichnet, der über die linke als „Körperkreislauf".

Während der Entspannung oder Diastole füllt sich die Herzkammer mit Blut. Während der Kontraktion oder Systole wird das Blut abgepumpt. Daher spielen die Begriffe „diastolisch" und „systolisch" auch eine Rolle bei der Blutdruckmessung: Ein normaler Blutdruck beträgt 120 systolisch zu 80 diastolisch. Ein ruhiges Herz schlägt etwa 70-mal pro Minute, Stress, Sport und Aufregung können die Herzfrequenz auf über 200 Schläge ansteigen lassen. Der Herzschlag wird gewöhnlich über den Puls einer Arterie gemessen.

Die Blutgefäße

Das Herz lenkt den Blutfluss durch ein Netz von Blutgefäßen. Das sauerstoffreiche Blut gelangt über die Arterien in die Körperzellen. In den Lungenarterien hingegen fließt sauerstoffarmes Blut. Arterien haben dicke Wände, um dem Druck des Blutes standzuhalten. Die kleineren Arterien, Arteriolen genannt, verzweigen sich in winzige Blutgefäße, die Kapillaren. Durch deren dünne Wände gelangen Sauerstoff und Nährstoffe ins umgebende Gewebe.

In den Venen fließt sauerstoffarmes Blut – mit Ausnahme der Lungenvenen, die sauerstoffreiches Blut von der Lunge ins Herz transportieren. Venen haben dünnere Wände, Venenklappen verhindern, dass das Blut zurückfließt. Die kleineren Venen werden Venolen genannt.

Das Blut

Der Körper enthält im Durchschnitt 5 bis 6 Liter Blut, das etwa 60 Sekunden für einen „Komplettumlauf" braucht. Unser Blut erfüllt vier Aufgaben:

- Es transportiert Sauerstoff, Nähr- und Botenstoffe zu den Zellen.
- Es transportiert Schlacken aus den Zellen ab.
- Es schützt vor Krankheitserregern.
- Es gerinnt, um Wunden zu schließen.

Blut besteht aus Plasma, einer leicht gelblichen Flüssigkeit, die sich zu 90 Prozent aus Wasser und zu 10 Prozent aus Proteinen und anderen Stoffen zusammensetzt. Es besteht aus Millionen Zellen. Die wichtigsten sind:

- **Rote Blutkörperchen** (*Erythrozyten*). Diese am zahlreichsten vertretenen Zellen transportieren Sauerstoff zu den Zellen und Kohlendioxid zu den Lungen. Sie enthalten Hämoglobin, einen Eisen-Protein-Komplex, der den Sauerstoff trägt, und leben nur 9 Tage. Sie werden von Leber und Milz recycelt, wobei das Eisen ausgeschieden wird.
- **Weiße Blutkörperchen** (*Leukozyten*). Sie sind Teil des Immunsystems, erkennen Fremdkörper, Viren und Krebszellen und bilden Antikörper gegen Krankheitserreger. Sie schützen den Körper vor Infektionen und unterstützen den Heilungsprozess. Außerdem transportieren sie beschädigtes Zellmaterial ab.
- **Blutplättchen** (*Thrombozyten*). Sie sind zuständig für die Blutgerinnung und die Reparatur von Blutgefäßen.

Yoga und das Herz-Kreislauf-System

Der Blutkreislauf funktioniert nur dann optimal, wenn das Herz gesund und Arterien und Venen nicht verstopft sind. Alle Asanas stärken den Kreislauf, ganz besonders Shirsasana und Savangasana. Der Kopf- bzw. Schulterstand kehrt die Wirkung der Schwerkraft um und entlastet Venen und Venenklappen. Das Wechselspiel von Druck und Entspannung stärkt das Herz, während Nauli oder Kapalabhati es eher massieren.

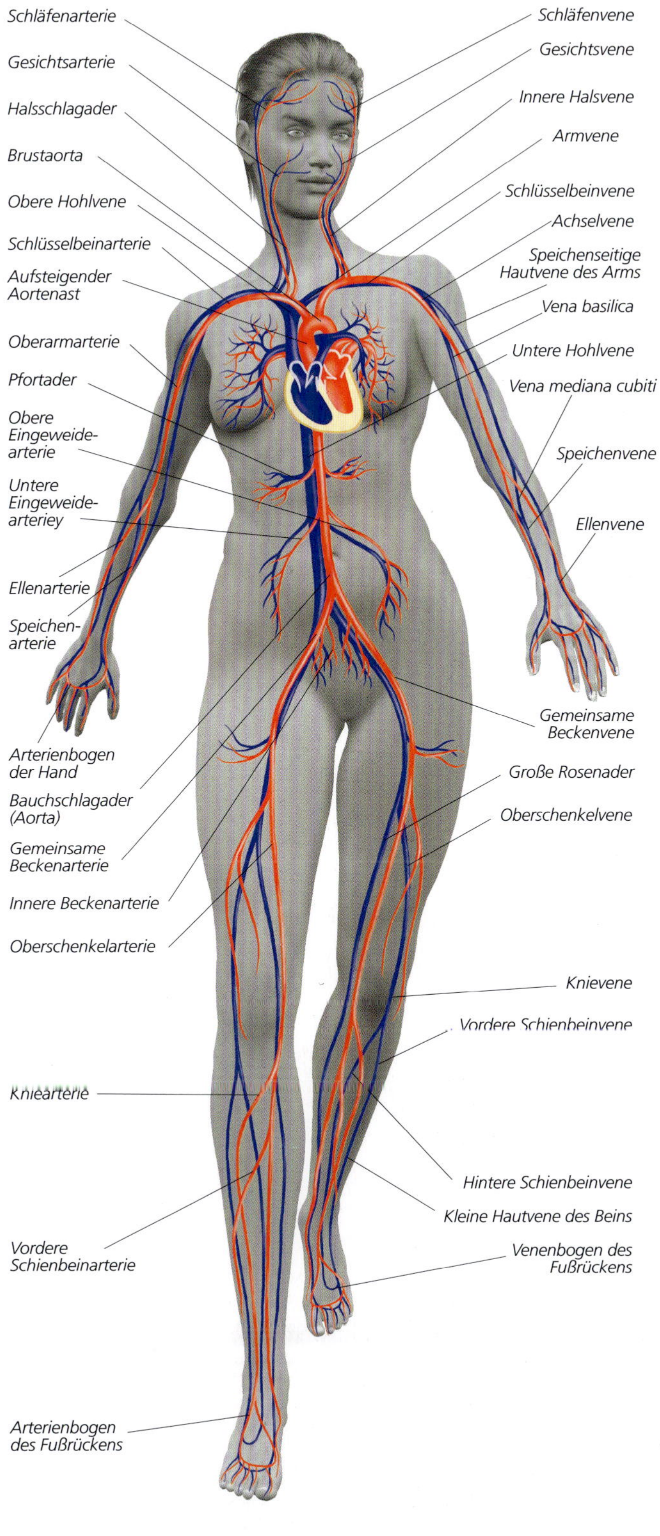

Venen, Arterien und Kapillargefäße leiten unser Blut durch den Körper. So werden Sauerstoff und Nährstoffe zu den Zellen transportiert und Schlacken ausgeleitet.

Das Lymphsystem

Das zweite Flüssigkeitssystem im Körper könnte man die Abfallbeseitigungsanlage nennen. Es besteht aus Lymphgefäßen, Lymphknoten und -gängen. Dazu kommen die lymphatischen Organe wie Thymusdrüse, Milz und Mandeln.

Das zweite Flüssigkeitssystem im Körper könnte man die Abfallbeseitigungsanlage nennen. Es besteht aus Lymphgefäßen, Lymphknoten und -gängen. Dazu kommen die lymphatischen Organe wie Thymusdrüse, Milz und Mandeln.

Das Lymphsystem funktioniert ähnlich wie das Herz-Kreislauf-System. Seine Gefäße durchziehen den ganzen Körper. Eine klare wässrige Flüssigkeit, die Lymphe, transportiert Krankheitserreger, Abfallstoffe, tote Zellen und überschüssige Flüssigkeit ab.

Die Lymphe ist ursprünglich Plasma, der flüssige Bestandteil des Blutes. Der Strom des arteriellen Blutes wird langsamer, wenn es durch die Kapillaren fließt. Daher wandert Plasma ins Gewebe und wird zu „Gewebswasser". Es fließt in die Zelle und bringt Nährstoffe, Sauerstoff und Botenstoffe mit. Wenn es die Zelle wieder verlässt, nimmt es deren Schlacken mit. 90 Prozent dieser Gewebeflüssigkeit kehrt wieder in den venösen Blutstrom zurück, 10 Prozent davon bleiben als Lymphe zurück.

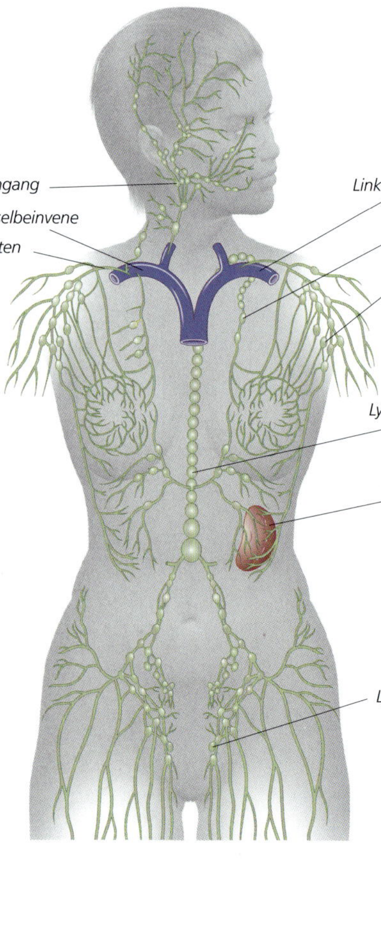

Der Fluss der Lymphe

Gefäßklappen sorgen dafür, dass die Lymphe zum größten Lymphgefäß transportiert wird, zum Lymphsammelstamm oder in den linken Lymphgang. Dieser verläuft entlang der Wirbelsäule und fließt in die linke Schlüsselbeinvene und damit zurück in den Blutkreislauf. Die Lymphe aus der rechten oberen Körperseite tritt durch die rechte Schlüsselbeinvene wieder in den Blutkreislauf ein. Die Muskulatur, das Pulsieren der benachbarten Arterien und ein gewisser „Ansaugeffekt" der Atmung unterstützen den Prozess.

An bestimmten Punkten durchläuft die Lymphe kleine, bohnenförmige Strukturen, die Lymphknoten. Sie sind die Filterstationen, in denen weiße Blutkörperchen die Lymphe reinigen. Die gereinigte Lymphe fließt zurück ins Blut. An manchen Körperstellen liegen mehrere Lymphknoten beieinander – in den Achselhöhlen, der Leistengegend, der Brust und im Bauchraum. Während einer Infektion schwellen diese Lymphknoten mitunter auf die Größe von Murmeln an.

Die Hauptorgane des Lymphsystems sind die Thymusdrüse und die Milz. Die Thymusdrüse liegt im oberen Brustkorb hinter dem Brustbein. Sie produziert das für das Immunsystem wichtige Hormon Thymosin, das die Produktion von Thrombozyten anregt. Letztere spielen eine wichtige Rolle im Immunsystem (Seite 40). Ebenfalls wichtig für das Immunsystem ist die Milz, die im linken Oberbauch liegt. Mit ihren vielen Blutgefäßen kann sie sowohl Blutzellen speichern als auch alte rote Blutkörperchen und -plättchen entsorgen.

Das Lymphsystem hat keine eigene Pumpe. Die Flüssigkeit wird durch Muskeltätigkeit im Körper bewegt. Die Asanas unterstützen die Zirkulation der Lymphe.

Das endokrine System

Das endokrine System oder Hormonsystem wird von unseren Drüsen gebildet. Sie produzieren hormonelle Botenstoffe, die Stimmung, Stoffwechsel, Schlaf, Wachstum und andere Vitalfunktionen beeinflussen.

Verglichen mit dem Nervensystem arbeitet das Hormonsystem sehr langsam. Alle Hormone müssen erst über den Blutkreislauf an ihr Ziel gelangen. Letztlich geht es dabei um die Regelung bestimmter Werte. Manche Hormone stimulieren, andere hemmen. Zusammen mit dem Nervensystem (*Sympathikus*) ist das Hormonsystem für die komplexe Beziehung zwischen Geist und Körper verantwortlich. Gefühle wie Liebe oder Angst sind eine Folge der Hormontätigkeit. Die wichtigsten Drüsen unseres Körpers sind:

Hypothalamus

Der Hypothalamus, eine Region im Gehirn, die mit der Hypophyse zusammenhängt, regelt die Hormonproduktion. Er verbindet das Nervensystem mit dem Hormonsystem und steuert Körpertemperatur, Hunger, Durst und einzelne Gefühlszustände. Er produziert Neurohormone, die auf die Hypophyse wirken, die wiederum weitere Hormone ausstößt.

Hypophyse

Dieses erbsengroße Steuerzentrum regelt die Aktivität der meisten Drüsen in unserem Körper. Sie produziert die drei wichtigsten trophischen Hormone, die die Produktion anderer Hormone anregen: Thyreotropin (Schilddrüse), Kortikotropin (Nebennierenrinde) und Gonadotropine (Sexualhormone). Außerdem stellt sie Wachstumshormone und Prolaktin (Milchdrüsen) her.

Zirbeldrüse

Die Zirbeldrüse produziert Melatonin, das unseren Schlaf-Wach-Rhythmus regelt.

Schilddrüse und Nebenschilddrüse

Beide liegen in der Halsregion. Die Schilddrüse steuert Stoffwechsel, Wachstum und einige Aktivitäten des Nervensystems. Darüber hinaus sorgt sie dafür, dass unsere Knochen Kalzium einlagern können. Die Nebenschilddrüse reguliert den Kalziumgehalt des Blutes.

Bauchspeicheldrüse und Nebennieren

Die Bauchspeicheldrüsee gehört zum Verdauungssystem (Seite 36) und produziert Insulin, das den Blutzuckerspiegel regelt. Die Nebennieren sitzen auf den Nieren und regeln unsere Stressresistenz.

Eierstöcke und Hoden

Diese Drüsen produzieren die Sexualhormone und steuern somit die Fortpflanzung.

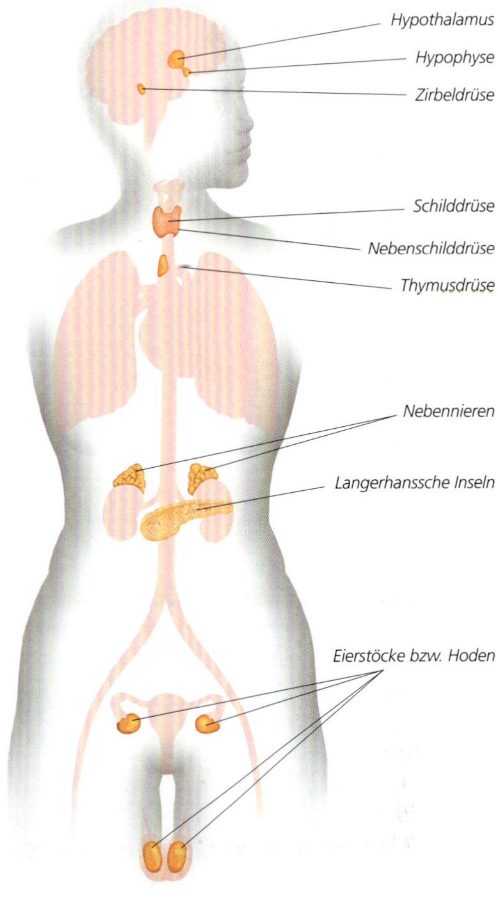

Regelmäßige Yoga-Praxis beeinflusst das Hormonsystem positiv: Stellungen wie Shirshasana sorgen für die Durchblutung der Schilddrüse, die Yoga-Mudra stimuliert die Hypophyse.

Das Verdauungssystem

Damit unser Körper Lebensmittel und Flüssigkeit verwerten kann, müssen sie erst verdaut werden. Die Verdauung zerlegt unsere Nahrung in kleinere Moleküle, die vom Blut zu den Zellen transportiert werden und sie so mit Nahrung und Energie versorgen.

Der Verdauungskanal, auch Gastrointestinaltrakt genannt, umfasst Mund, Speiseröhre, Magen, Dünndarm, Dickdarm, Rektum und Anus. All diese Hohlorgane sind mit einer Schleimhaut ausgekleidet. Die Schleimhaut von Mund, Magen und Dünndarm enthält winzige Zellen, die Verdauungssäfte produzieren. Leber und Bauchspeicheldrüse gehören ebenfalls zum Verdauungssystem, da sie den Nahrungsbrei zerlegen helfen. Die Gallenblase speichert die Säfte der Leber, bis sie im Verdauungstrakt gebraucht werden. Zudem beeinflussen Teile des Nerven- sowie des Herz-Kreislauf-Systems die Verdauung.

Wie Nahrung verdaut wird

Verdauung bedeutet, dass Nahrung mit den Verdauungssäften vermischt und durch den Verdauungstrakt befördert wird, wobei langkettige Moleküle in kleinere zerlegt werden. Der Verdauungsprozess setzt bereits mit dem Kauen der Nahrung im Mund ein und wird im Dünndarm abgeschlossen. Alle Organe des Verdauungssystems erfüllen in diesem Prozess, der insgesamt fünf Stufen umfasst, eine spezifische Aufgabe:

- **Nahrungsaufnahme:** Im Mund wird die Nahrung zerkleinert und mit Speichel vermischt, der den Verdauungsprozess einleitet.
- **Bewegung:** Der Nahrungsbrei wird durch muskuläre Kontraktionen der jeweiligen Hohlorgane durch die einzelnen Abschnitte des Verdauungstrakts transportiert. Diesen Vorgang, der bereits mit dem Schlucken der Nahrung beginnt, nennt man Peristaltik. Zwar kann man noch bewusst schlucken, doch dieser Prozess lässt sich im Weiteren nicht mehr willentlich kontrollieren. Er wird vom zentralen Nervensystem gesteuert.
- **Verdauung:** Damit ist die mechanische und chemische Zerkleinerung gemeint. Unsere Zellen können nur kleine Moleküle verarbeiten. Die mechanische Seite des Vorgangs ist das Kauen und Schlucken, die chemische Seite wird durch Enzyme erledigt, die die Moleküle des Nahrungsbreis aufspalten.
- **Absorption:** Für die Aufnahme der so gewonnenen Nährstoffe muss der Speisebrei durch die Sekrete der Drüsen des Verdauungsapparates – Speicheldrüsen, Bauchspeicheldrüse, Galle und Leber – zu einer Lösung verflüssigt werden. Diese wird im Dünndarm aus dem Verdauungstrakt in das Herz-Kreislauf- und das Lymphsystem überführt und so zu den Zellen befördert.
- **Ausscheidung:** Alles, was der Körper nicht verwerten kann, wird ausgeschieden. Dazu gehören die nicht verdauten Nahrungsbestandteile wie Ballaststoffe, aber auch überalterte Zellen, zum Beispiel von den Schleimhäuten. Diese wandern in den Dickdarm, wo sie verbleiben, bis sie durch die Darmbewegung ausgeschieden werden.

Organe des Verdauungstrakts

- **Mund**: Hier zerkleinern die Zähne die Nahrung (Kauen).
- Die **Speicheldrüsen**, deren Sekret Stärkemoleküle aufschließt. Der Speichel durchfeuchtet die Nahrung, was das Kauen und Schlucken vereinfacht.
- Die **Zunge** hilft beim Kauen und Schlucken.
- Der **Rachen** stellt die Verbindung zwischen Mund und Speiseröhre her und ist auch für die Atmung wichtig. Der aus Knorpelmasse bestehende Kehldeckel verschließt beim Schlucken die Luftröhre und verhindert so, dass der Speisebrei in die Lungen gelangt. Schließt er sich nicht rechtzeitig, „verschluckt" man sich.
- Die **Speiseröhre** ist ein Muskelschlauch von 25 Zentimeter Länge, der Rachen und Magen verbindet. Durch peristaltische Muskelbewegungen wandert der Speisebrei in den Magen. Den umgekehrten Vorgang nennt man „Erbrechen".
- Der **Magen** liegt am anderen Ende der Speiseröhre im oberen, linken Viertel der Bauchhöhle unterhalb

des Zwerchfells. Die Bauchhöhle ist mit dem Bauchfell ausgekleidet. Im Magen wird alles, was geschluckt wurde, von Magensäure und Enzymen aufgespalten. Die Magenbewegung vermischt den Nahrungsbrei mit den Verdauungssäften. Zur Absorption von Nährstoffen kommt es hier nur bedingt.

- Der **Dünndarm** ist etwa 6,4 Meter lang. Dort werden die Nährstoffe absorbiert. Er ist zum Magen hin vom „Pförtner", dem Pylorus-Muskel, verschlossen, damit kein verdauter Speisebrei in den Magen zurückfließt. Er ist mit Darmzotten ausgekleidet, die der Absorption dienen. Nach dem Essen dauert es 20 bis 120 Minuten, bis Speisebrei in den Dünndarm gelangt.

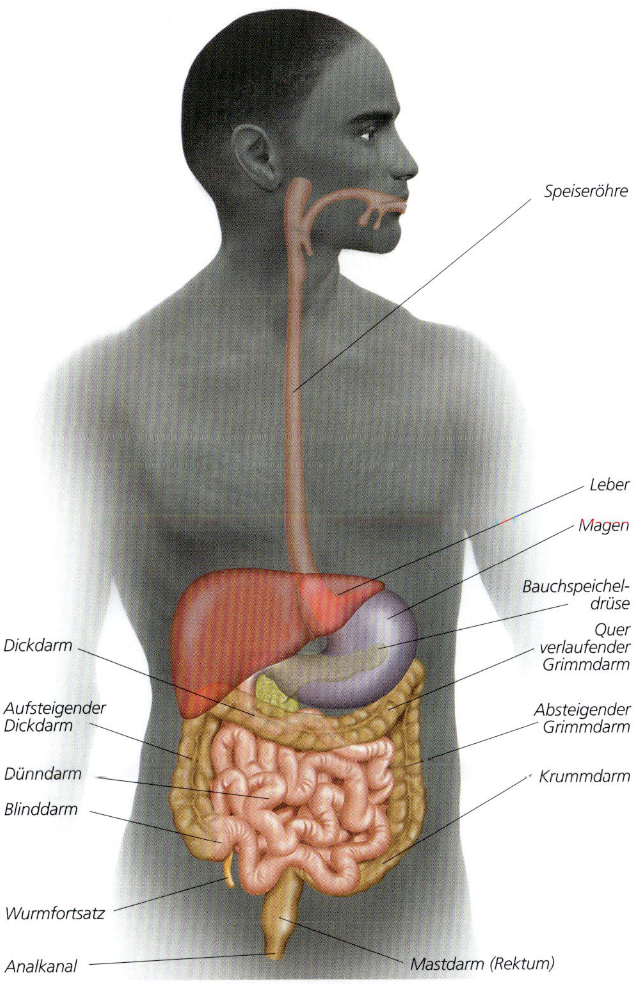

Im Verdauungstrakt wird die Nahrung so aufgespalten, dass der Körper sie verwerten kann.

- Der **Dickdarm** ist kürzer (etwa 1,5 Meter), aber dicker. Man unterteilt ihn in vier Regionen: Blinddarm, Grimmdarm, Rektum (Mastdarm) und Analkanal. Er nimmt die flüssigen Überreste der Nahrung aus dem Dünndarm auf, resorbiert die Flüssigkeit und scheidet den entstehenden Kot aus. Er wird vom analen Schließmuskel verschlossen, der sich beim Absetzen des Kots öffnet.

Weitere Verdauungsorgane

Die *Leber* ist die größte Drüse des Körpers. Sie liegt im rechten oberen Viertel des Bauchraums. Sie produziert die Gallenflüssigkeit, die Fette aufspaltet, damit der Körper sie verwerten kann. Doch die Leber übt noch andere Funktionen aus: Sie nimmt Zuckermoleküle aus dem Blut auf und speichert sie für künftige Verwendung. Und sie reinigt das Blut von Giftstoffen. Auch einige Vitamine werden in der Leber gespeichert.

Die *Gallenblase* ist ein birnenförmiger Sack hinter der Leber. Sie speichert die Gallenflüssigkeit (weshalb sie grün erscheint), bis diese für die Fettverdauung im Dünndarm benötigt wird.

Hinter dem Magen liegt die *Bauchspeicheldrüse* und produziert Pankreassaft, der Enzyme für die Fett- und Proteinverdauung enthält. In der Bauchspeicheldrüse liegen auch die Langerhansschen Inseln, die Insulin produzieren. Insulin brauchen wir, um Zuckermoleküle zu verwerten.

Yoga und das Verdauungssystem

Regelmäßige Yoga-Praxis fördert eine gesunde Verdauung und beseitigt häufige Störungen wie Verstopfung oder Verdauungsschwäche. Die Asanas verbessern die Blutzirkulation im Verdauungstrakt, was die Verdauungskräfte stärkt. Nach vorn geneigte Haltungen wie Paschimothanasana (Seite 118 f.) und Reinigungstechniken wie Nauli üben einen Massageeffekt auf die Organe im Bauchraum aus. Dies führt zu verringerter Gasbildung und zu einer schnelleren Verdauung. Auch die Kräftigung der Muskeln rund um den Verdauungstrakt ist hier hilfreich.

Das Nervensystem

Das Nervensystem ist die Datenautobahn des Körpers. Es überwacht fast jedes Organsystem und besteht aus Milliarden von Nervenzellen, die Information durch den Körper leiten, verarbeiten und speichern.

Spezialisierte Zellen, sogenannte Sinnesrezeptoren, reagieren empfindlich auf Temperatur, Schmerz oder Berührung. In den Sinnesorganen registrieren sie Veränderungen der Umgebung und wandeln diese in elektrische Impulse um, die über die Nervenzellen (*Neuronen*) ein Signal ins Gehirn senden, das die Reaktion koordiniert. Wenn die Nerven geschädigt sind, ist das Schmerzempfinden die letzte Funktion, die verloren geht.

Das **zentrale Nervensystem (ZNS)** umfasst das Gehirn und die Rückenmarksnerven. Es verarbeitet und speichert Informationen. Das **periphere Nervensystem (PNS)** leitet Sinnesinformationen an das ZNS weiter. Dieses reagiert dann darauf, indem es Impulse an Muskeln, Drüsen und Organe sendet. Das PNS besteht aus den zwölf paarigen Hirnnerven, die das Gehirn mit Sinnesrezeptoren und Muskeln verknüpfen, sowie aus 31 paarigen Spinalnerven, die im Rückenmark entspringen.

Es gibt zwei Arten von Nervenfasern: Dendriten, die neuronale Information empfangen, und Axone, die Information vom Zellkörper an andere Neuronen, Muskeln oder Drüsen weiterleiten. Ein Nerv ist ein Bündel von Axonen, die von einer Membran umhüllt sind. Jede Nervenzelle hat übrigens nur ein Axon.

Das periphere Nervensystem

Zum PNS gehören das vegetative (unwillkürliche) Nervensystem (VNS) und das somatische Nervensystem (SoNS). Das SoNS unterliegt der bewussten Kontrolle durch den Willen und steuert die Körperbewegungen. Es besteht aus Nerven, die die Muskelkontraktion steuern.

Das VNS ist für die unwillkürlichen Reaktionen verantwortlich, zum Beispiel für den Blutdruck, die Herzfrequenz, den Atem und die Verdauung. Das Steuerzentrum des VNS ist der Hypothalamus (Seite 39). Es reagiert auf Emotionen und Sinnesinformationen wie Gerüche, Berührungen und Temperatur.

Das VNS hat zwei spezialisierte Zweige: das parasympathische Nervensystem (*Parasympathikus*) und das sympathische Nervensystem (*Sympathikus*). Diese beiden Nervensysteme teilen sich die Kontrolle des Körpers.

Der Parasympathikus steuert die Alltagsfunktionen. Er sorgt dafür, dass Körper und Geist sich entspannen und weniger Energie verbrauchen. Der Sympathikus hingegen beschleunigt Aktivitäten, ein klassisches Beispiel ist der Kampf-Flucht-Impuls. Der Sympathikus ist z. B. aktiv, wenn wir emotionalen Stress haben, Sport treiben, verlegen sind und so weiter. Sobald das System einmal angesprungen ist, bleiben seine Effekte lang wirksam.

Das Gehirn

Das Gehirn ist eines der größten Organe des Körpers und besteht aus Milliarden Nervenzellen. Neuronen leiten Information auf chemischem oder elektrischem Weg durch den Körper. Ihre Hauptenergiequelle ist Glukose. Da Glukose nicht gespeichert werden kann, braucht das Gehirn ständig Sauerstoff, um sie aufzuspalten. Bei Sauerstoffmangel sterben Gehirnzellen innerhalb weniger Sekunden ab. Von den Sinnesrezeptoren werden Impulse über Nervenbahnen ins Gehirn geleitet, motorische Neuronen übermitteln die Befehle des Gehirns an die Muskeln.

Das **Großhirn** ist der größte und am höchsten entwickelte Teil des Gehirns. Es besteht aus rechter und linker Gehirnhälfte, die wiederum je vier Gehirnlappen aufweisen. Der Stirnlappen ist für intellektuelle Prozesse wie Entscheidungen verantwortlich, für willkürliche Bewegungen, Persönlichkeit und Sprache. Der Scheitellappen

Die Funktion des Nervensystems

Das Nervensystem übermittelt Impulse, um

- Umgebungsveränderungen zu registrieren,
- durch Muskel- oder Drüsenaktivität darauf zu reagieren,
- Körperaktivitäten zu koordinieren,
- Gehirnaktivität wie Nachdenken, Interpretation, Gedächtnis anzuregen.

steuert das Empfinden von Schmerz, Hitze und Kälte, das Sprachverständnis und die geschmackliche Wahrnehmung. Der Schläfenlappen verarbeitet Informationen aus Gehör, Geruchs- und Tastsinn. Der Hinterhauptslappen wiederum ist für das Sehen zuständig.

Das **Kleinhirn** ist der zweitgrößte Teil des Gehirns. Es steuert Gleichgewichtssinn und Feinabstimmung der motorischen Impulse. Die *Medulla oblongata* ist für Herzfrequenz, Atemregulierung und Blutdruck zuständig. Der *Thalamus* koordiniert sämtliche Nervenimpulse, die im Gehirn verarbeitet werden. Der *Hypothalamus* steuert das Autonome Nervensystem, die Hypophyse, die Körpertemperatur und den Appetit. Die Hirnhaut besteht aus drei Bindegewebsschichten, die das Gehirn umgeben. Sie setzt sich ins Rückenmark fort.

Die **Zerebrospinalflüssigkeit** besteht aus Wasser, Mineralsalzen, Glukose und Proteinen. Sie polstert das ZNS, um es vor Erschütterungen zu schützen. Sie zirkuliert durch die Ventrikel (Leerräume) in Gehirn und Rückenmark, versorgt das Gehirn mit Nährstoffen und transportiert Schlacken ab.

Das **Rückenmark** ist die Hauptverkehrsader der Nervenfasern zum und vom Gehirn. Es verläuft geschützt in der Wirbelsäule, absteigende und aufsteigende Nervenfasern ermöglichen den Informationsfluss vom PNS zum Gehirn.

Yoga und das Nervensystem

Yoga kann unsere Reaktion auf Stresssituationen beeinflussen. Asanas, Pranayama und Meditation aktivieren den Parasympathikus. Dieser sorgt dafür, dass die vom Sympathikus aktivierten Muskeln sich entspannen, und baut damit Nervosität und Angst ab. Die Kundalini hingegen aktiviert den Sympathikus.

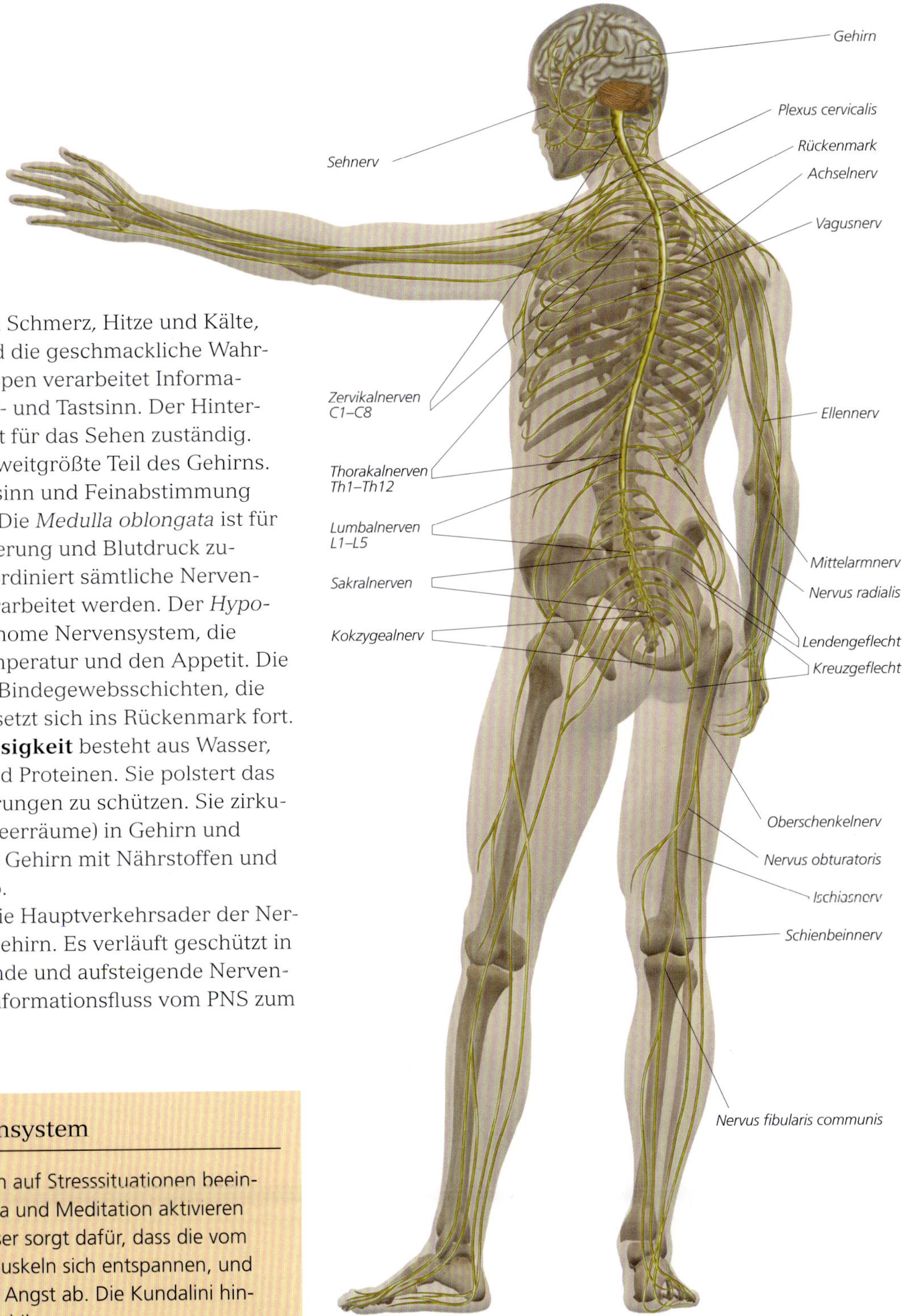

Das zentrale Nervensystem umfasst Gehirn und Rückenmark. Dort laufen alle neuronalen Aktivitäten zusammen.

Zellen und Gewebe

Eine Zelle ist die kleinste Einheit des Lebens. Der menschliche Körper besteht aus etwa 100 Billionen Zellen, die durch ihre Spezialisierung die grundlegenden Eigenschaften lebender Materie hervorbringen.

Jede Zelle besteht aus drei Teilen: der Zellmembran, dem Zellkern und Zytoplasma.

Die **Zellmembran** ist eine dünne Schicht, die die Zelle von ihrer Umgebung trennt. Das Innere der Zelle enthält Zellkern und Zytoplasma. Die Zellmembran ist durchlässig, um jene Nährstoffe aufzunehmen, aus denen sie ihre Energie gewinnt. Dieser Stoffwechsel produziert Abfall, der durch die Membran austritt. Wird dieser Prozess gestört, stirbt die Zelle ab. Die Zellmembran spielt eine wichtige Rolle bei der Regulierung unserer Körpertemperatur, des Blutzuckerspiegels, des Stoffwechsels sowie des Wasser- und Elektrolythaushalts.

Der **Zellkern** enthält genetisches Material und steuert die Aktivitäten der Zelle. Er bestimmt ihre grundlegende Struktur und Funktion.

Das **Zytoplasma** besteht aus allem, was innerhalb der Zellmembran liegt, aber nicht zum Zellkern gehört. Alle Vorgänge von Wachstum und Replikation der Zelle finden im Zytoplasma statt, das die „Organe" der Zelle, die Organellen, enthält. Diese speichern Nährstoffe und produzieren die Baustoffe der Zelle. Die Organellen sichern zwar das Überleben der Zelle, sind jedoch außerhalb dieser nicht lebensfähig.

Es gibt über 200 verschiedene Zelltypen im menschlichen Körper, die eine jeweils eigene Funktion ausüben. Einige Zellen dienen dem Stoffaufbau, andere der Speicherung, manche sind für Bewegungen zuständig, andere für das Immunsystem und wieder andere für die Weiterleitung von Informationen. Größe und Form einer Zelle hängen von ihrer Funktion ab. In einigen Körperteilen, wie den Schleimhäuten der Atemwege, tragen die Zellen winzige Härchen, die dem Abtransport von Fremdkörpern dienen.

Außer den Nervenzellen oder Neuronen (Seite 38) sind die wichtigsten Zelltypen:

Epithelialzellen: Finden sich im gesamten Körper. Aus ihnen bestehen die Gewebe, die Körperoberflächen und -hohlräume versiegeln. Sie wirken wie Bausteine, sind vergleichsweise flach, viereckig oder säulenförmig, je nachdem, zu welchem Körperteil sie gehören.

Lymphozyten: Gehören zu den weißen Blutkörperchen. Sie sind für unsere Immunabwehr verantwortlich. Es gibt zwei Typen: B-Zellen und T-Zellen. B-Zellen produzieren Antikörper, die Bakterien und Toxine angreifen. T-Zellen greifen Körperzellen an, die von Viren befallen wurden.

Muskelzellen: Es gibt verschiedene Muskeltypen – glatte Muskulatur, Skelettmuskulatur und den Herzmuskel –, die jeweils für eine bestimmte Form von Bewegung zuständig sind. Die Skelettmuskulatur ermöglicht die Bewegung des Körpers und kann bewusst kontrolliert werden (z. B. die Augen- oder Beinmuskeln). Herzmuskel und glatte Muskulatur hingegen entziehen sich der bewussten Kontrolle – das ist für unser Überleben nötig. Die Herzmuskulatur bewirkt die Pumpbewegung des Herzens, die glatte Muskulatur befördert zum Beispiel den Speisebrei durch den Verdauungstrakt.

Körpergewebe

Ähnliche Zelltypen lagern sich aneinander und schaffen so die Körpergewebe. Es gibt vier grundlegende Arten:

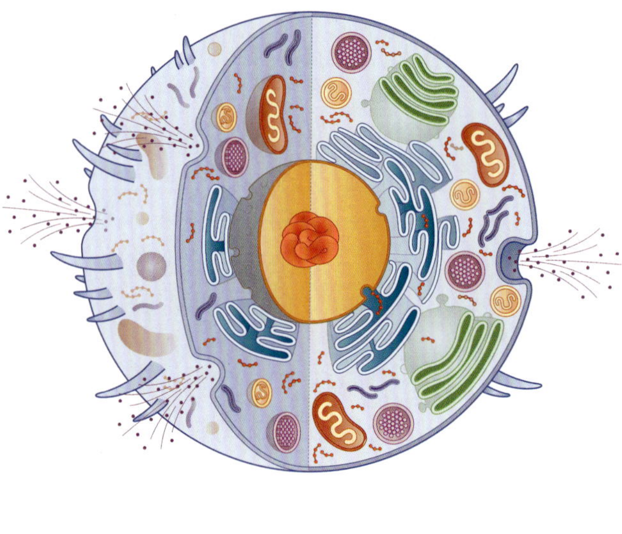

Die Grundeinheit aller lebenden Organismen ist die Zelle, umschlossen von einer Zellmembran, die Aufnahme und Ausscheidung von Stoffen reguliert.

Epithelialgewebe, der Hauptbestandteil des Drüsengewebes, bedeckt alle Körperoberflächen und Hohlräume. Dazu gehört zum Beispiel unsere Haut, die Innenseite des Mundes oder des Magens.

Bindegewebe bindet Strukturen aneinander und bildet eine Art Halterung für Organe und den Körper als Ganzes. Es speichert Fett, transportiert Stoffe und hilft bei der Reparatur von Gewebeschäden. Die meisten Bindegewebstypen enthalten fädige Strukturen aus Kollagen, einem Protein, das dem Bindegewebe Halt verleiht. Dazu gehören die unteren Hautschichten, Bänder, Sehnen, Knorpelgewebe, Knochen- und Fettgewebe. Auch Blut gilt als Bindegewebe.

Muskelgewebe besteht aus Zellen, die sich zusammenziehen können, um Bewegung zu erzeugen. Es ist elastisch und reagiert auf neuronale Impulse. Dazu gehören die glatte Muskulatur des Verdauungstrakts, der Herzmuskel und die Skelettmuskulatur.

Nervengewebe findet sich im Gehirn, im Rückenmark und in den Nervenfasern. Es besteht aus Neuronen (Seite 38) und Gliazellen und kann Informationen durch Impulse weiterleiten. Nervengewebe koordiniert und kontrolliert unsere körperlichen Aktivitäten.

Körpermembranen

Diese dünnen Trennschichten in unserem Körper bestehen aus Epithelial- und aus Bindegewebe. Dazu kommt noch die kutane Membran, unsere Haut.

Epithelmembranen bestehen aus Epithelialgewebe und dem Bindegewebe, an dem sie hängen. Schleimhäute beispielsweise kleiden Körperhohlräume aus, die nach außen geöffnet sind, wie die Atemwege und den Verdauungstrakt. Seröse Membranen hingegen kleiden Körperhohlräume aus, die sich nicht nach außen öffnen, und bedecken unsere Organe. Die seröse Flüssigkeit verhindert, dass sich Organe aneinander reiben.

Der wichtigste Typ von Bindegewebsmembranen sind die **Synovialmembranen** und die **Gehirn- und Rückenmarkshäute**. Synovialmembranen kleiden die Hohlräume beweglicher Gelenke wie Schulter, Knie und Ellbogen aus. Die Synovialflüssigkeit dringt in das Gelenk ein und schmiert den Knorpel, damit wir uns frei bewegen können. Hirn- und Rückenmarkshaut schützen diese lebenswichtigen Körperteile vor Schäden.

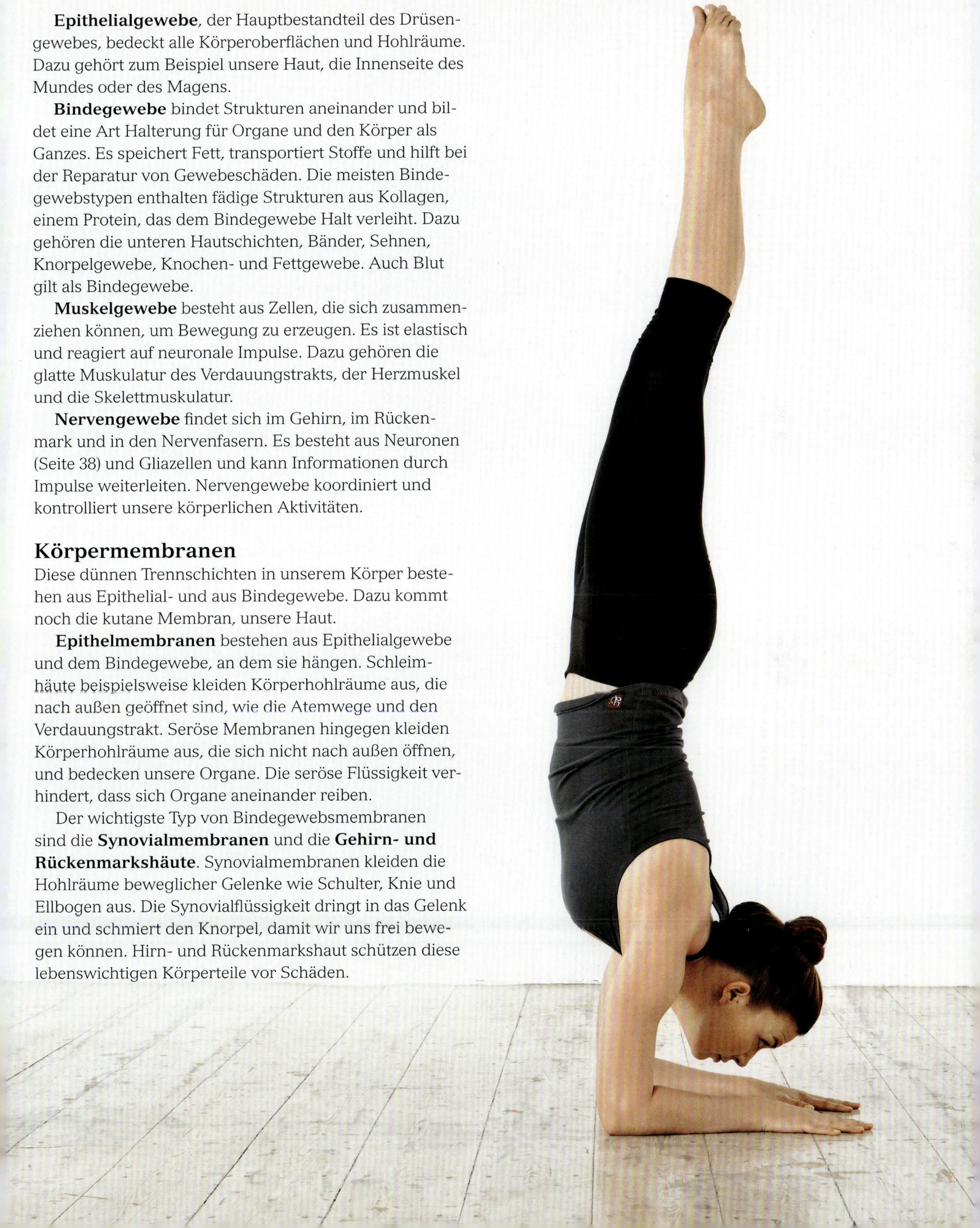

Der Bewegungsapparat

Muskeln, Knochen und Bänder ermöglichen uns, uns im Raum zu bewegen und entgegen der Schwerkraft aufrecht zu stehen. Ihr Zusammenspiel macht Bewegung möglich, und daher fasst man sie zu einem System, dem Bewegungsapparat, zusammen.

Die Knochen haben unter anderem die Aufgabe, Gewicht zu tragen und Kraft zu übertragen. Die Bänder lenken die Kraft in eine bestimmte Richtung. Wenn unser Bein eine Bewegung macht, wirken Muskelkraft und Schwerkraft gegeneinander. Die Muskeln bewegen die Knochen dorthin, wo sie ihre Funktion am besten ausüben können. Muskeln und Bänder haften an den Knochen, die Nerven leiten die Bewegungsimpulse weiter. All diese Gewebetypen bestehen aus Bindegewebe (Seite 41) oder sind darin eingehüllt.

Das menschliche Skelett

Das menschliche Skelett besteht aus Knochen, Knorpeln, Bändern und anderen Bindegewebstypen, die es zusammenhalten oder stabilisieren. Die Knochen tragen das Körpergewicht; zusammen mit den Muskeln sorgen sie für Form, Stabilität und Bewegung. Die Muskulatur braucht die Unterstützung des Skeletts, sonst wäre sie nur eine lose Hülle. Ohne das kontraktionsfähige Muskelgewebe könnten wir uns nicht bewegen. Und ohne die „Zwischenstücke" wie Sehnen und Bänder gäbe es zwischen beiden Systemen keine Verbindung.

Es gibt etwa 206 Knochen im menschlichen Körper. Sie machen etwa 13 Prozent unseres Körpergewichts aus. Zusammen bilden sie das Skelett, an dem die Muskeln verankert sind. Es schützt und unterstützt unsere lebenswichtigen Organe und gehört zum endokrinen System des Körpers, da es Osteocalcin produziert, ein Hormon, das den Blutzuckerspiegel und die Knochendichte reguliert.

Die Knochen verändern sich mit zunehmendem Alter. Arbeit mit Gewichten stärkt sie. Wenn das Skelett gut ausgerichtet ist, verleiht es dem Körper Struktur; Muskeln und Gelenke können sich frei bewegen. Leider ist das bei den meisten Menschen nicht der Fall. Mangelernährung, Fehlhaltungen, zu wenig Bewegung und andere Faktoren bewirken, dass die Muskeln verstärkt beansprucht werden, was zu Verspannungen, schneller Ermüdung und Schmerzen führt.

Das **axiale Skelett** besteht aus 80 Knochen, die sich um die Zentralachse des menschlichen Körpers anordnen: Schädel, Rippen, Brustbein und die Wirbelsäule, die das Rückenmark schützt. Das **appendikuläre Skelett** umfasst die restlichen 126 Knochen: Beckengürtel, Schultergürtel und Gliedmaßen.

Die Aufgabe der Knochen

Knochen erfüllen im Allgemeinen fünf Aufgaben:

Stütze: Das Skelett gibt dem Körper Struktur und Halt. Die Knochen liefern Organen und Geweben den nötigen Rahmen.

Mineralstoff- und Fettspeicher: Kalzium ist im Körper das mengenmäßig am häufigsten vorkommende Mineral. 99 Prozent davon stecken im Skelett. Doch die Knochen speichern auch Energie in Form von Fett, das sich im gelben Knochenmark findet.

Produktion von Blutzellen: Rote und weiße Blutkörperchen und andere Blutbestandteile werden im roten Knochenmark hergestellt, das die Hohlräume vieler Knochen ausfüllt.

Schutz der Organe: Viele Gewebe und Organe liegen innerhalb von schützenden Knochen: Herz und Lungen im Brustkorb, das Gehirn im Schädel und das Rückenmark in der Wirbelsäule.

Hebelwirkung und Bewegung: Viele Knochen funktionieren als Hebel, die die Muskelkraft verstärken.

Yoga und der Bewegungsapparat

Die körperorientierten Teile des Yoga stärken die Gelenke, wodurch sich der Druck auf die schützende Knorpelmasse verringert. Wer durch Asanas Muskeln und Knochen gesund hält, verbessert seine Haltung und beugt Gelenkschäden vor. Asanas, bei denen mit dem eigenen Gewicht gearbeitet wird, können Osteoporose verhindern.

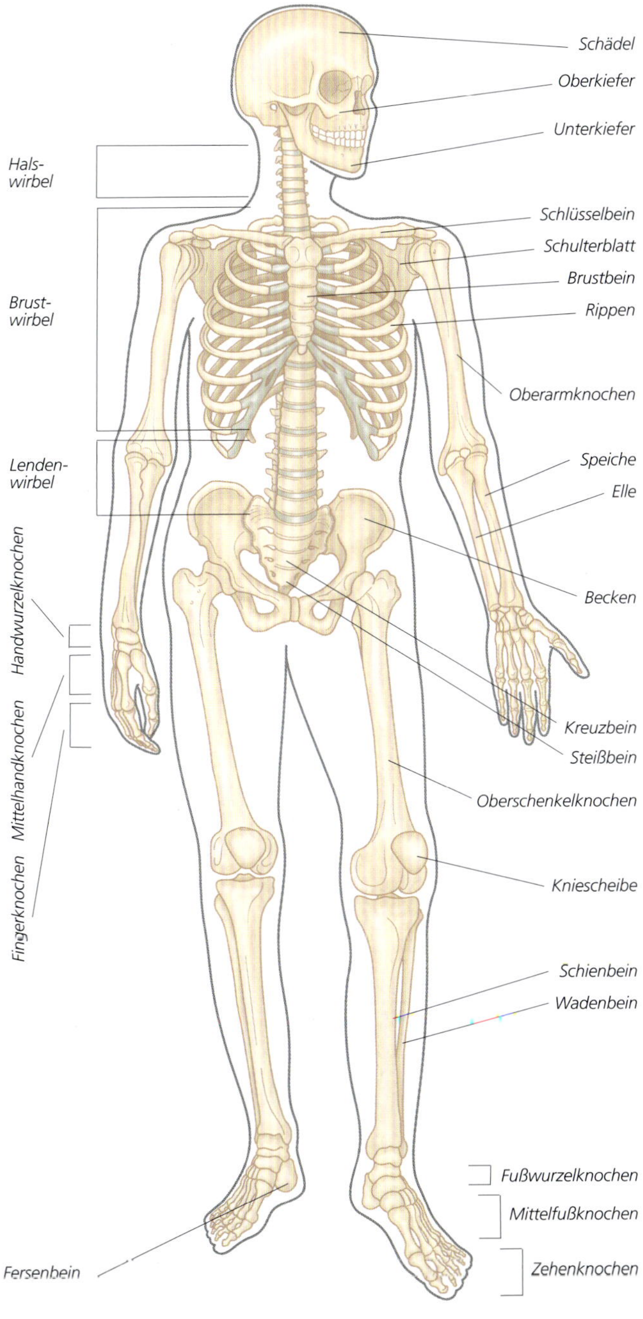

Das axiale Skelett besteht aus Schädel, Wirbelsäule, Rippen und Brustbein, das appendikuläre Skelett umfasst die Gliedmaßen, Becken- und Schultergürtel.

Knochenformen

Der Form nach gibt es fünf Gruppen von Knochen:

- **Lange Knochen:** Der Knochen ist länger als breit, zum Beispiel der Oberarmknochen.
- **Kurze Knochen:** Länge, Breite und Tiefe sind etwa gleich, zum Beispiel die Fußwurzelknochen.
- **Platte Knochen:** Breit und flach dienen sie dem Ansatz von Muskeln oder Bändern bzw. zum Schutz wie zum Beispiel das Schulterblatt.
- **Sesambeine:** klein und rund, vor allem in Sehnen, zum Beispiel Kniescheibe.
- **Unregelmäßig:** Alle Knochen, die in keine andere Gruppe passen, wie z. B. die Wirbelkörper.

Axiales Skelett

Schädel (*Cranium*)

29 Knochen: 8 Knochen des Hirnschädels (Hinterhauptbein, Scheitelbein, Schläfenbein, Keilbein, Stirnbein, Siebbein) – P, 14 Knochen des Gesichtsschädels – U, 6 Hörknöchelchen – U, 1 Zungenbein (Se).

Wirbelsäule

26 Knochen: 24 Wirbelkörper – U, 1 Kreuzbein (Sacrum) – U, 1 Steißbein – U.

Brustkorb

25 Knochen: 24 Rippenbögen – P, 1 Brustbein – P.

Appendikuläres Skelett

Schultergürtel

4 Knochen: 2 Schlüsselbeine – L, 2 Schulterblätter – P.

Obere Gliedmaßen

60 Knochen: 2 Oberarmknochen – L, 2 Speichen – L, 2 Ellen – L, 16 Handwurzelknochen – K, 10 Mittelhandknochen – L, 28 Fingerknochen – L.

Beckengürtel

2 Knochen: 2 Hüftbeine (Darmbein, Sitzbein, Schambein, miteinander verschmolzen) – P.

Untere Gliedmaßen

60 Knochen: 2 Oberschenkelknochen – L, 2 Kniescheiben – Se, 2 Schienbeine – L, 2 Wadenbeine – L, 14 Fußwurzelknochen – K, 10 Mittelfußknochen – L, 28 Zehenknochen – L.

- L – lang, K – kurz, P – platt, Se – Sesambein, U – unregelmäßig.

Die Wirbelsäule

Die Wirbelsäule ist – mehr als jede andere Körperstruktur – ein Geniestreich der Natur. Selbst wenn man alle Muskeln entfernt, die von ihr ausgehen, würde die Wirbelsäule in sich stabil bleiben. Sie trägt sich selbst.

Die menschliche Wirbelsäule unterscheidet sich von der anderer Säugetiere durch ihre Doppel-S-Form. So kann sie beim Gehen Erschütterungen abfedern. Eine Krümmung der Wirbelsäule nach vorn nennt man Lordose, nach hinten heißt sie Kyphose. Letztere kommt im Brustbereich und am untersten Ende der Wirbelsäule vor, die Lordose in der Lendenregion und der Halswirbelsäule.

Durch ihre spezielle Form gleicht die Wirbelsäule Druck und Dehnung aus, denen sie durch Bewegung und Schwerkraft ausgesetzt ist. Ihre 24 Wirbelkörper sind durch Bandscheiben, Wirbelgelenke und Bänder verbunden. Die Bandscheiben haben einen weichen Kern und wirken als Puffer, die Erschütterungen abfedern. In Ruhestellung ist jede Bandscheibe rund. Stehen wir aufrecht, wird das Mittelstück der Bandscheibe zusammengepresst.

Von der Seite betrachtet kann man zwei funktionell verschiedene Abschnitte erkennen: Im vorderen Teil der Wirbelsäule geben die Wirbelkörper den Druck auf die Bandscheiben weiter, die auf diesen reagieren. Daraufhin gibt der hintere Teil der Wirbelsäule mit den Wirbelbögen Spannung an die Bänder weiter, die der Dehnung entgegenwirken. So wird das zentrale Nervensystem in der Wirbelsäule geschützt, indem sie Bewegungsimpulse ausgleicht: Jede Bewegung, die zur Kompression der Bandscheiben führt, ruft automatisch eine Reaktion im hinteren Teil der Wirbelsäule hervor.

Die Form der Wirbel variiert, je nachdem, zu welchem Teil der Wirbelsäule sie gehören und welche Funktion die Wirbel ausüben. Doch besitzen sie natürlich auch Gemeinsamkeiten.

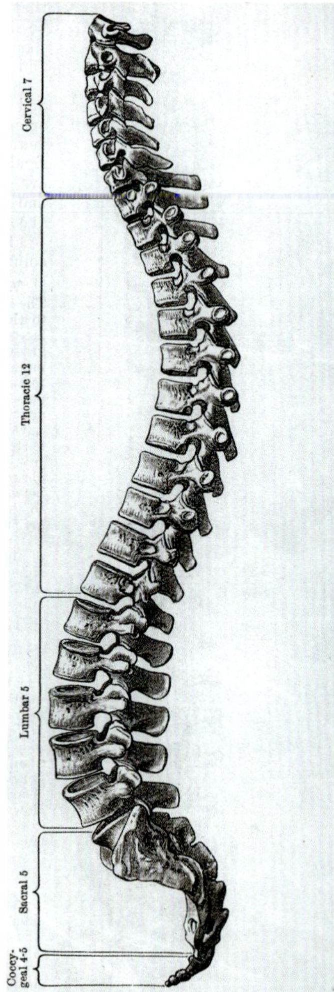

Struktur der Wirbelsäule

Die 33 Wirbel der Wirbelsäule werden unterteilt in:
7 Halswirbel: Der obere Teil der Wirbelsäule, der für Bewegung wichtig ist. Der siebte Halswirbel steht am stärksten hervor.
12 Brustwirbel: Der mittlere Teil der Wirbelsäule, wo jeder Wirbel mit einer Rippe verbunden ist.
5 Lendenwirbel: Der untere Bereich der Wirbelsäule. Ebenfalls wichtig für die Körperbewegung.
5 verschmolzene Kreuzbeinwirbel: Die Anzahl der verschmolzenen Wirbel unterscheidet sich von Mensch zu Mensch.
4 verschmolzene Steißbeinwirbel: Die Anzahl der verschmolzenen Wirbel unterscheidet sich ebenfalls.

Bewegungen der Wirbelsäule

Der menschliche Körper hat eine bemerkenswerte Bandbreite der Beweglichkeit entwickelt. Die meisten Menschen nutzen diese allerdings nicht, weil sie gar nicht wissen, wozu sie imstande sind, was wiederum dazu führt, dass ihre Muskeln, Sehnen, Bänder sich verkürzen, da sie nicht genutzt werden. Auch die Wirbelsäule kann immer steifer werden. Die Wirbelsäule kann sich auf vier Arten bewegen: Vorwärtsbeuge (Flexion), Rückwärtsbeuge (Extension), Drehung um die eigene Achse (Rotation) und Seitbeugen (laterale Rotation). Wie weit wir dabei gehen können, hängt von drei Faktoren ab: der Beweglichkeit der Wirbel, der Länge unserer Bänder und dem Zustand unserer Muskulatur. Die Flexibilität der Wirbelsäule fällt von Mensch zu Mensch ganz unterschiedlich aus, je nach dessen Bewegungsgewohnheiten. Der wichtigste Bewegungsmodus der Wirbelsäule ist und bleibt aber die Beugung.

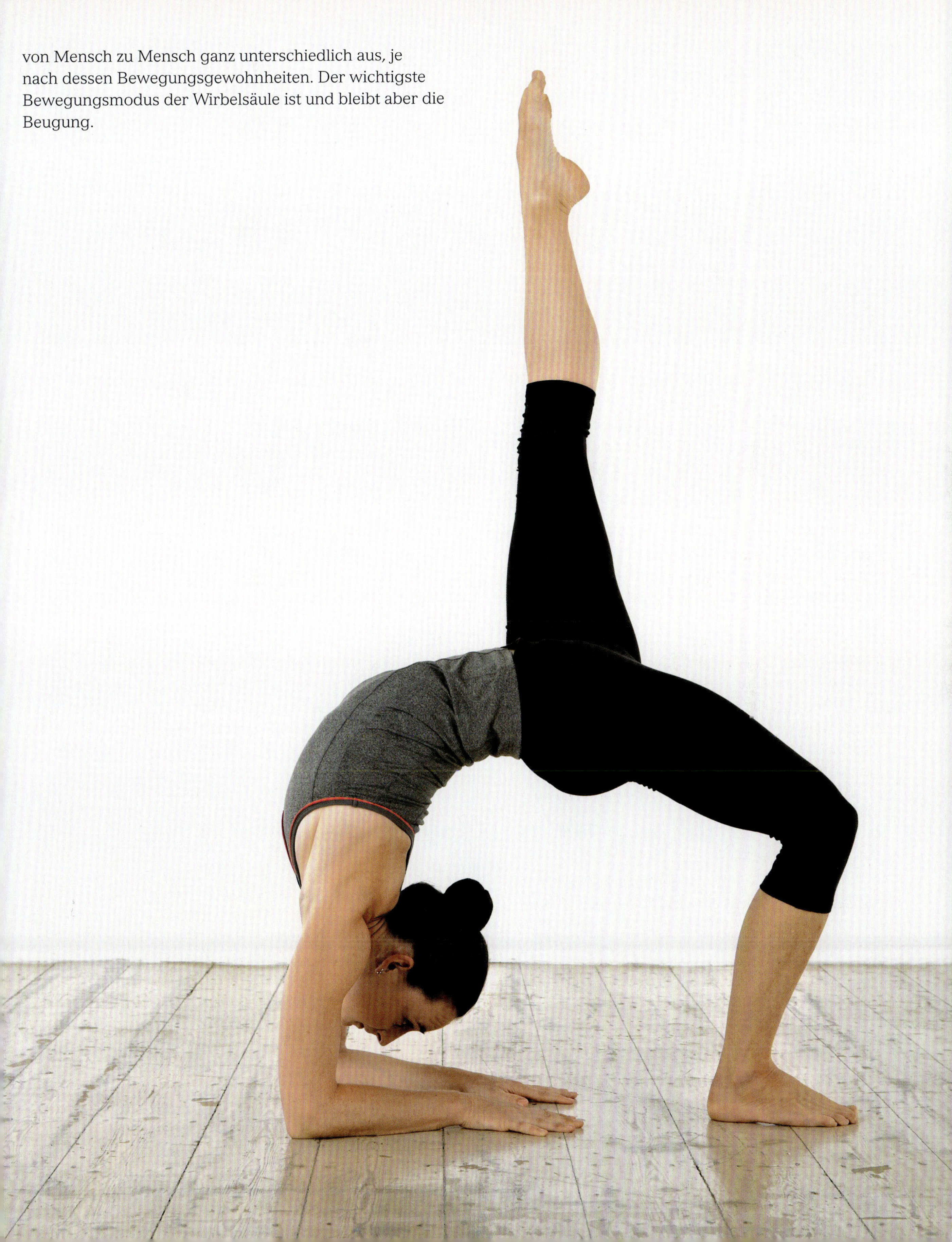

Die Muskeln

Muskeln bewegen den Körper und die inneren Organe. Jede Funktion des Körpers, die auf Bewegung beruht, Stehen zum Beispiel oder das Pumpen des Herzens, erfordert Muskelarbeit.

Die Muskulatur besteht aus zwei Arten von Muskeln. Die unwillkürlichen Bewegungen wie das Pumpen des Herzens laufen nicht bewusst ab und können nicht kontrolliert werden. Sie geschehen automatisch, wenn bestimmte Impulse vom Gehirn ausgehen. Die willkürliche Muskulatur hingegen ist der bewussten Kontrolle unterworfen. Wenn wir uns bewegen wollen, kontrahieren wir den Muskel. Die Muskeln sind – auf jeder Körperseite symmetrisch – in Schichten angeordnet und arbeiten meist als Muskelgruppe.

Muskeln können sich nur zusammenziehen. Sie können ziehen, aber nicht schieben. Und sie ziehen sich entweder isotonisch oder isometrisch zusammen. Isotonische Kontraktion führt zu Bewegung, isometrische nicht. Dies ist vor allem im Hinblick auf die Asana-Praxis wichtig. Wenn wir in eine Haltung hineingehen, handelt es sich um eine isotonische Kontraktion. Halten wir sie, dann aufgrund der isometrischen Kontraktion. Die Asana-Praxis dehnt und stärkt also jede benutzte Muskelgruppe durch leichte und symmetrische Belastung.

Die Muskulatur arbeitet besser, wenn sie leicht erwärmt ist. Dann ist sie flexibler, und die Kontraktion geht leichter vonstatten.

Wie Muskeln arbeiten

Muskeln laufen an jedem Ende in eine Sehne aus, die mit einem Knochen verbunden ist. Das feste Ende des Muskels nennt man „Ursprung", das bewegliche „Ansatz". Wenn der Muskel aktiv wird, bewegt er den Knochen oder das Gelenk in der vorgesehenen Weise. In welche Richtung diese Bewegung geht, lässt sich vom Ursprung und Ansatz des Muskels ableiten.

Skelettmuskeln sind symmetrisch entlang der Längs- und der Frontalebene der Körpers angeordnet. Jeder Muskel hat seinen Ansatz am Zugpunkt, seinen Anker am Ursprung. Dabei können Muskeln viele verschiedene Funktionen ausführen. Da sie häufig zusammenarbeiten und symmetrisch um ein Gelenk angeordnet sind, arbeiten sie als Spieler (*Agonist*) und Gegenspieler (*Antagonist*). Der eine Muskel sorgt durch Anspannung für Bewegung, der andere erlaubt sie durch Entspannung. Wenn Sie Ihr Knie beugen, zieht sich der *Flexor* zusammen (Agonist), der *Extensor* (Antagonist) entspannt und dehnt sich. Wenn Sie das Bein wieder in gerade Haltung bringen, geschieht das Gegenteil. Muskeln, die den Agonisten unterstützen, heißen „Synergisten", die, die dem Antagonisten zuarbeiten, „Fixatoren". Entsprechend gibt es „Elevatoren" und „Depressoren", die die unteren Körperpartien anheben oder sinken lassen, und „Adduktoren" bzw. „Abduktoren", die einen Körperteil in Richtung auf die Mittelachse zubewegen oder wegführen. Rotatoren sind Muskeln, die ein Gelenk aktivieren, Tensoren Muskeln, die es wieder in die Ausgangsposition zurückbringen.

Muskeln bestehen aus langen Zellen, den Muskelfasern. Sie sind von Blut- und Lymphgefäßen sowie Nerven durchzogen und werden von Bindegewebe, den Faszien, umhüllt. Es gibt zwei Muskelfasertypen: langsame Fasern, die langsam kontrahieren, aber die Spannung lange Zeit halten, und schnelle Fasern, die sich schnell zusammenziehen, aber auch schnell wieder ermüden. Sendet das Gehirn das Signal zur Kontraktion, werden einzelne Filamente gegeneinander verschoben, der Muskel wird dicker. Er kontrahiert.

Yoga und die Muskulatur

Die Muskeln sind im Körper symmetrisch angeordnet und arbeiten gewöhnlich paarweise zusammen. Wenn Sie das Knie beugen wollen, müssen Sie den Flexor kontrahieren, den Extensor sich entspannen lassen. Die Asanas arbeiten mit den Muskelpaaren. Sehnen und Bindegewebe werden bis zur vollen Kapazität gedehnt. So verlieren die Muskeln ihre Elastizität nicht so leicht.

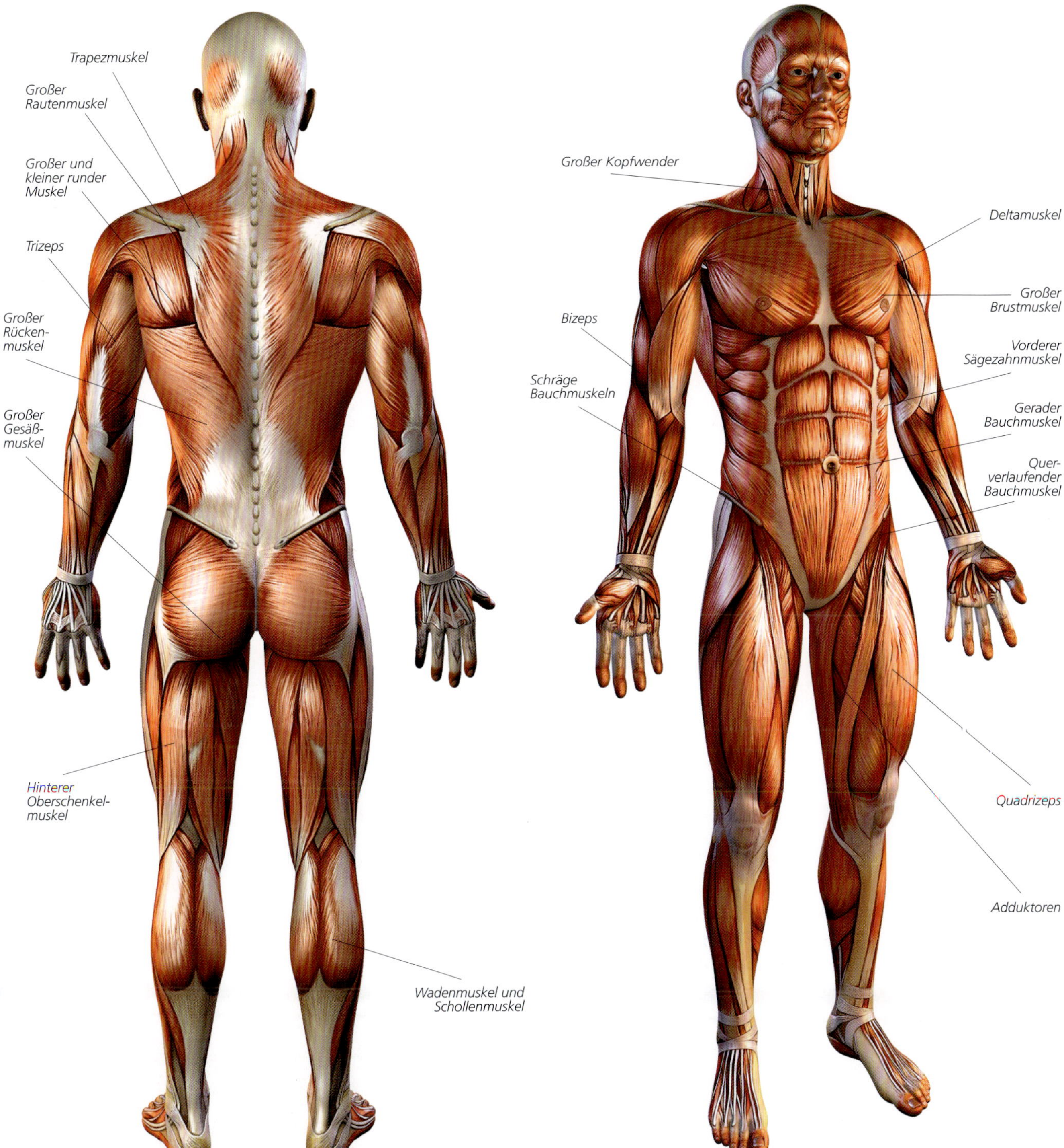

Bewegung entsteht, wenn Muskelgruppen um die Gelenke herum zusammenarbeiten. Zieht eine Muskelgruppe sich zusammen, lässt die andere los.

Die Gelenke

Wenn zwei Knochen aufeinandertreffen, sind sie durch ein Gelenk verbunden. Die Skelettknochen sind der Rahmen des Körpers, an dem die Muskeln ansetzen, Gelenke jedoch sind selbst beweglich.

Es gibt verschiedene Verbindungen zwischen Knochen:

- **Bindegewebige Knochenverbindungen** sind unbeweglich. Ein klassisches Beispiel sind die Schädelnähte und die Verbindung zwischen Elle und Speiche im Arm.
- **Knorpelartige Knochenverbindungen** sind ansatzweise beweglich. Bei manchen Gelenken sind die Knochen durch Knorpel verbunden (Schienbein und Kniescheibe im Knie), bei anderen (sekundären) Verbindungen sind die Knochenenden von Knorpel überzogen und zwischen den Enden sitzen Faserknorpel.
- **Synoviale Gelenke** sind frei beweglich. Sie unterscheiden sich von den anderen Verbindungen durch den mit Gelenkschmiere gefüllten Gelenkspalt zwischen den Knochen. So können sich die Knochen ungehindert gegeneinander bewegen, als wären sie geölt. Jedes Knochenende ist von Knorpelgewebe umgeben, das Erschütterungen abfedert. Das Ganze wird von Bindegewebe überzogen, der Gelenkkapsel. Die meisten Gelenke wie Knie, Hüfte, Schulter und Handgelenk sind synoviale Gelenke.

Gelenkprobleme

Die Beweglichkeit eines Gelenks macht seine Funktionalität aus. Die Asanas wirken vorzugsweise auf knorpelige Knochenverbindungen und synoviale Gelenke (Wirbelsäule, Schultern, Ellbogen, Handgelenke, Finger, Hüften, Knie, Fuß- und Zehengelenke). Auch wenn die Sehnen und die Gelenkkapsel überdehnt werden, können sich Funktionseinschränkungen ergeben. Mit zunehmendem Alter und bei zu wenig basischer Ernährung sammeln sich Mineralsalze im Knorpel und führen zu Steifheit.

Auch wenn die Gelenke überstrapaziert werden, gibt es Probleme. So sollte man ein abgeknicktes Handgelenk tunlichst nicht belasten. Gleichzeitig ist ein Gelenk umso unbeweglicher, je stabiler es ist. Das Schultergelenk ist am beweglichsten. Der Arm sitzt so in einer flachen Pfanne, dass er sehr verletzungsanfällig ist, viel mehr als die Hüfte, bei der die Gelenkpfanne recht tief ausgebildet ist. Somit haben unsere Arme auch einen deutlich größeren Bewegungsradius als unsere Beine.

Bindegewebe im Gelenk

Das Bindegewebe bildet spezielle Formen aus, um die Gelenkfunktion zu unterstützen:

- **Knorpelgewebe** ist wie eine Teflonschicht für die Knochen. Es findet sich dort, wo es durch Reibung zwischen zwei Knochen zu Problemen käme. Knorpelgewebe enthält keine Blutgefäße, heilt daher sehr langsam, wenn es verletzt ist.
- **Bänder** sind Fasergewebe, das die Enden der Knochen verbindet. Die meisten Bänder sollen die Knochen vor bestimmten Bewegungen bewahren, die zu Brüchen führen könnten. Sie sind elastisch, dehnen sich also bei Belastung aus. Überdehnung kann zu Schäden führen.
- **Sehnen** sind ähnlich aufgebaut wie Bänder, doch sie verbinden Muskeln und Knochen. Zieht der Muskel sich zusammen, gibt die Sehne die Kraft an den Knochen weiter und löst so die Bewegung aus. Sehnen sind sehr dehnbar und wirken daher ähnlich wie eine Feder.
- **Faszien** sind flächiges Bindegewebe, stärker als Stahl. Sie bedecken alle Gewebe des Körpers und bilden mitunter Netze aus. Sie umschließen Muskelgruppen oder verbinden diese mit anderen Körperstrukturen. Narbengewebe ist verklumptes Fasziengewebe.

Yoga und die Gelenke

Beim Üben von Asanas werden die Gelenke so weit bewegt, wie es dem Übenden möglich ist. Das verbessert die Beweglichkeit. Gesunde Muskeln und Bänder sowie eine korrekte Haltung können Gelenke vor Schaden bewahren.

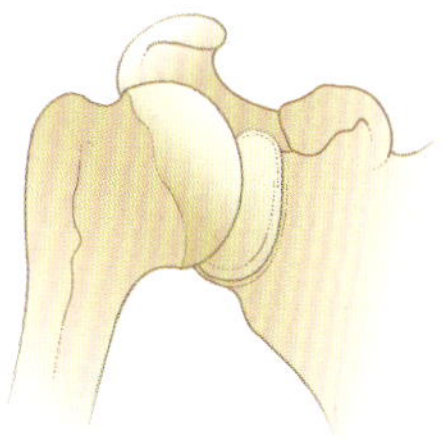

Kugelgelenk

Eine Kugel wird von einem Sockel umschlossen, vielachsige Bewegung möglich.
Beispiel: Hüft- und Schultergelenk
Bewegungen: Flexion, Extension, Abduktion, Adduktion, Rotation, Zirkumduktion

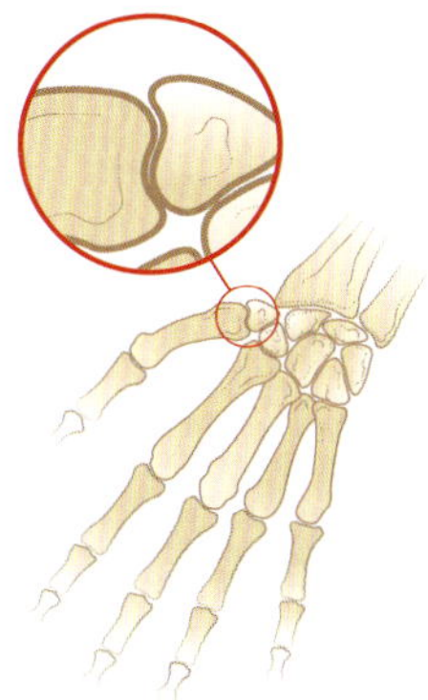

Sattelgelenk

Beide Gelenkoberflächen sind konvex und konkav zugleich. Sie passen genau ineinander und erlauben zweiachsige Bewegung.
Beispiel: Gelenk zwischen Handwurzelknochen und Mittelhandknochen des Daumens
Bewegung: Flexion, Extension, Abduktion, Adduktion

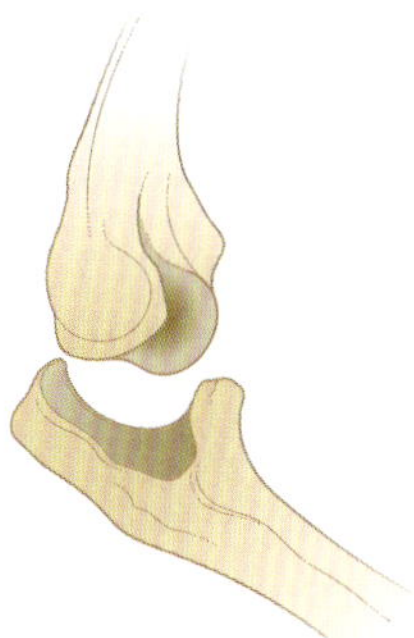

Scharniergelenk

Die konvexe Oberfläche eines Knochens passt in die konkave Öffnung eines anderen, das erlaubt Bewegung in einer Achse.
Beispiel: Fußknöchel, Ellbogen
Bewegungen: Flexion und Extension

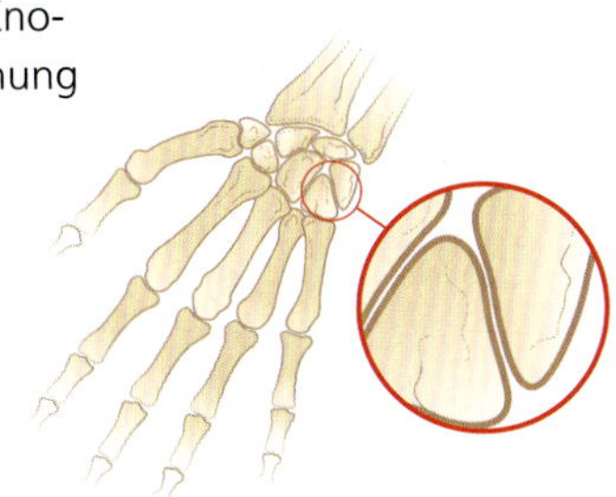

Gleitgelenk

Die Gelenkoberflächen gleiten übereinander und erlauben vielachsige Bewegung.
Beispiel: Handwurzel- und Mittelhandknochen
Bewegung: Flaches Gleiten

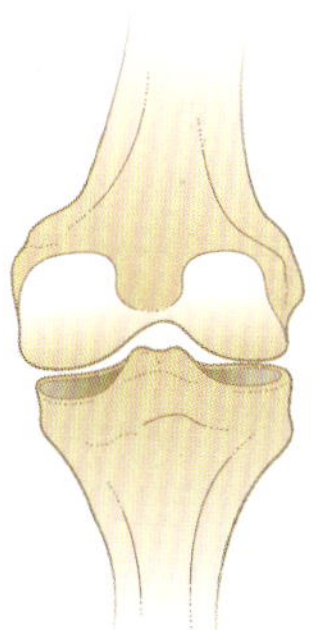

Eigelenk

Zwei konvexe Oberflächen passen in zwei konkave Oberflächen, was eine zweiachsige Bewegung ermöglicht.
Beispiel: Handgelenk
Bewegung: Flexion, Extension, Abduktion, Adduktion

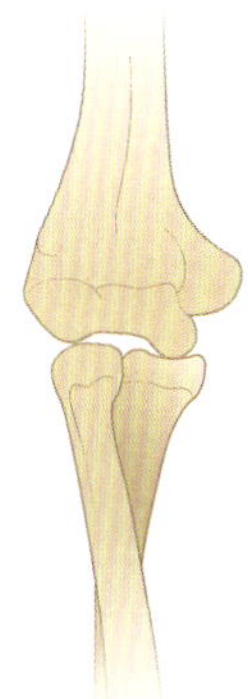

Drehgelenk

Ein kleiner Vorsprung eines Knochens dreht sich im ringförmigen Sockel eines anderen. Nur einachsige Bewegung möglich.
Beispiel: Gelenk zwischen erstem und zweitem Halswirbel
Bewegung: Drehung

Synoviale Gelenke des appendikulären Skeletts

Es gibt sechs Arten synovialer Gelenke, die nach der Bewegung eingeteilt werden, die sie ermöglichen.

Schultergürtel

Acromioclaviculargelenk	Gleitgelenk
Sternoclaviculargelenk	Kugelgelenk

Obere Gliedmaßen

Schulter	Kugelgelenk
Ellbogen	Scharniergelenk
Speichen-Ellen-Gelenk	Drehgelenk
Handgelenk	Eigelenk
Interkarpalgelenke	Gleitgelenk
Karpometakarpalgelenke	Gleitgelenk
Metakarpophalangealgelenke	Eigelenk
Interphalangealgelenke	Scharniergelenk

Untere Gliedmaßen

Hüfte	Kugelgelenk
Knie	Eigelenk
Tibiofibulargelenke	Drehgelenk
Fußgelenk	Scharniergelenk
Tarsal- und Metatarsalgelenke	Gleitgelenke
Metatarsophalangealgelenke	Eigelenk
Interphalangealgelenke	Scharniergelenk

Die Bewegungen der Gelenke

Es gibt fünf grundlegende Körperbewegungen, die auf drei verschiedenen Achsen stattfinden. Wenn wir das Phänomen „Bewegung" so betrachten, begreifen wir die Wirkung der Asanas besser.

Frontalebene

Sie teilt den Körper in Vorder- und Rückseite. Bewegungen auf dieser Ebene nennt man *Abduktion* (Auswärtsbewegung) und *Adduktion* (Einwärtsbewegung).

Die *Abduktion* ist die Bewegung des Körpers aus der Mittelachse heraus.

Schulterabduktion: Wir bewegen die Arme von der Mittellinie weg. Delta- und Supraspinatus-Muskel kontrahieren. Virabhadrasana II (Krieger II, Seite 88) ist ein schönes Beispiel für eine Schulterabduktion.

Hüftabduktion: Wir bewegen den Oberschenkel von der Mittellinie weg. Dabei zieht sich der *Gluteus medius* zusammen, das Bein hebt sich. Bei Natyasana (Ballettstellung) kommt es zur Hüftabduktion.

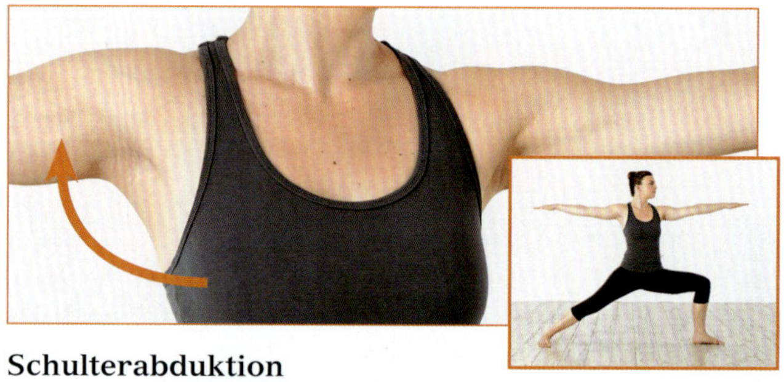

Schulterabduktion

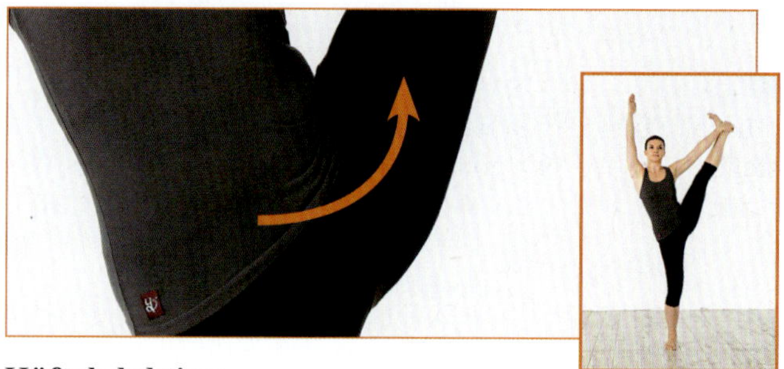

Hüftabduktion

Adduktion ist die Bewegung des Körpers auf die Mittelachse zu.

Schulteradduktion: Wir bewegen die Arme auf die Mittelachse zu. Dabei ziehen sich der Brust- und der Infraspinatus-Muskel zusammen. Als Beispiel für eine Schulteradduktion kann uns Garudasana (Adlerstellung, Seite 98) dienen.

Hüftadduktion: Wir bewegen die Hüften auf die Mittelachse zu. Dabei kontrahieren der *Adductor brevis*, der *Adductor longus* und der *Adductor magnus*. Garudasana (Adlerstellung, Seite 98) ist ein gutes Beispiel für eine Hüftadduktion.

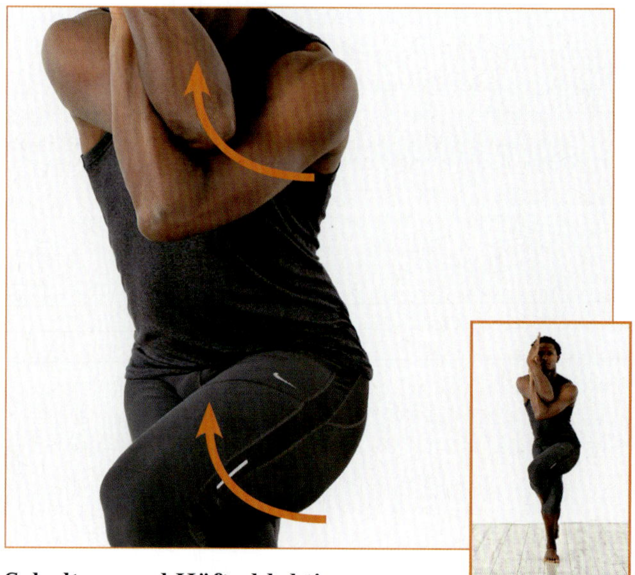

Schulter- und Hüftadduktion

Transversalebene

Diese teilt den Körper in eine obere und eine untere Hälfte. Eine Rotation ist eine Drehung um die eigene Achse. Es gibt Einwärtsdrehungen (zur eigenen Mittelachse) und Auswärtsdrehungen (von der Mittelachse weg). Diese nennt man auch Innen- und Außenrotation.

Kopfdrehung: Der Sternoclediomastoideus-Muskel zieht sich zusammen. Parivrtta Parsvakonasana (Gedrehte Winkelstellung, Seite 92) ist ein Beispiel für eine Kopfrotation.

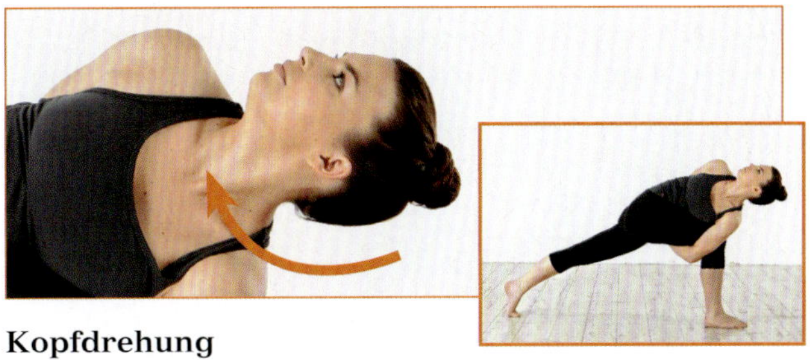

Kopfdrehung

Wirbelsäulendrehung: Dabei ziehen sich der Rückenstrecker und die schräge Bauchmuskulatur zusammen. Ardha Matsyendrasana (Halber Drehsitz) ist ein gutes Beispiel für die Wirbelsäulenrotation.

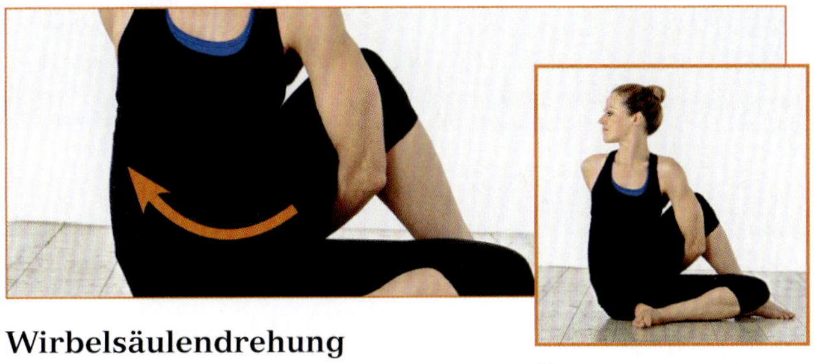

Wirbelsäulendrehung

Rotation der Schulter: Dabei kontrahiert der Deltamuskel. Zu Eka Pada Raja Kapotasana (Königstaubenstellung I, Seite 198) gehört die Rotation des Schulterblattes.

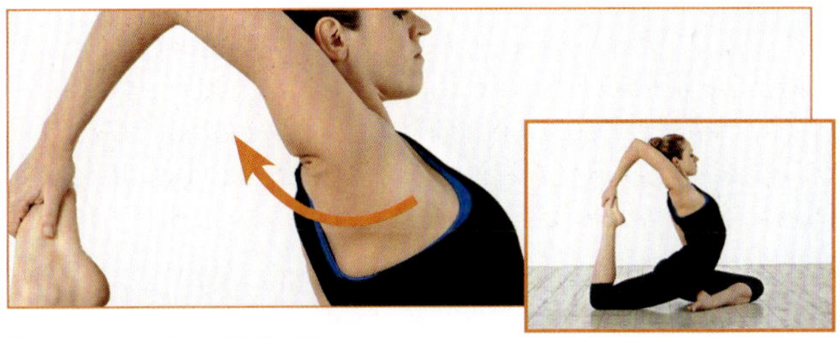

Rotation der Schulter

Beinrotation: Dabei ziehen sich Schneidermuskel und die rückseitige Oberschenkelmuskulatur zusammen. Parivrtta Trikonasana (Gedrehtes Dreieck, Seite 91) ist ein Beispiel für die Beinrotation.

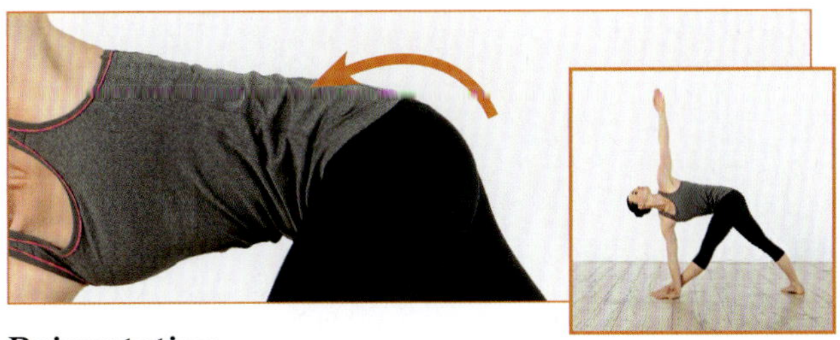

Beinrotation

Armrotation: Wird durch die Kontraktion der Muskeln in der Rotatorenmanschette bewirkt. Ein schönes Beispiel dafür ist Utthita Trikonasana (Gestrecktes Dreieck, Seite 90).

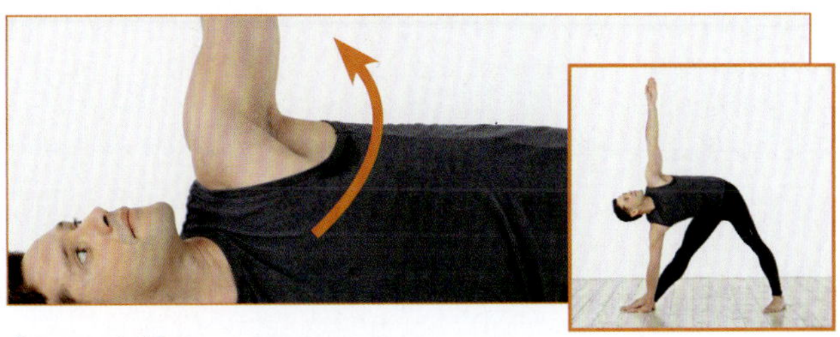

Armrotation

Sagittalebene

Diese teilt den Körper in eine rechte und eine linke Hälfte. Bewegungen entlang dieser Ebene sind Beugungs- (Flexion) und Streckbewegungen (Extension).

Beim **Beugen** krümmt sich ein Körperteil nach vorn, außer beim Knie, wo die Wade nach hinten angehoben wird.

Ellbogenbeugung: Dabei kontrahiert der Bizeps, sodass der Arm im Ellbogengelenk gebeugt wird. Gomukhasana (Kuhgesicht, Seite 139) zeigt eine schöne Ellbogenbeugung.

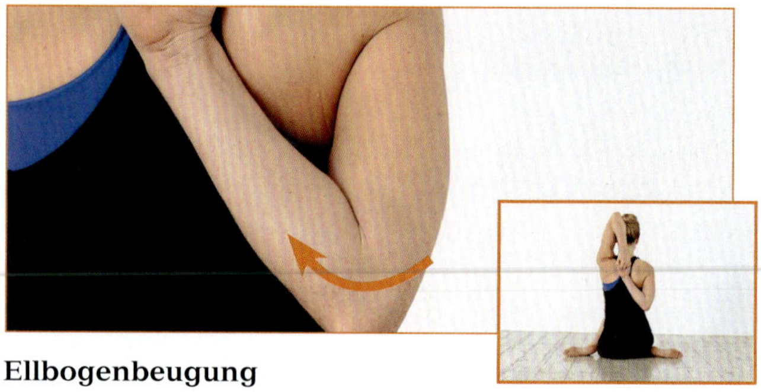

Ellbogenbeugung

Kniebeugung: Dabei zieht sich die rückwärtige Oberschenkelmuskulatur zusammen und das Knie beugt sich. Zu Eka Pada Rajakapotasana (Königstaubenstellung I, Seite 198) gehört eine Kniebeugung.

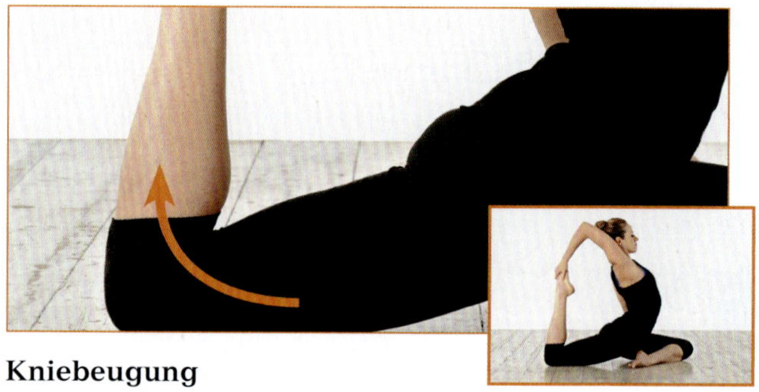

Kniebeugung

Wirbelsäulenbeugung: Dabei ziehen sich der Rückenstrecker, die schräge Bauchmuskulatur und der große Lendenmuskel zusammen, die Wirbelsäule krümmt sich nach vorn. Balasana (Das Kind, Seite 115) ist ein gutes Beispiel dafür.

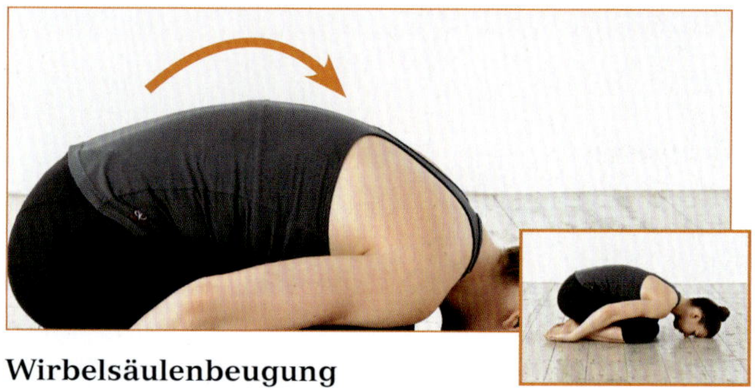

Wirbelsäulenbeugung

Hüftbeugung: Dabei ziehen sich der Iliopsoas-, der gerade Oberschenkelmuskel, der Schneidermuskel und der Schenkelbindenspanner zusammen. Zum Beispiel bei Uttanasa (Stehende Vorwärtsbeuge, Seite 94)

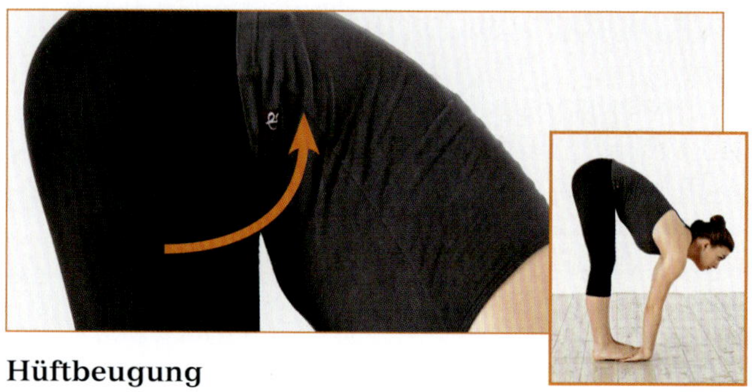

Hüftbeugung

Bei der **Streckbewegung** (*Extension*) wird ein Körperteil nach hinten gezogen.

Ellbogen-Extension: Dabei kontrahiert der Trizeps, der Arm wird ausgestreckt. Ein schönes Beispiel dafür ist Utthita Trikonasana (Gestrecktes Dreieck, Seite 90).

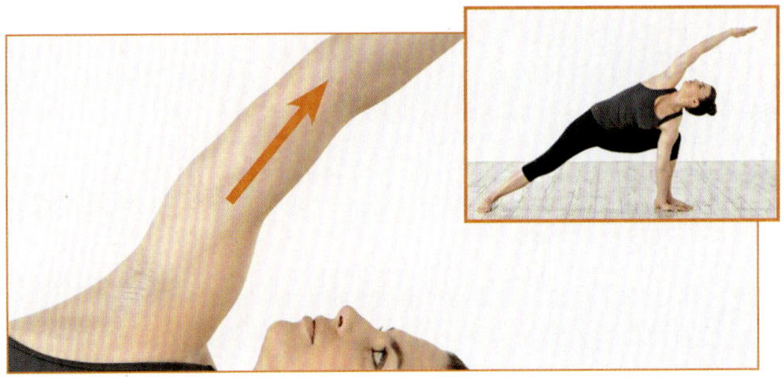

Ellbogen-Extension

Knie-Extension: Dabei zieht sich der Quadrizeps zusammen und das Bein wird im Knie gestreckt wie bei Paripurana Navasana (Vollständiges Boot, Seite 140).

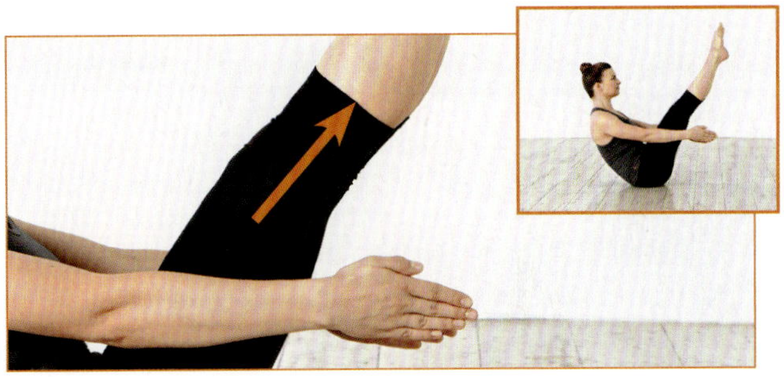

Knie-Extension

Wirbelsäulen-Extension: Durch die Kontraktion des Rückenstreckers, dabei streckt sich der Rücken durch. Bhujangasana (Kobra, Seite 208) zeigt die Wirbelsäulen-Extension beispielhaft.

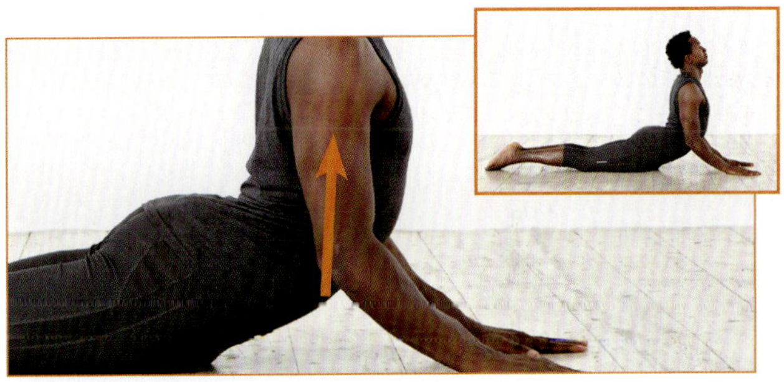

Wirbelsäulen-Extension

Hüft-Extension: Dabei ziehen sich Gesäß- und rückwärtige Oberschenkelmuskeln zusammen, die Hüfte wird gedehnt wie bei Salabhasana (Heuschrecke, Seite 206).

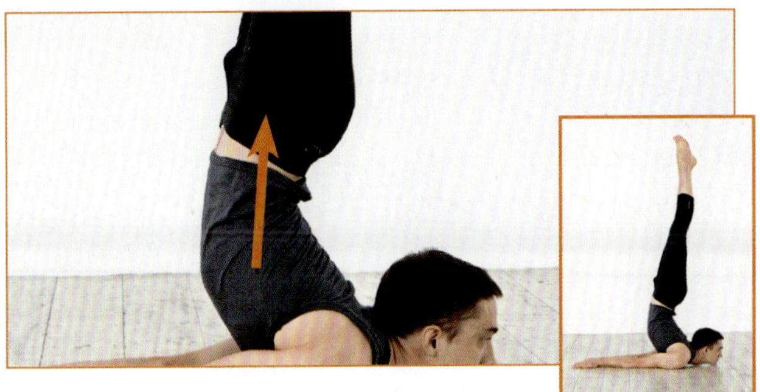

Hüft-Extension

Bewegungen einzelner Körperteile

Die Bewegungen einzelner Körperteile tragen mitunter besondere Bezeichnungen.

Hand

Rotation – Die Auswärtsdrehung entlang der Längsachse nennt sich ***Eversion (1)***, die Einwärtsdrehung *Inversion*.

Handgelenk

Dorsiflexion (2) – Dabei nimmt der Winkel zwischen Handrücken und Unterarm ab.
Palmarflexion (3) – Dabei nimmt der Winkel zwischen Handinnenfläche und Unterarm ab.

Unterarm

Rotation – Die Drehung von Elle und Speiche nennt man ***Pronation (4)***, wobei die Handinnenfläche nach unten gekehrt wird. Die Auswärtsdrehung des Unterarms wird als ***Supination (5)*** bezeichnet.

Füße

Rotation – Die Einwärtsdrehung des Fußes ist eine Inversion (6), die Auswärtsdrehung eine ***Eversion (7)***.

Knöchel

Dorsiflexion (8) – Dabei nimmt der Winkel zwischen Spann und Schienbein ab.
Plantarflexion (9) – Dabei wird der Fuß gestreckt, sodass der Winkel zwischen Fußsohle und Schienbein zunimmt.

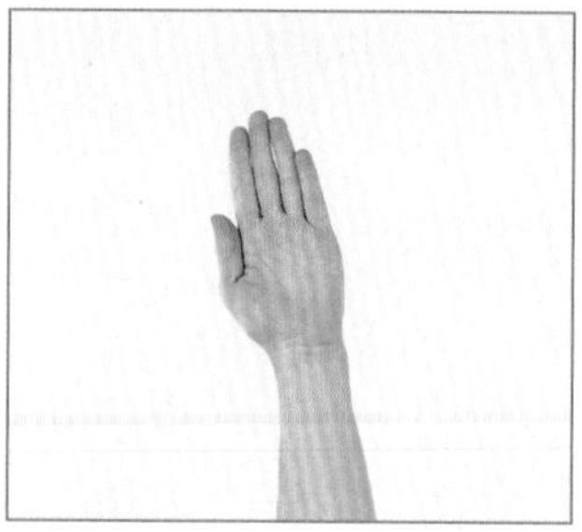
1

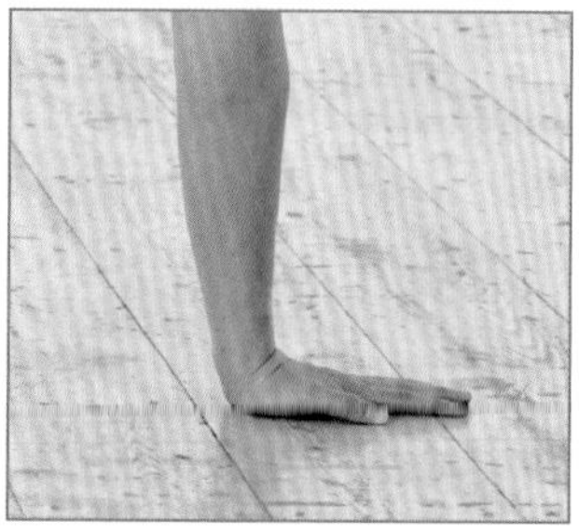
2

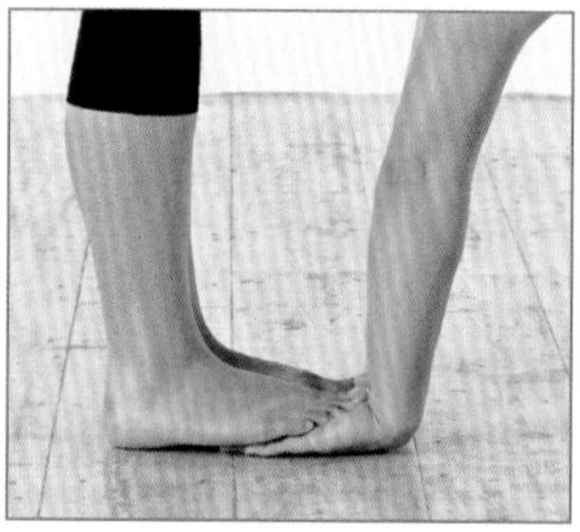
3

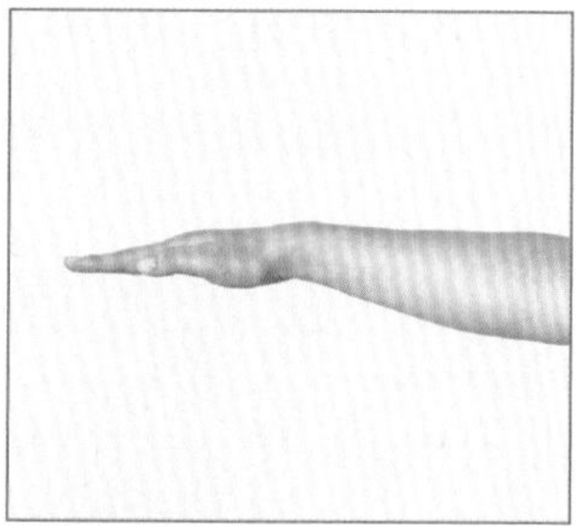
4

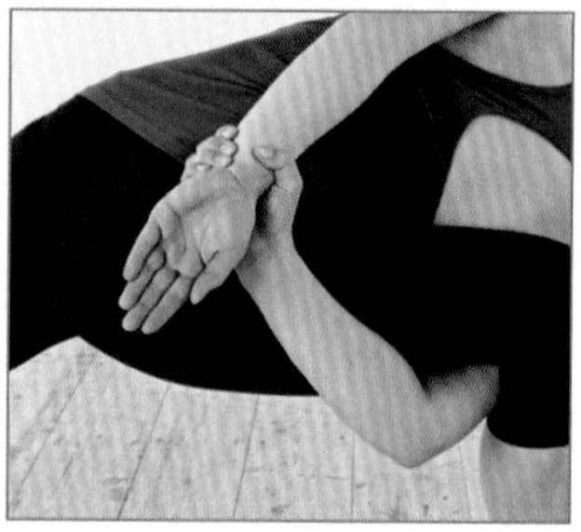
5

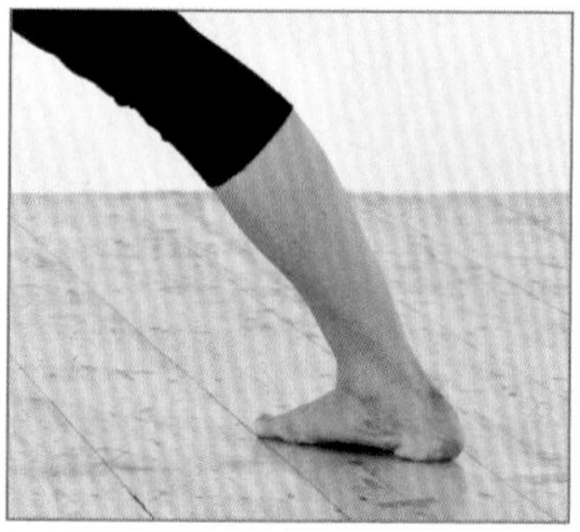
6

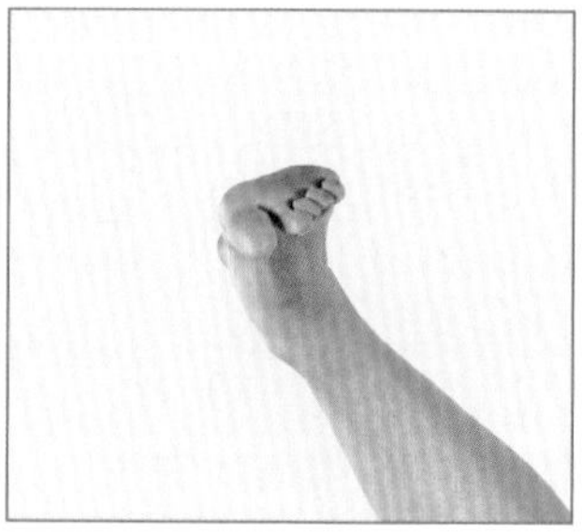
7

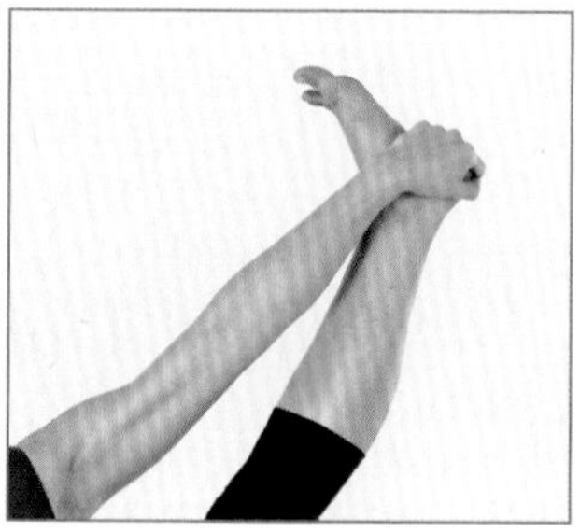
8

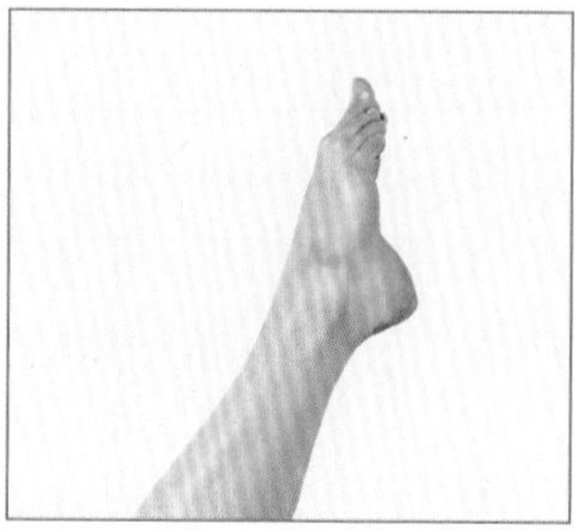
9

Bewegungen bei Ardha Chandrasana

1. Beim Standbein ist die Hüfte gebeugt.
2. Die Knie sind gestreckt.
3. Die Arme sind nach außen gedreht.
4. Die Ellbogen sind gestreckt.
5. Die obere Hüfte ist auswärts gedreht.
6. Der Kopf wendet sich nach oben.

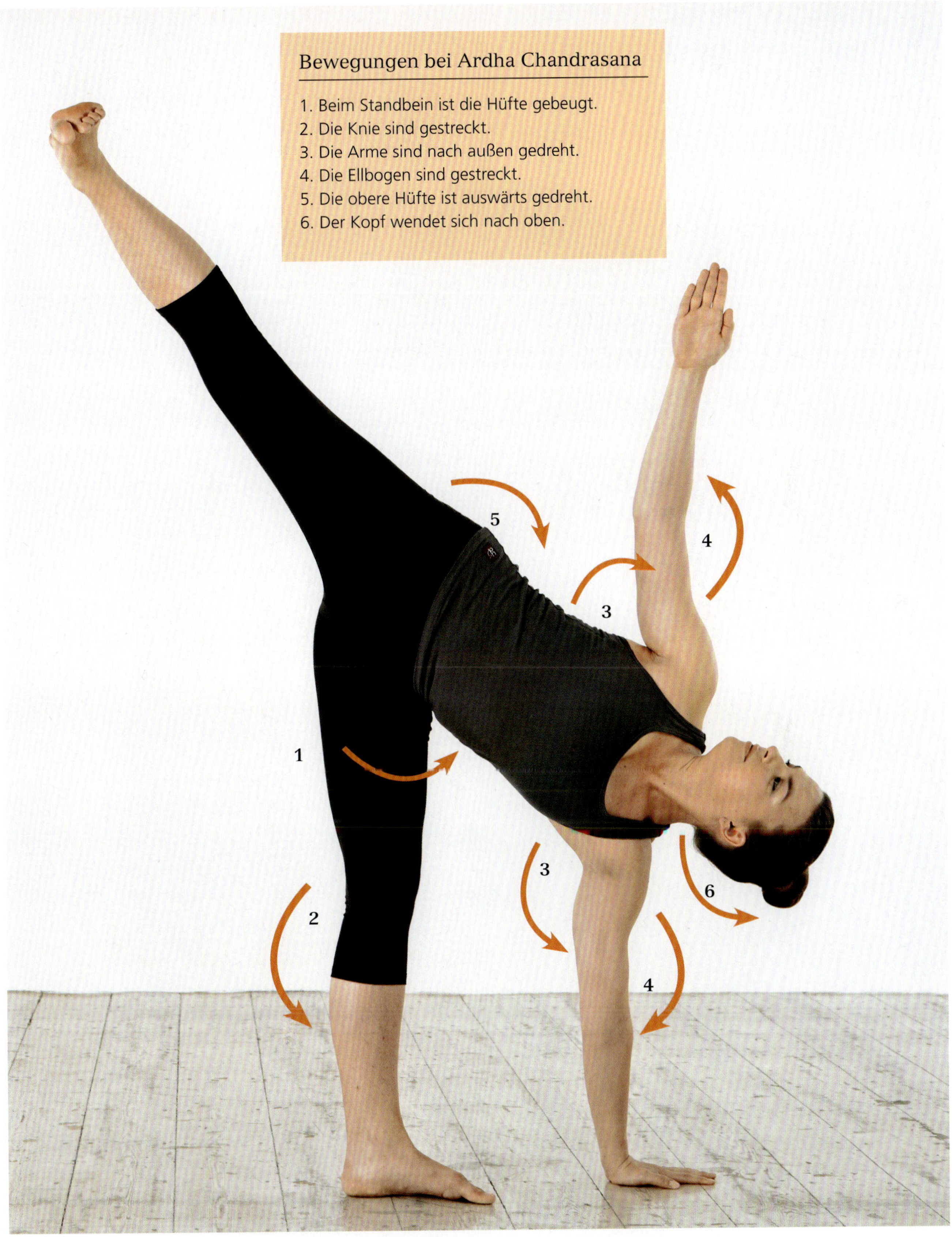

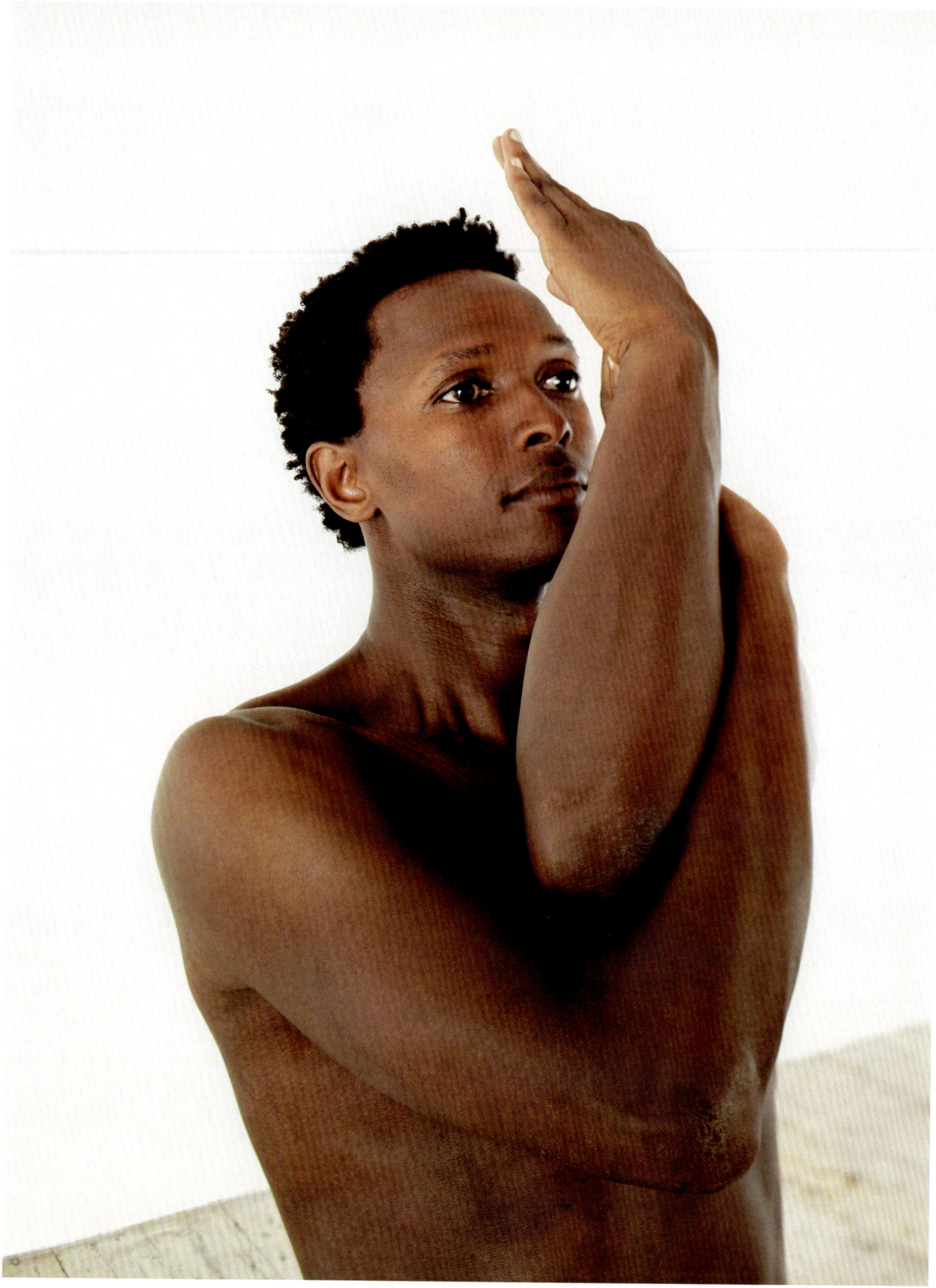

Die Wissenschaft des Yoga

Ziel des Yoga ist es, uns zum wahren Verständnis des Seins zu führen. Die Erforschung unseres Bewusstseins ermöglicht uns Einblick in die Natur aller Dinge – dies ist Selbsterkenntnis. Yoga ist eine Wissenschaft, die Suche nach Wahrheit. Wie ein Wissenschaftler folgt auch der Yogi auf seinem Weg einer strengen Logik. In diesem Kapitel beschäftigen wir uns mit Yoga als Wissenssystem: dem feinstofflichen Körper, der Lebenskraft Prana, den Nadis und Chakren, den fünf Hüllen, die wir durchstoßen müssen, um in der Mitte unseres Seins anzukommen, und den Reinigungstechniken, die uns dabei helfen.

Der Energiekörper

Alle esoterischen Denkschulen gründen sich auf das Prinzip, dass die Welt, die wir mit unseren Sinnen wahrnehmen, nur ein winziger Ausschnitt aus einer weit größeren Wirklichkeit ist und dass es viele subtilere Ebenen der Existenz gibt.

Georg Feuerstein, *Der Yoga*

Die ersten Texte über den Hatha-Yoga wurden im 9. Jahrhundert von Goraksha zusammengetragen. In diesen Texten wird bereits eine subtile Physiologie beschrieben, die nach yogischer Auffassung Teil der menschlichen Natur und feiner als der Körper ist. Dieser subtile Gegenpart des physischen Körpers wird gewöhnlich als „Energiekörper" oder „Ursachenkörper" bezeichnet, *sukshma sharira*. Obwohl die moderne Wissenschaft diese Vorstellung ablehnt, geht der Yogi dennoch davon aus, dass die Organe dieses Energiekörpers so real sind wie die des „fleischlichen" Körpers und von hellsichtigen Menschen wahrgenommen werden können.

Die Yogis früherer Zeiten erforschten den Energiekörper ausgiebig. Gorakshas ursprüngliches Modell wurde verfeinert, um die Wirkung des Yoga auf den Körper besser zu erklären. Der Yogi, so hieß es, könne durch Kenntnis dieser feinstofflichen Strukturen seine materielle Existenz transzendieren. Und so entstand gleichsam eine Landkarte dieses Körpers mit seinen Pranaströmen, den psycho-energetischen, „Chakren" genannten Zentren und den fünf ihn konstituierenden Elementen.

Die „Gesundheit" des Energiekörpers und seiner Organe hängt vom körperlichen und geistigen Wohlbefinden des Menschen ab, daher können Chakren und Nadis je nach Verfassung des Betreffenden aktiver oder weniger aktiv sein. Das wäre auch eine mögliche Erklärung dafür, weshalb die Beschreibung der Chakren in den einzelnen Texten so unterschiedlich ausfällt.

Ein anderer Grund ist, dass jede Beschreibung der Chakren idealtypisch ist; sie soll dem Yogi auf seinem Praxisweg eine Hilfestellung bieten. Die Darstellung der Chakren als Lotosblüten, deren Blütenblätter Sanskritbuchstaben tragen, ist ein Idealbild, das gleichwohl der konkreten Wahrnehmung entspringt. Die aktiven Chakren sind, wie der Sanskritbegriff wörtlich sagt, energetische „Räder" mit Speichen und können auch als Lotosblüten dargestellt werden.

Während die westliche Wissenschaft sich immer noch bemüht, Phänomene wie Akupunkturmeridiane, das Erwachen der Kundalini und die Kirlian-Fotografie (die körpernahe elektrische Entladungen auf Filmmaterial festhält) zu erklären, erlebt der Yogi seit Jahrhunderten das energetische Feuerwerk des feinstofflichen Körpers.

Kundalini-Shakti

Der wichtigste Aspekt des Energiekörpers ist zweifellos die psycho-spirituelle Kraft namens Kundalini-Shakti.

Metaphysisch gesprochen ist die Kundalini die mikrokosmische Manifestation der ursprünglichen Energie oder Shakti, der universellen Kraft, wie sie sich auf individueller Ebene in Körper und Geist jedes einzelnen Menschen ausdrückt. Wobei sie nicht nur „Kraft" ist, sondern vor allem göttliche Weisheit.

Kundalini bedeutet wörtlich „die Zusammengerollte". Der Yogi stellt sich diese Energie als Schlange vor, die sich im untersten Energiezentrum des Körpers dreieinhalbmal um einen Phallus (*linga*) windet und mit ihrem Maul den zentralen Weg der Energie nach oben blockiert. Dies ist der schlafende Zustand der Kundalini. Kontrollierte Atmung, bei der Prana aus dem rechten und linken Kanal in den Zentralkanal geleitet wird, erweckt die Kundalini, sodass Shakti zum Kronenzentrum aufsteigen kann, wo die Energien von Shiva und Shakti sich vereinigen.

Die Kundalini wird als Schlange dargestellt, die am unteren Ende der Wirbelsäule zusammengerollt ruht. Kundalini ist die schlafende weibliche Energie, die durch Pranayama erweckt wird.

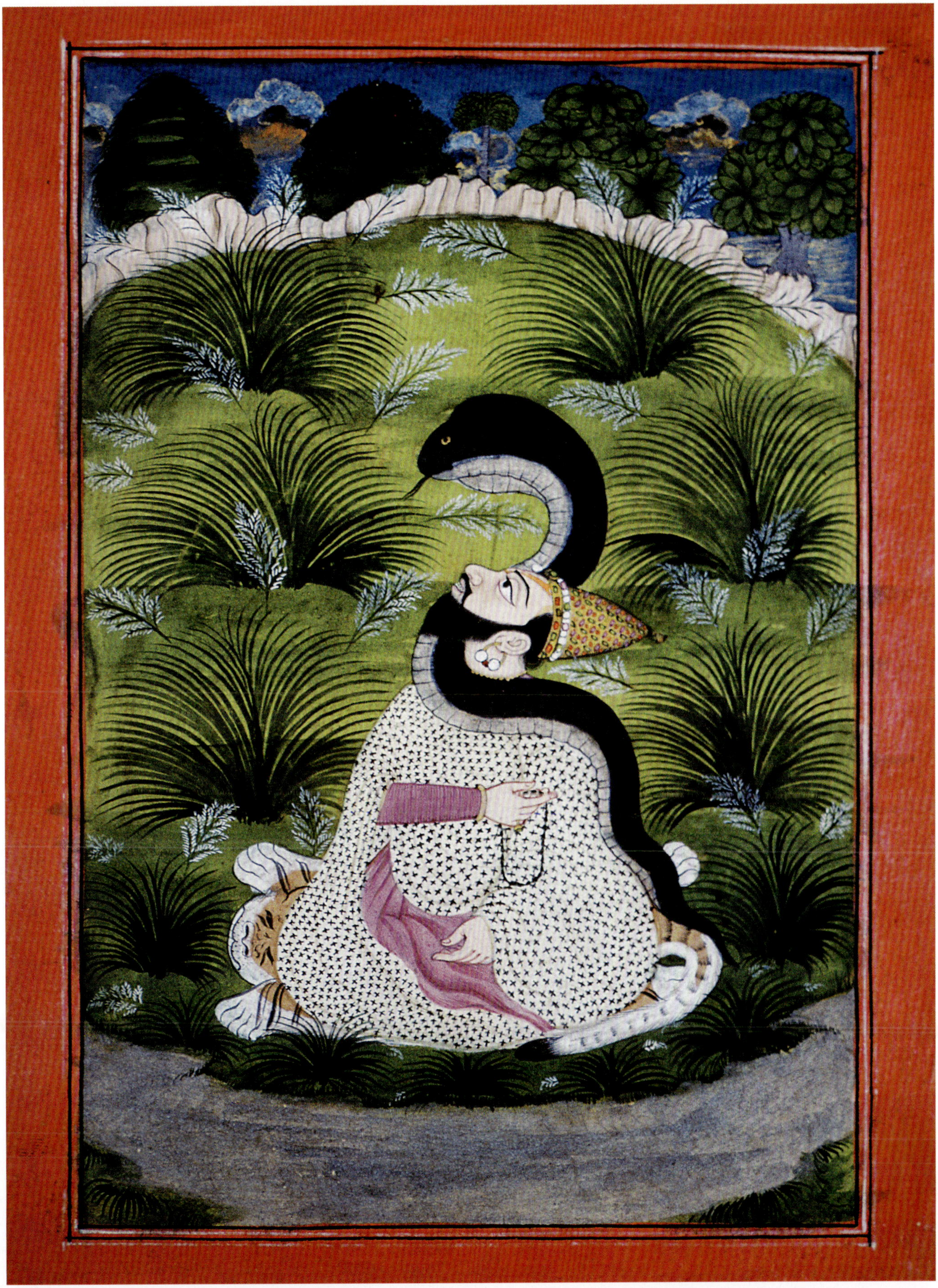

Der Pranakörper und die fünf Pranas

Prana ist für alle Yoga-Übungen von enormer Bedeutung, denn es ist weit mehr als nur die Luft, die wir atmen. Prana ist die Energie, die uns am Leben hält. Sie durchzieht alles, was lebt und sich bewegt – auf physischer, mentaler, intellektueller, sexueller, spiritueller und kosmischer Ebene.

Im Hatha-Yoga ist *Prana*, die Lebenskraft, das Instrument, mit dem wir unser Bewusstsein erweitern, um Selbsterkenntnis zu erlangen. Im Körper jedes Einzelnen teilt sich Prana in die fünf primären und die fünf sekundären Energieflüsse. Jeder von ihnen erfüllt eine ganz bestimmte Aufgabe.

Die fünf primären Prana-Formen sind: Prana, Apana, Samana, Udana und Vyana. Von diesen sind die wichtigsten Prana und Apana, die den Atmungsvorgang steuern. Ihre ständige Aktivität macht unseren Geist so ruhelos. Ihre Kontrolle ist das Hauptziel aller Atemübungen. Individuelles Prana ist nicht mit dem oben erwähnten universellen Prana gleichzusetzen.

Prana

An dieser Stelle meint Prana die Lebensenergie, die im Brustkorb zwischen Kehlkopf und Zwerchfell angesiedelt ist. Sie gehört zur Ida-Nadi und lenkt die Einatmung. Sie zieht die universelle Lebenskraft in den Körper und reguliert die Atmungsorgane sowie die zugehörigen Muskeln und Nerven. Außerdem sorgt sie für die Gesundheit des Herzens.

Apana

Apana ist die absteigende Lebenskraft, die ihren Sitz unterhalb des Nabels hat. Sie gehört zur Pingala-Nadi und lenkt die Ausatmung. Sie sorgt dafür, dass Nieren, Darm, Anus und Genitalien energetisch versorgt werden, und steuert die Ausscheidung und die Fortpflanzungsorgane.

Samana

Samana ist die Lebensenergie, die zwischen Herz und Nabel sitzt. Sie ist für die Verdauung zuständig, für das Herz und den Kreislauf sowie die Assimilation und Verteilung der Nährstoffe. Die Hatha-Yoga-Pradipika bezeichnet sie als wichtigstes Prana, da sie zur Sushumna-Nadi, dem Zentralkanal, gehört. Auch die „Atemmitte" genannt, symbolisiert sie den Moment zwischen Ein- und Ausatmen. In der Samana-Region werden Prana und Apana aufgelöst, um die Kundalini (Seite 58) zu erwecken.

Udana

Udana ist die aufwärts gerichtete Energie im Hals, die alles oberhalb Liegende kontrolliert. Jede Bewegung in der Halsregion – Sprechen, Schlucken, Sinneswahrnehmungen – wird von Udana angeregt. Durch diese Kraft entsteht unser Denken, ja das Gewahrsein der Welt.

Vyana

Vyana wiederum durchzieht den gesamten Körper und reguliert all unsere Bewegungen. Diese Energie lenkt den Kreislauf und die Verteilung von Prana im Körper.

Neben den fünf wichtigeren Prana-Formen gibt es noch fünf sekundäre Formen, die sogenannten Upa-Pranas oder „Sub-Pranas". Sie tragen die Namen Naga, Kurma, Krikara, Deva-Datta und Dhanam-Jaya. Welche genau die Aufgaben dieser Hilfsenergien sind, ist nicht eindeutig geklärt, doch sind sie für bestimmte Körperfunktionen zuständig.

Naga (Schlange) lenkt das Rülpsen, Erbrechen und Aufstoßen.

Kurma (Schildkröte) ist für das Öffnen und Schließen der Augen zuständig.

Krikara steuert Hunger und Durst, Niesen und Husten.

Deva-Datta bewirkt Gähnen und Schläfrigkeit.

Dhanam-Jaya ist für die Verwesung des Körpers zuständig.

Die Prana-Energie

Die Energie kann auf verschiedenen Wegen aus den unteren in die oberen Körperregionen gelenkt werden. Der Hatha-Yoga hat hierzu praktische Methoden entwickelt. Prana ist die Grundlage allen Lebens und kann über den Atem gesteuert werden. Seine natürliche Bewegung ist aufwärts gerichtet, aber es manifestiert sich auch als absteigende Energie Apana. Die Energie, die in den Körper eintritt, wird *Prana* genannt, die, welche ihn verlässt, *Apana*.

Der Atem verbindet Prana mit unserem Bewusstsein. Wir können lernen, beides zu trennen. Der Weg dazu beginnt mit dem Anhalten des Atems. Prana ist die Energie, die uns trotzdem am Leben hält, eine Manifestation des höheren Selbst.

Wie kraftvoll unser Pranafluss ist, hängt von unserem Lebensstil ab. Schlaf, Arbeit, Sport, Ernährung und sexuelle Aktivität beeinflussen das Prana im Körper ebenso wie Emotionen und Gedanken. Ernähren wir uns falsch oder haben unser Stressniveau nicht im Griff, schwächen wir unser Prana und fühlen uns erschöpft. Dies führt schließlich zu Problemen in Körperregionen, in denen der Pranafluss am stärksten blockiert ist. Durch Techniken wie Pranayama, bei denen wir lernen, Prana richtig zu steuern, können wir gestörte Pranaflüsse wieder ins Gleichgewicht bringen.

Der Pranakörper

Die fünf primären Energien des feinstofflichen Körpers haben unterschiedliche Aufgaben. Die zwei wichtigsten Pranaflüsse, Prana und Apana, steuern Atmung und Verdauung.

- **Udana** – aufwärts gerichtete Energie in der Halsregion
- **Prana** – aufwärts gerichtete Energie im Brustkorb
- **Samana** – mittlere Energie, die ihren Sitz zwischen Herz und Nabel hat
- **Apana** – abwärts gerichtete Energie unterhalb der Nabelregion
- **Vyana** – durchzieht den gesamten Körper und sorgt für die Verteilung von Prana

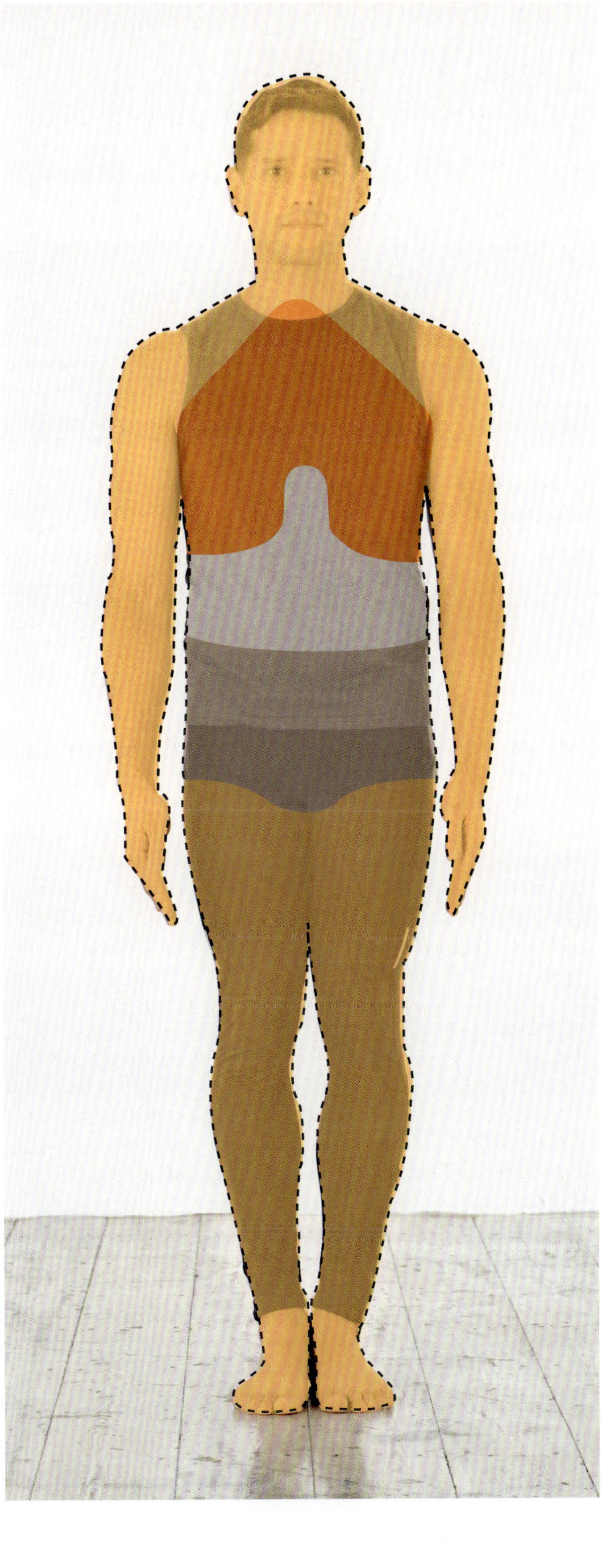

Die Abbildung zeigt die Verteilung der fünf hauptsächlichen Pranaflüsse im Körper, wobei Vyana den ganzen Körper durchströmt. Prana, Samana und Apana konzentrieren sich auf den Rumpf, Udana auf den Hals.

Die Nadis

Die Nadis sind jene Kanäle, die die Lebenskraft Prana durch den feinstofflichen Körper zirkulieren lassen. Für das bloße Auge sind sie unsichtbar. Sie sollen tausendmal dünner als ein Haar sein.

Das Wort *nadi* bedeutet „Fluss", daher sollten wir uns die Nadis des feinstofflichen Körpers nicht wie Adern oder Nervenfasern vorstellen, auch wenn sie in alten Schriften teilweise so beschrieben werden. Nadis sind wie elektrische Ströme oder Fließmuster innerhalb des Energiefelds, das der feinstoffliche Körper bildet.

Die Vorstellung solcher „Leiterbahnen" taucht zum ersten Mal in den frühen Upanishaden auf: Das Herz sei das Zentrum von 72 000 Nadis. Dieses Bild wurde in den späteren Upanishaden und den damals entstehenden Yoga- und Tantra-Schulen weiterentwickelt. Doch die Darstellungen aus dieser Zeit können das Lichtnetz, das dem hellsichtigen Auge erscheint, nicht annähernd wiedergeben. Dunkle Stellen signalisieren Krankheiten.

Die wichtigsten Nadis

Obwohl es viele Nadis gibt, ist in der Yoga-Literatur im Wesentlichen von drei Hauptbahnen die Rede, die im *kanda*, einem eiförmigen Bereich im Unterleib, entspringen. Dieser soll zwischen Anus und Penis bzw. Klitoris liegen, in anderen Schriften heißt es, er befinde sich unterhalb des Nabels.

Sushumna-Nadi

Sushumna, der Zentralkanal, verläuft entlang der Wirbelsäule. Er gilt als Königsweg zu Gott und heißt auch Brahma-Nadi, weil die Kundalini-Shakti durch diesen Kanal aufsteigt und zur Befreiung führt. Auf physischer Ebene entspricht Sushumna dem zentralen Nervensystem.

Ida-Nadi

Ida-Nadi liegt links vom Zentralkanal. Sie steht mit dem linken Nasenloch und der rechten Gehirnhälfte in Verbindung. Ida-Nadi heißt sie, weil sie von heller Farbe ist. Sie steht für die Mondenergie und gilt als Mittel der Besänftigung, da sie kühlend wirkt und negative Prozesse lenkt. Auf physischer Ebene entspricht Ida dem Parasympathikus. Sie sorgt für Entspannung und Gleichgewicht. Auf Prana-Ebene steuert sie die Funktionen der linken Körperseite.

Pingala-Nadi

Pingala-Nadi liegt rechts vom Zentralkanal. Sie steht mit dem rechten Nasenloch und der linken Gehirnhälfte in Verbindung. Ihre Farbe ist rot. Sie repräsentiert die Sonne, Hitze und alle positiven Prozesse. Auf physischer Ebene entspricht sie dem Sympathikus. Pingala lädt den Körper mit Energie auf und stärkt das ganze System, da sie für die Atmung und das Herz-Kreislauf-System zuständig ist.

Die sieben anderen Hauptkanäle sind: Ghandari (der im linken Auge endet), Hastijihva (der im rechten Auge endet), Pusha (der im rechten Ohr endet), Yashasvini (der im linken Ohr endet), Alambusha (der im Mund endet), Kuhu (der oberhalb der Geschlechtsorgane liegt) und Shamkini (in der Muladhara- oder Anusregion).

Ida und Pingala winden sich wie eine Helix um den Zentralkanal. Sie überkreuzen sich in jedem der ersten sechs Chakren (Seite 64) und enden im vorletzten, dem Ajna-Chakra hinter den Augenbrauen. Nur Sushumna-Nadi erstreckt sich vom ersten bis zum höchsten Chakra.

Den Fluss der Lebenskraft nutzen

Am unteren Ende der Wirbelsäule überkreuzen sich Ida- und Pingala-Nadi ebenfalls und blockieren den Eingang zum Zentralkanal, weshalb die Kundalinikraft (Seite 58) nicht aufsteigen kann. Der Yogi übt, um den Energiefluss in den Sushumna-Nadi zu leiten.

Solange die Lebenskraft in Ida- und Pingala-Nadi auf- und absteigt, bleibt die Aufmerksamkeit des Yogi nach außen gerichtet. Sein Bewusstsein wird von den Kräften von Sonne und Mond gesteuert, er glaubt an negative und positive Wertungen. Mithilfe der Bandhas und des Atem-Anhaltens im Pranayama aber gelingt es ihm, in

Sushumna ist der Zentralkanal, der entlang der Wirbelsäule bis zum Kronenchakra verläuft. Zur Rechten und zur Linken verlaufen zwei weitere Kanäle: Ida- und Pingala-Nadi.

der Nabelregion das individuelle Prana und Apana zu vereinen und „ans Tor zu klopfen". Durch regelmäßige Übung öffnet sich das Tor früher oder später, die schlafende Kundalini erwacht und wird in den Zentralkanal gelenkt. Die Energie steigt auf und aktiviert dabei die an der Wirbelsäule gelegenen Chakren, die sich wie Blüten öffnen. Die Energiezentren beginnen sich zu drehen. Hatha, die Vereinigung von Sonne und Mond, bedeutet also, dass die Energie von Ida- und Pingala-Nadi vereint wird.

Daher ist die Kenntnis der feinstofflichen Kanäle im Hatha-Yoga so wichtig. Auf körperlicher Ebene entsprechen die beiden Kanäle Sympathikus und Parasympathikus. Es gibt wissenschaftliche Belege dafür, dass Herzfrequenz und Stoffwechsel beschleunigt werden, wenn man Prana durch die entsprechenden Übungen in Pingala-Nadi lenkt, während sich beides verlangsamt, wenn die Lebenskraft durch Übung in Ida-Nadi übergeht. Manche Yogis vermögen dank dieser Technik, stunden-, ja tagelang in versiegelten Zellen unter der Erde zu überleben.

Doch das Ziel von Pranayama ist ein anderes. Dem Yogi geht es nicht darum, in Erdhöhlen zu „überwintern", sondern menschliche Begrenzungen zu überwinden und seine latenten Fähigkeiten zu erwecken. Sein Ziel ist ein höherer Bewusstseinszustand vollkommener Achtsamkeit, in dem Denken und Wahrnehmung überwunden werden und das Erkennen der wahren Natur der Wirklichkeit möglich wird. Zu diesem Zweck lenkt er die Lebenskraft durch die Wirbelsäule ins Kronen-Chakra, das oberste aller Energiezentren.

Wir werden uns später noch ausführlicher mit der Kundalini beschäftigen, hier sei nur so viel gesagt: Wenn die Kundalini, die göttliche Energie oder Shakti, erweckt wird, gleicht das einem Starkstromstoß. Ist unser normales Leben eine leichte Brise, so ist Kundalini ein Hurrikan. Sobald ihre Kraft im Körper entfesselt ist, hat dies umwälzende Auswirkungen auf unser körperliches und geistiges Sein. Die Schüler des Tantra und Hatha-Yoga jedenfalls berichten, sie mache Körper und Geist zu einem göttlichen Instrument, das Unglaubliches zu vollbringen vermag.

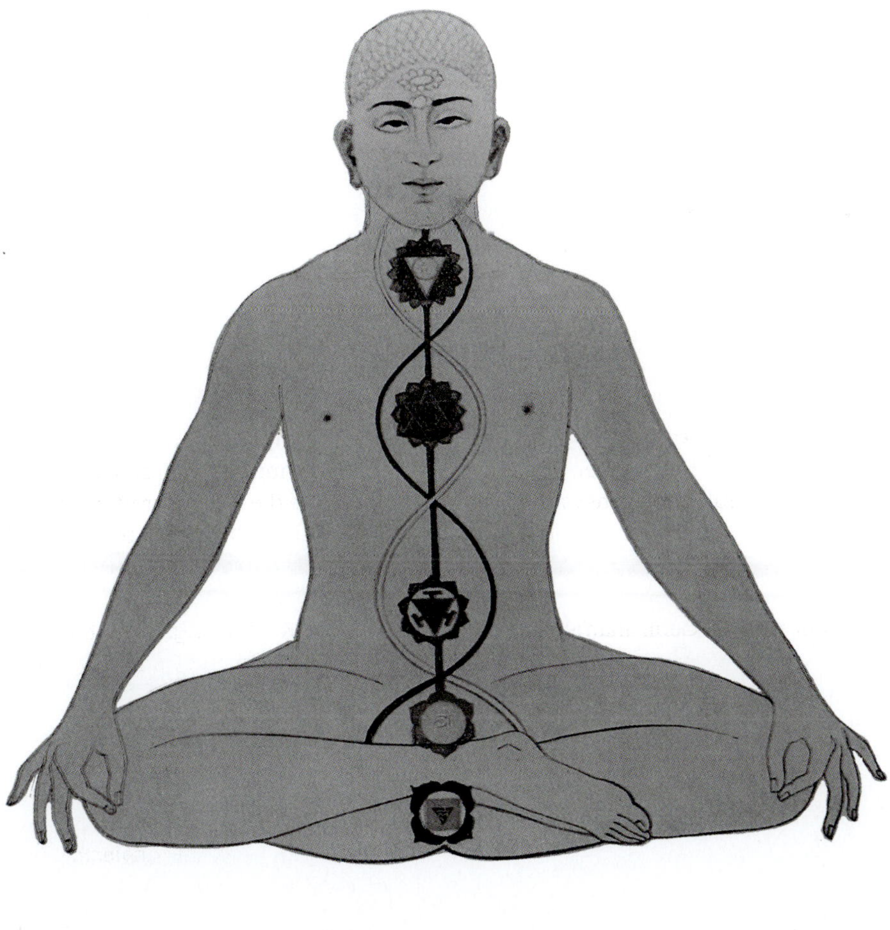

Das Chakra-System

Chakren sind Zentren im Energiekörper, die in unterschiedlicher Geschwindigkeit schwingen. Die sieben Hauptchakren sind in aufsteigender Folge am Zentralkanal angeordnet.

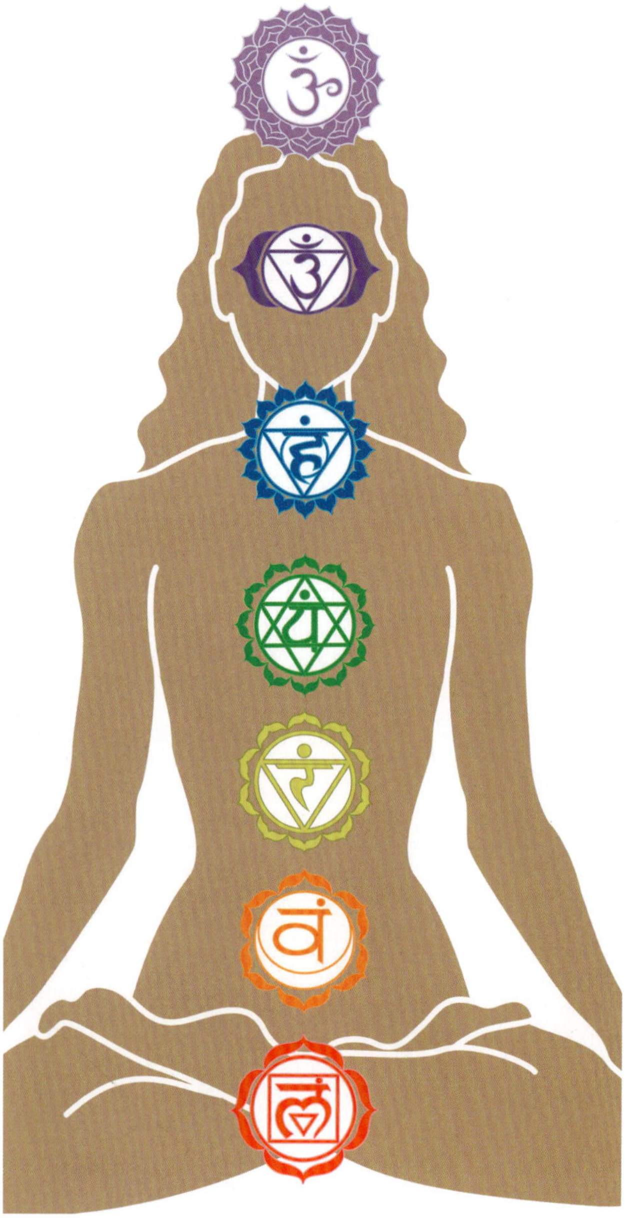

Jedem Chakra werden bestimmte Funktionen zugeordnet, die den verschiedenen Nervengeflechten im Körper entsprechen. In jedem Chakra überkreuzen sich mindestens zwei Nadis. Gewöhnlich wird jedes Chakra als Lotosblüte mit einer bestimmten Anzahl von Blütenblättern dargestellt, die den Nadis entsprechen, die dort entspringen. Jedes Blütenblatt repräsentiert einen Laut, der entsteht, wenn Kundalini-Shakti durch dieses Zentrum geht. Außerdem besitzt jedes Chakra – mit Ausnahme des Kronen-Chakras – seine eigene Farbe und seine eigene Keimsilbe oder *bija*. Die ersten fünf Chakren entsprechen außerdem jeweils einem der fünf Elemente.

Jedes Chakra beeinflusst die Funktion der Drüsen und Organe, die im physischen Körper in seiner Nähe liegen. Steigt Kundalini auf, werden die Haupt-Chakren aktiviert. Meist verbrauchen wir unsere Energie auf der Ebene der ersten drei Chakren mit dem Streben nach Nahrung, Überleben, Sex, Ruhm und Macht. Nur gelegentlich erhebt sich die Kraft bis ins vierte, ins Herz-Chakra, doch selbst dann kann sie wieder absinken.

Wenn die Bewusstheit das fünfte Chakra erreicht, das am Halsansatz liegt (Vishuddha-Chakra), nimmt der Betreffende spirituelle Anliegen wirklich ernst. Doch auch dieser Zustand ist nicht immer dauerhaft, da die Energie, je nach vergangenen und gegenwärtigen Handlungen und Gedanken, weiter in ständiger Bewegung ist. Durch Meditation, Pranayama, Hingabe-Meditation (Ishvara Pranidhana) und Reinigung des Herzens (*Tapasya*) kann das Bewusstsein allmählich zum sechsten, zum Ajna-Chakra, aufsteigen. Erst ab dieser Ebene ist kein Zurückfallen mehr möglich. In diesem Stadium erschließt sich dem Geist die göttliche Wahrnehmung, die nicht mehr verloren geht. Das höchste Stadium ist das Verweilen im siebten Chakra, dem Sahasrara- oder Kronen-Chakra. Dort löst sich jeder Dualismus auf, das Streben nach Transzendenz hat sein Ziel erreicht.

Der Sanskritbegriff *chakra* bedeutet „Rad" oder „Scheibe". Die sieben Haupt-Chakren liegen entlang der Wirbelsäule an Sushumna-Nadi. Sie stehen mit den Organen „ihrer" Körperregion in Verbindung.

Muladhara-Chakra

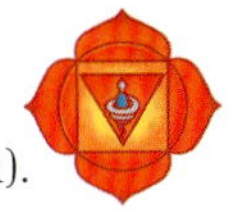

Wurzelstütze (*mula* – Wurzel, *adhara* – Stütze)

Das Wurzel-Chakra liegt am Perinäum (Damm). Ihm sind die Ausscheidungs-und Fortpflanzungsorgane zugeordnet sowie der Geruchssinn. Es wird dem Erdelement (*Prithvi*) zugerechnet. Sein Symbol ist der Elefant, der für „Kraft" steht, seine Keimsilbe ist *Lam*. Regiert vom Schöpfergott Brahma und der Göttin Dakini, wird das Muladhara-Chakra als rote Lotosblüte mit vier Blütenblättern dargestellt. Dort entspringt Sushumna-Nadi, über die Kundalini aufsteigt.

Svadishthana-Chakra

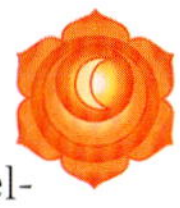

Eigene Basis (*sva* – eigen, *adhishthana* – Basis)

Dieses Chakra liegt unmittelbar über dem Wurzelchakra auf Höhe der Geschlechtsorgane. Es ist mit dem Nervengeflecht am Kreuzbein, dem Harntrakt und den Fortpflanzungsorganen verbunden. Es gehört zum Wasserelement (*Tattvas*) und ist für den Geschmackssinn sowie die Blase, die Nieren u. a. verantwortlich. Sein Mantra ist *Vam*, sein Symboltier eine Art Krokodil (Fruchtbarkeit). Die herrschenden Gottheiten sind Vishnu und Rakini. Dargestellt wird das Zentrum als orangefarbener Lotos mit sechs Blütenblättern.

Manipura-Chakra

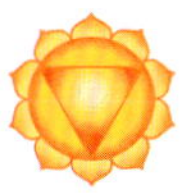

Juwelenstadt (*mani* – Juwel, *pura* – Stadt)

Dieses auch Nabhi-Chakra (Nabelrad) genannte Zentrum ist mit dem Solarplexus verbunden und verantwortlich für die Verwertung von Nahrung und Prana. Es gehört zum Feuerelement *Agni* und steuert den Gesichtssinn sowie den Magen, die Leber u. a. Seine Entsprechungen sind das Mantra *Ram* und der Schafbock (männliche Energie). Es wird vom Gott Rudra und der Göttin Lakini beherrscht. Erreicht Kundalini den leuchtend gelben Lotos mit zehn Blütenblättern, wird sie immer noch von äußeren Interessen und sinnlichen Wünschen gelenkt.

Anahata-Chakra

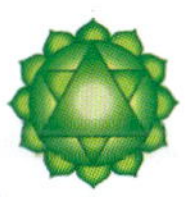

Unbesiegt (*anahata* – unberührt)

Dieses Chakra steuert Herz und Atmung. Es liegt in der Herzgegend und wird *hrid padma*, Herzlotos, genannt. Dort wird der transzendentale Klang – *nada* – wahrgenommen. Es ist für Emotionen wie Liebe, Hass, Mitgefühl und Grausamkeit verantwortlich und wird mit dem Luftelement (*Apa*) assoziiert, ebenso mit dem Tastsinn, dem Mantra *Yam* und der schwarzen Antilope (Schnelligkeit). Dargestellt wird es als grüner Lotos mit zwölf Blütenblättern, beherrscht von den Gottheiten Isha und Kakini.

Vishuddha-Chakra

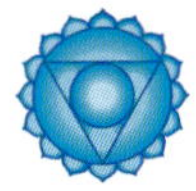

Rein (*vishuddhi* – Reinheit)

Dieses Chakra, als türkisfarbener Lotos mit sechzehn Blütenblättern dargestellt, liegt am Halsansatz. Es ist für den Kehlkopf zuständig und soll Reinheit in Körper und Geist bewirken. Vishuddha gehört zum Ätherelement (*Akasha*) und ist für Ohren, Hals und Sprache zuständig. Sein Mantra ist die Keimsilbe *Ham*, sein Symboltier der schneeweiße Elefant (Reinheit). Es wird beherrscht von der androgynen Gottheit Ardhanarishvara (in der Shiva und Parvati verschmelzen) und der Göttin Shakini. Dort wird der Yogi des heiligen *Soma* teilhaftig, einer Flüssigkeit, die aus dem Lalana-Chakra tröpfelt, einem kleineren Zentrum, das hinter Vishuddha liegt.

Ajna-Chakra

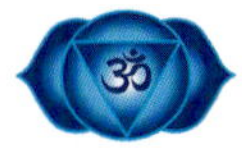

Gehorchen (*ajna* – Befehl)

Dieses Chakra liegt im Gehirn zwischen den Augen auf Höhe der *Medulla oblongata* und gehört zu den wichtigsten Zentren. Man bezeichnet es auch als drittes Auge oder als Guru-Chakra, durch das der Schüler mit seinem Lehrer in Verbindung tritt. Ajna wird als violetter Lotos mit zwei Blütenblättern abgebildet, in dem ein Phallus in einem mit der Spitze nach unten stehenden Dreieck prangt. Es steht in Verbindung mit dem *Ganglion carioticum* und wird mit Manas assoziiert, dem Aspekt des Geistes, der das Tor zur Einsicht ist. Ajna steuert das Ich-Gefühl, seine Keimsilbe ist *Om*. Es wird von den Gottheiten Parama Shiva und Hakini beherrscht.

Sahasrara-Chakra

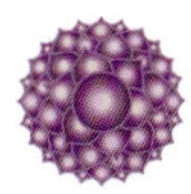

Das Tausendblättrige (*sahasra* – tausend, *ara* – Blütenblatt)

Dem siebten und letzten der Haupt-Chakren, Sahasrara, ist kein Element, kein Laut und keine Farbe zugeordnet. Der tausendblättrige Lotos sitzt auf dem Scheitelpunkt und ist das Ziel der Kundalini-Shakti. Es steht für das reine Bewusstsein, die Vereinigung des männlichen Prinzips, Shiva, mit dem weiblichen, Shakti. Auf physi-scher Ebene entspricht es der Hypophyse. Während die Kundalini durch die Chakren aufsteigt, werden verschiedene Bewusstseinszustände erfahren. Im Sahasrara-Chakra geht es um die höchste Erfahrung, die dem Menschen möglich ist, die Quintessenz des Bewusstseins, Samadhi.

Die fünf Hüllen oder Koshas

Der Mensch besteht aus fünf „Hüllen" oder Schichten: der Nahrungshülle, die den Körper bildet; der Energiehülle für Atmung und Emotionen; der mentalen Hülle, die Gedanken und zwanghaftes Denken umfasst; der intellektuellen Hülle, dem Sitz von Verstand und Weisheit, sowie der göttlichen Hülle, dem Sitz der universellen Seele.

Jeder Mensch sucht nach seiner wahren Natur – *Atman*, dem göttlichen Funken, der im Herzen jedes lebenden Wesens gegenwärtig ist, aber meist verborgen bleibt. Wir müssen nicht „irgendwo da draußen" nach unserem höheren Selbst suchen. Stattdessen sollten wir den Blick nach innen richten und unserer innersten Natur ermöglichen, sich zu zeigen.

Yoga kann uns auf der Suche nach unserem göttlichen Ursprung anleiten und helfen, dieses höhere Lebenspotenzial freizusetzen. Mithilfe der Methoden des klassischen Yoga vermag der Yogi sein oberstes Ziel – Selbsterkenntnis – zu erreichen.

Dem Yoga zufolge besteht der Mensch aus fünf Schichten, den fünf *Koshas* oder „Hüllen". Ihr Verständnis bringt uns der Einsicht in unser wahres Wesen näher. Für die Yogis alter Zeit war der Körper nur eine der Hüllen des Individuums, durch die das transzendente Selbst hindurchscheinen konnte. Sie arbeiteten sich von außen – vom Körper – durch zum wahren Sein der Seele.

Harmonieren diese Hüllen nicht miteinander, erfahren wir jene Entfremdung, die so typisch ist für unsere Zeit. Bringen wir sie aber ins Gleichgewicht, so wird die Einheit wiederhergestellt. Der physische Körper muss in Einklang mit dem Energiekörper stehen, der sich wiederum auf den mentalen Körper einstellen muss, der auf den intellektuellen und dieser auf den Körper der Glückseligkeit.

Der Hatha-Yoga teilt das Individuum also in fünf Schichten, fünf Elemente des Selbst ein. Die Koshas umhüllen das wahre Selbst wie russische Matrjoschka-Puppen. Während wir tiefer gehen, wird Hülle um Hülle freigelegt. Von der körperlichen Hülle angefangen wird jede Schicht immer feiner und subtiler, gleichzeitig aber hängen alle Hüllen voneinander ab und können getrennt nicht existieren.

Die äußere Hülle, Annamaya-Kosha, umfasst den physischen Körper und damit Haut, Muskeln und Knochen sowie die fünf grobstofflichen Elemente (*bhutas*) – Erde, Wasser, Feuer, Luft und Äther. Wenn ein Yogi Asanas übt, arbeitet er mit dem Annamaya-Kosha. Die nächste Schicht ist der Pranayama-Kosha, der Energiekörper. Dies ist bereits ein subtileres Niveau, denn diese Hülle umfasst körperliche Systeme wie Kreislauf, Atmung, Ausscheidung, Verdauung, Nervensystem, Drüsen- und Fortpflanzungsorgane. Die Pranayama-Übungen wirken auf diesen Kosha ein.

Eine Stufe höher steht Manomaya-Kosha, der Mentalkörper. Diese Schicht umfasst alles, was im Geist an Gedanken und Emotionen auftaucht. Wir können auf diesen Kosha mithilfe von Meditation einwirken. Der Vijnanamaya-Kosha ist die intellektuelle Hülle, die Schicht der Achtsamkeit. Jnana-Marga, das intensive Studium der Schriften, hilft uns, diesen Körper funktionsfähig zu halten. Die höchste Ebene aber ist Anandamaya-Kosha, der Körper der Glückseligkeit. Er steht für den spirituellen Körper, der das transzendente Selbst umfasst.

Wenn der Yogi sich in Asanas, Pranayama oder Meditation übt, nutzt das allen Koshas. Was er für seinen Körper tut, wirkt sich also gleichzeitig auch auf Geist und Psyche aus. Meditation zum Beispiel vermindert Stress, der zu Spannungen in Muskeln und Gelenken führt (Annamaya-Kosha). Dadurch wiederum beruhigt sich das Nervensystem (Pranamaya-Kosha) und unsere Emotionen kommen ins Gleichgewicht (Manomaya-Kosha). Dadurch wird der Geist still und der Yogi entwickelt mehr Klarblick (Vijnamaya-Kosha), was ihn in Verbindung mit dem göttlichen Selbst (Anandamaya-Kosha) bringt.

Annamaya-Kosha

Dies ist der Kosha, der am weitesten außen angesiedelt ist. Er umfasst den physischen Körper mit seinen Komponenten: Blut, Fleisch, Knochen, Haut und Haare. All jene Teile also, die zum Überleben Nahrung und Sauerstoff brauchen. Jeder, der sich ausschließlich mit Annamaya-Kosha identifiziert, glaubt, nur Körper zu sein, nichts sonst. Er hängt einzig an seiner physischen Form.

Pranamaya-Kosha

Die zweite Hülle umfasst die Lebenskraft Prana und belebt den Annamaya-Kosha. Dieser Kosha umfasst alle fünf Pranas, also auch das individuelle Prana und Adana, sowie alle Organe, die handelnd tätig werden: Hände, Füße, Stimme, Geschlechtsorgane, Anus. Dem Pranayama-Kosha werden Hunger und Durst zugeordnet, aber auch die Vorgänge der Ausscheidung und Fortpflanzung. Er ist subtiler als Annamaya-Kosha und in gewisser Weise auch wichtiger, denn ohne Prana funktioniert der Körper nicht.

Manomaya-Kosha

Der dritte Kosha wird als mentale Hülle bezeichnet, er steht jedoch für den niedrigsten Aspekt des Geistes, Manas, unserer Willens- und Sinnesnatur. Dieser wird von den fünf Sinnestoren oder Jnana-Indriyas beherrscht: Tastsinn, Geschmackssinn, Geruchssinn, Gehör und Gesichtssinn. Der Yogi, der sich mit dieser Hülle beschäftigt, hat Gedanken und Wünsche, die Name und Form noch für wahr halten. Er erfährt Schmerz, Freude, Sehnsucht, Zweifel und Furcht – das Auf und Ab menschlicher Emotionen. Diese Schicht des Geistes hat keine unterscheidende Weisheit, es fehlt an kognitiven Fähigkeiten. Da sie den Emotionen und Wünschen unterworfen ist, bleibt sie ständig in Bewegung.

Vijnanamaya-Kosha

Die vierte Hülle ist die intellektuelle (*vijnana* bedeutet „Wissen"). Sie steht für die Weisheit, die hinter dem begrifflichen Denken steht. Dieser Aspekt des Geistes unterscheidet und urteilt nach den verarbeiteten Informationen. Vijnanamaya-Kosha ist der Bereich höherer Einsicht, in dem man die Wahrheit sucht, indem man auf das ewige Bewusstsein zuhält.

Anandamaya-Kosha

Die subtilste und innerste Hülle, die dem reinen Bewusstsein des Atman am nächsten steht. Dieser Kosha heißt auch „Glückseligkeitskörper", da er alle anderen Hüllen durchdringen kann. Der Yogi, der diese Stufe erreicht, erfährt Frieden, Freude und Liebe. Anandamaya-Kosha spiegelt den Atman wider. Es vermittelt uns spontane, mühelose Freude, die keine Ursache braucht, die durch den Geist erzeigt wird.

Das Ziel des Yoga ist die Selbsterkenntnis, in der wir den Atman, unsere Seele, direkt und ohne Umwege erfahren. Dabei verschmilzt der Yogi mit dem Göttlichen. Der Atman ist überall, er ist allwissend und allmächtig, jenseits von Bewusstsein, Form, Name und Zeit: Unsere wahre Natur entzieht sich der Beschreibung. Der Yogi, der sich um das Verständnis der fünf Hüllen bemüht, macht schnelle Fortschritte und wird die Wahrheit im Herzen erkennen.

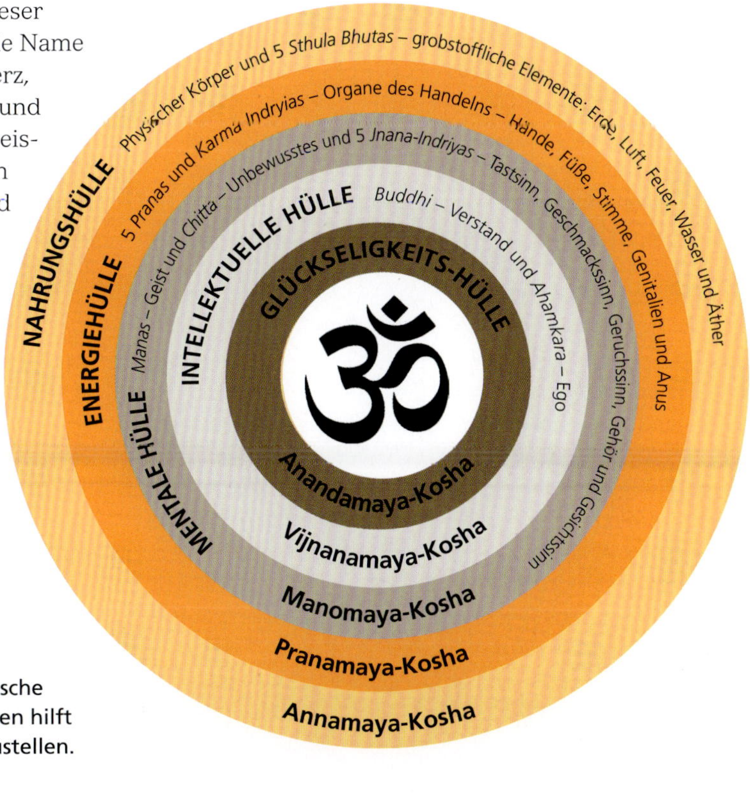

Die fünf Hüllen oder Koshas überlagern sich wie russische Matrjoschka-Puppen. Die Koshas in Einklang zu bringen hilft uns, die Verbindung zwischen Körper und Geist herzustellen.

Die Shatkarmas und Kriyas

Im Hatha-Yoga kommt es zur inneren Reinigung, wenn die feinstofflichen Kanäle frei von Hindernissen werden. Daher rieten die alten Yogis zu sechs Wegen der Reinigung, bevor der Schüler höhere Formen der Praxis übte.

In der Hatha-Yoga-Pradipika und in der Gheranda-Samhita werden die Reinigungstechniken entweder als *Shatkriyas* (sechs Reinigungsaufgaben) oder als *Shatkarmas* (sechs Reinigungsakte) bezeichnet. Sie sollen Schleim, Wind, Galle und Fett aus dem physischen Körper entfernen. Darüber hinaus stärken sie Konzentration und Willenskraft. Zusammen mit Pranayama und Meditation sollen sie die Lebenskraft anregen und das Erwachen der Kundalini ermöglichen.

Die meisten Yogis führen täglich nur einige Kriyas aus. Wie die meisten Yoga-Übungen sollten auch diese anfangs unter Anleitung eines erfahrenen Lehrers geübt werden, der sie auch vorführen kann. Ich stelle Ihnen hier die sechs wichtigsten Kriyas dar, ergänzt um einige andere, die praktischen Nutzen für den Yoga-Praktizierenden haben.

Dhauti

Dhauti bedeutet wörtlich „waschen" und bezieht sich auf die innere Reinigung des Körpers. Meist wird Vastra-Dhauti geübt, wobei eine Mullbinde geschluckt wird. Diese nimmt Schleim, Galle und andere Unreinheiten des Magens auf.

Weichen Sie einen langen Streifen Mullbinde in warmem Wasser oder Milch ein. Die Binde darf nicht breiter sein als die Zunge. In Hockstellung schlucken Sie langsam und umsichtig die Binde, die Sie an einem Ende festhalten. Gerade bei Anfängern bleibt sie oft hängen und verursacht einen Würgereflex. Werden Sie nicht panisch, sondern schlucken Sie einfach weiter. Oder trinken Sie ein paar Schlucke Wasser, damit die Binde weiter nach unten rutscht. Lassen Sie sie dann 10 bis 15 Minuten im Magen, bevor Sie sie wieder herausziehen. (Lassen Sie sie länger drin, wird sie ans Verdauungssystem „weitergereicht".) Anfangs löst das vielleicht einen Würgereflex aus, aber das gibt sich mit der Zeit. Zu Beginn sollte die Binde höchstens 60 bis 90 Zentimeter lang sein, später, wenn der Körper sich daran gewöhnt hat, können Sie bis zu 4,5 Meter lange Binden nehmen. Diese Kriya heilt Krankheiten, die von einem Übermaß an Schleim im Körper herrühren.

Danta-Dhauti

Danta-mula-dhauti ist schlicht Zähne- und Zahnfleischputzen. In alter Zeit benutzte man dafür das Pulver der Betelnuss, Neempulver oder Heilerde. Jihva-Shodhana oder Zungenreinigung wird mit einem Zungenspatel, einem Löffel oder den Fingern ausgeführt.

Kama-Dhauti

So bezeichnet man die Reinigung der Ohren. In der Gheranda-Samhita heißt es wörtlich: „Säubere die beiden Ohröffnungen mit dem Zeige- oder Ringfinger. Wenn du dies täglich tust, wirst du Nada hören, den mystischen Klang." Da der Gehörgang leicht beschädigt werden kann, sollten Sie hier Vorsicht walten lassen.

Vamana-Dhauti

Lösen Sie eine Prise Salz in zwei bis vier Gläsern warmem Wasser auf und trinken Sie es. Dann lösen Sie mit drei Fingern im Hals einen Würgereflex aus, um das Wasser zu erbrechen. Mit etwas Übung können Sie das Wasser früher oder später auch ohne Zuhilfenahme der Finger erbrechen.

Jala-Dhauti

Diese Übung reinigt den Magen und regt die Darmtätigkeit an. Trinken Sie ein Glas warmes Wasser mit Zitronensaft und eventuell ein wenig Honig. Als Veganer nehmen Sie Agavendicksaft oder Ahornsirup, aber verwenden Sie nur ganz wenig. Der Zitronensaft sollte frisch gepresst sein: eine halbe Zitrone auf ein halbes Glas Wasser, für ein größeres Glas den Saft einer ganzen Zitrone.

Basti oder Vasti

Die Gheranda-Samhita beschreibt zwei Arten von Vasti: Jala-Vasti (Wasser-Vasti) und Suska-Vasti (trockene Vasti). Ursprünglich wurde erste Form mit einem zu einem

Strohhalm zusammengerollten Bananenblatt ausgeführt, das man in den Anus einführt. Dann setzt der Yogi sich bis zum Nabel in Wasser und saugt dieses in den Darm. Dort wird das Wasser eine Zeitlang gehalten, sodass es den Dickdarm reinigt. Der Yogi übt dabei Uddiyana-Bandha (Seite 222) als Verschluss. Durch Öffnung des Schließmuskels und Kreisen der Bauchmuskeln wird es wieder ausgeschieden. Durch die Hockstellung entsteht ein Vakuum im Dickdarm, durch Nauli (Seite 70) wird das Wasser bewegt. Heute kann man dazu eine Analdusche benutzen, doch seien Sie vorsichtig. Das Wasser darf nicht zu weit den Darm hinaufsteigen. Bei Suska-Vasti führt der Übende Pashimottasana (Seite 118) aus und entspannt dabei die Eingeweide. Mit der Ashvini-Mudra wird der Anus verschlossen. Diese Übung soll Agni, das Verdauungsfeuer, anregen und bei Verstopfung helfen.

Neti

Diese Übung reinigt Nasenlöcher und Nasennebenhöhlen. Sie wird in zwei Formen praktiziert: Sutra-Neti mit einem Gummikatheter oder einem Baumwollband, Jala-Neti mit warmem Salzwasser.

Sutra-Neti

Bei der „Fadenreinigung" wird ein dünner Gummikatheter oder ein ebenso dünnes Baumwollband durch das Nasenloch eingeführt, bis das Ende hinten im Hals ankommt. Wenn Sie mit dem Katheter Schwierigkeiten haben, drehen Sie ihn leicht. Sobald er im Mund ankommt, ziehen Sie ihn durch den Mund heraus.

Jala-Neti

Bevor Sie diese Kriya-Übung ausführen, sollten Sie die Nase putzen.

1. ¼ Teelöffel Salz in warmem Wasser auflösen und in ein Neti-Kännchen mit langem Schnabel füllen. Nehmen Sie nicht zu viel Salz, sonst brennt es in der Nase. Auch zu wenig Salz verursacht Schmerzen.
2. Legen Sie den Kopf zur Seite, öffnen Sie den Mund weit, sodass Sie atmen können. Führen Sie den Schnabel der Kanne ins linke Nasenloch ein. Lassen Sie das Wasser langsam einfließen, sodass es aus dem rechten Nasenloch austritt.
3. Nachdem das Wasser durch das rechte Nasenloch herausgeflossen ist, beugen Sie Kopf und Rumpf nach unten (Uttanasana, Seite 94). Atmen Sie 4-mal alle Luft aus den Lungen aus. Danach füllen sich die Lungen automatisch wie bei Kapalabhati (Seite 71). Atmen Sie nicht zu heftig aus, sonst dringt Wasser ins Innenohr oder in die Nebenhöhlen, was meist unangenehm bis schmerzhaft ist.
4. Wiederholen Sie das Ganze (2 und 3) mit dem anderen Nasenloch.

Jala-Neti ist die Kriya-Übung, die am wenigsten unangenehm ausfällt und trotzdem hilfreich ist. Sie sollte bei jedem Yogi zum Morgenritual zählen.

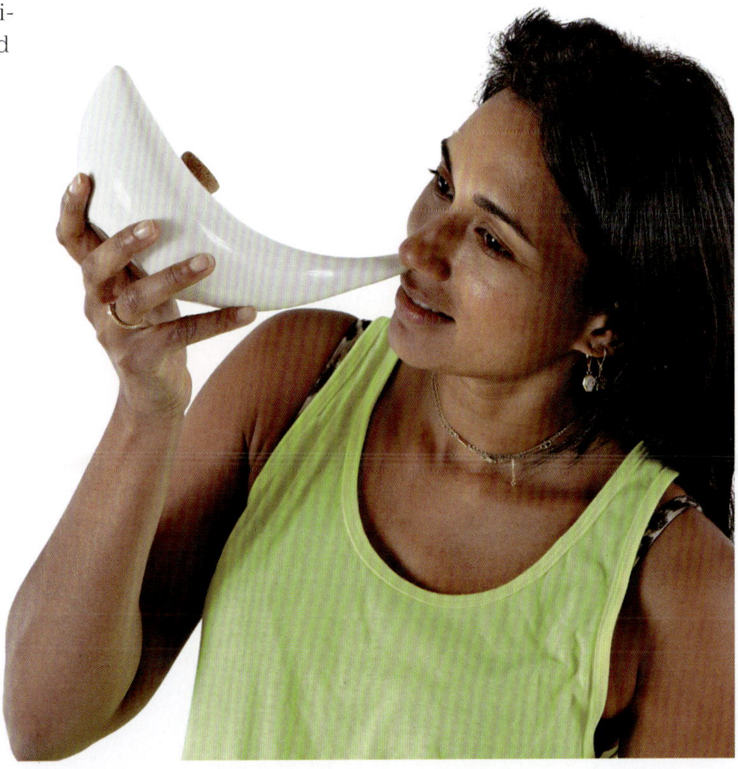

Bei Jala-Neti werden Nebenhöhlen und Nasenlöcher mit Salzwasser gespült. Die Übung wird für das morgendliche Pranayama jedes Yogi empfohlen.

Nauli

Die effektivste aller Reinigungstechniken ist das Kreisen des Bauches, bei dem der Yogi die volle Kontrolle über die Bauchregion ausübt. Regelmäßige Übung regt die Verdauung an und stärkt die Bauchmuskeln, Eingeweide, Fortpflanzungs- und Ausscheidungsorgane. Sie verbessert die Elastizität der Lunge und Stärke und Beweglichkeit des Zwerchfells. Außerdem werden Leber, Bauchspeicheldrüse, Nieren und Nebennieren angeregt. Nauli dient außerdem zur Überwindung sexueller Probleme. Es wirkt gegen Verstopfung, Verdauungsschwäche, übermäßige Säureproduktion im Magen sowie Blähungen. Und es reguliert den Appetit ebenso wie den Hormonspiegel und die damit einhergehenden Stimmungsschwankungen.

Bei dieser Übung wird die gerade Bauchmuskulatur wiederholt so angespannt, sodass sich eine wellenförmige Bewegung ergibt. Dabei hält der Übende den Atem an. Wie häufig Sie den Zyklus wiederholen können, hängt also davon ab, wie lang Sie den Atem anhalten können.

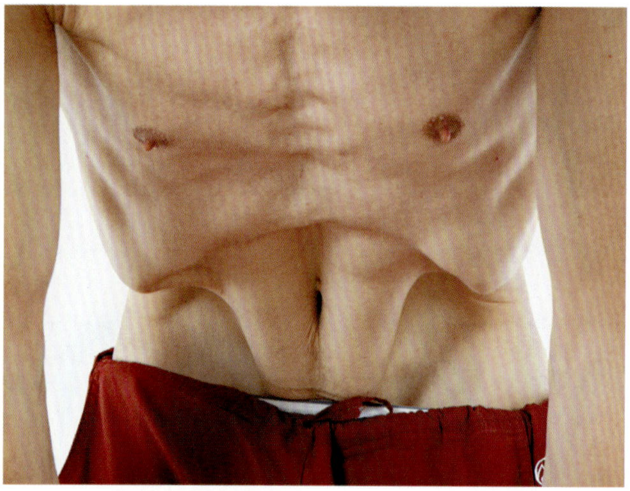

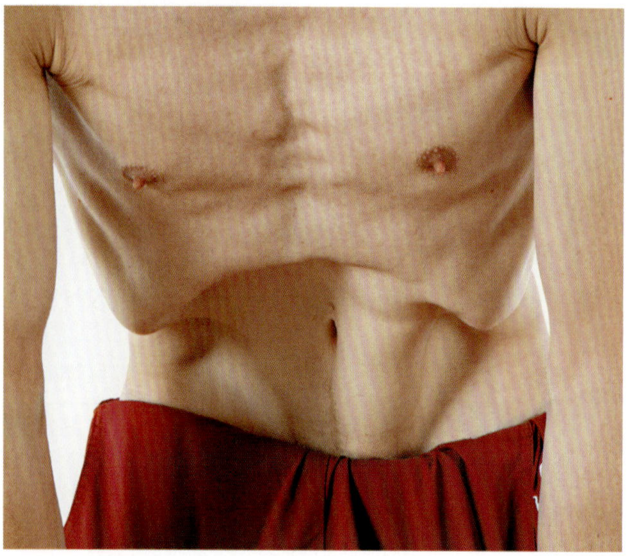

Bei Nauli werden die geraden Bauchmuskeln isoliert und in eine wellenförmigen Bewegung gebracht. Nauli gehört zu den anspruchsvollen Übungen und sollte unter Anleitung eines erfahrenen Lehrers erlernt werden.

1. Die Füße stehen etwas mehr als hüftbreit auseinander. Gehen Sie leicht in die Knie und stützen Sie sich mit den Händen auf den Knien ab. Durch die Nase ein- und kraftvoll durch den Mund ausatmen, dann die Bauchdecke Richtung Wirbelsäule ziehen. Das ist Uddiyana-Bandha.
2. Heben Sie die rechte Hand, der Druck auf das linke Knie bleibt erhalten. Beugen Sie sich dabei nicht nach rechts. So isolieren Sie den linken Strang der geraden Bauchmuskeln. Das ist Vama-Nauli.
3. Atmen Sie aus und lösen Sie Uddiyana-Bandha.
4. Nun heben Sie die linke Hand und isolieren Sie den rechten Strang der Bauchmuskulatur. Das ist Daskina-Nauli.
5. Üben Sie, bis Sie den linken und rechten Strang der Bauchmuskeln gleichzeitig isolieren können. Dabei zeichnet sich die gerade Bauchmuskulatur deutlich sichtbar ab und Sie haben beide Hände von den Knien gelöst. Das ist Madhyama-Nauli.
6. Sobald Sie die Bauchmuskeln isolieren können, üben Sie das Kreisen: Sie isolieren zuerst die eine Seite, dann die andere, zuerst im Uhrzeigersinn, dann entgegen. Wie lang Sie üben, hängt davon ab, wie lang Sie den Atem anhalten können. Kontrollieren Sie Ihre Fortschritte im Spiegel, damit Sie wirklich eine kreisende Bewegung zustande bringen.

Trataka

Trataka bedeutet, dass wir den Blick unverwandt entweder auf ein äußeres (*bahiranga*) oder ein inneres (*antaranga*) Objekt richten. Meist wird die äußere Form geübt. Stellen Sie eine brennende Kerze in Augenhöhe etwa eine Armlänge von den Augen entfernt auf. Der Raum sollte abgedunkelt und frei von Zugluft sein. Nun richten Sie den Blick auf die Flamme, ohne zu blinzeln. Dabei werden Ihre Augen heftig tränen, was alle Unreinheiten beseitigt. Diese Kriya-Übung ist am Anfang vielleicht ein wenig unangenehm, aber vollkommen ungefährlich. Danach können Sie die Uhr-Übung machen: Rollen Sie die Augen, als wären sie die Zeiger einer Uhr. Zuerst im Uhrzeigersinn, dann gleich oft gegen den Uhrzeigersinn. Am Ende schließen Sie die Augen und gönnen ihnen ein paar Minuten Ruhe.

Kapalabhati

Diese Atemübung ist gut für Gehirn und Lungen. Sie reichert das Blut intensiv mit Sauerstoff an und befreit den Körper von Giftstoffen. Bei der gewöhnlichen Atmung geschieht die Einatmung aktiv, die Ausatmung passiv. Bei dieser Übung, die häufig mit einem Blasebalg verglichen wird, kehren wir die Dinge um: Wenn Sie die Luft herauspressen, entsteht ein Vakuum, die Luft wird von selbst wieder angesaugt. Bei Kapalabhati ist die Einatmung eine unwillkürliche Reaktion auf die forcierte Ausatmung.

Die forcierte Ausatmung soll eine Art Massageeffekt auf das Gehirn ausüben. Die meisten Menschen atmen 15-mal pro Minute, was bedeutet, dass das Gehirn bei der Einatmung 15-mal komprimiert und bei der Ausatmung ebenso oft dekomprimiert wird. Bei Kapalabhati wird dieser Vorgang auf 50 bis 100 Wiederholungen pro Minute gesteigert, das Gehirn wird also massiert. Außerdem wird mehr Kohlendioxid abgeatmet als im Normalfall.

1. Setzen Sie sich im Lotos- oder im Schneidersitz bequem hin, die Wirbelsäule bleibt gerade.
2. Schließen Sie die Augen. Legen Sie die Hände auf den Knien ab, die Handflächen zeigen nach oben. Die Spitzen von Zeigefinger und Daumen berühren sich. Alternativ legen Sie den Zeigefinger am Daumenansatz ab.
3. Atmen Sie ein und kraftvoll durch die Nase wieder aus. Die Kraft der Ausatmung sollte die Bauchdecke Richtung Wirbelsäule ziehen, sodass die Einatmung unwillkürlich erfolgt. Fahren Sie 20 bis 30 Sekunden auf diese Weise fort. Sie können die Atemzüge zählen. Beginnen Sie mit 20 Atemzügen und steigern Sie dann wöchentlich jeweils um 10, bis Sie bei 100 Atemzügen angelangt sind. Sie können auch die Zeit messen und diese dann um jeweils 2 Minuten steigern, wenn Ihre Energie steigt. Das Ausatmen sollte 2- bis 3-mal schneller erfolgen als das Einatmen. Atmen Sie etwa 1- bis 2-mal pro Sekunde aus.
4. Am Ende jedes Zyklus atmen Sie voll ein und halten den Atem an, was man *kumbhaka* nennt. Erfahrene Übende führen dabei Mula-Bandha und Uddiyana-Bandha (Seite 222) aus. Üben Sie ohne Anstrengung. Vorsicht: Wenn Sie die Übung fehlerhaft ausführen, schädigen Sie Gehirn und Nervensystem.

Vahnisara

Die Feuerreinigung, auch Agnisara genannt, wird ähnlich ausgeführt wie Kapalabhati. Sie stehen mit gebeugten Knien und stützen sich auf den Oberschenkeln ab. Atmen Sie kraftvoll aus und ziehen Sie den Nabel Richtung Wirbelsäule. Vor dem Einatmen lassen Sie jedoch die Bauchdecke wieder los. Diese Kriya-Übung massiert die inneren Organe und stimuliert Agni, das Verdauungsfeuer, dessen Sitz sich hinter dem Nabel befindet. Die Übung soll Magenkrankheiten heilen. Fangen Sie mit fünf Kontraktionen an (nur beim Ausatmen) und steigern langsam auf zehn.

Nadi-Shodhana-Pranayama

Diese Übung wird auch Anuloma-Viloma genannt. Es handelt sich bei ihr um eine Wechselatmung, die die Nerven reinigt und hohen Blutdruck und ähnliche physische Unausgewogenheiten wieder ins Gleichgewicht bringt. Sie atmen abwechselnd jeweils durch ein Nasenloch, ohne dazwischen den Atem anzuhalten. Führen Sie mit der rechten Hand die Vishnu-Mudra, mit der linken die Jnana-Mudra aus (Seite 224). Atmen Sie durchs linke Nasenloch ein, schließen Sie es mit dem Ringfinger und öffnen Sie das rechte durch Heben des Daumens. Atmen Sie durchs rechte Nasenloch aus und wieder ein, schließen Sie es, atmen Sie durchs linke Nasenloch wieder aus. Dies ist ein kompletter Zyklus. Beginnen Sie mit 12 Zyklen, steigern Sie die Anzahl je nach individuellem Vermögen. Die positiven Wirkungen steigen mit Dauer der Ausführung.

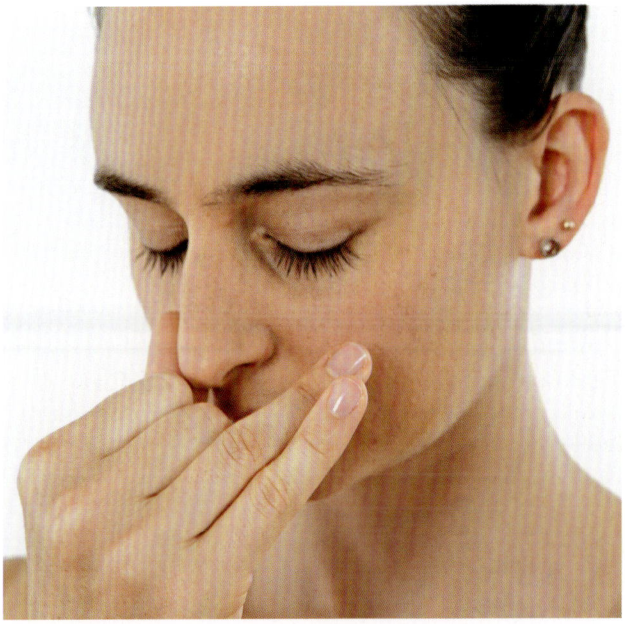

Atemübungen wie Kapalabhati und Nadi-Shodhana-Pranayama sollten Teil der regelmäßigen Yoga-Praxis sein.

Karma

Karma ist das universelle Prinzip von Ursache und Wirkung, dem jede Form von Bewusstsein unterworfen ist. Alle Taten, Gedanken, emotionalen und sonstigen Schwingungen gehorchen einem Gesetz, das den vollkommenen Ausgleich verlangt.

Für die Philosophie des Hinduismus und Buddhismus ist die Vorstellung von „Karma" zentral. Der Begriff kommt von der Sanskritwurzel *kri*, was wörtlich „handeln" bedeutet. Karma ist nicht gleichbedeutend mit Schicksal, da der menschliche Wille frei ist. Karma ist vielmehr das Ergebnis unseres eigenen Tuns, und jede Handlung zeitigt unvermeidlich ihre spezifischen Auswirkungen. Als Faustregel kann man sagen, dass man das erntet, was man sät.

Das Gesetz des Karma bindet alle lebenden Wesen. Der Mensch erzeugt Karma durch seine Gedanken, Worte und Taten, ob er nun selbst der Ausführende ist oder andere zum Handeln veranlasst. Alles, was wir je gedacht, gesagt, getan oder verursacht haben, ist Karma. Alles, was wir im Augenblick denken, sagen oder tun, wird Karma. Die Hinduschriften sprechen von drei Arten von Karma: Sanchita-, Prarabdha- und Agami-Karma.

Sanchita-Karma

Erworbenes Karma

Dies ist das Karma, das wir in allen früheren Wiedergeburten angesammelt haben, das aber noch nicht realisiert wurde – die Summe allen noch nicht gereiften Karmas aus früheren Existenzen. Jedes Geschöpf sammelt stets neues Karma an oder baut altes ab. Es wäre unmöglich, all dieses Karma in einer Lebenszeit zu verwirklichen, daher nehmen wir es in künftige Existenzen mit. Die Prägungen, die wir aus früheren Leben mitbringen, schaffen unsere Persönlichkeit, Neigungen und Talente. Unsere Fähigkeiten, Einstellungen und Vorlieben sind also Frucht unseres früheren Denkens und Handelns.

Prarabdha-Karma

Gegenwärtiges Karma

Aus dem Vorrat des Sanchita-Karma reifen bestimmte Impulse für das gegenwärtige Leben: Prarabdha-Karma, der Sanskritbegriff für „erwecktes Handeln". Damit ist der Teil des Sanchita-Karma gemeint, der in der Vergangenheit entstanden ist und aktuell reift. Dieses Karma ist wie ein abgeschossener Pfeil: Es ist so gut wie unmöglich, seine Richtung noch zu ändern. Dieses Karma lässt sich nicht mehr auslöschen, es muss durchlebt werden, weil es schon in der Verwirklichung begriffen ist.

Agami-Karma

Sich näherndes Karma

Dies der Teil unseres aktuellen Karmas, den wir unter Kontrolle haben. Es umfasst alles, was wir in diesem Leben entstehen lassen, also das Karma, das künftig reifen wird. Ein Teil des Agami-Karma verwirklicht sich schon in dieser Existenz, der Rest wird zum Sanchita-Karma. Wir sind zwar frei in unserem Handeln, doch unsere Neigungen und Gewohnheiten (Sanchita- und Prarabdha-Karma) beeinflussen das Agami-Karma. Wer sich jedoch seiner Handlungen voll bewusst ist, kann gutes Karma schaffen.

Können wir unser Karma ändern oder auslöschen?

Der Strom des Karma ist unendlich. Die Resultate können gut oder schlecht sein, das hängt von unserer Wahrnehmung ab. Bewusstheit hilft, unsere Tendenzen unter Kontrolle zu bringen. Doch Karma, das bereits ein Resultat hervorgebracht hat (oder dabei ist), kann nicht geändert werden. Prarabdha-Karma muss erduldet werden. Spirituelle Lehrer gehen davon aus, dass man Sanchita-Karma durch gute Taten „löschen" kann: durch Gebet, Meditation, selbstloses Dienen. Agami-Karma kann durch Achtsamkeit am Entstehen gehindert werden.

Wer immer in der Welt der Erscheinungen lebt, ist dem Gesetz des Karma unterworfen. Um den Zyklus von Leben, Tod und Wiedergeburt hinter sich zu lassen, muss der Mensch sein individuelles Karma aufbrauchen und sein wahres Selbst als Einheit mit Brahman erkennen.

Im Hinduismus und im Buddhismus bedeutet *Karma* die Gesamtheit der Handlungen eines Individuums in dieser und in früheren Existenzen. Es beeinflusst unser Leben, bis es sich erschöpft hat.

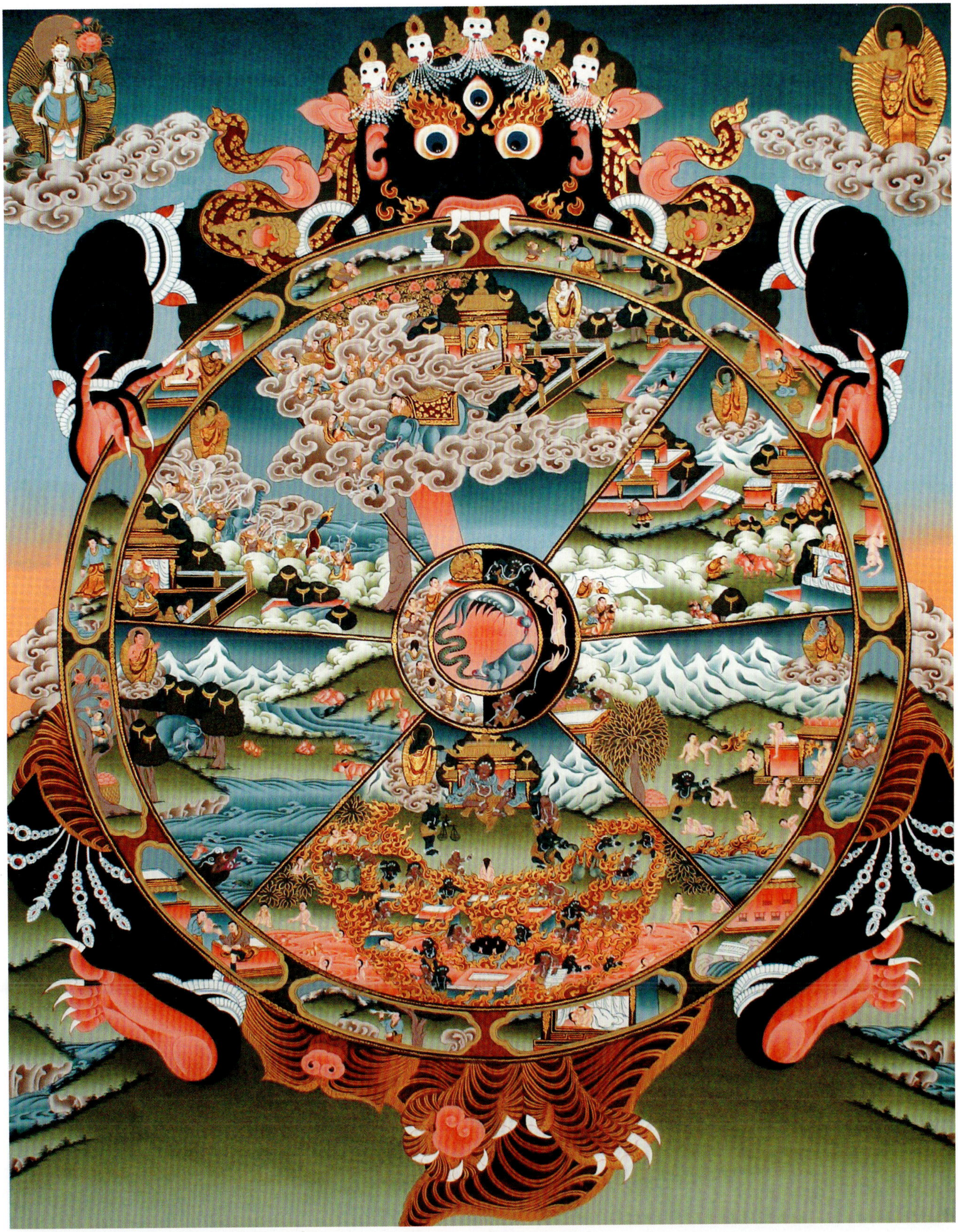

Yoga und Ernährung

Möge Nahrung deine Arznei sein und Arznei deine Nahrung.
Hippokrates (460–370 v. Chr.)

Die Ernährung eines Yogi soll so natürlich wie möglich sein. Jeder, der den Prinzipien des Yoga folgt, muss bei seiner Ernährung darauf achten, dass die Umwelt geschont, Ressourcen nicht erschöpft und Tiere gut behandelt werden. Daher ernährt sich der Yogi traditionell von *phala mula*, Früchten und Wurzeln. Das bedeutet: Vollkorngetreide, Bohnen, Wurzelgemüse, Samen und Nüsse, Früchte und Blattgemüse sowie gelegentlich Milchprodukte. Doch wenn ein Yogi isst, richtet er seine Aufmerksamkeit auch auf die geistige Wirkung seiner Nahrung.

Was der moderne Yogi essen soll, um Körper und Geist zu nähren, wird in vielen Yoga-Schulen kontrovers diskutiert. Viele Yogis ernähren sich vegan, weil sie die Bedingungen der Tierhaltung ablehnen, andere ernähren sich nur von Rohkost.

Das Richtige essen

Da wir uns von der inneren Essenz der Lebensmittel nähren, ist eine reine und gemäßigte Ernährung, die durch das Zusammenwirken von Sonne, Luft, Erde und Wasser entsteht, das Beste für unser geistiges und körperliches Wohlbefinden. Diese Nahrungsmittel schenken uns Harmonie und Vitalität. Sie sind voller Prana und halten den Körper schlank und geschmeidig, damit sich auch der Geist konzentrieren kann.

Du bist, was du isst. Dieser Satz gilt auch für den Yogi. Wir sollten also darauf achten, dass unsere Ernährung sattvische Qualität hat (Seite 75) und unser Prana stärkt.

Die drei Gunas – Sattva, Rajas und Tamas – schaffen zusammen das Gewebe der Wirklichkeit (Seite 17). Sie sind ursprünglich gleich stark. In unserer Welt jedoch

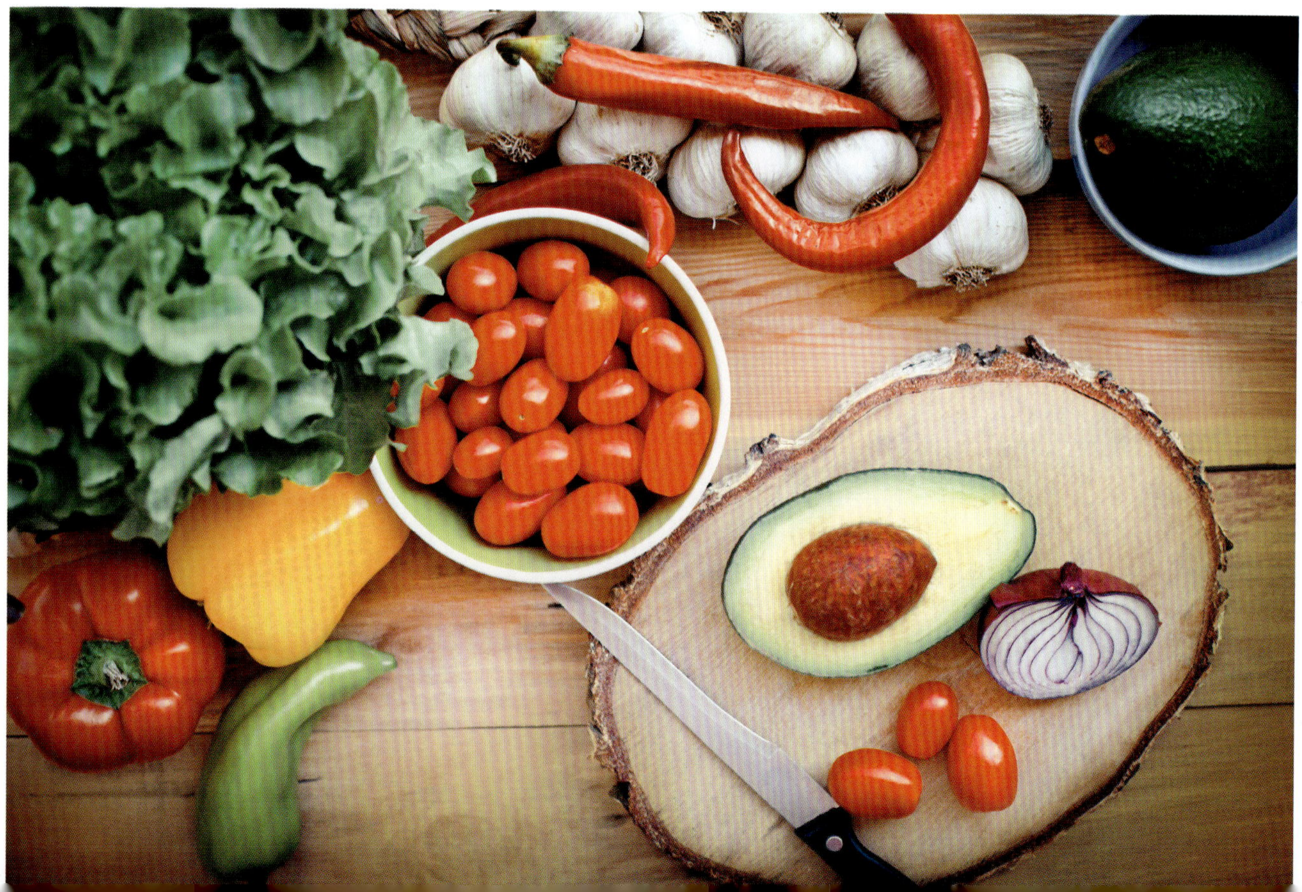

herrscht immer eine dieser Qualitäten vor, kann aber gleichwohl nur bestehen, wenn die beiden anderen zugegen sind. Welcher Guna vorherrscht, zeigt sich in unserem Denken und Handeln, aber auch in der Nahrung, die wir zu uns nehmen. Reinheit der Nahrung zieht innere Reinheit nach sich. Je reiner, sattvischer unsere Ernährung ist, desto leichter können wir unser Bewusstsein wandeln. Schließlich verlieren Nahrungsmittel aus der Rajas- oder Tamas-Gruppe ihren Reiz, wodurch uns Asanapraxis, Pranayama und Meditation leichter fallen.

Beim Essen sollten wir die Hälfte des Magens mit festen Nahrungsmitteln füllen, ein Viertel mit Flüssigkeit (Wasser oder gesunde Säfte) und ein Viertel leer lassen, was die Verdauung erleichtert. So beugen wir auch geistigem Stress vor.

Für Reinigungszwecke ist Rohkost unverzichtbar. Naturbelassene Nahrung ist die beste Pranaquelle überhaupt. Durch Rohkost können wir Prana mehren, nicht nur im Körper, sondern auch im Geist. Außerdem reinigt Rohkost die Nadis oder Energiekanäle. Bei der täglichen Ernährung wäre ein Rohkostanteil von etwa 50 bis 80 Prozent optimal.

Fleisch hingegen stammt von Geschöpfen, deren Körper diese optimale Pranaquelle bereits verwertet hat. Fleisch enthält zudem viele Giftstoffe, während es ihm gleichzeitig an Vitaminen und Mineralstoffen mangelt. Die Anatomie des Menschen gleicht eher der pflanzenfressender als fleischfressender Tiere. Wenn wir Fleisch verzehren, zwingen wir unseren Körper, etwas zu verdauen, worauf er nicht ausgelegt ist.

Doch Fleischkonsum hat auch aus ökologischer Sicht einige Nachteile: 50 Prozent der Weltgetreideproduktion werden an Schlachtvieh verfüttert. Das ist letztlich reine Verschwendung, denn ein Hektar Getreide liefert uns mehr Protein als die Schlachttiere, die man mit dieser Menge Getreide ernähren kann. Bei Gemüse ist das Missverhältnis zehnmal höher, vom Blattgemüse ganz zu schweigen.

Proteinmangel

Die Menschen heute wissen zwar über die Vorteile einer vegetarischen Lebensweise Bescheid, dennoch können die wenigsten sich dafür begeistern. Die meisten Fleischesser fürchten, sie könnten zu wenig Protein abbekommen. Ohnehin schätzt man im Westen den Proteinbedarf zu hoch ein. Wissenschaftliche Untersuchungen zeigen, dass pflanzliche Nahrung den Körper vollständig mit

Sich pflanzlich zu ernähren ist gut – für Sie und für die Erde. Viehzucht verbraucht viel zu viel Energie und natürliche Ressourcen.

Die Ernährung des Yogi und die drei Gunas

Die drei Gunas stellen Qualitäten dar, die alles Existierende prägen. Sie können uns auch bei der Nahrungsauswahl helfen. Die drei Gunas sind immer im Fluss, sodass meist einer vorherrscht. Sattvische Nahrung dient unserer Gesundheit am besten.

Sattva und Nahrungsmittel mit Sattva-Qualität

Sattva ist Reinheit und Harmonie, die ausgleichende Kraft, die spirituelle Entwicklung fördert. Eine sattvische Ernährung besteht aus natürlichen, organischen, einfachen, reinen, frischen Nahrungsmitteln, die in Harmonie mit der Natur und in guter Erde reifen konnten und entweder roh oder gekocht in einer Haltung der Hingabe verzehrt werden. Eine solche Ernährung hält uns gesund, schützt den Körper und reinigt den Geist.

Sattva-Nahrungsmittel: Früchte, Gemüse, Getreide, Nüsse, Samen, Vollkornbrot, Sprossen, Honig

Rajas und Nahrungsmittel mit Rajas-Qualität

Rajas ist Aktivität, die anregende Kraft, die den Wandel herbeiführt und das Gleichgewicht stört. Zu diesem Guna gehören Emotionen wie Angst, Verlangen, Anziehung, Abneigung und Aufregung, aber auch Qualitäten wie Geschwindigkeit und Bewegung. Rajas-Nahrungsmittel sind heiß, bitter, sauer, trocken oder salzig. Sie stören das Gleichgewicht zwischen Körper und Geist, indem sie den Körper aktivieren. Zu viel Rajas stimuliert zu stark und weckt dadurch die Leidenschaften; das lässt den Geist unruhig und unkontrollierbar werden.

Rajas-Nahrungsmittel: scharfe Gewürze, stark aromatische Kräuter, Kaffee, Tee, Fisch, Eier, Salz und Schokolade

Tamas und Nahrungsmittel mit Tamas-Qualität

Tamas ist die passive Kraft der Negation und Hemmung, die der Veränderung entgegenwirkt. Sie verkörpert Dunkelheit, Gefühllosigkeit, Anhaftung, Depression, Lethargie, Trägheit, Schwere, Stagnation und Unwissenheit. Tamas-Nahrungsmittel nützen weder Geist noch Körper. Sie schwächen das Immunsystem und die Geisteskräfte und fördern blinde Emotion, zum Beispiel Zorn und Gier.

Tamas-Nahrungsmittel: Fleisch, Zwiebel, Knoblauch, fermentierte Nahrungsmittel wie Essig, alles Überreife oder Abgestandene, Alkohol

allen notwendigen Proteinen versorgen kann. Nüsse, Milchprodukte, Spirulina-Algen und Gemüse liefern Proteine in hochwertiger Form. Ironischerweise nehmen gerade Fleischesser die minderwertigste Form zu sich, die den Körper massiv mit Harnsäure belastet, welche die Leber nicht verarbeiten kann. Ein Teil der Harnsäure wird zwar wieder ausgeschieden, das meiste aber in den Gelenken abgelagert, was anfangs zu Steifheit führt, am Ende aber zu Gicht und Rheuma.

Die Vorzüge vegetarischer Ernährung

Vegetarische Ernährung ist reich an Ballaststoffen und mehrfach ungesättigten Fettsäuren. Mangel an Ballaststoffen, wie sie vor allem in pflanzlicher Rohkost enthalten sind, führt zu Darmerkrankungen. Ein gesunder Darm ist jedoch die Voraussetzung, dass der Körper als Ganzes gesund bleibt. Essen Sie also, um zu leben. Leben Sie nicht, um zu essen. Verglichen mit Fleischessern verzehren Vegetarier mehr als doppelt so viel Ballaststoffe, dafür aber weniger Fett, die verzehrten Fette jedoch sind reich an mehrfach ungesättigten Fettsäuren. Gesättigte Fette aus tierischen Nahrungsmitteln treiben nur den Cholesterinspiegel in die Höhe.

Die Umstellung auf vegetarische Ernährung

- Gehen Sie es langsam an: Reduzieren Sie einfach Ihre Fleisch- oder Fischportion und essen Sie stattdessen mehr frisches Gemüse, Obst, Nüsse, Vollkorn und Hülsenfrüchte.
- Sorgen Sie regelmäßig für hochwertige Proteine: Nüsse, Hülsenfrüchte, Vollkorn und Käse.
- Legen Sie sich einen Mixer oder Entsafter zu. Wenn Sie bestimmte Obst- oder Gemüsesorten nicht mögen, machen Sie Saft oder ein Mixgetränk daraus.
- Essen Sie jeden Tag einen Salat aus rohem Gemüse, nach Möglichkeit mit viel grünem Blattgemüse.
- Garen Sie Gemüse nur kurz, damit es seine Nährstoffe behält. Besser dämpfen oder als Pfannengemüse servieren.
- Essen Sie täglich frisches Obst.
- Meiden Sie industriell verarbeitete Nahrungsmittel wie Weißmehl, Weißbrot, Kuchen, Dosenobst und -gemüse, Limonaden, Fruchtsäfte und gesättigte Fette.
- Wärmen Sie nichts auf, da es sonst seinen guten Geschmack verliert.
- Trinken Sie viel Wasser und statt Schwarztee und Kaffee lieber Kräutertee oder frisch gepressten Fruchtsaft.

Statistisch gesehen haben Vegetarier ein deutlich geringeres Risiko, Herz- oder Nierenerkrankungen bzw. Krebs zu entwickeln. Ihr Immunsystem funktioniert besser als das von Fleischessern und sie leiden seltener unter Übergewicht. Auch Osteoporose, der Abbau von Knochenmasse, worunter gerade Frauen in den Wechseljahren so häufig leiden, kommt bei Vegetariern deutlich seltener vor.

Darüber hinaus muss vegetarische Ernährung nicht fade sein. Die Auswahl köstlicher vegetarischer Gericht ist enorm und kann jeden Gaumen zufriedenstellen. Je weniger Fleisch Sie essen, desto geschmeidiger und beweglicher werden Sie und desto ruhiger wird auch Ihr Geist.

Der Übergang zur vegetarischen Ernährung

Wenn Sie auf eine vegetarische Ernährung umstellen möchten, lassen Sie es langsam angehen. Vollziehen Sie die einzelnen Schritte, weil Sie es wollen, nicht weil Sie meinen, es zu müssen. Manchen Menschen fällt die Umstellung auf fleischlose Kost schwer, sie geben dann frustriert nicht nur die vegetarische Ernährung, sondern Yoga überhaupt auf. Es ist allemal besser, bei einer Ernährungsform zu bleiben, mit der Sie sich wohlfühlen, und Yoga zu üben, als die Praxis aufzugeben, weil Sie mit einer rein pflanzlichen Ernährungsweise nicht zurechtkommen.

Lassen Sie zuerst rotes Fleisch weg, dann Geflügel und schließlich Fisch und Meeresfrüchte. Ersetzen Sie sie durch frisches Obst und Gemüse sowie unbehandelte Nüsse. Suchen Sie in Büchern und im Internet nach leckeren Rezepten. Wenn Ihnen schmeckt, was Sie essen, gestaltet sich die Umstellung deutlich leichter.

Die Philosophie der vegetarischen Ernährung

Wenn wir darüber nachdenken, ob wir unsere Ernährung umstellen sollen, sollten wir uns auch Gedanken machen, ob wir es mit unseren ethischen Grundsätzen vereinbaren können, ein lebendiges Geschöpf zu essen, das unter barbarischen Bedingungen geschlachtet wurde. Wir kaufen unser Fleisch fein säuberlich abgepackt im Supermarkt

Was der Körper braucht

Kohlehydrate und Fett liefern uns Energie, während Proteine, Vitamine und Mineralstoffe die Bausteine des Körpers sind. Der jeweilige Bedarf ist individuell verschieden. Aktive Menschen brauchen mehr Kohlehydrate und Fette, Kinder und Schwangere hingegen mehr Protein und Kalzium.

und blenden die Realität der Massenschlachtung aus. *Ahimsa* – das Gesetz des Nicht-Schadens – gehört zu den wichtigsten Grundsätzen des Yoga. Für einen Yogi ist das Leben heilig.

Heilfasten

Auch durch Fasten können wir lernen, Geist und Körper zu lenken. Unsere Verdauung verbraucht eine Menge Energie. Wenn wir ihr ein wenig Ruhe gönnen, können wir die frei gewordene Energie für spirituelle Zwecke oder für die Heilung unseres Körpers einsetzen. Heilfasten hat nichts mit den üblichen Diäten zu tun.

Heilfasten bedeutet jedoch nicht automatisch vollständigen Nahrungsverzicht, denn es gibt verschiedene Fastenformen. Beim Saftfasten nehmen Sie Flüssigkeit zu sich: Wasser, frische Obst- und Gemüsesäfte. Eine andere Form des Fastens besteht darin, über einen gewissen Zeitraum nur ein bestimmtes Nahrungsmittel, zum Beispiel Wassermelone, zu verzehren, um den Körper zu reinigen. Eine weitere Methode ist, zweimal pro Woche nur morgens eine Mahlzeit zu sich zu nehmen und dann bis zum nächsten Morgen zu fasten.

Am besten ist es, in der Gruppe und unter Anleitung eines Lehrers zu fasten. Wenn Sie allein fasten, dann höchstens einen Tag im Monat. Jede Fastenperiode sollte an einem Nicht-Arbeitstag beginnen. Meditation hilft, aber auch leichte Bewegung an der frischen Luft. Fasten Sie nicht länger als 36 Stunden am Stück. Durch den Abbau von Schlacken und Giftstoffen kann es zu Schmerzen und Übelkeit kommen. Sind die Beschwerden sehr stark, geht der Entgiftungsprozess zu schnell vonstatten und Sie sollten eine Kleinigkeit essen.

Frisch gepresster Saft ist eine köstliche Art, mehr Obst und Gemüse zu sich zu nehmen.

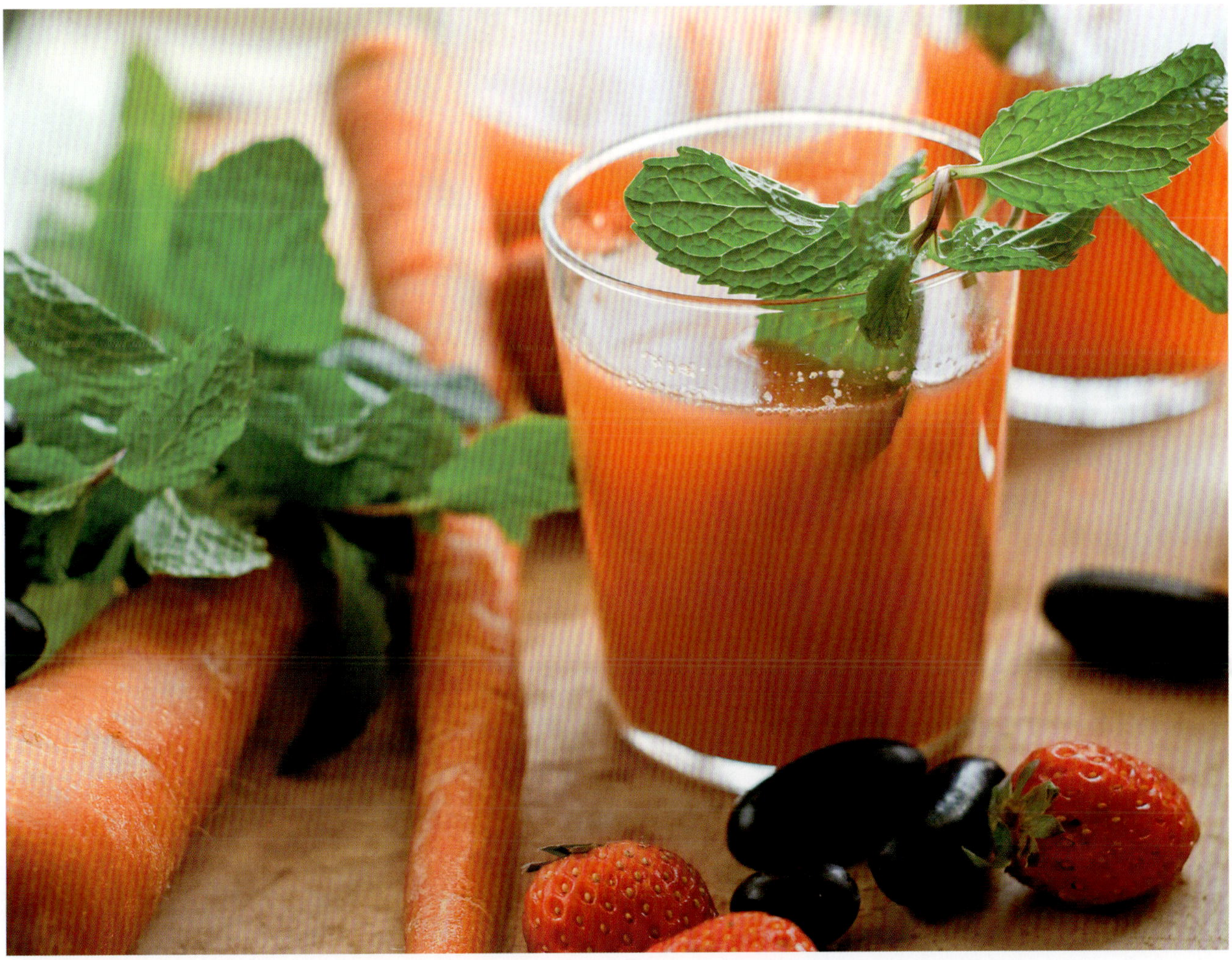

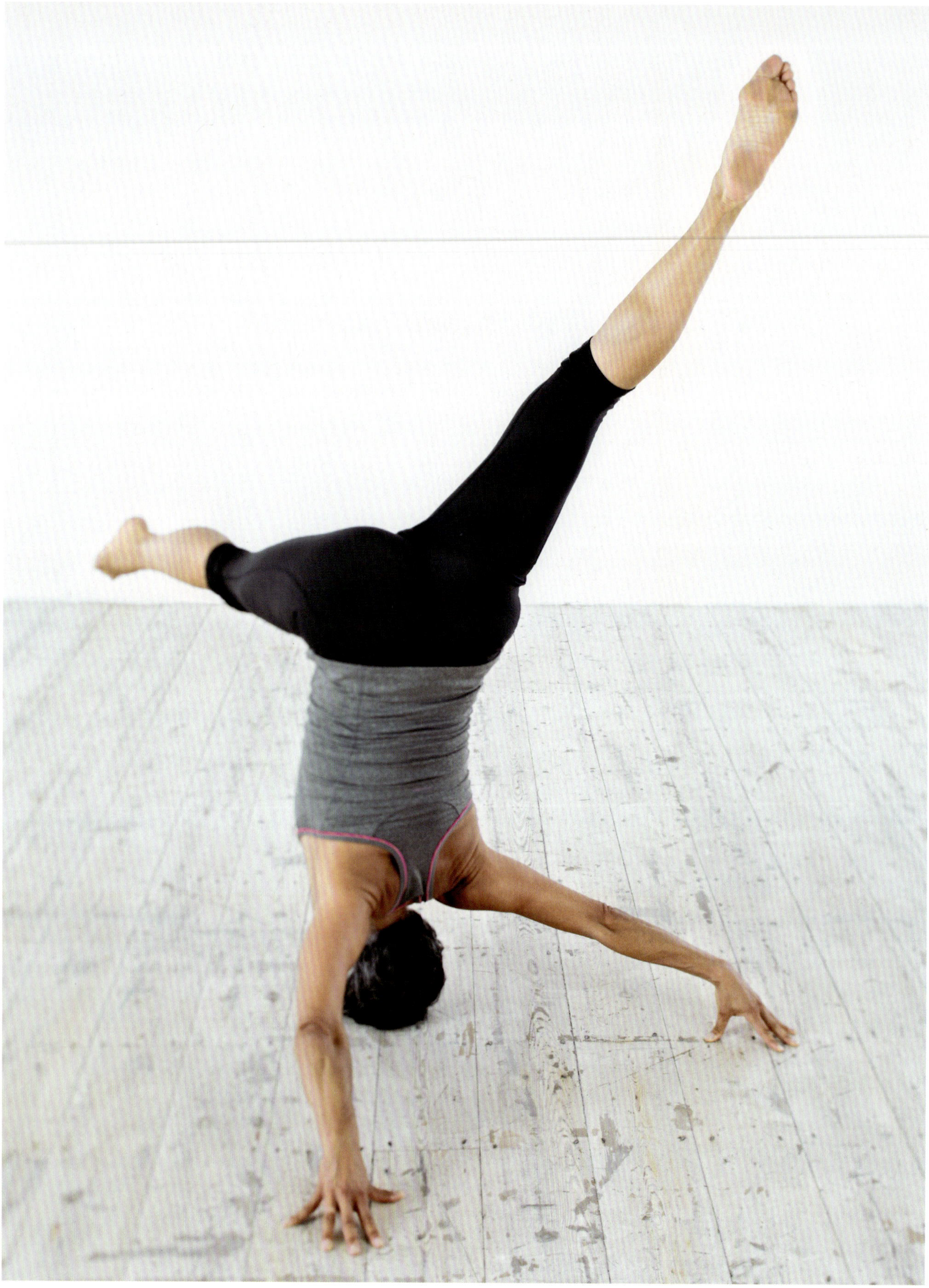

Asanas

Die meisten von uns begegnen Yoga zunächst in Form der Asana-Praxis. Unser erster Eindruck ist also geprägt vom körperlichen Erleben. Asanas sind das Tor zu höheren Bewusstseinszuständen. Sie bieten die Grundlage, auf der wir Körper, Atem und Geist erkunden. Ursprünglich war mit dem Begriff *asana* die Sitzhaltung gemeint, in der der Yogi seine spirituelle Praxis übte. Heute wird er ganzheitlicher verstanden. Asanas werden nicht nur für die Meditation genutzt, sondern auch, um unsere Suche nach Erleuchtung auf eine physisch gesunde Grundlage zu stellen.

Die Vorteile der Asana-Praxis

Körper und Geist lassen sich nicht voneinander trennen. Der berühmte Yogi B. K. S. Iyengar bezeichnet den Körper als grobstoffliche Form des Geistes und den Geist als feinstoffliche Essenz des Körpers. Die Asanas aber dienen dazu, beides in Einklang zu bringen.

In Patanjalis Yoga-Sutren ist die Asana-Praxis das dritte Glied des achtfachen Pfades, die Grundlage für das Leben als Yogi. Patanjali definiert asana als *sthira sukham asanam*. Gewöhnlich wird das als „gleichbleibende, bequeme Haltung" übersetzt. Doch wie perfekt Sie eine Übung auch ausführen, solange Atem und Geist nicht im Einklang mit dem Körper stehen, machen wir kein Yoga. Im Yoga geht es nicht um ausgefallene Posen, sondern um die innere Beherrschung der Stellung. Die regelmäßige Übung der Asanas schenkt uns Gesundheit. Die Übungen stärken die Muskeln und den Muskeltonus, verbessern das Gleichgewicht, vermehren die Knochenmasse, fördern die Verdauung und beruhigen die Nerven. Es ist in Ordnung, wenn wir die Übungen machen, um fit zu bleiben, doch ist das nicht das Ziel von Yoga. Asana ist nur die Vorbereitung auf Pranayama und Meditation. Nur wenn der Geist Ruhe findet, kann die stetige Konzentration der Meditation entstehen.

Wird ein Asana korrekt und voller Achtsamkeit ausgeführt, ist jede Bewegung flüssig. Das erzeugt eine Leichtigkeit im Körper, die dem Geist ein Gefühl der Freiheit schenkt. Mit Asanas erforschen wir unser Bewusstsein. Unser Körper wird zum Instrument, mit dem wir den Geist zähmen. In dieser Haltung sehen wir unsere Alltagsprobleme in einem anderen Licht und können dafür eine Lösung finden. Diese Art der Achtsamkeit ist ein zentraler Punkt im Hatha-Yoga – und sehr viel wichtiger als Beweglichkeit oder die Ausführung schwieriger Stellungen.

Asanas sind das Tor zu unserem Innersten. Wenn wir uns von der Peripherie nach innen vorarbeiten, begeben wir uns auf die Reise zur Seele.

Asana-Praxis

Selbst Anfänger üben mit mehr Anmut und Kontrolle, wenn sie sich auf Bewegung und Atmung konzentrieren können. Die Asana-Praxis schult Körper und Geist im Standhalten, da beide Schwierigkeiten ertragen lernen müssen. Man nennt dies auch *tapas*, Glut, Hitze, Askese – gemeint sind intensive spirituelle Übungen, die von der brennenden Sehnsucht getragen sind, Brahman zu verwirklichen. Der Weg ist das Ziel, die Mühe, die es uns kostet, eine bestimmte Stellung einzunehmen, ist also vielleicht wichtiger als die Stellung selbst.

Wenn wir uns bei der Übung auf den Körper konzentrieren, dann ist das fortgeschrittener Yoga, wie simpel die Stellung auch immer sein mag. Zerstreutheit bei der Übung ist das Werk des Anfängers. Richten Sie Ihre Aufmerksamkeit auf den Körper, konzentrieren Sie sich auf Atmung, Dehnung, Gelenke oder Bewegung.

Viele Asanas tragen Tiernamen. Die alten Rishis beobachteten diese Tiere, die in Harmonie mit ihrer Umwelt lebten. Die Asanas spiegeln ihre Bewegung wider. Haben wir eine Übung gemeistert, werden wir feststellen, dass sich dabei ein anderer Bewusstseinszustand einstellt. Wenn ein Asana sich zu schwer oder unangenehm anfühlt, stimmt etwas nicht.

Versuchen Sie, sich möglichst anmutig in die Stellung zu begeben und sie genauso anmutig wieder zu lösen. Stellen Sie sich vor, Sie hätten Publikum. Im Allgemeinen achten wir dann besser auf die Ausführung der Bewegungen.

Yogakurse

Sogar als Lehrer kann es der eigenen Praxis nützen, hin und wieder einen Kurs zu machen. Die Beobachtung anderer, die Einstimmung auf deren Bewegung, lässt ein kollektives Bewusstsein entstehen, von dem wir viel lernen können.

Die Übung mit anderen sorgt für Unterstützung und Ermutigung. Wenn man allein übt, sozusagen „ohne Zeugen", neigt man dazu, schwierige Stellungen zu früh abzubrechen, weil Körper oder Geist uns glauben machen: „Jetzt geht nichts mehr!" Im Kurs wird man darüber hinaus vom Lehrer korrigiert, was den Fortschritt fördert. Wenn die Stellung merkwürdig aussieht, fühlt sie sich vielleicht auch so an.

Viele Schüler fühlen sich gestört, wenn sie ihre Matte nicht auf eine bestimmte Weise ausrollen können. Doch vergessen Sie nicht: Sie brauchen nichts, um Yoga zu üben – außer dem eigenen Körper.

Geduld

Geduld ist eine wichtige Voraussetzung im Yoga. Fortschritte erzielen Sie nur, wenn Sie langsam und Ihren Fähigkeiten entsprechend üben. Eine Yoga-Sitzung sollte gut strukturiert sein und eine ausgeglichene Übungsreihe beinhalten: Vorwärts- und Rückwärtsbeugen, Dreh-, Umkehr- und Balancestellungen. Diese sollte täglich geübt werden, im Einklang mit Ihren Zielen und Vorstellungen.

Bei der Übung sollte Ihr Magen leer sein, die letzte Mahlzeit mindestens zwei Stunden zurückliegen. Wenn Sie können, praktizieren Sie jeden Tag zur selben Zeit und am selben Ort. So merken Sie Veränderungen am schnellsten. Am besten üben Sie nachmittags, nach 16 Uhr oder – noch besser – nach 18 Uhr. Müssen Sie jedoch Ihre gesamte Sadhana-Praxis am Stück machen, sollten Sie den Morgen bevorzugen.

Wie wir üben sollten, darüber gibt es abweichende Ansichten: Die Asanas werden durchaus auf unterschiedliche Weise gelehrt. Doch im Yoga geht es um die Erforschung Ihres Körpers. Sie müssen also selbst herausfinden, welcher Stil am besten zu Ihnen passt. Die Schritte, die Sie hier beschrieben finden, sind nur ein Vorschlag. Finden Sie Ihre „eigenen Tricks", wie mein Lehrer das nennt. Wenn sie funktionieren, können Sie sie ja mit anderen teilen.

Bleiben Sie achtsam!

In den Asanas zeigen wir unsere Willensstärke durch die Kraft unserer Muskeln. Die Herausforderung liegt darin, über die eigenen Grenzen hinauszugehen, doch mit Maß und Ziel. Unser Körper lehrt uns, jene leichte Dehnung zu spüren, die unvermeidbar ist. In der Übung erfahren wir sie als etwas, das konstruktiv sein kann und zu körperlicher und geistiger Wandlung führt.

Lassen wir es dabei jedoch an Achtsamkeit fehlen, überschreiten wir eine Grenze und wir spüren Schmerz, was sich negativ auswirkt. Hören wir nicht auf unseren Körper, ziehen wir uns Zerrungen zu, Bänderrisse, Nerven- oder Bandscheibenschäden. Wenn Sie die Folgen Ihrer Praxis morgen noch spüren, haben Sie etwas falsch gemacht. Entspannen Sie sich in der jeweiligen Stellung, dann lässt nicht nur der Körper los, sondern auch der Kopf.

Fortschritte

Neue oder schwierige Stellungen sollten Sie mindestens 3-mal wiederholen. Mit jeder Wiederholung wird es einfacher, denn Körper und Geist durchdringen die Stellung immer besser.

Zur Konzentrationssteigerung können Sie Ihre Aufmerksamkeit auf die Stelle zwischen den Augenbrauen lenken, die man als trikuti oder drittes Auge kennt. Worauf die Aufmerksamkeit sich richtet, dorthin fließt auch das Blut und mit ihm Prana, die Lebensenergie. Sich auf trikuti zu konzentrieren stimuliert die Hypophyse. Sie gilt im Yoga als das Organ des sechsten Sinnes, was von entscheidender Bedeutung für unser Leben ist.

Was wir uns erobert haben, kann ebenso leicht wieder verloren gehen. Wenn Sie also durch harte Übung eine Stellung gemeistert haben, üben Sie sie täglich. Wenn Sie drei Tage ohne Übung verstreichen lassen, müssen Sie sich möglicherweise alles neu erarbeiten.

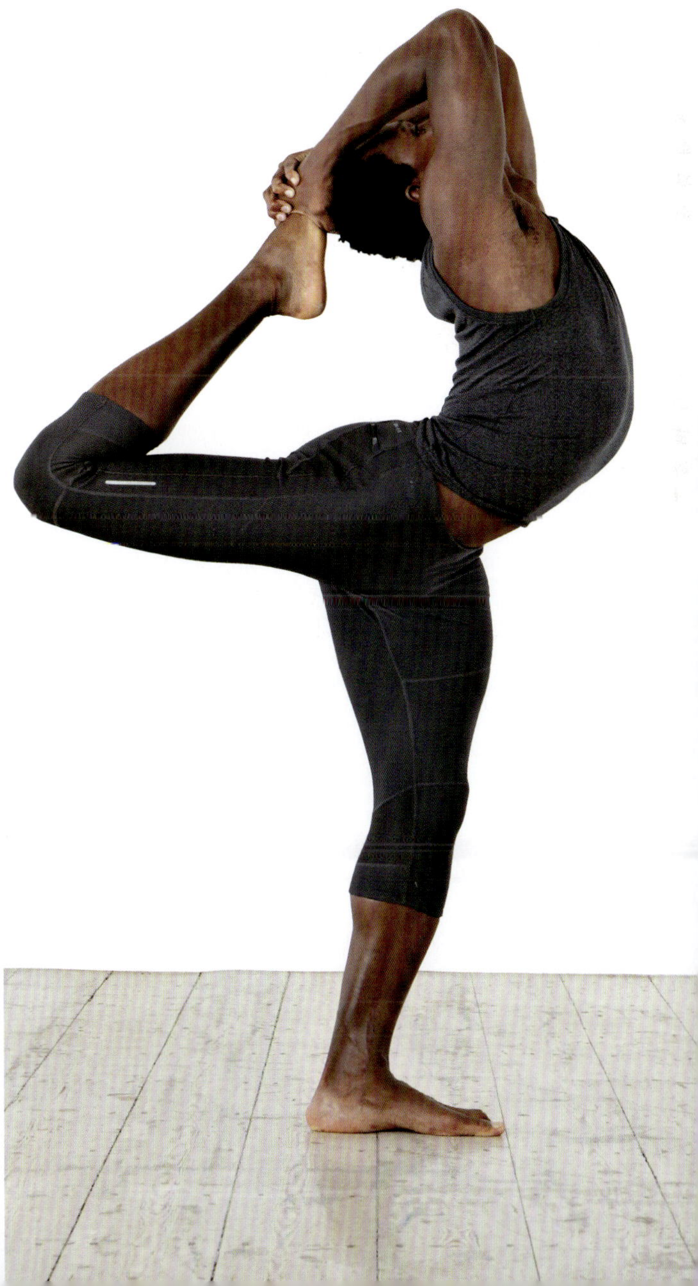

Die Yoga-Stellungen

In der Folge finden Sie 65 der am häufigsten geübten Asanas im Hatha-Yoga. Mit diesen können Sie Ihren Körper erkunden und seine Grenzen verschieben. Für jede einzelne Stellung gibt es eine einfache und eine fortgeschrittene Variante, je nach individueller Erfahrung. Sie sollten die körperlichen und geistigen Möglichkeiten des Übenden erweitern.

Für die Illustrationen stehen einige meiner Schüler Modell, deren Fortschritte ich, teils jahrelang, beobachtet habe. Ich wollte dabei die Mitte zwischen guter Technik und innerer Essenz finden. Jede Stellung zielt auf einen bestimmten Bewusstseinszustand ab, der verloren geht, wenn wir uns nur auf die korrekte Ausführung konzentrieren. Trotzdem ist mir diese natürlich ebenso wichtig, nicht um meinetwillen, sondern um der Schüler willen. Durch korrekte Ausführung vermeiden wir Schmerzen und Verletzungen, unsere Haltung wird anmutig und energiegeladen. In der korrekten Haltung fließen Körper und Geist zusammen.

Wie wir unsere körperlichen Grenzen überwinden, hängt vor allem von unserer Entschlossenheit ab. Ein wenig mehr Toleranz gegenüber Unbequemlichkeiten ist für die Meisterung der Asanas unabdingbar. Häufig erwarten angehende Yogaschüler, ein bisschen Stretching würde schon ausreichen, um sie auf die Meditation vorzubereiten. Doch wenn der Körper nicht bereit ist, kann er höchstens zehn Minuten in Meditationshaltung sitzen. Dann wird er unruhig – und mit ihm unser Geist.

Wir sollten uns über die Zeit, in der wir leben, keine Illusionen machen. Unsere Gesellschaft ist süchtig nach immer neuen Zielen, unser Geist ruhelos. Wir brauchen immer neue Herausforderungen in puncto Beziehung, Beruf und Kontostand. Ich habe viele Schüler, die den ganzen Tag vor dem Computer sitzen. Sie kommen, weil sie die Verbindung zwischen Körper und Geist wiederherstellen wollen. Ich glaube nicht, dass das durch Stillsitzen möglich ist. Ließe ich sie sofort Meditation üben, würde ihr Geist in rasender Geschwindigkeit ständig neue Überlegungen anstellen: Was gucke ich mir heute im Fernsehen an? Was esse ich danach bloß zu Abend? Besser ist es, wir suchen die Stille in den Asanas.

Ich bitte diese Schüler, sich darauf zu konzentrieren, wo sie sind und was sie gerade tun. Ich bringe sie in die Gegenwart. Hier sind Asanas hilfreich, da sie die Schüler aus ihrem gewohnten geistigen Raum herausholen.

Meiner Erfahrung nach ist alles möglich. Mit dieser Haltung legen Sie den Grundstein für Ihren Erfolg – ob bei den Asanas oder im Beruf. Ich beherrsche heute einige Asanas, von denen ich nie geglaubt hätte, dass sie mir möglich sein würden. Und ehrlich gesagt hatte ich an diesen Übungen einfach kein Interesse. Daher sage ich meinen Schülern immer, dass der Körper ein faszinierendes Instrument ist, das sehr viel mehr kann, als wir ihm zutrauen. Meine Schüler sind meine Inspiration – für sie übe ich. Damit ich sie immer weiter ermutigen kann.

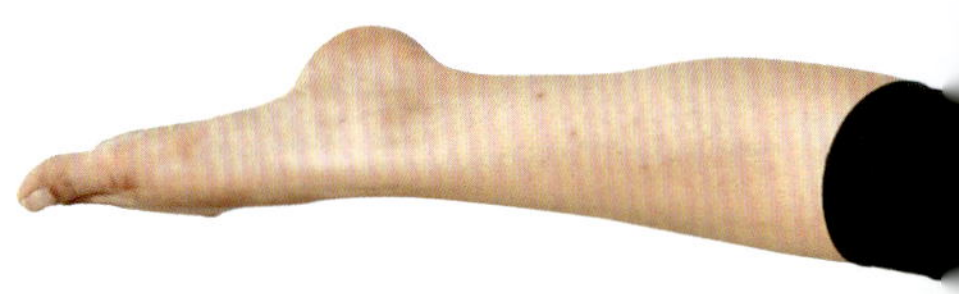

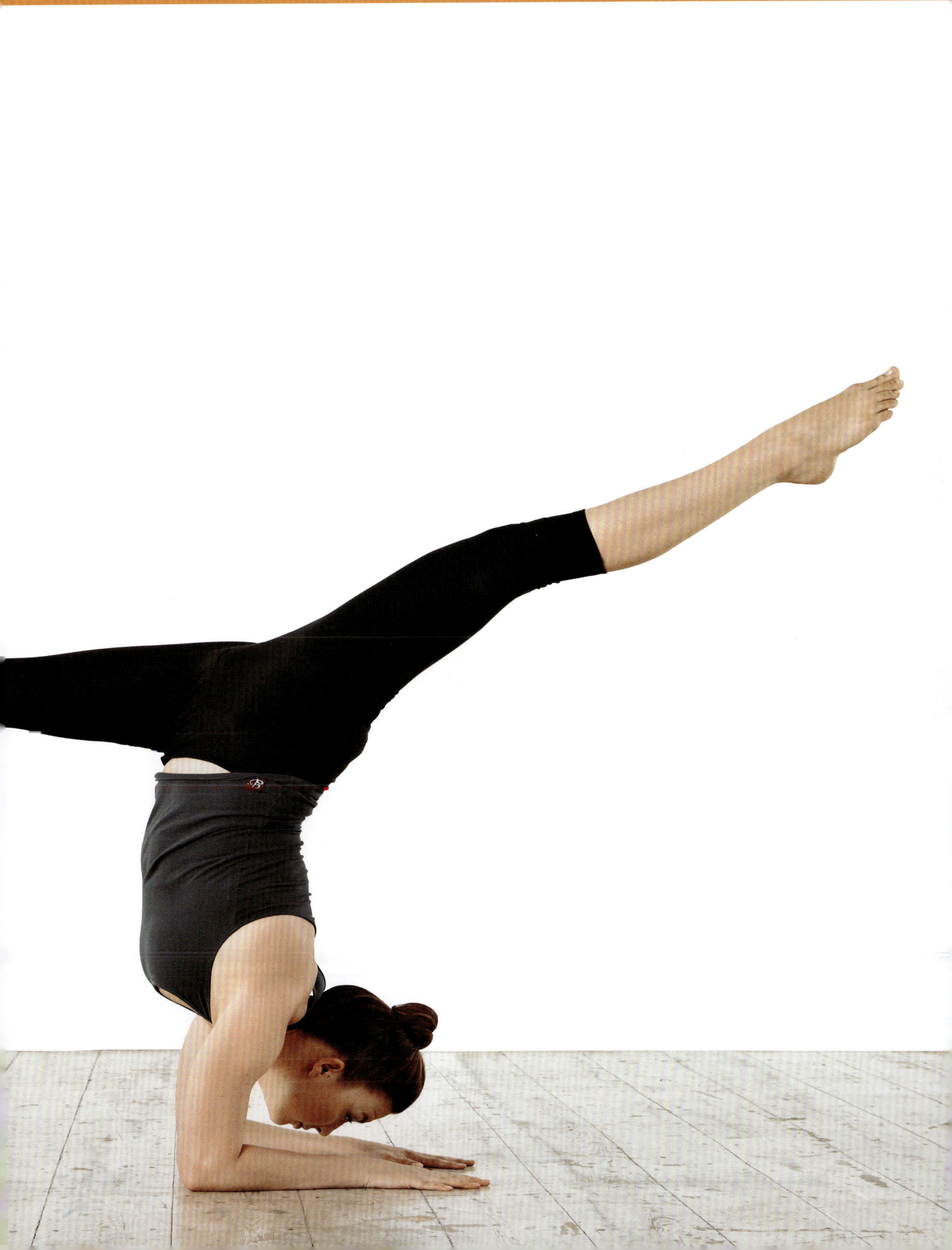

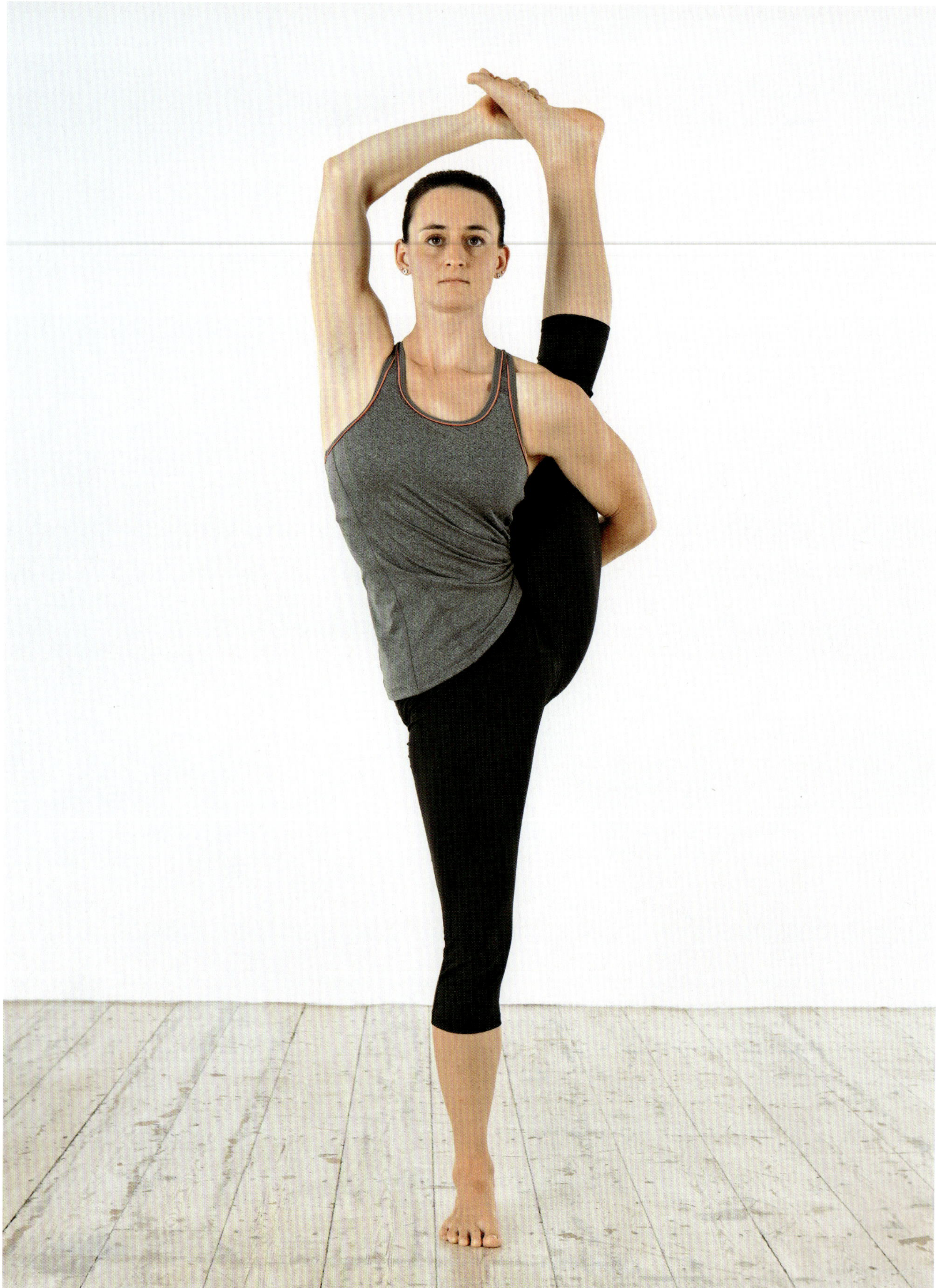

Im Stehen

Im Stehen tragen die Füße unser ganzes Gewicht. Sie haben sich entwickelt, um unseren aufrechten Gang zu stützen. Heute jedoch nutzen wir wegen Schuhen und Straßenpflaster unsere Füße nicht mehr ihrem Bau entsprechend. Die Yoga-Stellungen im Stehen verbinden unsere Füße mit der Erde und sind Grundlage für unsere Asana-Praxis. Füße und Unterschenkel werden beweglicher, Muskeln, Hüft- und Kniegelenk werden gestärkt. Auch die Wirbelsäule wird gestreckt und bewegt, was unserer aufrechten Haltung zugutekommt und mehr Blut in die unteren Extremitäten fließen lässt.

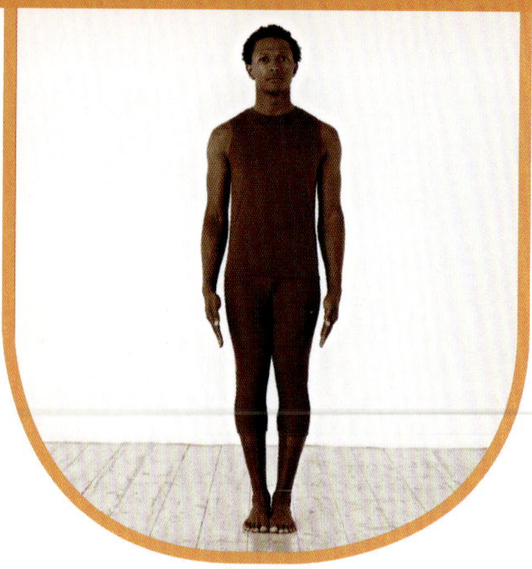

Tadasana

Der Berg

Auch als *Samasthiti* („gleiches Stehen") bekannt. Tadasana ist die Grundstellung im Stehen; aus ihr werden andere stehende Stellungen und der Sonnengruß entwickelt. Hier geht es um die innere Ausrichtung: Wir stehen fest und aufrecht wie der Berg.

1. Stellen Sie beide Füße direkt nebeneinander, Fersen und großer Zeh berühren sich. Zehen und Fußballen kurz spreizen, wieder ablegen. Das Gewicht ruht gleichmäßig auf der ganzen Fußsohle. Schambein und Kniescheiben nach oben ziehen, Muskeln an der Rückseite der Oberschenkel anspannen.

2. Bauch einziehen, Brustbein anheben. Wirbelsäule und Nacken bleiben gerade. Schultern entspannen, Arme hängen lassen. Die Handflächen zeigen zu den Oberschenkeln. 30 bis 60 Sekunden lang halten.

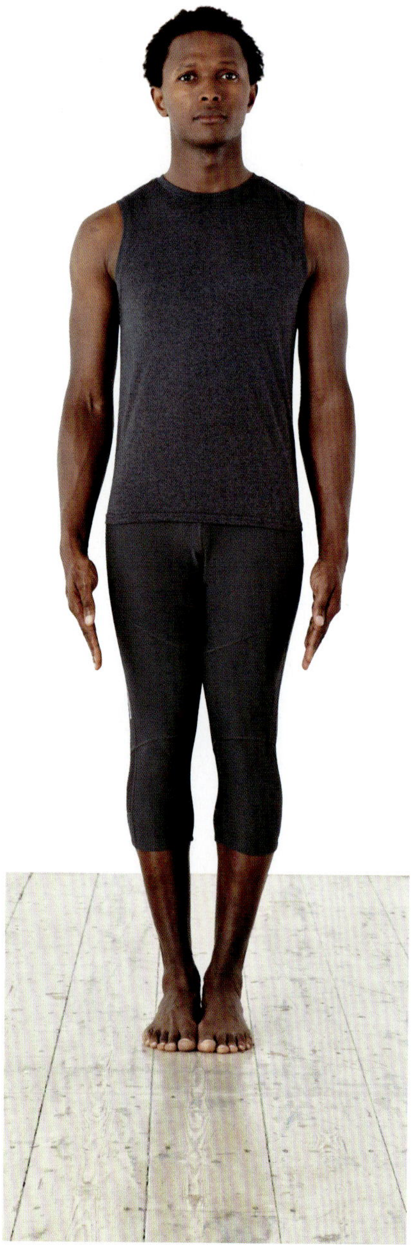

Nutzen

- Verbessert die Haltung.
- Stärkt Hüfte, Knie und Knöchel.
- Sorgt für festen Bauch und Po.

Vorsicht!

- Nicht zu empfehlen bei niedrigem Blutdruck.

Anatomische Funktionen

Oberkörper

- Der Rückenstrecker arbeitet mit den kleinen Rückenmuskeln zusammen und hält die Wirbelsäule aufrecht.
- Bauch- und Rückenmuskeln halten den Rumpf aufrecht.
- Rautenmuskel und mittlerer Teil des Trapezmuskels ziehen die Schulterblätter nach innen, was den Brustkorb öffnet.

Unterkörper

- Psoas und Gesäßmuskel werden lang, was das Becken aufrecht und im Gleichgewicht hält.
- Der Quadrizeps an der Oberschenkelvorderseite verkürzt sich und hält das Knie gerade.

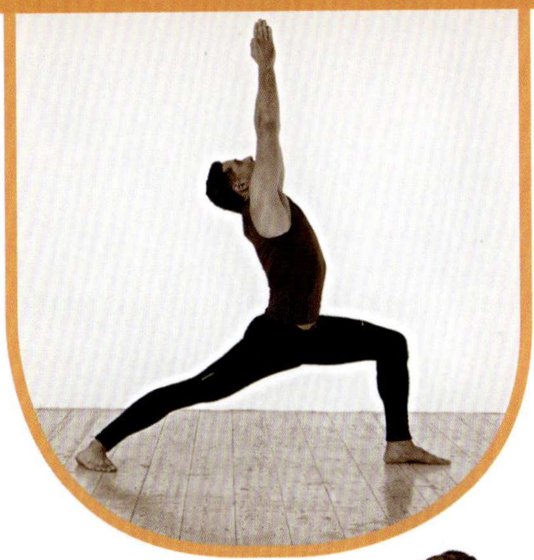

Virabhadrasana I

Krieger I

Diese Stellung im Ausfallschritt streckt den Rumpf und weitet den Brustkorb. Sie ist nach dem mächtigen Krieger Virabhadra benannt.

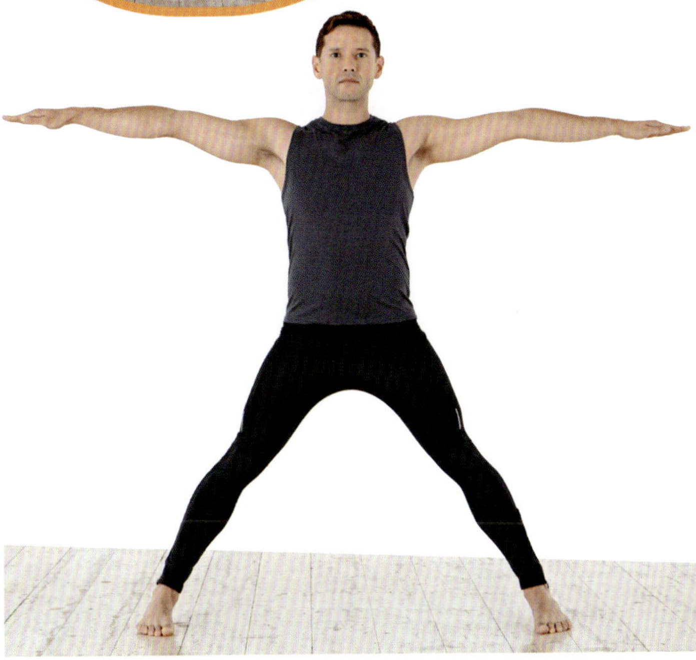

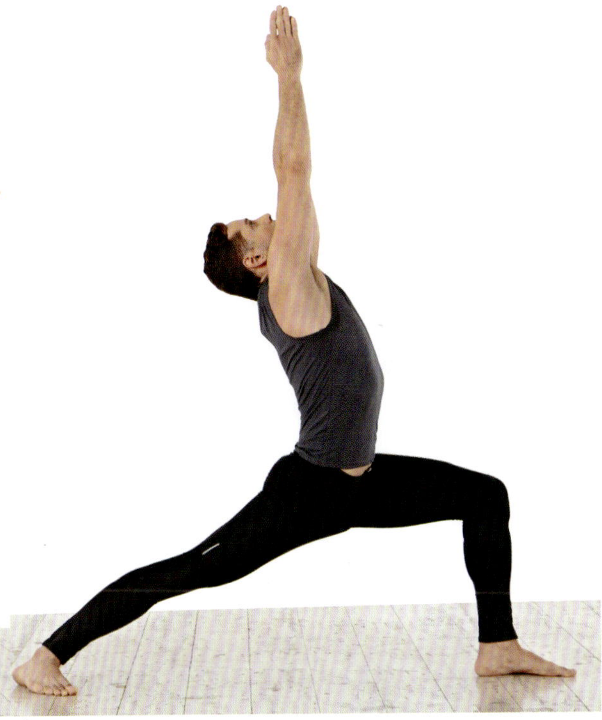

1. Aus Tadasana heraus die Beine in eine weite Grätsche bringen, Arme zu beiden Seiten ausstrecken. Dann: Linken Fuß um 90 Grad nach links drehen, rechten Fuß im 45-Grad-Winkel dazu.

2. Linkes Knie beugen, den Oberkörper zum linken Fuß drehen, Becken bleibt gerade. Beide Arme heben, Handflächen zusammenlegen, Schultern nach unten ziehen. Kopf gerade halten oder nach hinten legen und nach oben sehen. 30 bis 60 Sekunden halten. Im Ausatmen die Arme nach unten nehmen, das linke Knie strecken, den linken Fuß parallel zum rechten stellen. Ein paar Atemzüge halten. Seitenwechsel..

Nutzen

- Die Dehnung der Brust ermöglicht tiefe Atmung.
- Stärkt Schultern, Arme und Rücken, dehnt und kräftigt Hüften, Waden und Knöchel.

Vorsicht!

- Nicht zu empfehlen bei hohem Blutdruck und Herzproblemen.
- Wer Schulterprobleme hat, hält die senkrecht gestreckten Arme parallel zueinander.
- Schüler mit Nackenproblemen halten den Kopf in Verlängerung der Wirbelsäule

Anatomische Funktionen

- Rückenstrecker und quadratischer Lendenmuskel strecken den Rücken, Bauchmuskeln werden angespannt.
- Die Wirbelsäule wird nach hinten gestreckt, die Schulterblätter gehen nach innen, das Schulterblatt senkt sich.
- Vorderes Bein: Hüftdehnung. Der Quadrizeps spannt sich. Kniedehnung und Dorsalflexion im Knöchel.
- Hinteres Bein: Hüftdehnung. Der Quadrizeps hält das Knie gerade. Dehnung der Wadenmuskulatur, Dorsalflexion im Knöchel.

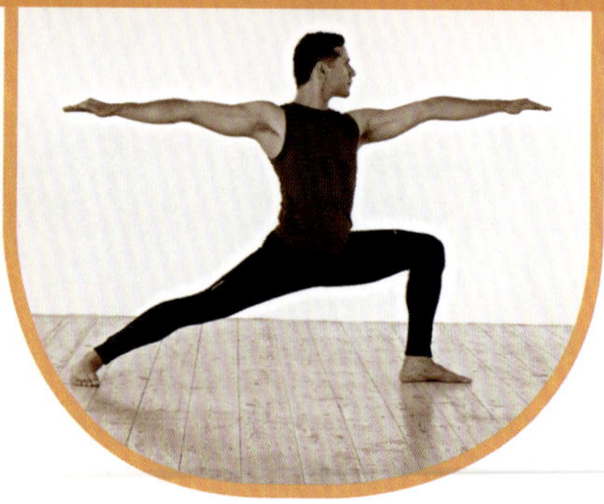

Virabhadrasana II

Krieger II

Diese Stellung kräftigt die Beinmuskeln. Die Krieger-Übungen sind eine gute Vorbereitung für alle Vorwärtsbeugen und stehenden Yoga-Stellungen.

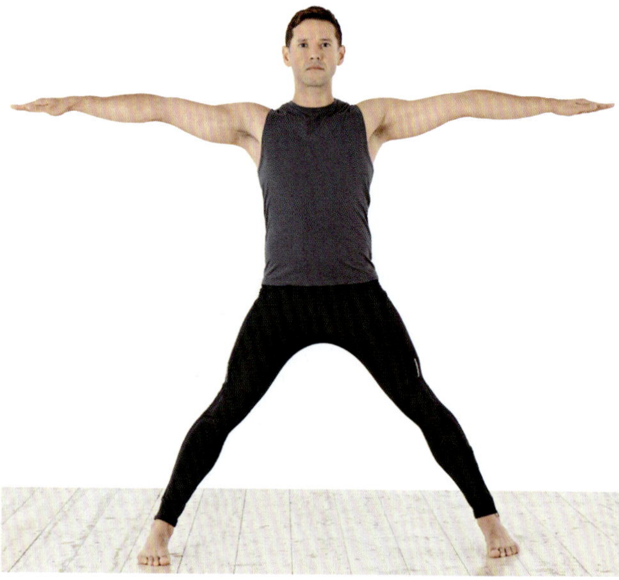

Anatomische Funktionen

Oberkörper

- Der Rückenstrecker und der quadratische Lendenmuskel lassen den Rücken leicht rotieren, die Bauchmuskeln spannen sich an, um den unteren Rücken zu entlasten.
- Der Trizeps streckt den Arm, Deltamuskel und Rotatorenmanschette heben den Arm und öffnen die Brust.

Unterkörper

- Vorderes Bein: Hüftdehnung. Der Quadrizeps kontrahiert, Kniedehnung sowie Dorsalflexion im Knöchel.
- Hinteres Bein: Hüftdehnung. Der Gesäßmuskel ermöglicht die Hüftstreckung.
- Der Quadrizeps hält das Knie gerade. Dehnung der Wadenmuskulatur, Dorsalflexion im Knöchel durch Kontraktion der Schienbeinmuskeln.

1. Aus Tadasana (Seite 86) heraus die Beine in eine weite Grätsche bringen, Arme seitlich ausstrecken. Dann: Linken Fuß um 90 Grad nach links drehen, rechten Fuß im 45-Grad-Winkel dazu.

2. Linkes Knie beugen, Hüfte parallel zum Boden. Rechtes Bein bleibt gerade. Blick zur linken Hand richten, die Schultern sinken lassen. 30 bis 60 Sekunden halten. Beim Ausatmen die Arme sinken lassen, im Sich-Aufrichten den rechten Fuß parallel zum linken stellen. Nach ein paar Atemzügen die Stellung mit dem anderen Fuß wiederholen.

Nutzen

- Verbessert den Muskeltonus in Waden und Hüfte, wirkt krampflösend.
- Stärkt die Rückenmuskeln und die inneren Organe.

Vorsicht!

- Nicht zu empfehlen bei hohem Blutdruck und Herzproblemen.
- Schüler mit Nackenproblemen halten den Kopf gerade, ohne den Blick über die linke Hand zu richten.
- Schüler mit Schulterproblemen legen die Hände auf den Hüften oder in der Taille ab.

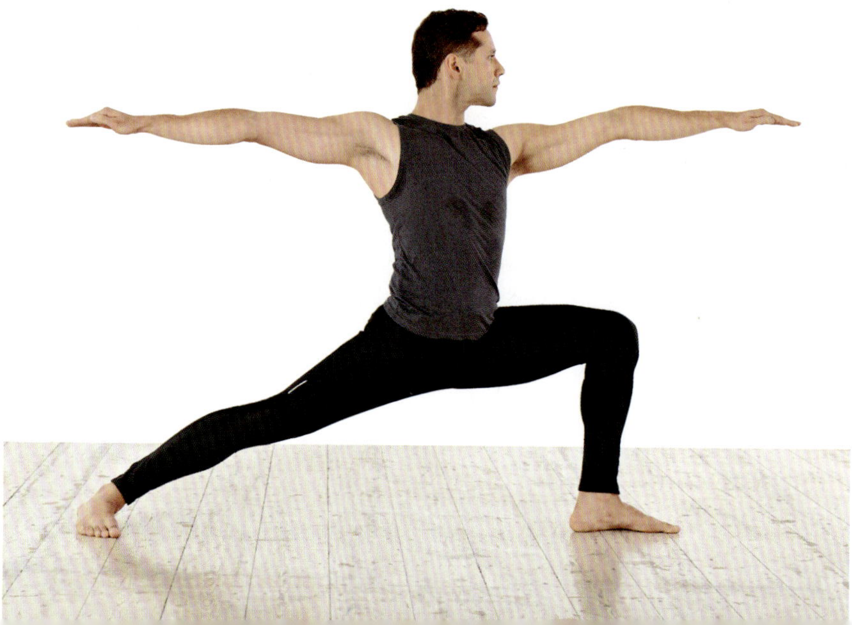

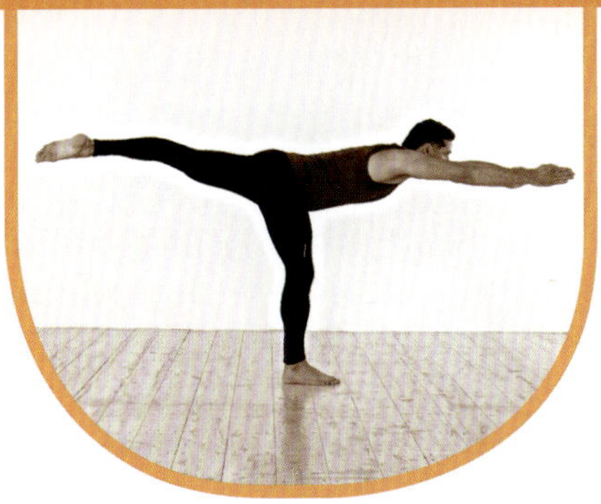

Virabhadrasana III

Krieger III

Diese Übung ist eine Intensivierung von Krieger I. Sie schenkt Harmonie, Gleichgewicht und Energie. Sicher auf den Beinen zu stehen stärkt den Tonus der Bauchmuskeln und die Beweglichkeit.

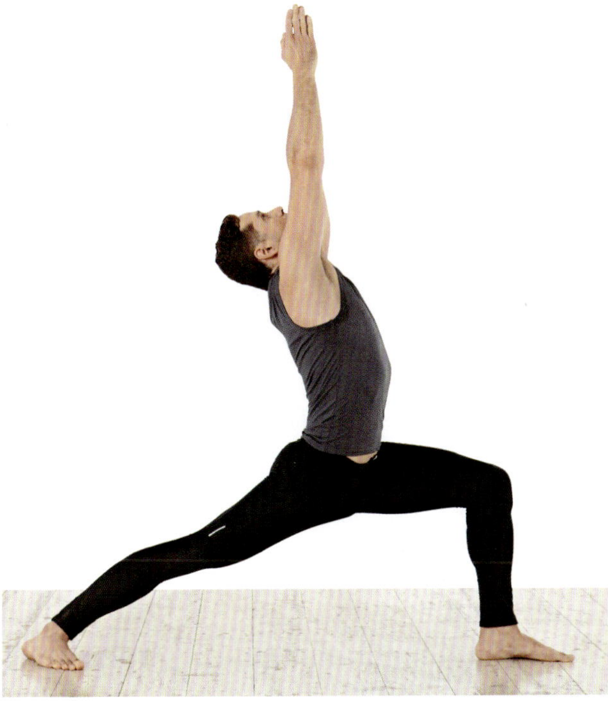

Anatomische Funktionen

Oberkörper

- Schulterrotation und -abduktion durch oberen Trapezmuskel.
- Der Deltamuskel hebt den Arm, der Trizeps streckt ihn.

Unterkörper

- Standbein: Hüftdehnung und Adduktion. Der Gesäßmuskel hält das Becken davon ab, nach außen auszubrechen.
- Knieextension durch Kontraktion des Quadrizeps. Dorsalflexion im Knöchel durch die Wadenbeinmuskeln. So presst sich die Fußsohle in den Boden.
- Die Gesäßmuskeln heben das Bein. Rückenstrecker und quadratischer Lendenmuskel halten Becken und Wirbelsäule gerade. Die gerade Bauchmuskulatur stabilisiert den Rumpf.
- Der Quadrizeps streckt das Knie.

1. Aus der Endstellung von Krieger I (Seite 87) die Arme mit den Schultern in eine Linie bringen. Einatmen, rechte Ferse anheben, auf dem Fußballen stehen.

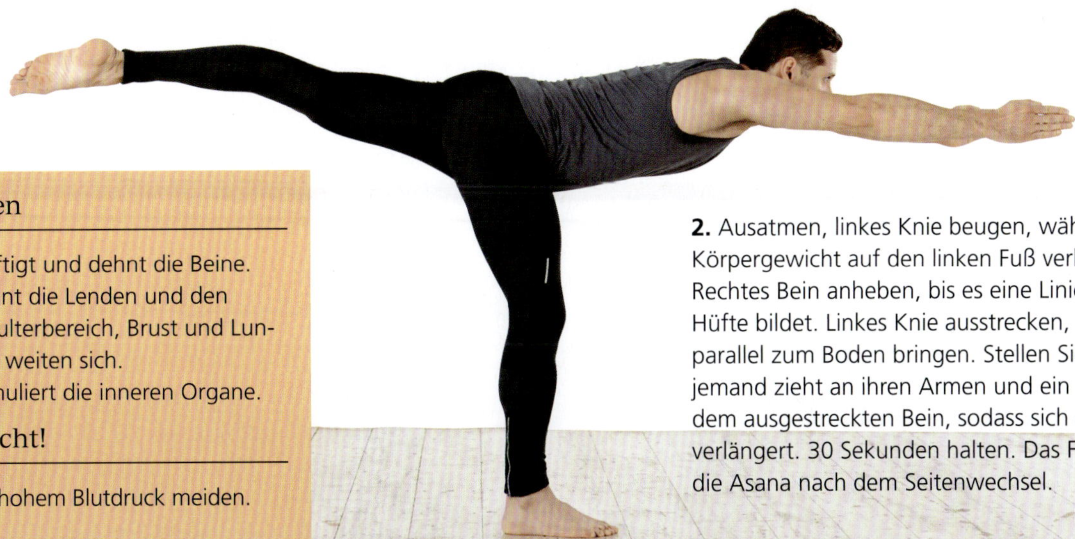

Nutzen

- Kräftigt und dehnt die Beine. Dehnt die Lenden und den Schulterbereich, Brust und Lungen weiten sich.
- Stimuliert die inneren Organe.

Vorsicht!

- Bei hohem Blutdruck meiden.

2. Ausatmen, linkes Knie beugen, während das Körpergewicht auf den linken Fuß verlagert wird. Rechtes Bein anheben, bis es eine Linie mit der Hüfte bildet. Linkes Knie ausstrecken, den Rumpf parallel zum Boden bringen. Stellen Sie sich vor, jemand zieht an ihren Armen und ein anderer an dem ausgestreckten Bein, sodass sich der Rumpf verlängert. 30 Sekunden halten. Das Foto zeigt die Asana nach dem Seitenwechsel.

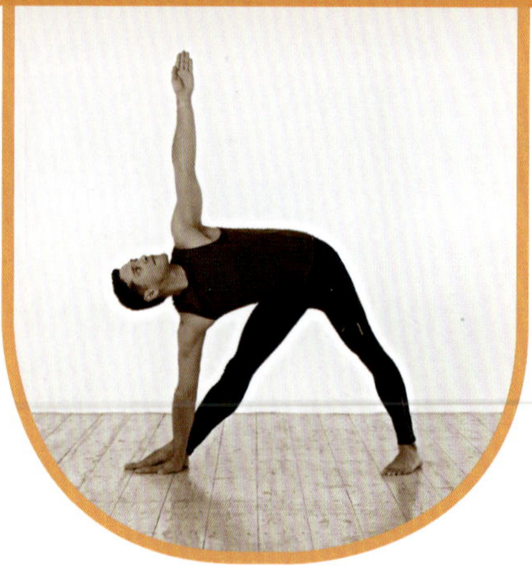

Utthita Trikonasana

Gestrecktes Dreieck

Diese Stellung dehnt die Rückseite der Beine, aber auch Bauch- und Rückenmuskeln auf der der Decke zugewandten Körperseite. Statt den Arm Richtung Decke zu strecken, können Sie ihn auch parallel zum Boden über das Ohr strecken.

1. Aus Tadasana (Seite 86) heraus mit dem linken Fuß einen Schritt zur Seite treten. Fersen sind auf einer Linie, linke Ferse wird um 45 Grad nach rechts gedreht.

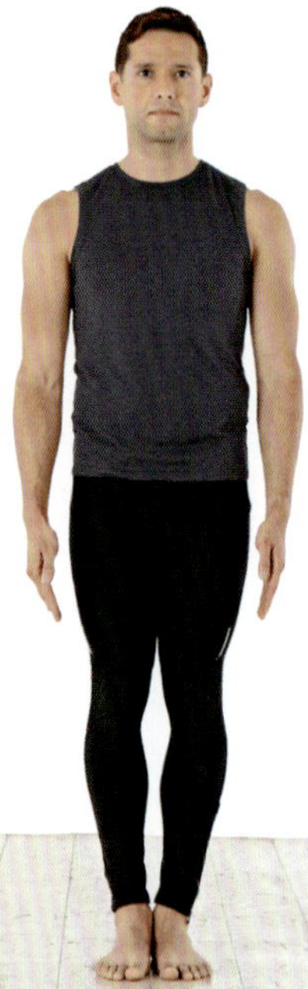

2. Rechten Arm nach vorn strecken, linken Arm zurück. Arme und Schultern in einer Linie, Handflächen zeigen nach unten. Schulterblätter zusammenziehen, sodass die Schultern sinken.

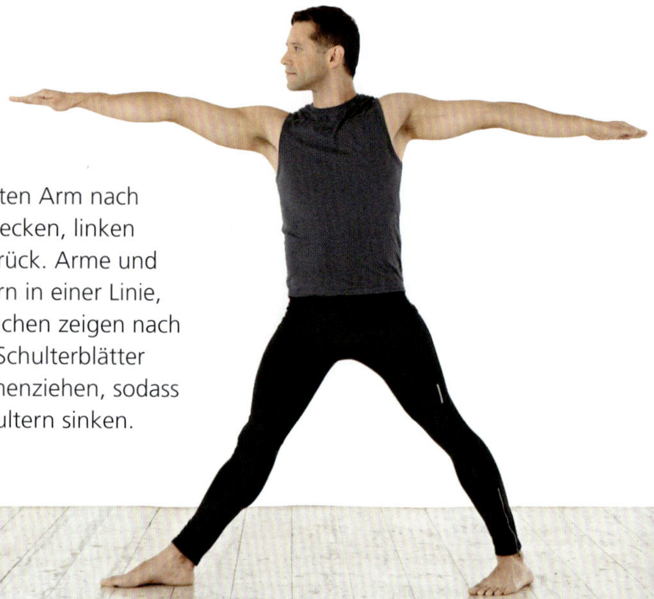

Nutzen

- Kräftigt und dehnt die Beine.
- Streckt Hüften und Wirbelsäule.
- Öffnet den Brustraum, verbessert die Atmung.
- Lindert leichte Rückenschmerzen.
- Stimuliert die inneren Organe im Bauchraum.
- Verbessert die Balance.

Vorsicht!

- Wer unter Rücken- oder Wirbelsäulenproblemen oder unter niedrigem Blutdruck leidet, sollte diese Übung lassen.

Anatomische Funktionen

Oberkörper

- Der Trizeps streckt den Arm, der vordere Säge-zahn-muskel zieht den Unterarm Richtung Fuß.
- Rautenmuskeln und hinterer Deltamuskel sorgen für die Rumpfdrehung.

Unterkörper

- Vorderes Bein: Psoas und Gesäßmuskel halten das Becken und stabilisieren die Stellung. Psoas, Kamm-muskel und Adduktoren beugen die Hüfte über das vordere Bein. Die hintere Beinmuskulatur streckt das Bein und dreht es nach außen.
- Hinteres Bein: Der Knöchel dreht sich leicht nach innen, der Abstand des Fußes zum Schienbein verkürzt sich, was die Wadenmuskeln dehnt.

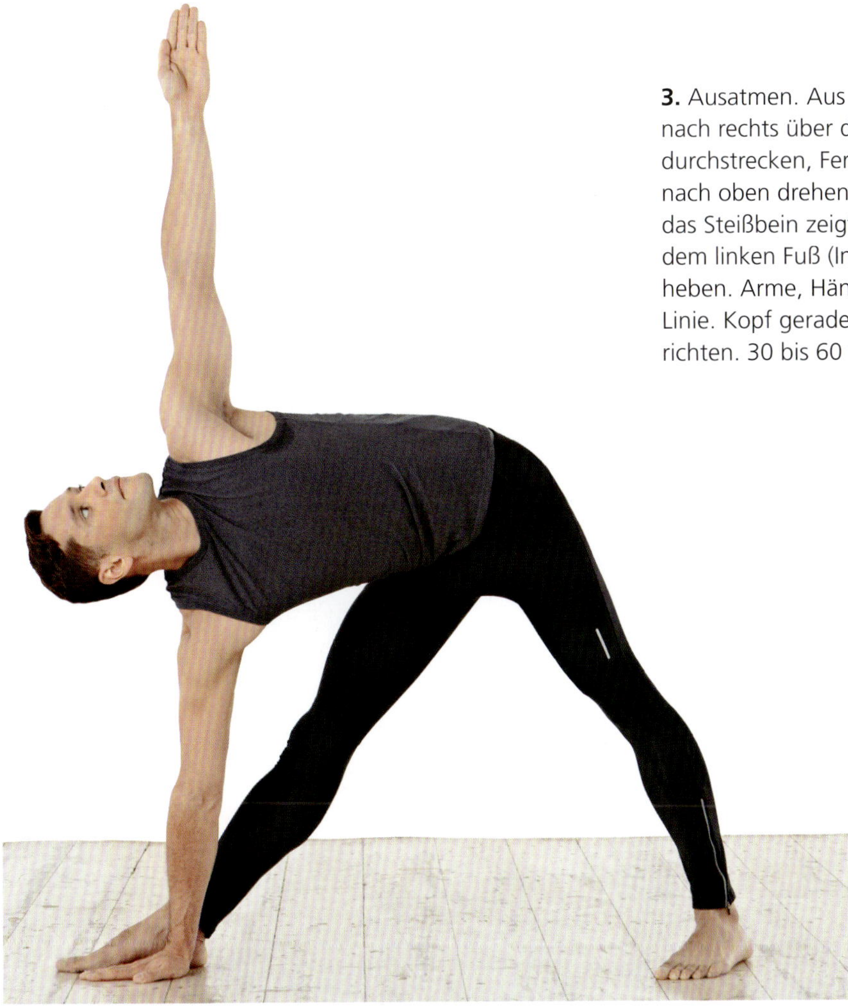

3. Ausatmen. Aus der Hüfte heraus den Oberkörper nach rechts über das rechte Bein beugen. Linkes Bein durchstrecken, Ferse fest in den Boden drücken. Rumpf nach oben drehen. Linke Hüfte leicht nach vorn drücken, das Steißbein zeigt Richtung linke Ferse. Rechte Hand neben dem linken Fuß (Innenseite) aufsetzen, linken Arm zur Decke heben. Arme, Hände und Schultern bilden eine gerade Linie. Kopf gerade halten oder den Blick auf die linke Hand richten. 30 bis 60 Sekunden halten, dann die Seite wechseln.

Parivrtta Trikonasana ▷

1. Das Gedrehte Dreieck ist eine Variation zum Gestreckten Dreieck. Dabei setzen Sie die linke Hand an die Außenseite des rechten Fußes. Heben Sie den rechten Arm. Die Hüften bleiben gerade, der Blick richtet sich zur rechten Hand. Die Brust dehnt sich, während die Arme gestreckt werden. Das Gewicht ruht auf der linken Ferse und der rechten Hand. 30 bis 60 Sekunden halten, loslassen und Seite wechseln.

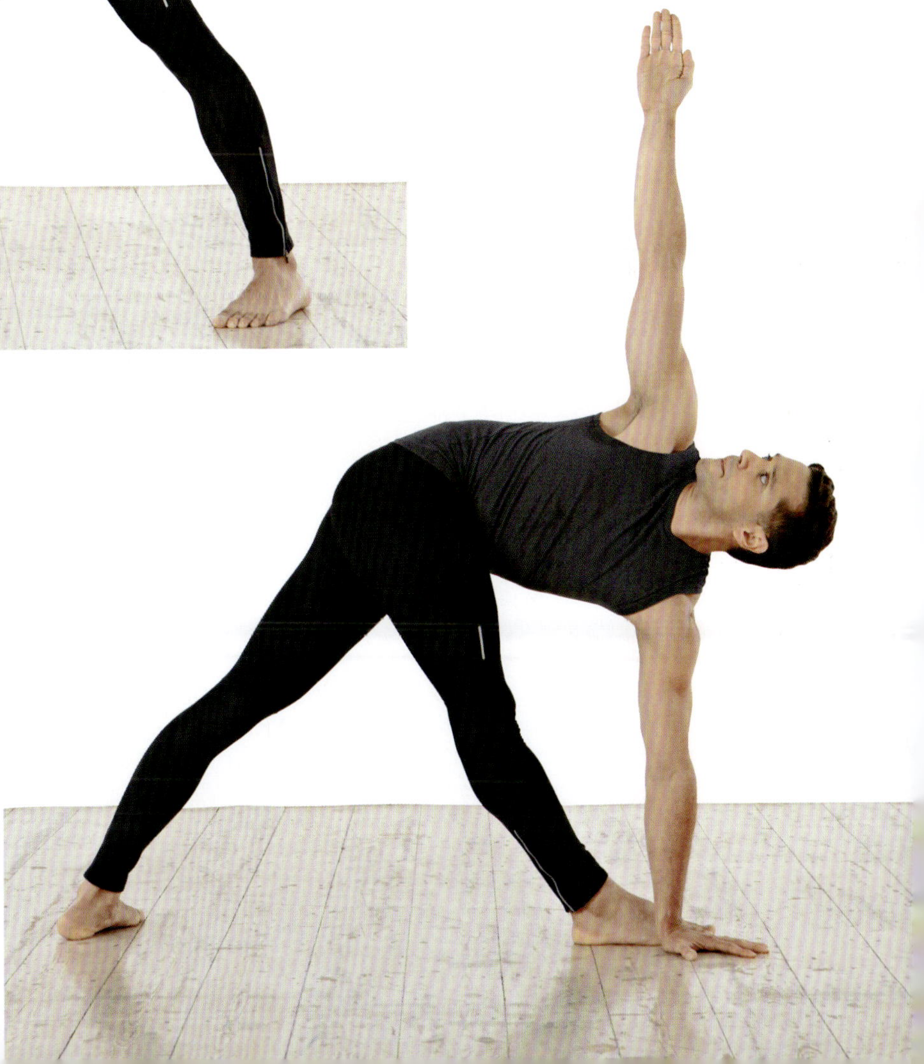

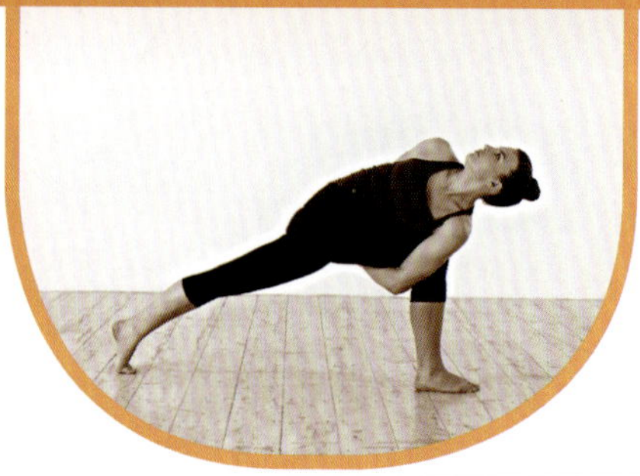

Parivrtta Parshvakonasana

Gedrehte Winkelstellung

Diese Stellung dreht den Rumpf und dehnt die Muskeln an der Wirbelsäule gründlich. Und sie verbessert das Gleichgewicht.

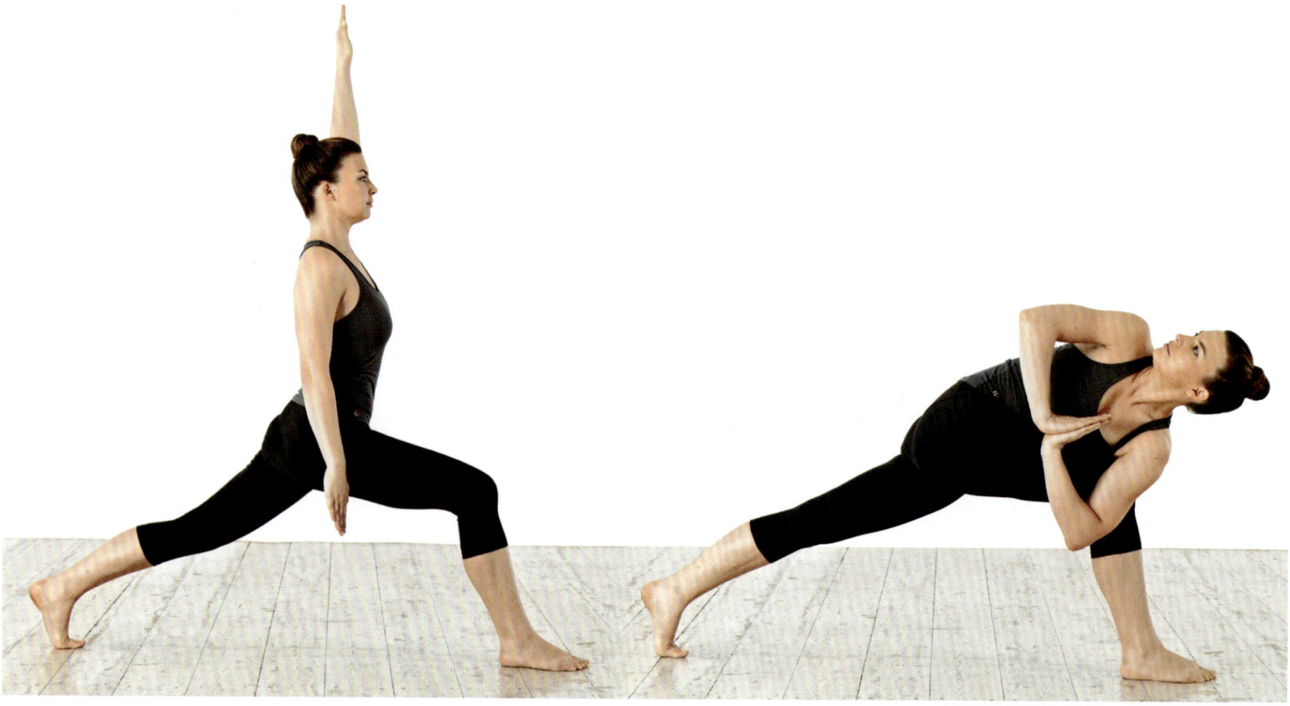

1. Aus Tadasana (Seite 86) mit dem linken Fuß einen großen Schritt zurücktreten. Das rechte Knie beugen, das Schienbein im 90-Grad-Winkel zum Boden. Rechte Hüfte steht parallel zum Boden. Einatmen, den linken Arm heben. Linke Ferse anheben, auf dem Ballen stehen, die Innenseiten beider Füße sind parallel. Schambein anheben, linkes Bein strecken.

2. Ausatmen, Oberkörper nach rechts drehen, linken Arm außen am rechten Knie vorbeiführen. Oberarm gegen das Knie pressen, um die Drehung zu verstärken. Handflächen vor der Brust zusammenlegen, die Unterarme bilden eine Linie. Kopf drehen und nach oben blicken. 30 bis 60 Sekunden halten, dann Stellung auflösen. Oder zum nächsten Schritt übergehen.

Anatomische Funktionen

- Der hintere Deltamuskel des unteren Arms streckt die Schulter, der Ellbogen drückt sich ans Knie, die untere Hälfte der Brust öffnet sich nach oben.
- Brustmuskel und Bizeps des oberen Armes drücken die Handfläche in die des unteren Armes. Durch den Druck auf den unteren Arm wird die Drehung verstärkt. Die schrägen Bauchmuskeln drehen den Oberkörper.
- Psoas, Kammmuskel und Adduktoren beugen die vordere Hüfte. Der Gesäßmuskel zieht die hintere Hüfte nach außen. Der Quadrizeps hält das hintere Knie gerade.

Nutzen

- Stärkt und dehnt Beine, Knie und Knöchel.
- Dehnt Wirbelsäule, Brustkorb, Schultern und Lunge.
- Stimuliert die inneren Organe, verbessert die Verdauung und die Ausscheidung.

Vorsicht!

- Nicht zu empfehlen für Schüler mit Blutdruckproblemen.
- Schüler mit Nackenproblemen halten den Kopf gerade oder sehen nach unten, statt den Kopf zu drehen.

3. Den linken Arm unter dem rechten Bein durchschieben, um die linke Schulter an die Außenseite des rechten Knies zu bringen. Greifen Sie mit der linken Hand hinter dem Rücken nach dem rechten Handgelenk oder den Fingern der rechten Hand. Festhalten. Beim Einatmen Kopf nach oben wenden, halten, beim Ausatmen loslassen und aus der Drehung gehen. Mit der anderen Seite wiederholen.

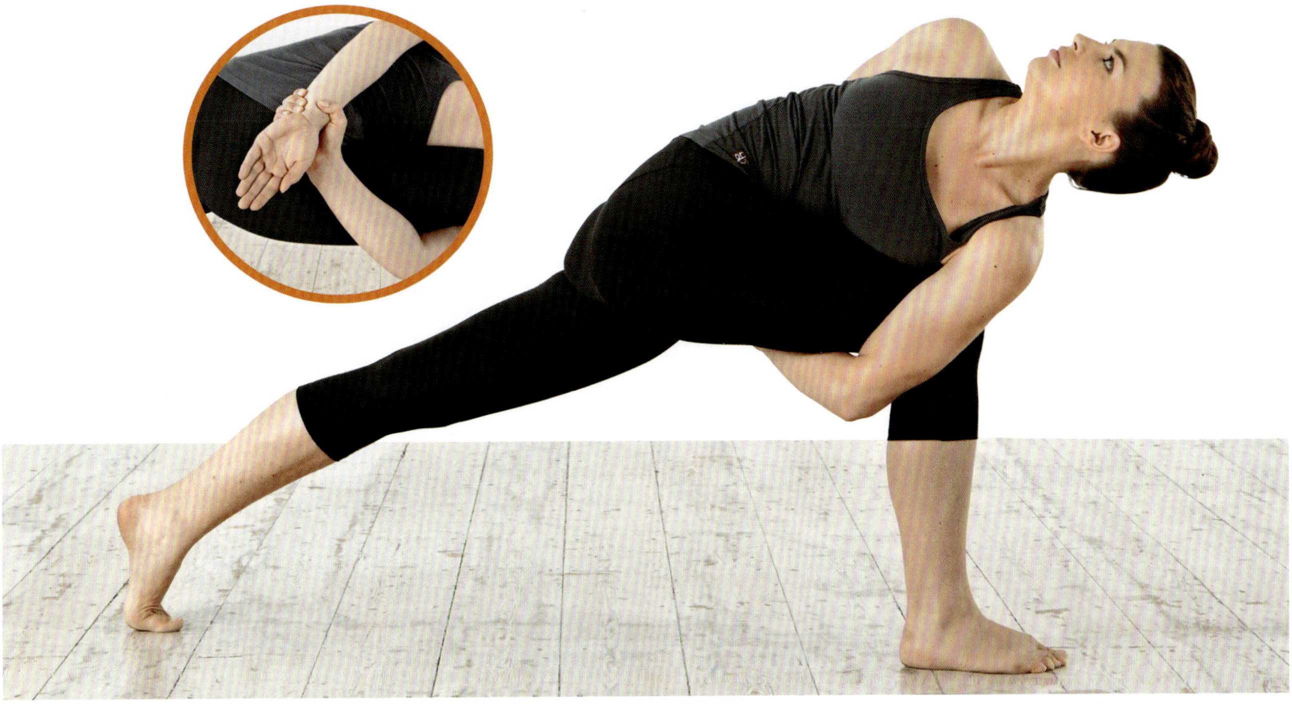

Für Fortgeschrittene

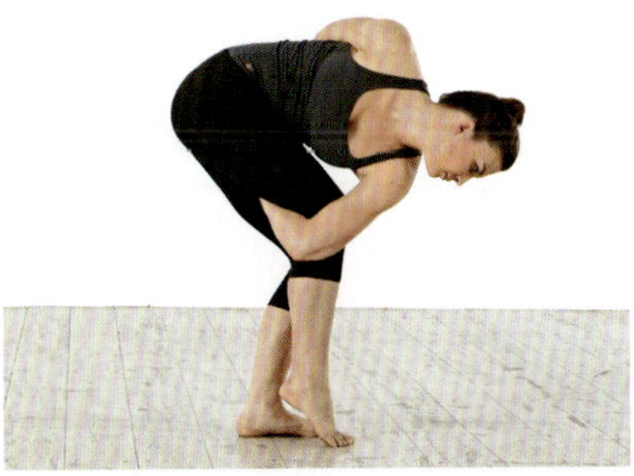

1. Beide Füße stehen nebeneinander. Fassen Sie die Hände zwischen den Beinen. Kopf gerade halten.

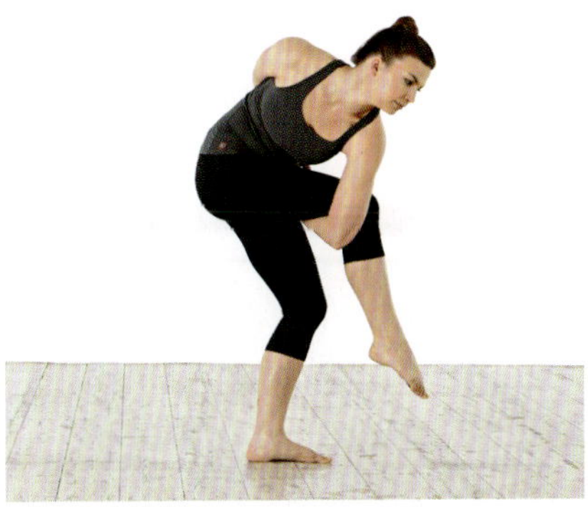

2. Heben Sie langsam das rechte Bein.

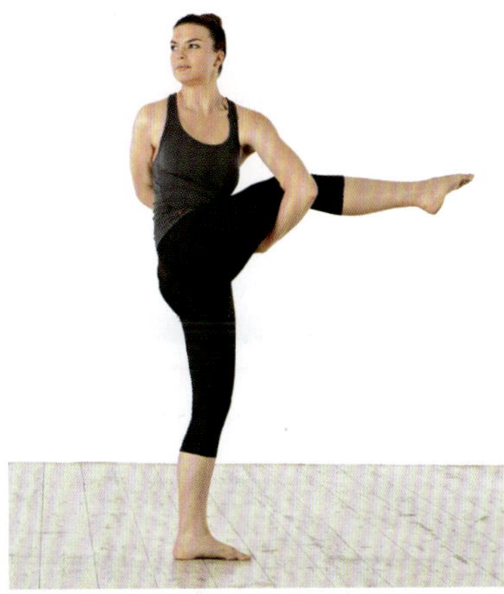

3. Kommen Sie zum Stehen, rechtes Bein strecken, über die rechte Schulter blicken.

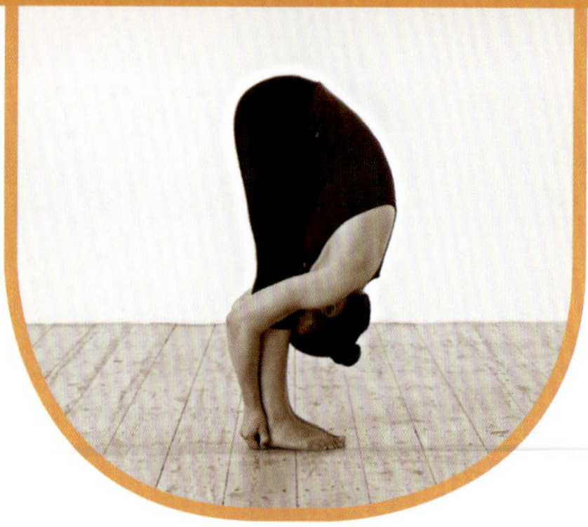

Uttanasana

Vorwärtsbeuge

Mit dieser Stellung können Sie Asymmetrien im Körper feststellen. Außerdem wird die Wirbelsäule gestreckt. Uttanasana dient als Ruheposition zwischen den stehenden Stellungen, kann aber auch für sich geübt werden.

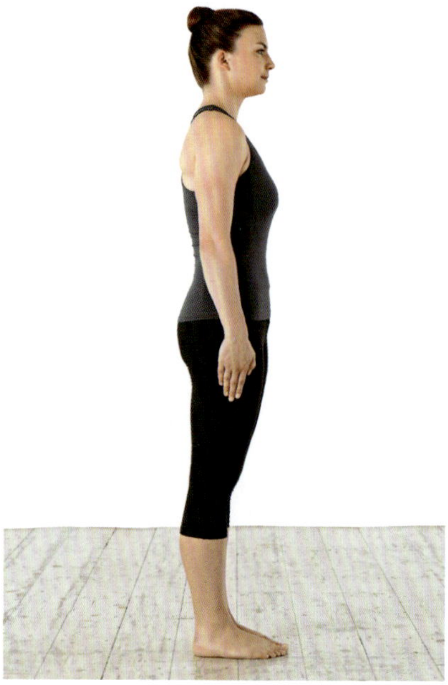

1. Stehen Sie in Tadasana (Seite 86). Ausatmen und Bauchdecke einziehen.

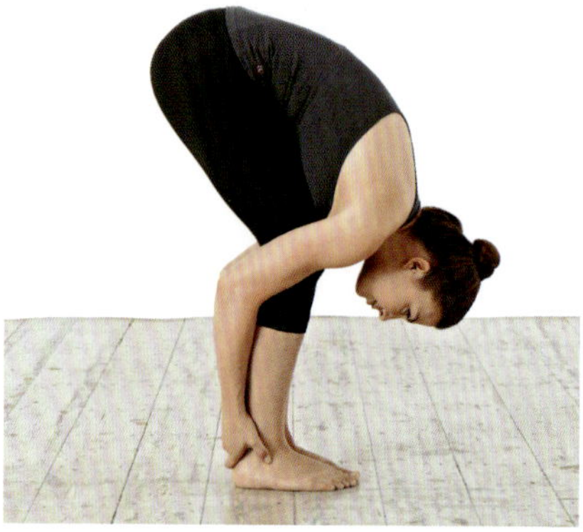

2. Aus der Hüfte mit angewinkelten Beinen nach vorn beugen, die Knöchel umfassen. Bei jedem Einatmen Beine weiter strecken und Oberkörper loslassen.

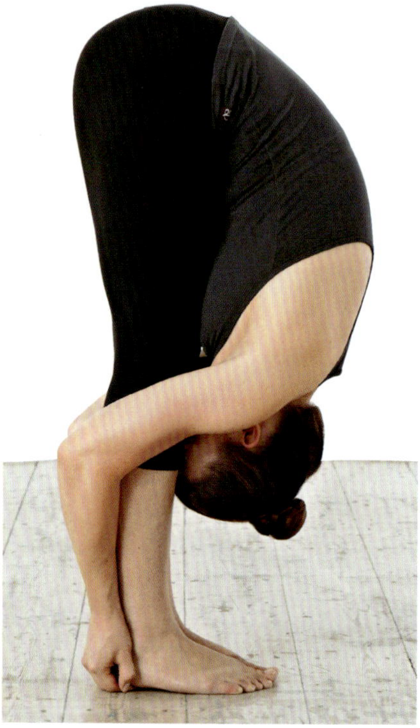

3. Beim Ausatmen in die Stellung hinein entspannen, bis die Bauchdecke die Oberschenkel berührt. Kopf hängen lassen, der Nacken wird lang. Die Stirn ruht auf Knien oder Schienbeinen. Beine weiter dehnen, Kniescheibe nach oben ziehen. 30 bis 60 Sekunden halten.

Anatomische Funktionen

Oberkörper

- Die geraden Bauchmuskeln beugen den Oberkörper.
- Der Deltamuskel zieht die Schulter nach vorn, der Bizeps beugt den Arm.

Unterkörper

- Psoas, Kammmuskel und gerader Oberschenkelmuskel beugen die Hüfte und das Becken.
- Der Quadrizeps hält das Knie gerade.
- Die Adduktoren an der Oberschenkelinnenseite halten die Schenkel zusammen.

Nutzen

- Streckt Waden-, Oberschenkel- und Hüftmuskulatur.
- Stimuliert Leber und Nieren.
- Kräftigt Oberschenkel und Knie.
- Verbessert die Verdauung.
- Vertreibt Müdigkeit und Angst.

Vorsicht!

- Schüler mit Rückenproblemen üben diese Stellung mit gebeugten Knien.

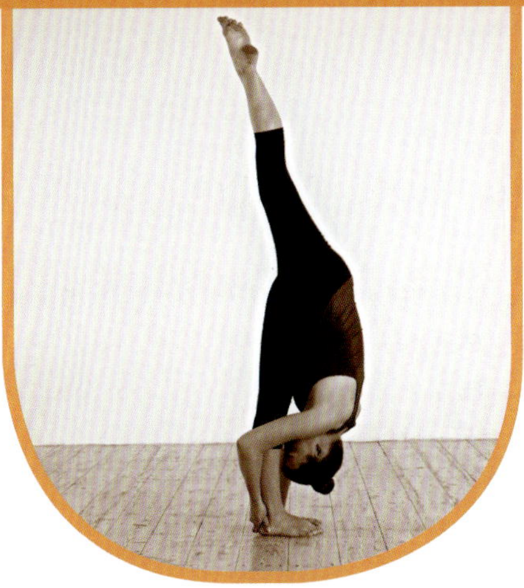

Urdhva Prasarita Eka Padasana

Nach oben gestrecktes Bein

Diese einbeinige Stellung im Stehen dehnt die Beine und ist eine gute Übung für den Handstand.

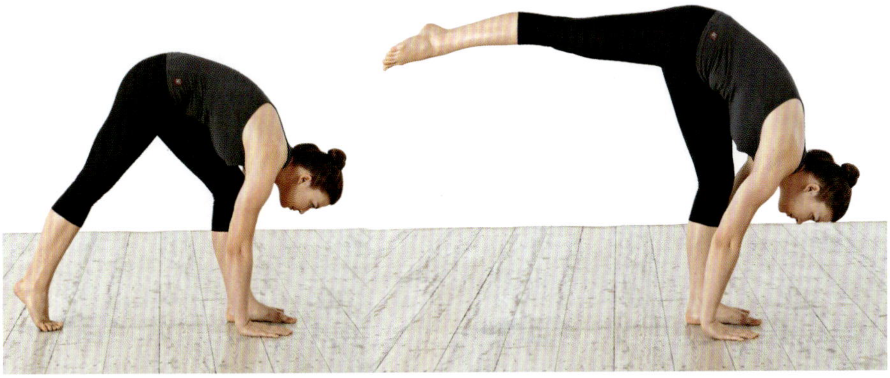

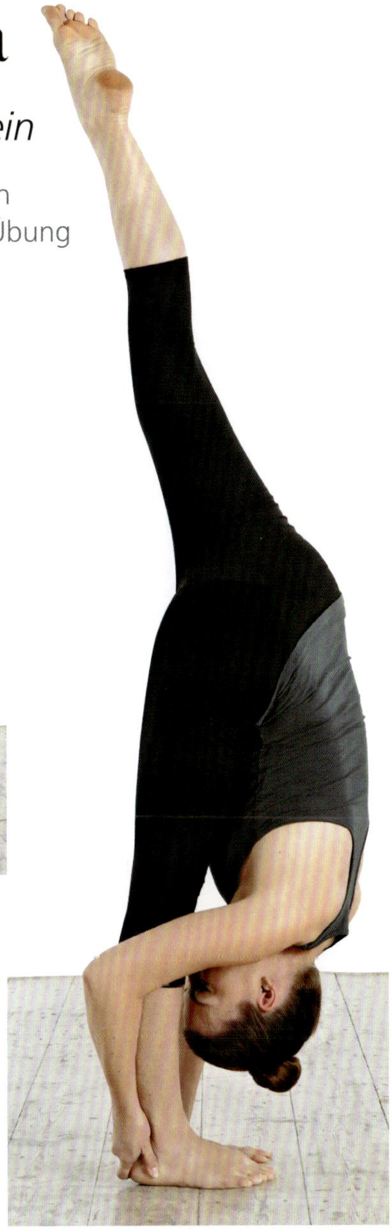

1. Aus Tadasana (Seite 86) mit dem rechten Bein einen Schritt zurücktreten, nach vorn beugen, linkes Bein bleibt angewinkelt, beide Hände neben dem linken Fuß auf den Boden setzen.

2. Das linke Bein leicht beugen, das rechte Bein so weit wie möglich anheben. Die Fußspitze gestreckt, das Bein gerade.

3. Die Hände auf die Fersen legen, den Oberkörper nach vorn beugen, das rechte Bein weiter heben. Die Bauchdecke liegt auf dem Oberschenkel auf, der Kopf am Schienbein. 20 Sekunden halten, das rechte Bein sinken lassen. Seitenwechsel.

Anatomische Funktionen

Oberkörper

- Die gerade Bauchmuskulatur beugt den Oberkörper.
- Der Deltamuskel zieht die Schultern nach vorn, der Bizeps beugt den Arm.

Unterkörper

- Psoas, Kammmuskel und gerader Oberschenkelmuskel beugen die Hüfte und das Becken.
- Der Quadrizeps hält das Knie gerade.

Nutzen

- Stärkt die Muskulatur von Hüfte, Oberschenkel und Waden.
- Massiert die Organe im Bauchraum.
- Verbessert das Gleichgewicht.

Vorsicht!

- Nicht zu empfehlen bei Blutdruckproblemen.

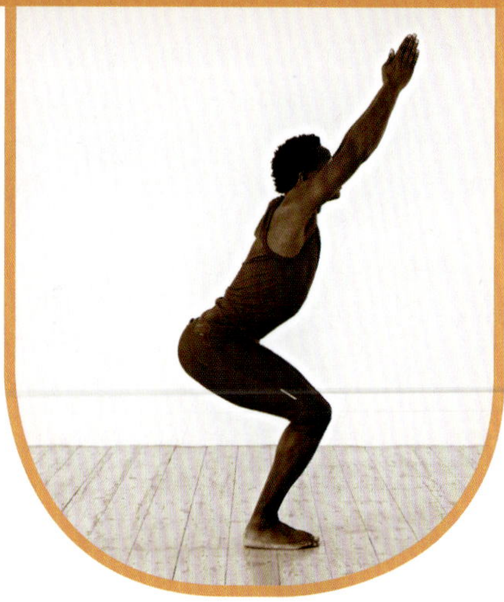

Utkatasana

Der Stuhl

Diese Haltung verbessert die Beweglichkeit der Schultern, stärkt die Muskulatur im Becken, im unteren Rücken und in den Oberschenkeln.

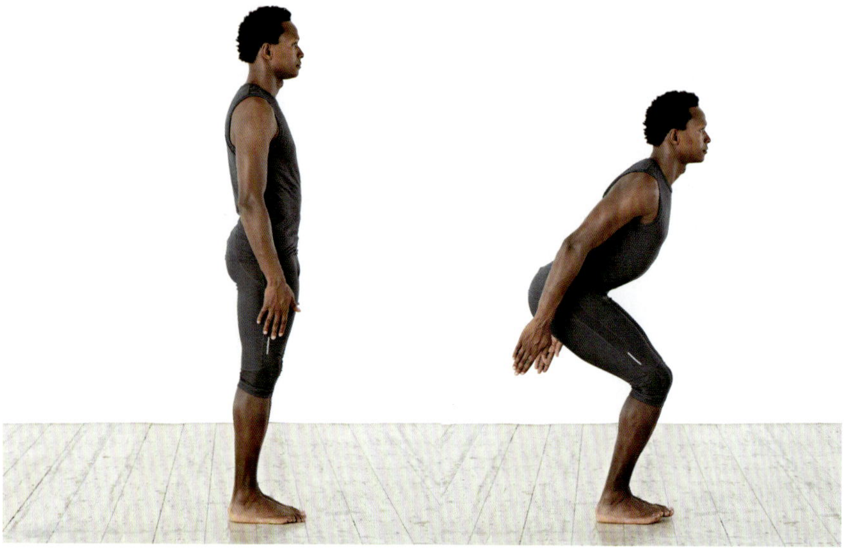

1. Stehen Sie in Tadasana (Seite 86).

2. Oberkörper nach vorn beugen, leicht in die Knie gehen. Oberkörper und Schienbeine sind parallel zueinander, die Innenseiten der Oberschenkel ebenfalls.

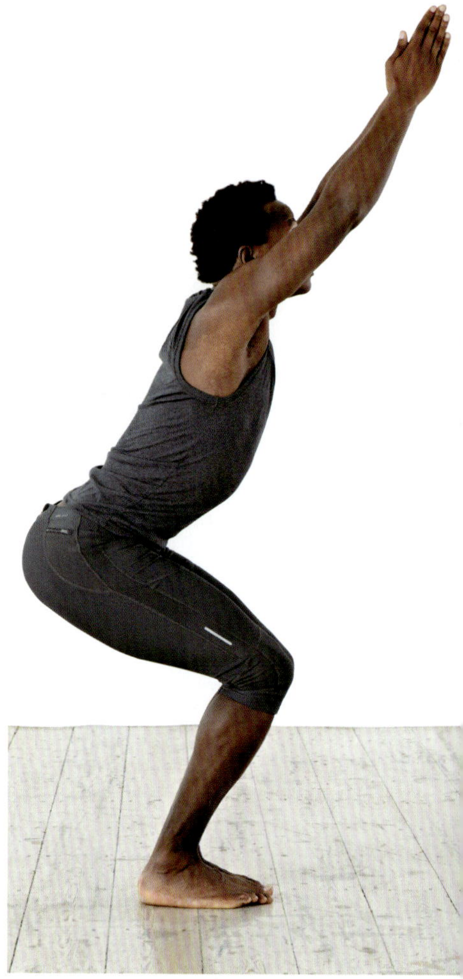

3. Heben Sie die ausgestreckten Arme parallel über den Kopf, die Handflächen zeigen zueinander. Alternativ: Hände zusammenlegen. 30 Sekunden halten. Beim Einatmen wieder aufrichten, beim Ausatmen die Arme zu beiden Seiten sinken lassen.

Anatomische Funktionen

- Der quadratische Lendenmuskel streckt den unteren Rücken leicht durch, der Psoas hält dagegen und stabilisiert den unteren Rücken.
- Der Deltamuskel hebt den Arm, der Trizeps streckt ihn.
- Die Hüftbeugemuskulatur hält den Oberschenkel gebeugt.
- Der Quadrizeps hält die Knie gebeugt, die Adduktoren ziehen die Knie zueinander.d

Nutzen

- Stärkt Knöchel, Hüften, Waden und Wirbelsäule.
- Dehnt Schultern und Brust.
- Stimuliert die Organe im Bauchraum sowie Herz und Zwerchfell.

Vorsicht!

- Nicht zu empfehlen bei niedrigem Blutdruck.

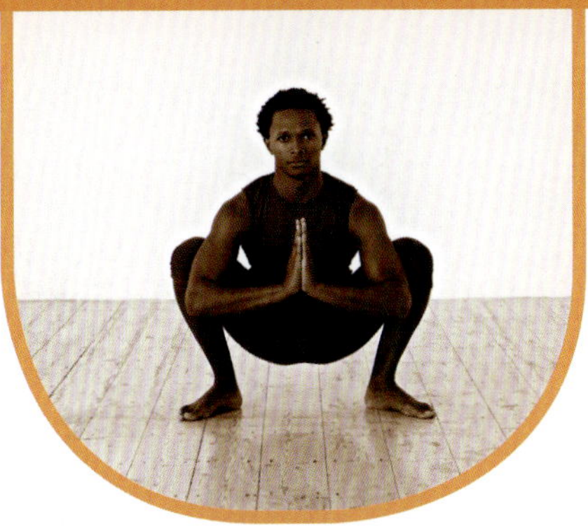

Malasana

Die Girlande

Malasana dehnt die Hüftmuskulatur und streckt die Beinrückseite sowie Rücken und Nacken.

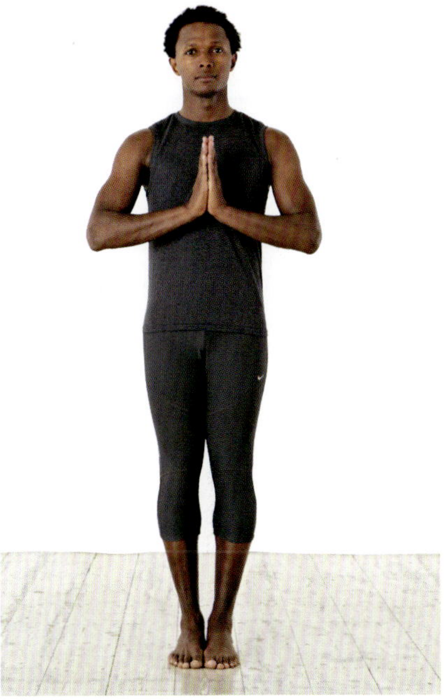

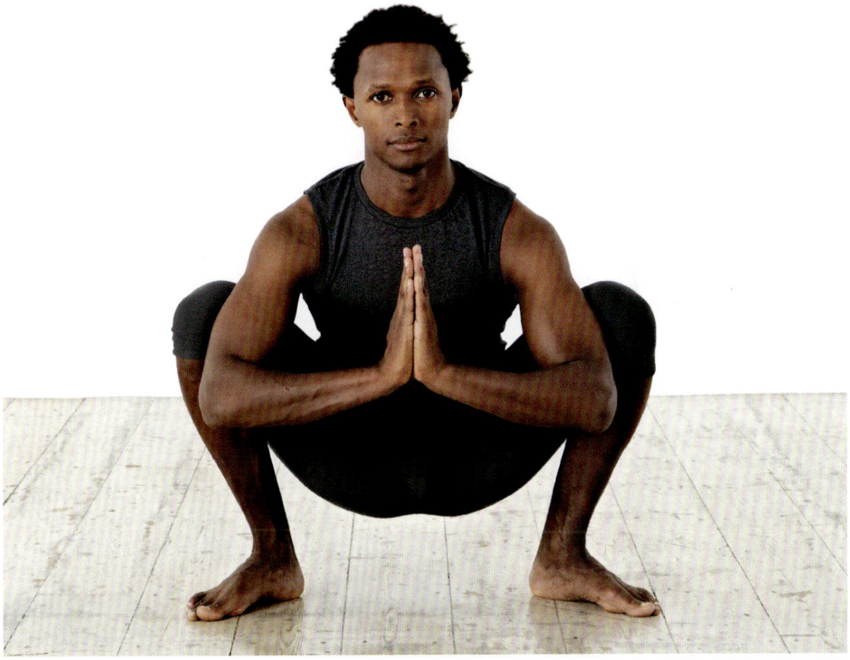

1. In Tadasana (Seite 86) stehend die Handflächen vor der Brust zusammenlegen.

2. Füße hüftbreit auseinander, Knie beugen. Gehen Sie in die Hocke, Ellbogen liegen innen an den Knien. Brustbein anheben, um die Wirbelsäule gerade zu halten. 30 bis 60 Sekunden halten. Zum Auflösen der Stellung Handflächen auf den Boden setzen, Knie langsam durchstrecken, zum Stehen kommen.

Nutzen

- Streckt Knöchel, Lende und Rücken.
- Verbessert den Tonus der Bauchmuskulatur.

Vorsicht!

- Nicht zu empfehlen bei Knieverletzungen und Problemen im unteren Rücken.

Anatomische Funktionen

- Psoas, Kammmuskel, Oberschenkel- und Sägezahnmuskel sorgen für die starke Beugung in der Hüfte.
- Der Quadrizeps beugt das Knie.
- Der quadratische Lendenmuskel im unteren Rücken hält die Wirbelsäule gerade.
- Der Trapezmuskel zieht die Schultern nach unten, der Bizeps beugt den Arm.

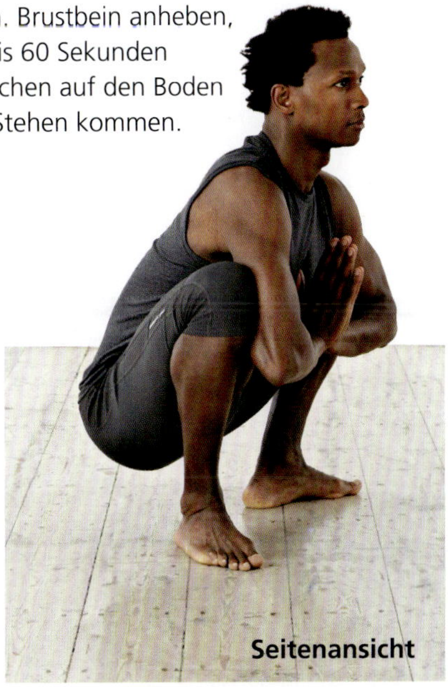

Seitenansicht

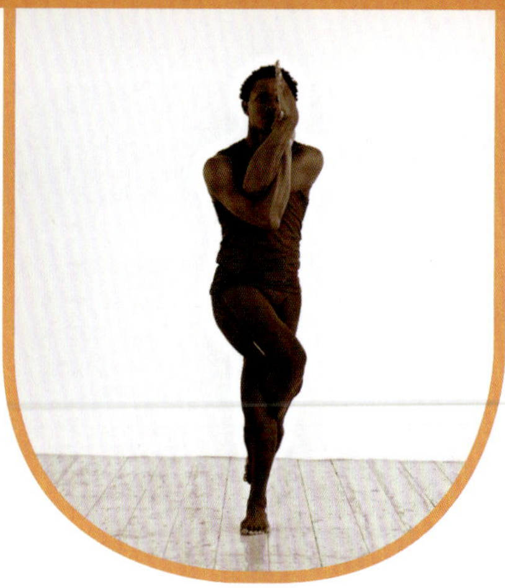

Garudasana

Der Adler

Mit dieser Übung verbessern Sie Gleichgewicht und Koordination, denn das Balancieren auf einem Bein und die Faltung der Arme stellen das Körperbild des Gehirns infrage.

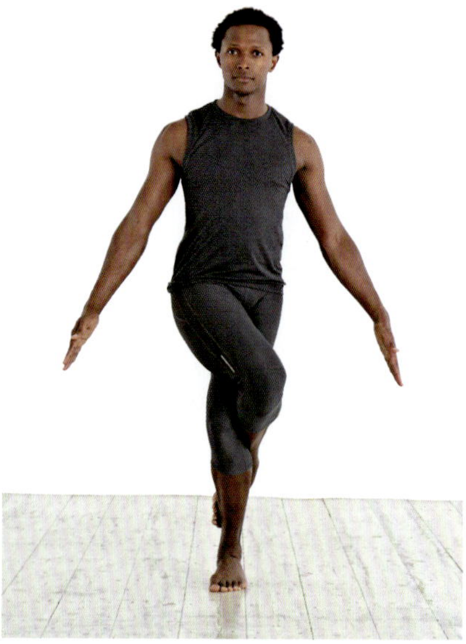

1. Aus Tadasana (Seite 86) beugen Sie leicht die Knie, heben das rechte Bein und legen es über den linken Oberschenkel. Die rechte Fußspitze liegt hinten am linken Unterschenkel und zeigt zum Boden. Sie stehen auf dem linken Fuß.

2. Die Arme seitlich in Schulterhöhe ausstrecken, den linken Ellbogen in die rechte Armbeuge legen, die Handrücken zeigen zueinander. Legen Sie nun die Handflächen, so gut Sie können, aneinander. Ellbogen anheben, die Finger zeigen zur Decke. 15 bis 30 Sekunden halten. Stellung auflösen und Seitenwechsel.

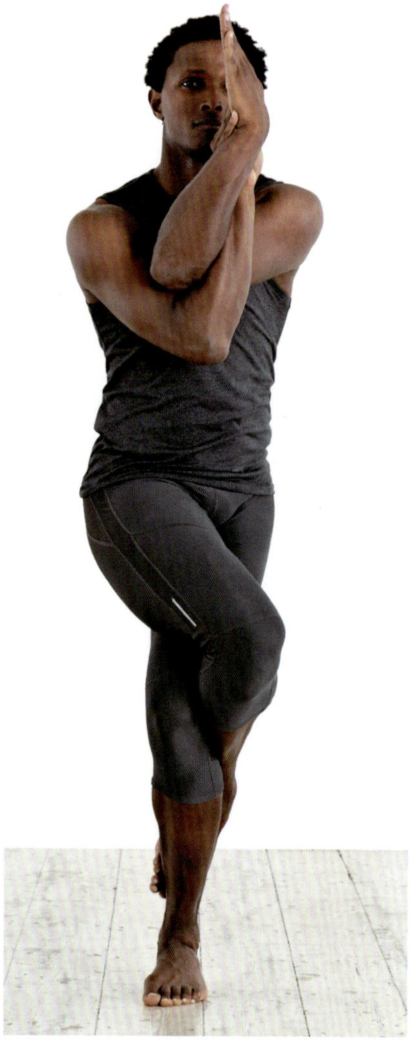

Variation

In der Endstellung nach vorn beugen, Unterarme gegen den Oberschenkel drücken. Einige Atemzüge halten, beim Einatmen Stellung auflösen. Seitenwechsel.

Tipp

Das Balancieren und „Festhaken" der Fußspitze an der Wade ist für Anfänger oft schwierig. Zu Beginn können Sie mit dem großen Zeh den Boden berühren, um das Gleichgewicht besser halten zu können.

Anatomische Funktionen

Oberkörper

- Wie bei Vatyanasana auf der nächsten Seite.

Unterkörper

- Zweiköpfiger Waden- und Schollenmuskel am Standbein stabilisieren diese Stellung.
- Die Adduktoren pressen die Schenkel aneinander, Gesäßmuskel und Schenkelbindenspanner sorgen für die Innenrotation des Femurs

Nutzen

- Kräftigt und dehnt Knöchel und Waden.
- Dehnt Oberschenkel, Hüfte, Schultern und unteren Rücken.
- Verbessert das Gleichgewichtsempfinden.

Vorsicht!

- Nicht zu empfehlen bei Knieverletzungen.

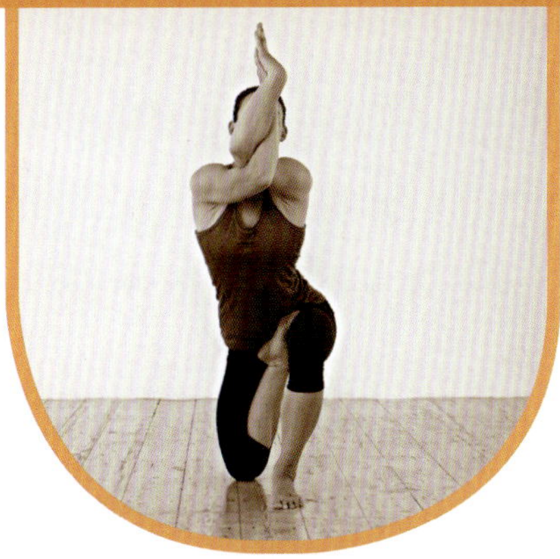

Vatyanasana

Das Pferd

Die Endstellung dieser Übung soll einem Pferdekopf gleichen.

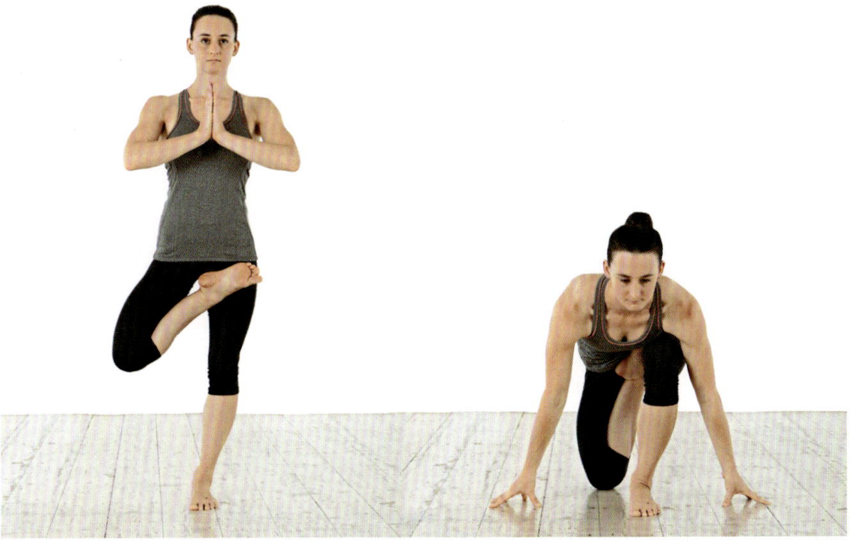

1. Aus Tadasana (Seite 86) den rechten Fußrücken auf die linke Leiste legen wie in der Halben Lotosstellung (Seite 142).

2. Langsam das linke Knie beugen, mit den Händen abstützen, das rechte Knie möglichst neben den linken Fuß auf den Boden stellen.

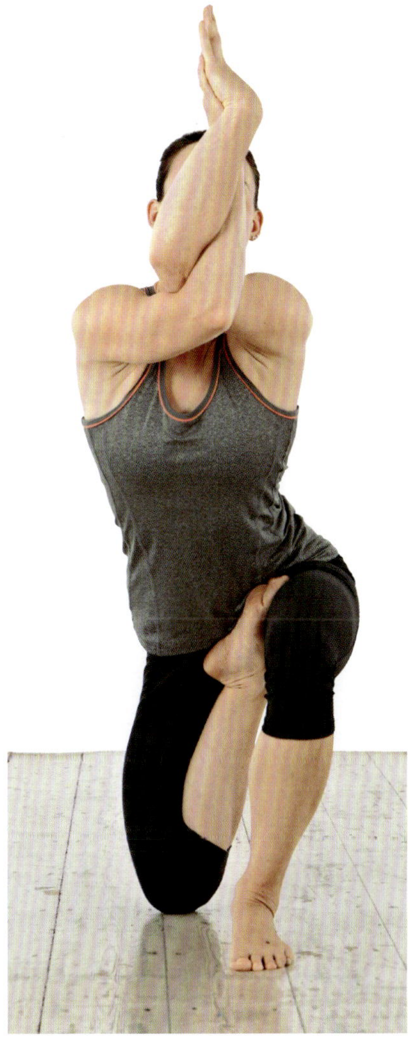

3. Arme seitlich in Schulterhöhe ausstrecken, Rücken gerade. Den linken Ellbogen in die rechte Armbeuge legen. Die Handrücken zeigen zueinander. Handflächen aneinander legen, so gut Sie können. Ellbogen anheben, Finger zeigen zur Decke. 15 bis 30 Sekunden halten. Stellung auflösen und Seitenwechsel.

Anatomische Funktionen

Oberkörper

- Der Psoas beugt die Hüfte.
- Dehnung der Arme und Schultern.
- Die Kontraktion des Deltamuskels im oberen Arm verstärkt die Dehnung in der Rotatorenmanschette.

Unterkörper

- Linkes Bein: Psoas und Kammmuskel sorgen für die Hüftdehnung. Der Quadrizeps stützt das Körpergewicht. Beugung im Knie, Dorsalflexion im Knöchel.
- Rechtes Bein: Der Gesäßmuskel bewirkt die Hüftstreckung, Anspannen der hinteren Oberschenkelmuskulatur beugt das Knie.

Nutzen

- Verbessert die Versorgung der Hüftgelenke.
- Korrigiert Fehlstellungen in Hüfte und Oberschenkel, lockert den Kreuzbeinbereich.

Vorsicht!

- Nicht zu empfehlen bei Knie-, Schulter- oder Handgelenkproblemen.

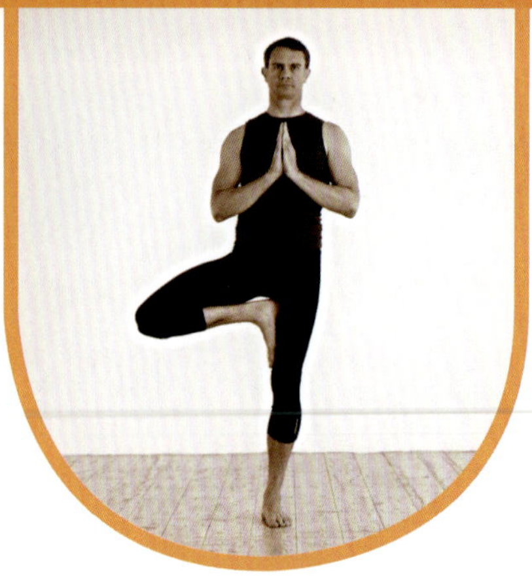

Vrikshasana

Der Baum

Vrikshasana gilt als die einfachste der Stellungen auf einem Bein, da das Standbein den Oberkörper hält.

Anatomische Funktionen

Oberkörper

- Der Rückenstrecker hält die Wirbelsäule aufrecht.
- Der untere Trapezmuskel zieht die Schultern nach unten.
- Rautenmuskeln und Trapezmuskel ziehen die Schulterblätter zur Wirbelsäule und öffnen den Brustraum.
- Der Bizeps beugt den Arm.

Unterkörper

- Gesäßmuskel und Psoas halten das Becken gerade.
- Der Quadrizeps kontrahiert und hält das Knie gerade.
- Waden- und Wadenbeinmuskulatur sowie Zehenbeuger stabilisieren den Fuß.
- Der große Gesäßmuskel zieht die Hüfte nach außen, die äußeren Rotatoren halten diese.

Nutzen

- Stärkt Oberschenkel, Waden, Knöchel und Wirbelsäule.
- Verbessert den Gleichgewichtssinn.
- Schafft Erleichterung bei Ischialgie und reduziert Fußfehlstellungen.

Vorsicht!

- Nicht zu empfehlen bei niedrigem Blutdruck.

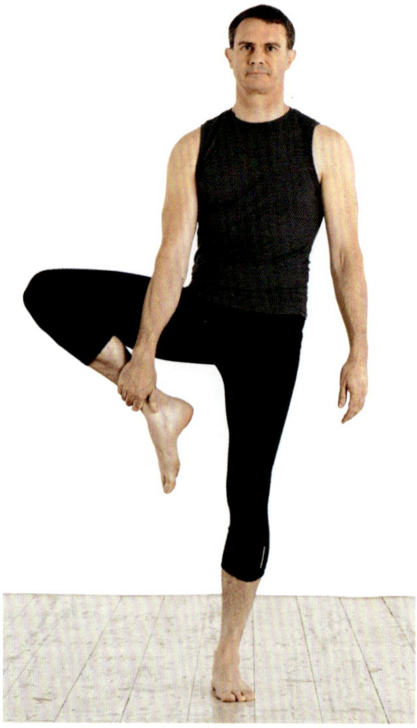

1. Aus Tadasana (Seite 86) das Gewicht auf den linken Fuß verlagern. Das rechte Bein anheben, mit der rechten Hand den rechten Knöchel bzw. das Schienbein von vorn greifen. Fußsohle des rechten Beins an die Innenseite des linken Oberschenkels legen, die Fuß-spitze zeigt nach unten. Die rechte Fußsohle übt gleichmäßigen Druck auf den linken Oberschenkel aus.

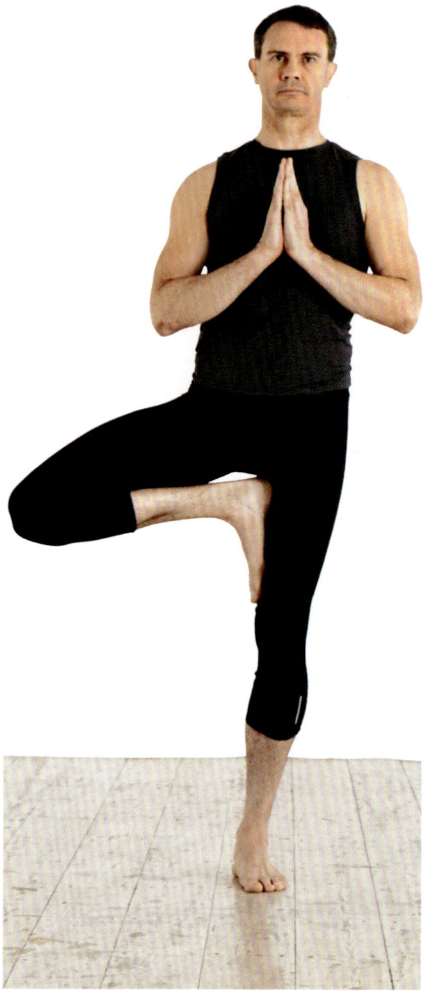

2. Hände auf die Hüften legen, dann die Handflächen vor der Brust zusammenlegen. Blick entspannt in Ferne richten oder auf die Stelle zwischen den Augenbrauen konzentrieren. 30 bis 60 Sekunden halten. Stellung auflösen, Seitenwechsel.

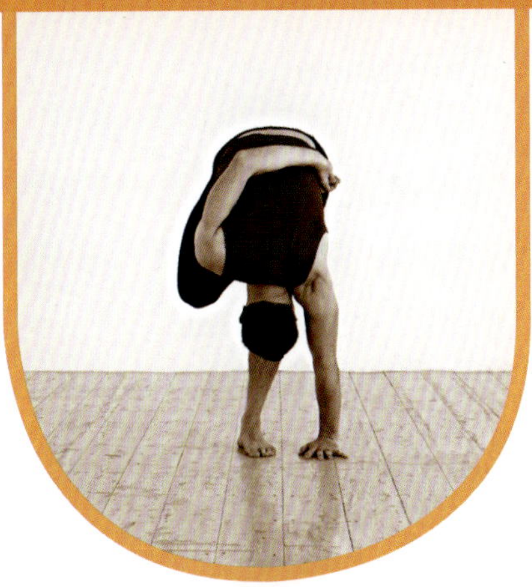

Ardha Baddha Padmottanasana

Vorwärtsbeuge in halber Lotosstellung

Im Sanskrit bedeutet *ardha* „halb", *baddha* „gebunden", *padma* ist der Lotos und *uttana* eine intensive Dehnung.

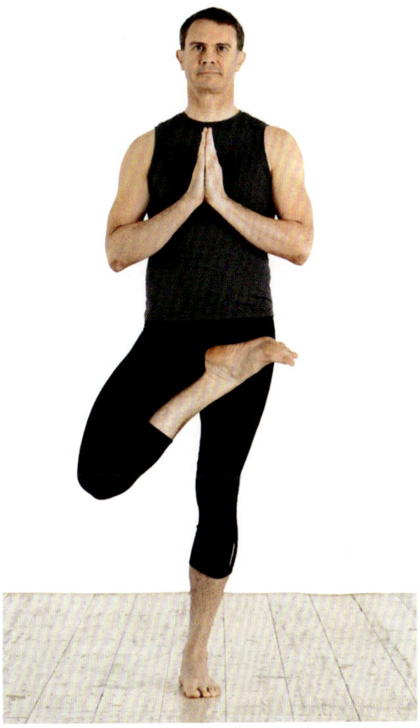

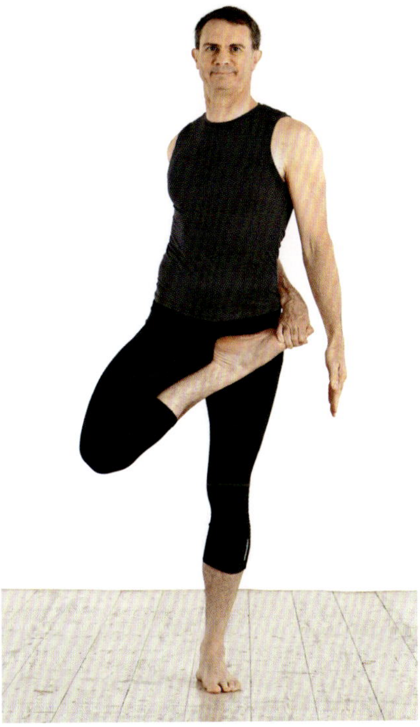

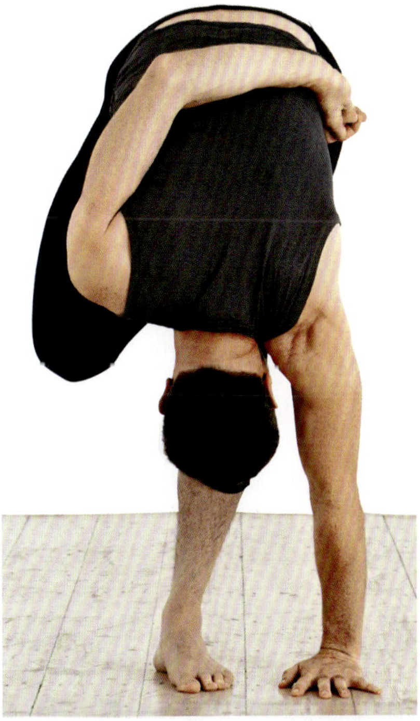

1. Aus Tadasana (Seite 86) das rechte Bein heben und den Fuß in der halben Lotosstellung (Seite 142) auf den linken Oberschenkel legen.

2. Die rechte Hand hinter dem Rücken entlangführen und den rechten Fuß fassen. Ausatmen und nach vorn beugen.

3. Linke Hand neben den linken Fuß auf den Boden legen. Einatmen und Kopf anheben. Ausatmen und sich weiter sinken lassen, bis der Kopf das Knie oder Schienbein berührt. 10 bis 15 Sekunden halten. Zum Auflösen der Stellung das linke Knie beugen, Oberkörper aufrichten, rechten Fuß wieder auf den Boden stellen.

Anatomische Funktionen

- Die gerade Bauchmuskulatur beugt den Rumpf. Psoas, Kammmuskel und Oberschenkelstrecker beugen die Hüfte.
- Der Quadrizeps hält das linke Knie gerade, die hintere Beinmuskulatur beugt das rechte Bein.
- Waden- und Wadenbeinmuskulatur sowie Zehenbeuger stabilisieren den Fuß.

Nutzen

- Diese Stellung mindert Steifheit in den Knien und verbessert die Beweglichkeit der Hüften.
- Unterstützt die Verdauung und Ausscheidung von Giftstoffen.

Vorsicht!

- Bei Knieproblemen nicht üben.

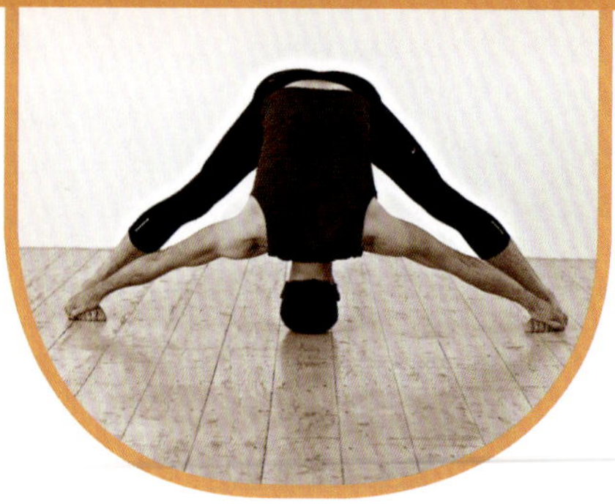

Prasarita Padottanasana

Vorwärtsbeuge in der Grätsche

Diese Stellung fördert die Symmetrie des Körpers. Beide Körperhälften werden aktiviert, Asymmetrien korrigiert.

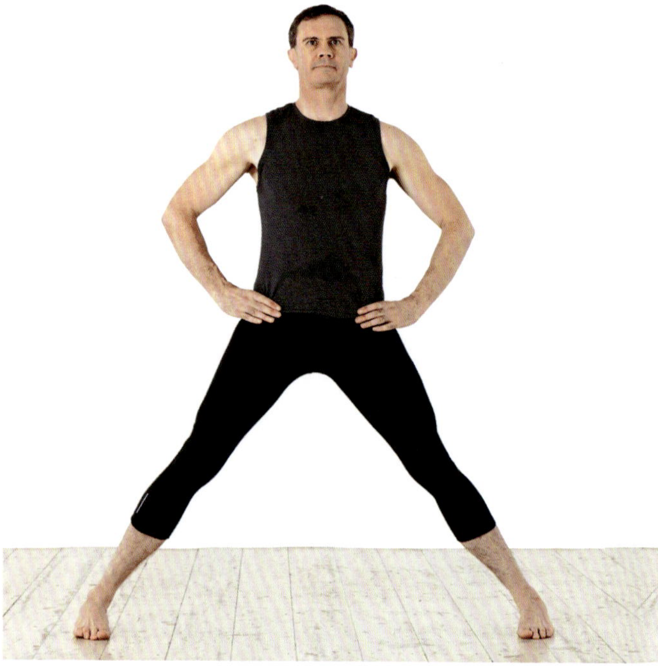

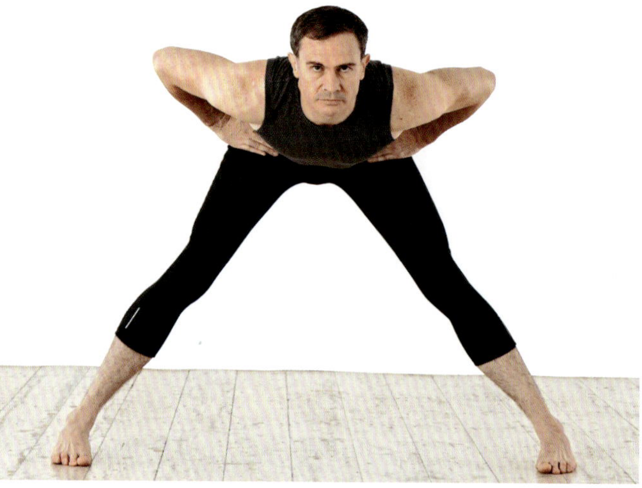

1. Stehen Sie in der Grätsche, die Innenseiten der Füße stehen parallel. Hände auf die Hüften. Oberschenkelmuskeln anspannen, Schambein anheben. Einatmen, Brustbein heben, Bauchdecke leicht einziehen.

2. Ausatmen und in der Hüfte nach vorn beugen, bis der Oberkörper parallel zum Boden ist.

Anatomische Funktionen

Oberkörper

- Die gerade Bauchmuskulatur beugt den Rumpf.
- Der untere Teil des Trapezmuskels zieht die Schultern nach unten und macht den Nacken lang.
- Der Trizeps hält den Arm gerade.

Unterkörper

- Psoas und vordere Oberschenkelmuskulatur beugen die Hüfte.
- Der Quadrizeps hält das Knie gerade, die Wadenmuskulatur dehnt sich.

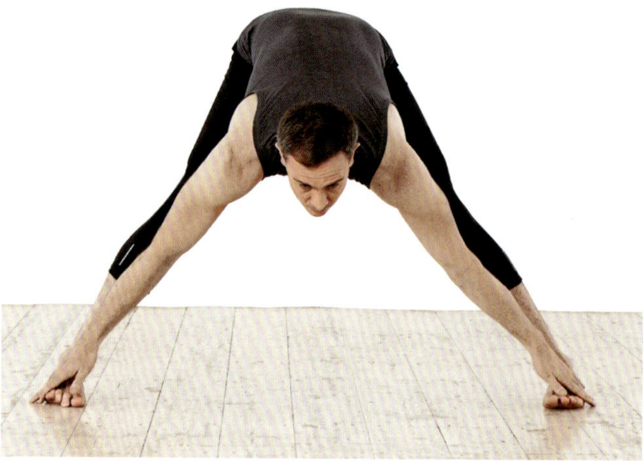

3. Knöchel oder Füße außen mit den Fingern berühren. Einatmen, Brustbein anheben, Wirbelsäule lang machen.

4. Nach einigen Atemzügen sich mit den Armen nach unten ziehen, bis der Kopf auf dem Boden ruht. 30 bis 60 Sekunden halten. Zum Loslassen Hände wieder auf die Hüften legen und Oberkörper aufrichten.

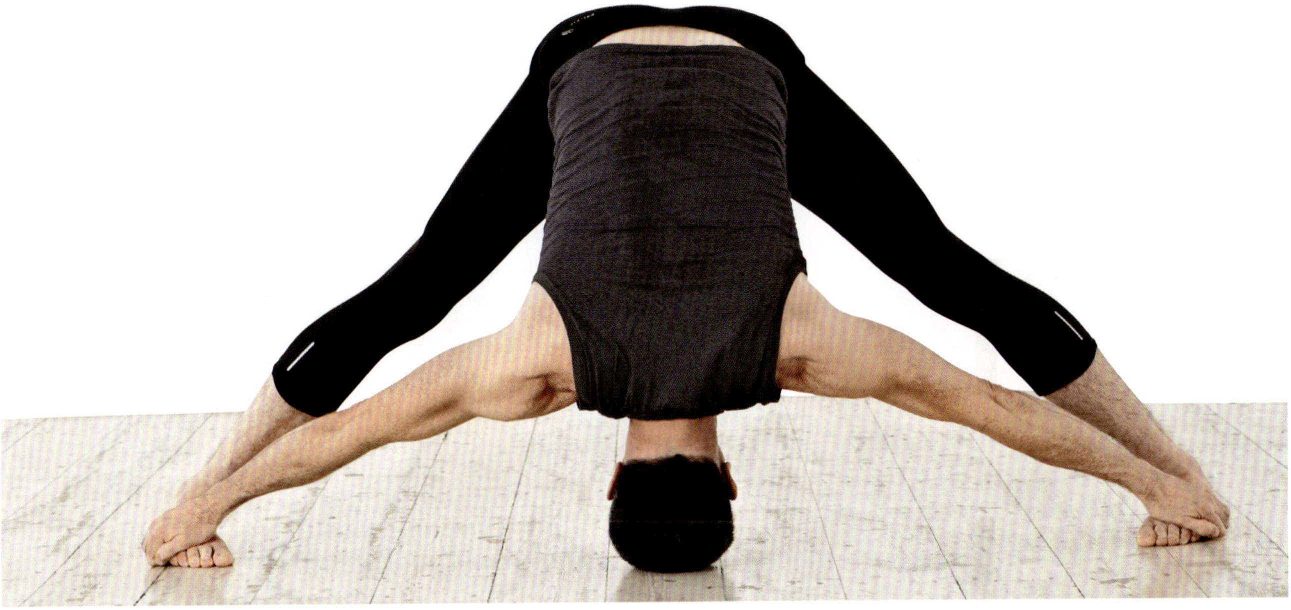

Variation

Aus Position 3 heraus die Handflächen in zusammenlegen. Die Finger zeigen zum Kopf, Hände liegen idealerweise zwischen den Schulterblättern. Brustbein anheben, Schultern auseinanderziehen. Mit den zusammengelegten Händen auf den mittleren Rücken drücken. Ausatmen und den Kopf in Richtung Boden sinken lassen. Sollten Sie das nicht schaffen, verschränken Sie die Unterarme hinter dem Rücken. Jede Hand greift dabei den entgegengesetzten Ellenbogen.

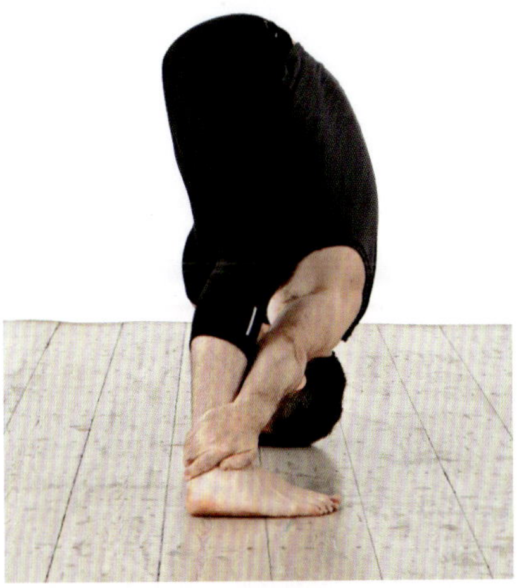

Seitenansicht

Nutzen

- Stärkt Innen- und Rückseite der Beine und Wirbelsäule.
- Kräftigt die Organe im Bauchraum.
- Lindert leichte Rückenschmerzen.

Vorsicht!

- Nicht zu empfehlen bei Problemen im unteren Rücken.

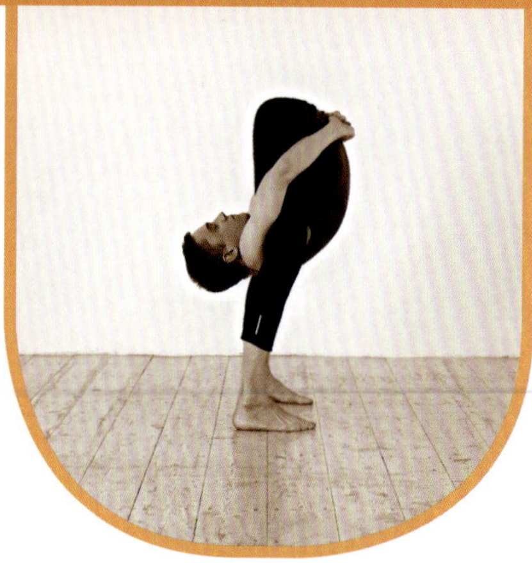

Utthita Tittibhasana

Das Insekt

Die Übung ganz zu machen setzt eine enorme Beweglichkeit in der Hüfte voraus. Bei Schmerzen in den Waden oder im unteren Rücken beugen Sie die Knie.

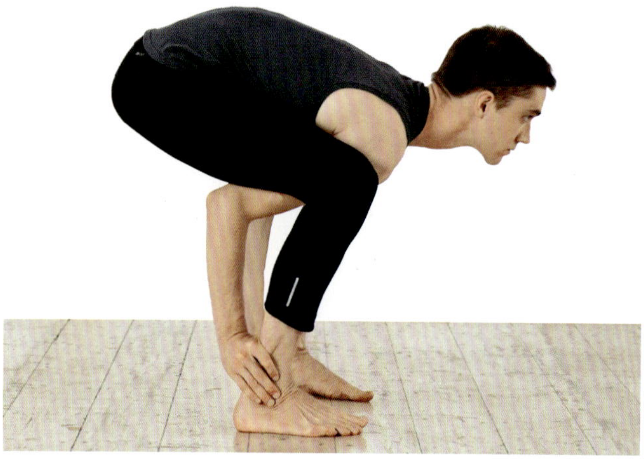

1. Füße stehen schulterbreit auseinander, leicht in die Hocke gehen. Becken nach vorn schieben, Oberkörper zwischen die Beine bringen. Der Oberkörper bleibt unten, die Beine heben nun das Becken etwa auf Kniehöhe.

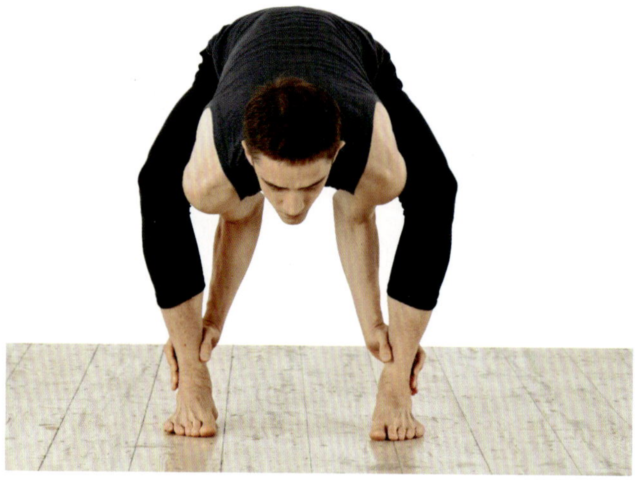

2. Mit den Armen zwischen den Beinen durchgreifen und die Ferse fassen. Die Schultern durch die Beine nach hinten ziehen, sodass sie hinter den Knien ruhen.

Nutzen

- Dehnt die Leistengegend und den Rücken.
- Verstärkt die Bauchspannung.

Vorsicht!

- Nicht zu empfehlen bei Problemen mit Schultern, Ellbogen, Handgelenken oder dem unteren Rücken.

Anatomische Funktionen

Oberkörper

- Trapezmuskel und Rautenmuskeln werden gedehnt.
- Abduktion der Schulterblätter, die auseinandergezogen werden.

Unterkörper

- Adduktoren pressen die Oberschenkel gegen den Oberarm und schaffen die Verbindung zwischen Ober- und Unterkörper.
- Psoas und gerade Bauchmuskeln beugen Hüfte und Rumpf.
- Die hintere Oberschenkelmuskulatur streckt das Bein.

> **Tipp**
>
> Manche Schüler haben Schwierigkeiten, diese Übung auf dem Boden zu machen. Stellen Sie sich auf einen Holzblock, so haben Sie mehr Platz nach unten und können die Balance besser halten.

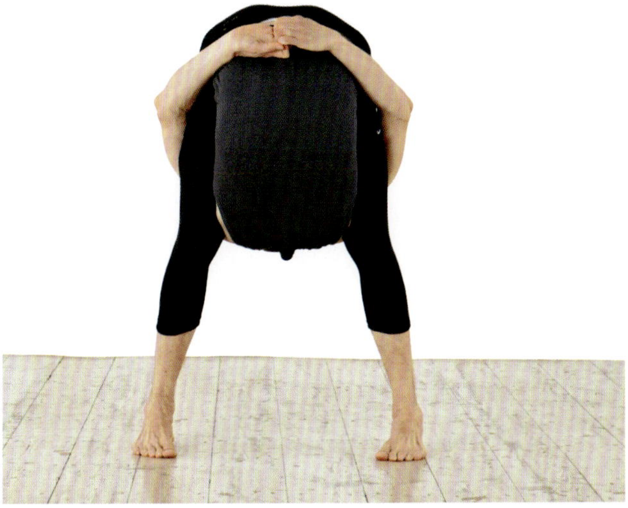

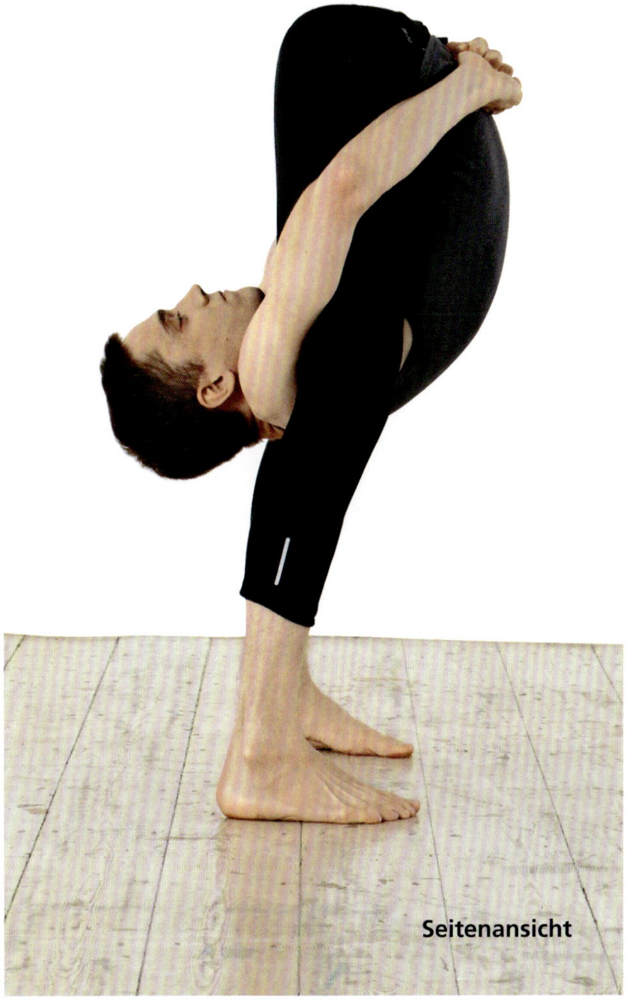

Seitenansicht

3. Den rechten Arm um die Rückseite des rechten Oberschenkels Richtung Rücken schieben, links gleichermaßen. Hände hinter dem Rücken fassen. Kopf durch die Beine schieben, zur Decke blicken. Schulter weiter durch die Beine ziehen, Knie bleiben gerade.

Storch-Variante

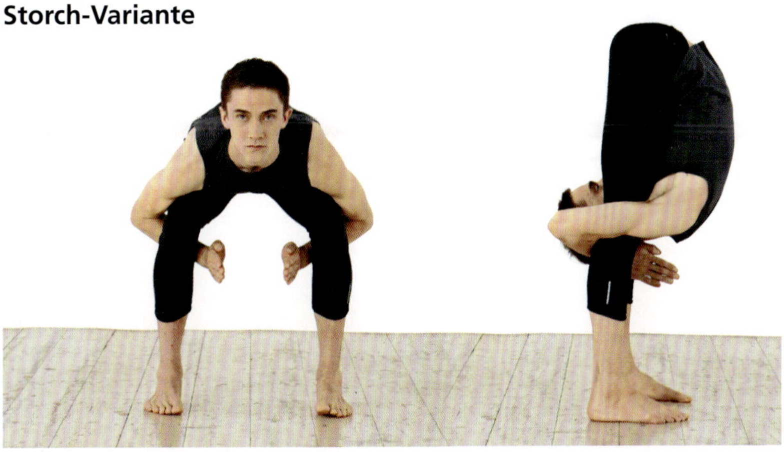

Füße stehen hüftbreit auseinander, Knie beugen, mit den Armen um die Rückseite der Beine greifen. Hände von hinten durch die Beine führen. Nach vorn beugen, Kopf senken. Handflächen gegen die Ohren pressen, Finger am Hinterkopf verschränken. Oder Handflächen hinter dem Kopf – wie auf dem Foto – zusammenlegen.

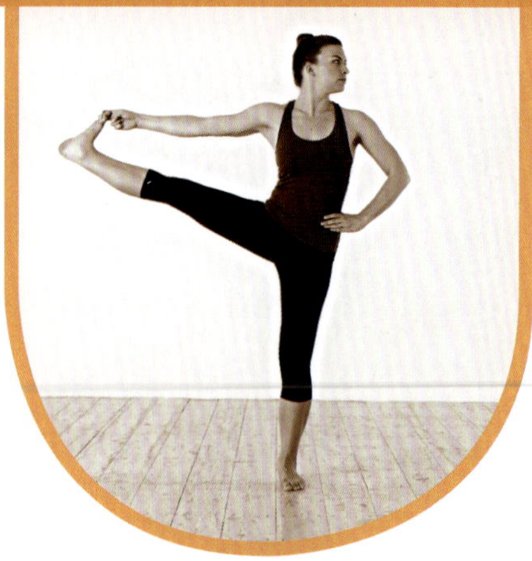

Utthita Hasta Padangusthasana

Hand zum Fuß im Stehen

Die Übung stärkt die Beinmuskeln und bringt Sie ins Gleichgewicht.

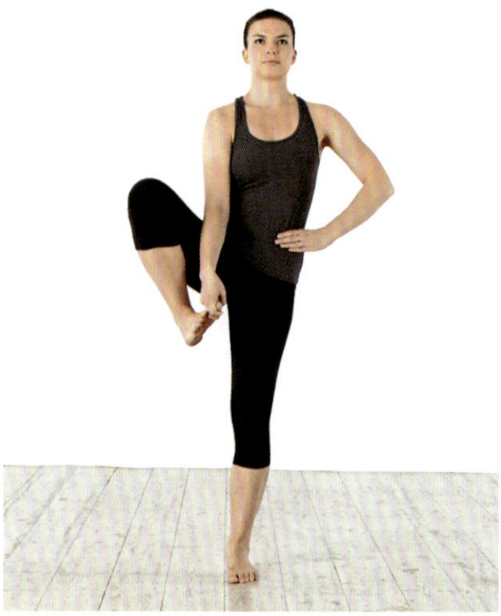

1. Aus Tadasana heraus die linke Hand auf die linke Hüfte legen. Rechtes Knie anheben, mit Zeige- und Mittelfinger der rechten Hand den großen rechten Zeh fassen.

2. Ausatmen, rechtes Bein nach vorn strecken, nach oben ziehen.

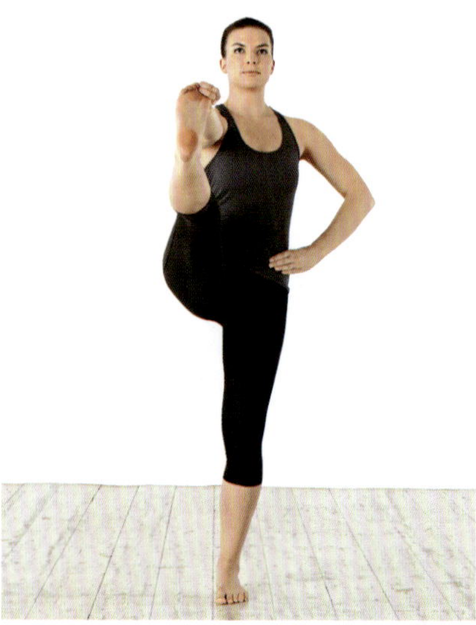

3. Rechtes Bein ausgestreckt zur rechten Seite drehen, über die linke Schulter sehen.

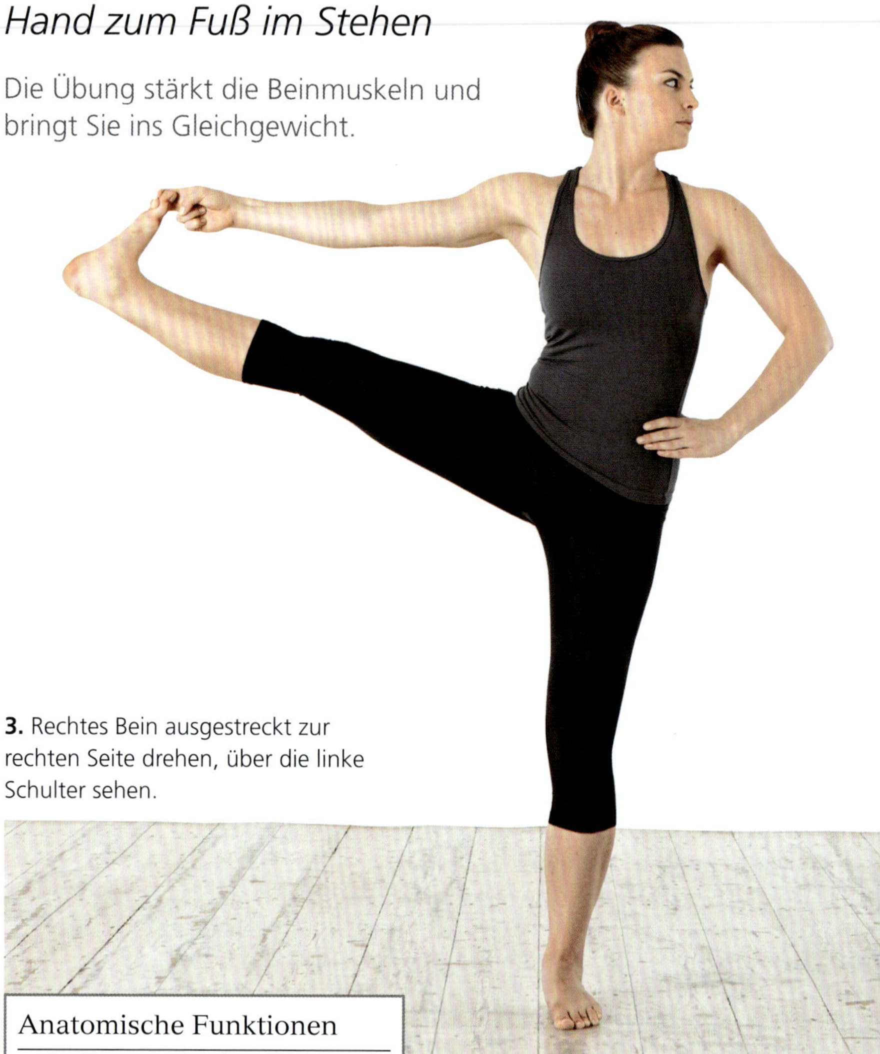

Anatomische Funktionen

Oberkörper

- Der gehobene Arm bewirkt die Beugung der Schulter, der Trizeps streckt den Arm.

Unterkörper

- Dehnung der rückwärtigen Muskulatur, die Kontraktion des Quadrizeps hält das Knie.
- Flexion in der Hüfte des gehobenen Beins durch Psoas, Darmbeinmuskel und Adduktoren.
- Dorsalflexion des Knöchels.

Nutzen

- Streckt Beine und Knöchel.
- Dehnt die Beinrückseite.
- Verbessert das Gleichgewicht.

Vorsicht!

- Nicht zu empfehlen bei Problemen im unteren Rücken oder an den Knöcheln.

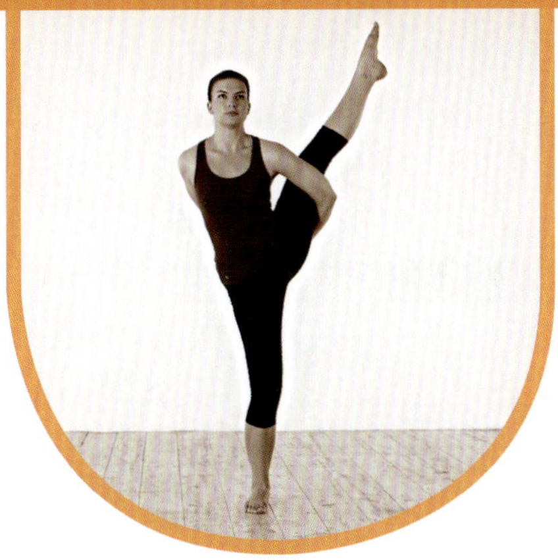

Svarga Dvijasana

Der Paradiesvogel

Dies ist eine der schwierigsten Yoga-Stellungen. Sie erfordert Konzentration, Kraft, Beweglichkeit und Gleichgewicht.

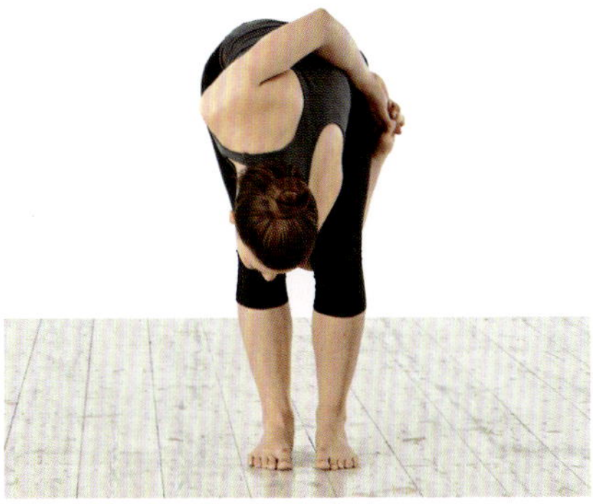

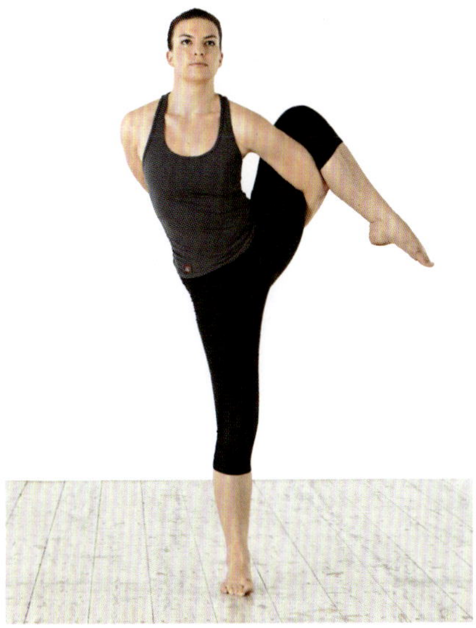

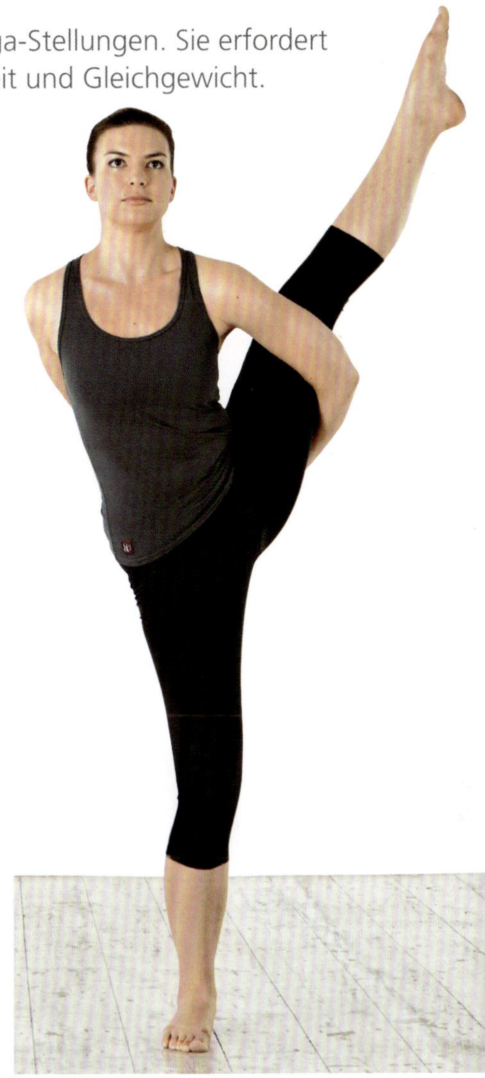

1. Füße hüftbreit auseinander. Knie leicht beugen. Linke Schulter zur Innenseite des linken Knies bringen, mit dem linken Arm durch die Beine greifen. Rechten Arm hinter den Rücken legen, die Schulter bleibt am Knie. Rechte und linke Hand fassen einander. Mit verschränkten Händen die Beine strecken und die rechte Schulter durch die Beine ziehen.

2. Gewicht auf den rechten Fuß verlagern, linke Ferse anheben. Linkes Bein heben, die Hände bleiben verschränkt. Rechte Schulter anheben, zum Stehen kommen.

3. Schultern nach hinten ziehen, das linke Knie durchdrücken, die Fußspitze strecken.

Variation

Hände loslassen und mit dem linken Arm weiter das linke Bein umfassen. Mit der rechten Hand die Außenseite des rechten Fußes fassen, das linke Bein hochziehen, hinter die Schulter bringen. Knie durchdrücken. Der rechte Arm bleibt hinter dem Kopf. (Siehe Foto Seite 84.)

Nutzen

- Kräftigt Beine und Knöchel.
- Dehnt die Beinrückseite.
- Verbessert das Gleichgewicht.

Vorsicht!

- Nicht zu empfehlen bei Problemen mit dem unteren Rücken oder den Knöcheln.

Anatomische Funktionen

Oberkörper

- Der Deltamuskel sorgt für Schulterflexion.

Unterkörper

- Standbein und erhobenes Bein: wie für Utthita Hasta Padangusthasana.
- Der Quadrizeps streckt das Knie.

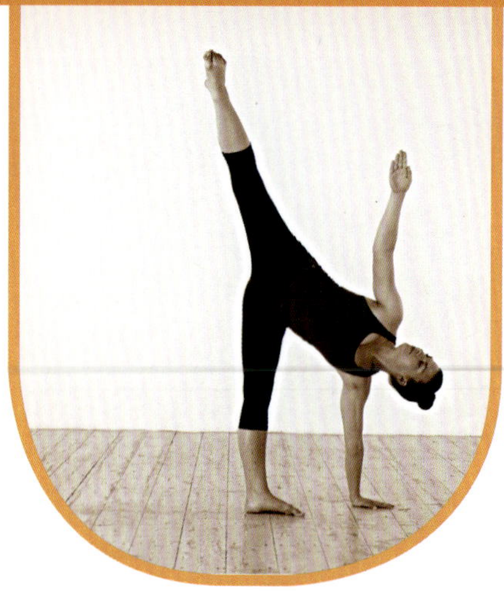

Ardha Chandrasana

Der stehende Halbmond

Bei dieser Übung ruht das Körpergewicht auf einem Bein, eine Hand streckt sich zur Decke, die andere bleibt am Boden. Das gestreckte Bein hält die Balance. Damit aktivieren Sie den unteren Rücken und die Nerven der Beinmuskulatur.

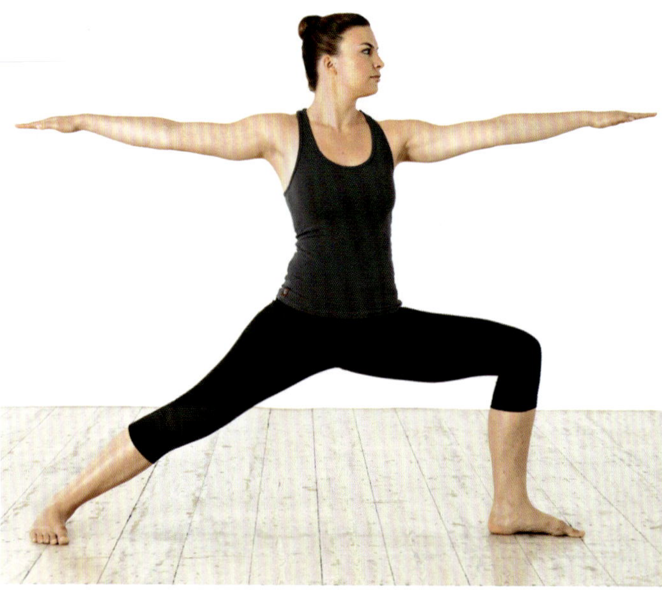

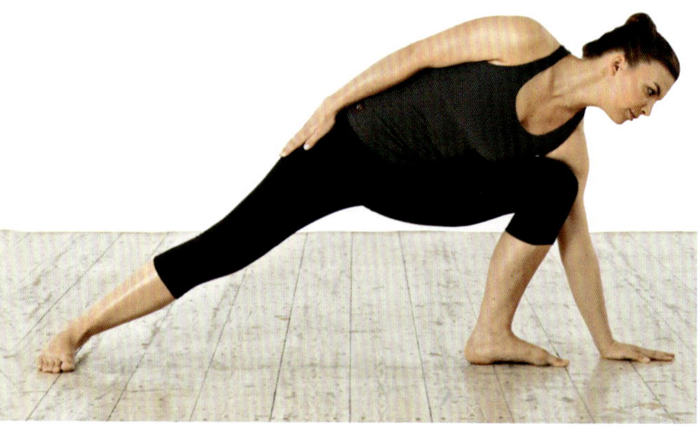

1. Führen Sie Virabhadrasana II (Seite 88) aus, indem Sie das linke Knie beugen, der linke Arm zeigt nach vorn, der rechte nach hinten.

2. Legen Sie die linke Hand links vor dem linken Fuß auf den Boden.

Anatomische Funktionen

Oberkörper

- Der Rückenstrecker und die schrägen Bauchmuskeln beugen den Rumpf zum Standbein.
- Der Trizeps streckt den Arm.
- Der vordere Deltamuskel sorgt für Abduktion der Arme.
- Unterer und mittlerer Teil des Trapezmuskels öffnen Brust und Schultern.

Unterkörper

- Psoas und Kammmuskel kippen die Hüfte leicht nach vorn und stabilisieren so die Haltung.
- Der Quadrizeps hält durch Kontraktion die Knie gerade.
- Gesäßmuskel und Schenkelbindenspanner heben das Bein.

Tipp

Anfänger legen die rechte Hand auf die rechte Hüfte und halten den Kopf in neutraler Stellung. Der Blick geht nach vorn. Das Körpergewicht ruht auf dem Standbein. Die linke Hand hilft, das Gleichgewicht zu halten. Fingespitzen oder Handfläche auf den Boden setzen.

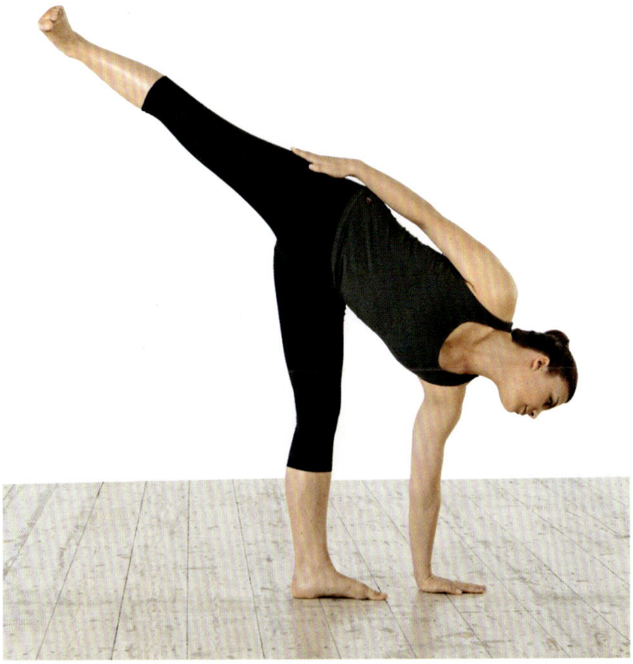

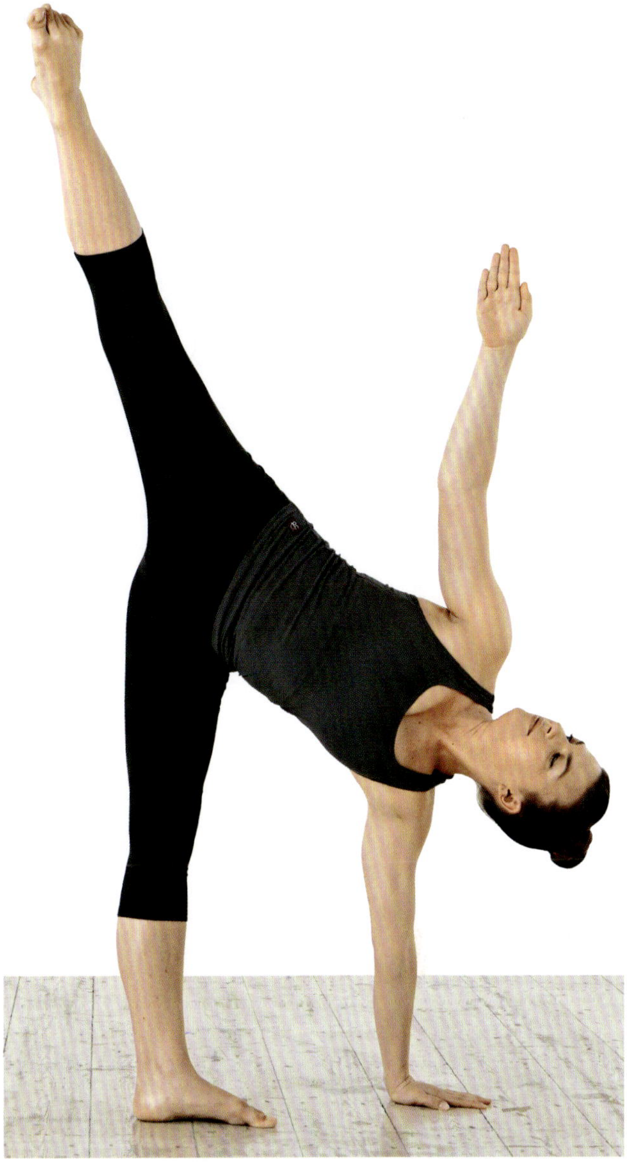

3. Ausatmen, linke Hand und linke Fußsohle in den Boden drücken. Das rechte Bein anheben, bis es mindestens parallel zum Boden ist. Rechten Fuß anziehen, um das angehobene Bein zu aktivieren. Das Standbein im Knie nicht zu sehr durchdrücken..

4. Rechte Hüfte und Schulter nach außen öffnen, rechte Hand mit ausgestreckten Fingern heben. Kopf drehen und nach oben sehen. 30 bis 60 Sekunden halten. Im Ausatmen das angehobene Bein sinken lassen und in Virabhadrasana zurückkehren. Seitenwechsel.

Nutzen

- Aktiviert Bauch, Knöchel, Oberschenkel, Po und Wirbelsäule.
- Die Arme strecken sich vorm Körper weg, was Schulter- und Armmuskeln fordert.
- Verbessert Koordination und Gleichgewicht.

Vorsicht!

- Bei Nackenproblemen den Kopf nicht drehen.
- Nicht zu empfehlen bei niedrigem Blutdruck.

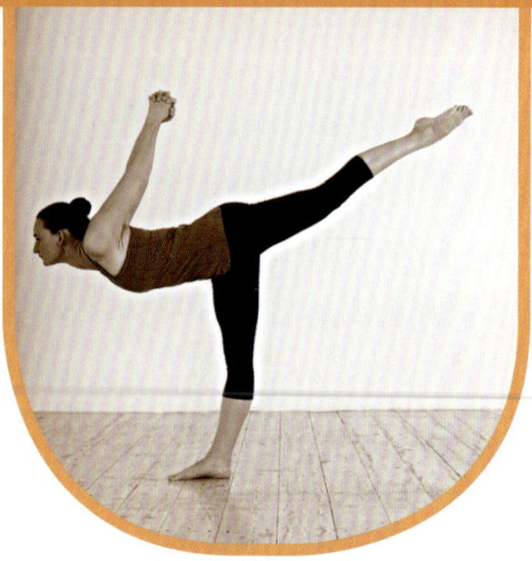

Patan Vrikshasana

Schwankender Baum

Diese Übung hilft uns, einen guten Stand zu finden. Sie aktiviert Bauch und Schultern und sorgt für mehr Beweglichkeit.

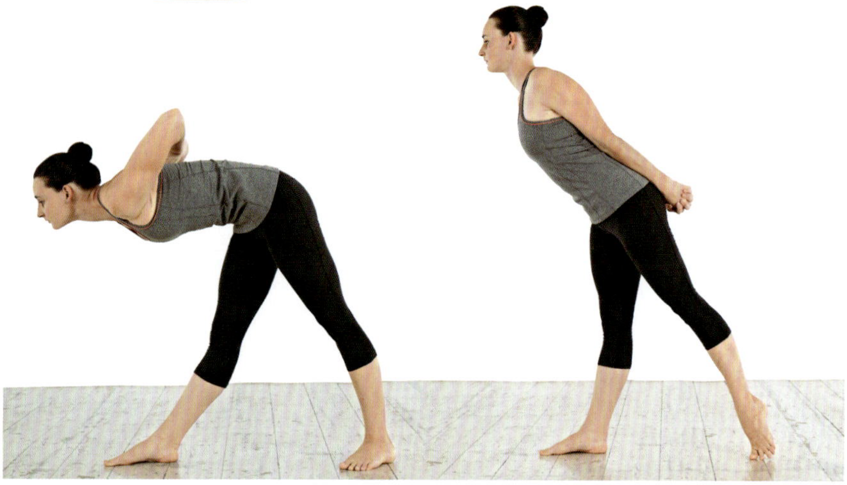

1. Aus Tadasana (Seite 86) den rechten Fuß einen Schritt nach vorn setzen. Die linke Ferse 45 Grad nach innen drehen, damit beide Fersen in einer Linie stehen. Hände hinter dem Rücken verschränken.

2. Brustbein heben, Gewicht auf den rechten Fuß verlagern, langsam linkes Bein heben.

Anatomische Funktionen

Oberkörper

- Der Trapezmuskel zieht die Schultern nach unten, macht den Nacken lang.
- Der Rückenstrecker hält den Rücken gerade und sorgt für die Streckung in der Körperlängsachse.
- Untergrätenmuskel und Rundmuskel sorgen für Schulterrotation.
- Der Trizeps streckt den Arm.

Unterkörper

- Der Psoas beugt die rechte Hüfte.
- Der Quadrizeps hält die Knie gerade.

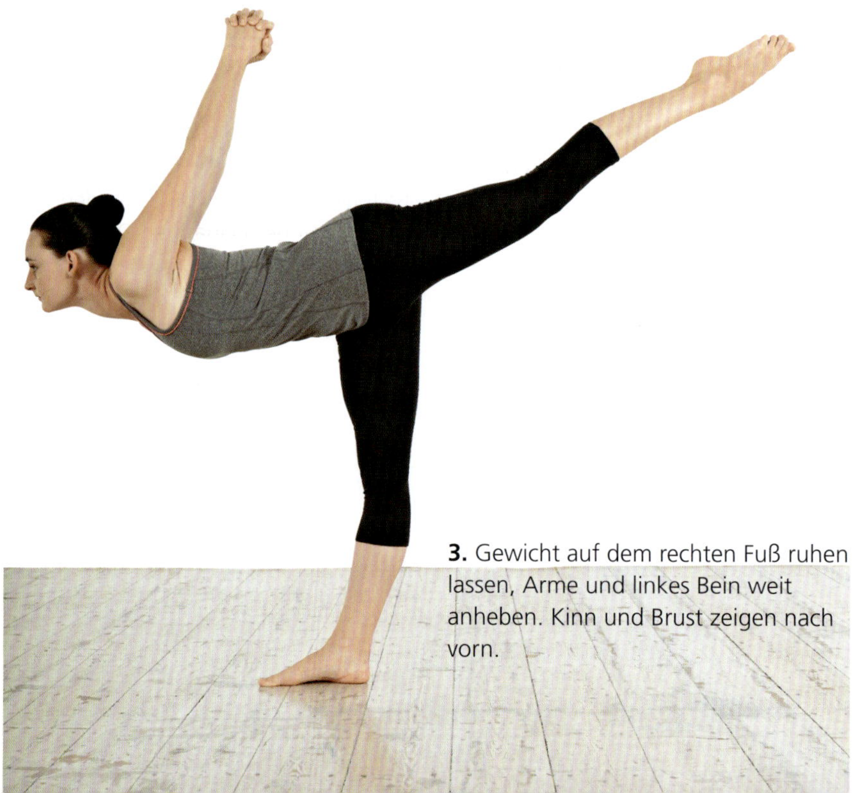

3. Gewicht auf dem rechten Fuß ruhen lassen, Arme und linkes Bein weit anheben. Kinn und Brust zeigen nach vorn.

Nutzen

- Stärkt Wirbelsäule und Schultern.
- Kräftigt die Beinmuskeln.
- Verbessert die Balance.

Vorsicht!

- Nicht zu empfehlen bei Blutdruckproblemen.

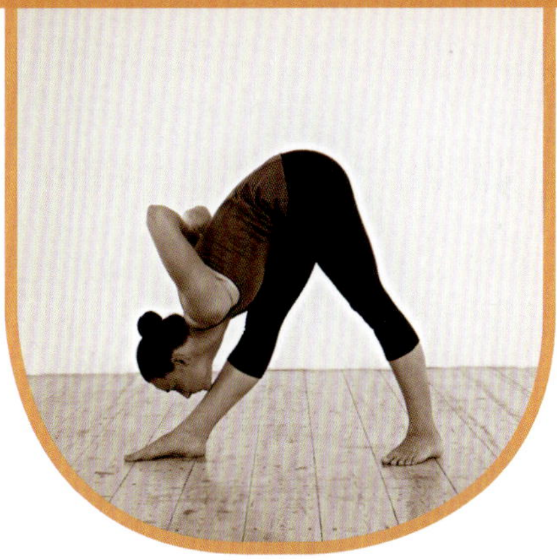

Parsvottanasana

Intensive Seitdehnung

Mit dieser Übung mindern Sie Unbeweglichkeit in Gelenken, Hüften und Wirbelsäule und aktivieren die Organe im Bauchraum.

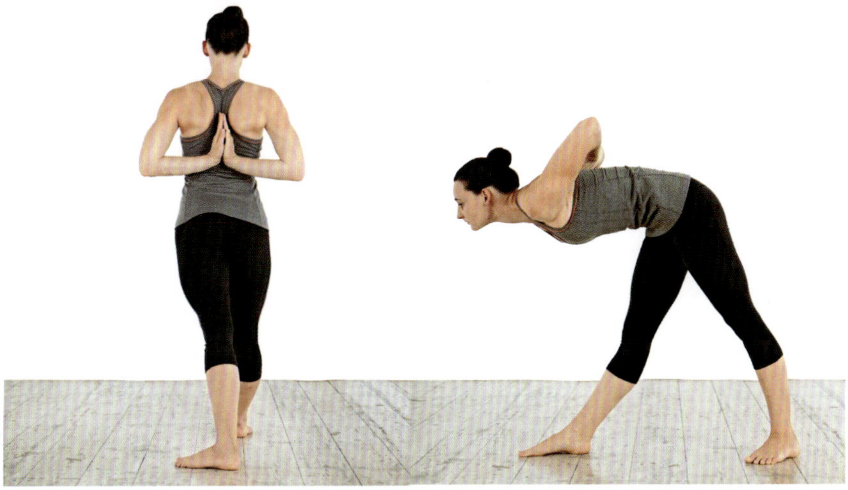

1. Aus Tadasana (Seite 86) den rechten Fuß einen Schritt nach vorn setzen. Die linke Ferse 45 Grad nach innen drehen, damit beide Fersen in einer Linie stehen. Die Arme hinter den Rücken nehmen und Handflächen in Gebetshaltung zusammenlegen. Wahlweise die Arme verschränken und mit den Händen die Ellbogen umfassen.

2. Das Becken nach vorn kippen. Einatmen, Brustbein anheben, ausatmen und den Rumpf über das rechte Bein beugen, bis er parallel zum Boden ist. Ein paar Atemzüge lang halten.

3. Bei ausreichender Beweglichkeit den Oberkörper auf dem rechten Bein ablegen. 15 bis 30 Sekunden halten. Mit dem Einatmen Oberkörper aufrichten, indem Sie die hintere Ferse in den Boden pressen. Stellung auflösen und Seite wechseln.

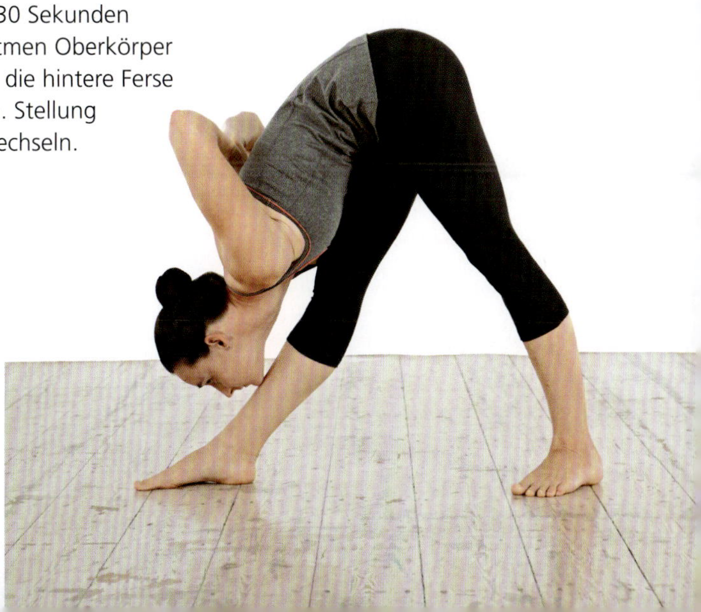

Nutzen

- Streckt Wirbelsäule, Schultern und Handgelenke (ganz ausgeführt), Hüfte und rückwärtige Beinmuskulatur.
- Kräftigt die Beine.
- Stimuliert die Organe im Bauchraum.

Vorsicht!

- Bei Rücken- oder Blutdruckproblemen nicht nach vorn beugen.

Anatomische Funktionen

Oberkörper

- Die geraden Bauchmuskeln ziehen den Rumpf zum Oberschenkel.
- Der Trapezmuskel zieht die Schultern zurück.

Unterkörper

- Vorderes Bein: Der Psoas ermöglicht Hüftbeugung und stabilisiert die hintere Hüfte und das Bein.
- Der Quadrizeps sorgt für Extension des Knies.

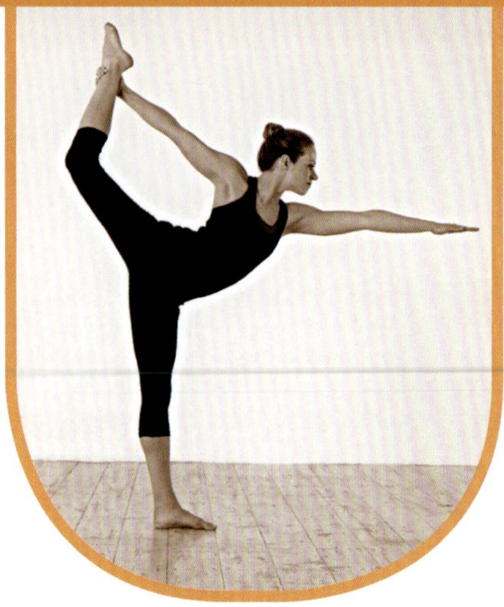

Natarajasana

Der Tänzer

Dies ist eine asymmetrische Stellung, bei der der Rücken durchgestreckt wird. Daher erfordert sie Konzentration und Gleichgewichtssinn. Wenn Sie zu Hause üben, können Sie sich an einem Türgriff festhalten, während Sie das Bein nach oben ziehen.

Anatomische Funktionen

Oberkörper

- Sägezahn- und Trapezmuskel bewirken die Rotation im Schulterblatt. Rotatorenmanschette, Deltamuskel und Bizeps sorgen für Beugung und Adduktion der Schulter.
- Der Unterarm dreht sich auswärts.

Unterkörper

- Beim Standbein beugt der Psoas die Hüfte, der Quadrizeps hält durch Kontraktion das Knie gerade.
- Beim erhobenen Bein kommt es in der Hüfte zur Extension, der Quadrizeps dehnt sich, der hintere Oberschenkelmuskel kontrahiert und das Knie wird gebeugt.

Nutzen

- Dehnt Schultern und Brust.
- Streckt Oberschenkel, Lenden und Bauchmuskeln.
- Kräftigt Beine und Knöchel.

Vorsicht!

- Nicht zu empfehlen bei niedrigem Blutdruck.

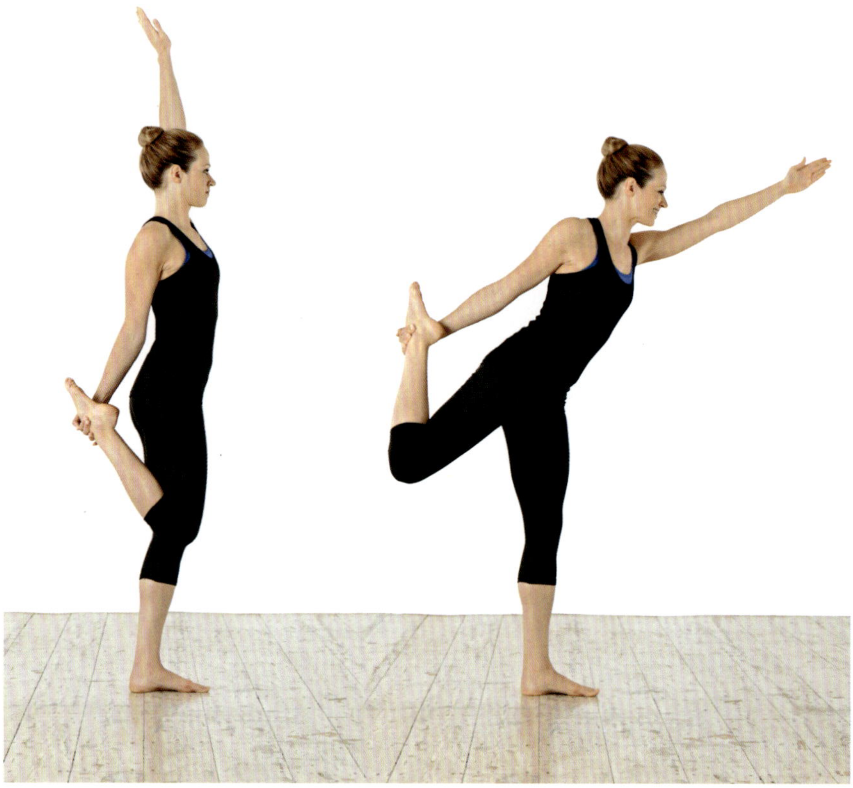

1. Stehen Sie in Tadasana (Seite 86). Einatmen, rechtes Knie anwinkeln, Ferse zur Pobacke führen. Mit der rechten Hand nach hinten greifen, den rechten Fuß oder Knöchel umfassen. Wenn Sie ihn von innen fassen, können Sie das Bein höher heben. Wenn das nicht klappt, nehmen Sie die Außenseite. Den linken Arm strecken Sie senkrecht nach oben.

2. Ziehen Sie den Fuß weit nach oben vom Rumpf fort. Strecken Sie sich dabei ordentlich in der Hüfte. Der linke Arm zeigt nun schräg nach oben.

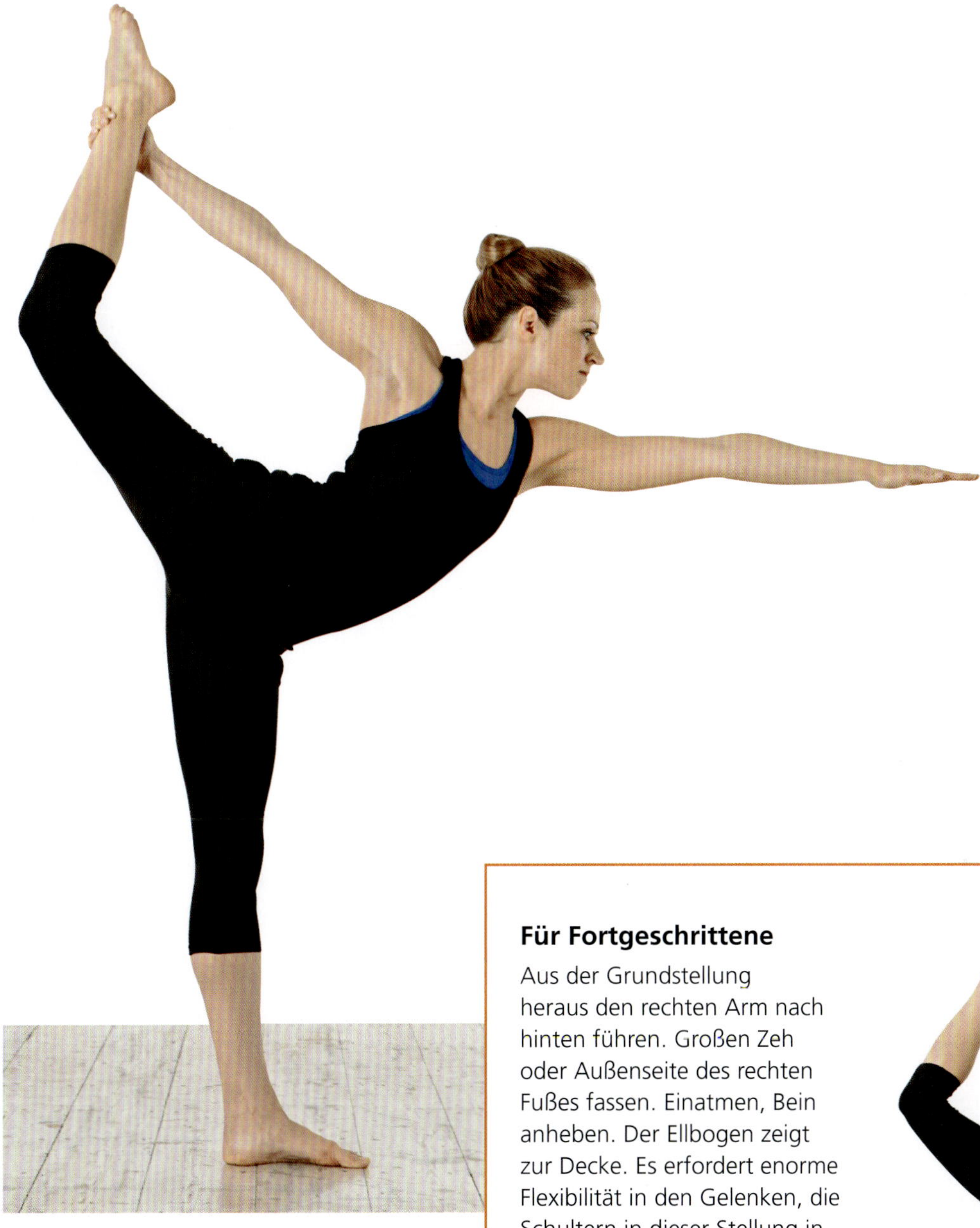

3. Das rechte Bein nach hinten ausstrecken, den linken Arm nach vorn strecken, sodass er parallel zum Boden ist. 20 bis 30 Sekunden halten. Zum Auflösen der Stellung den Fuß loslassen, auf den Boden setzen und mit der anderen Seite ebenso lang üben.

Für Fortgeschrittene

Aus der Grundstellung heraus den rechten Arm nach hinten führen. Großen Zeh oder Außenseite des rechten Fußes fassen. Einatmen, Bein anheben. Der Ellbogen zeigt zur Decke. Es erfordert enorme Flexibilität in den Gelenken, die Schultern in dieser Stellung in die Außenrotation zu führen. Mit dem linken Arm über den Kopf fassen und den Fuß ergreifen. 20 bis 30 Sekunden halten. Mit der anderen Seite genauso lang wiederholen.

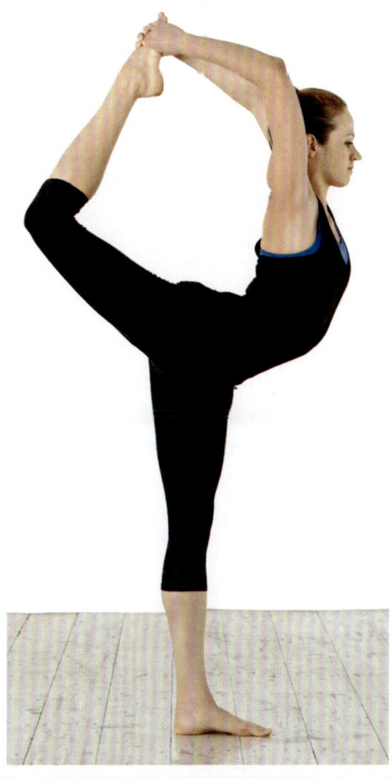

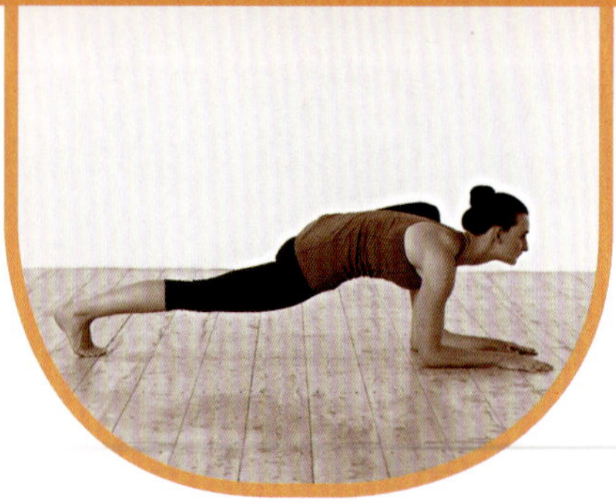

Uttan Pristhasana

Die Eidechse

Diese Übung macht die Hüfte beweglich, strafft die Oberschenkelmuskulatur und den Po.

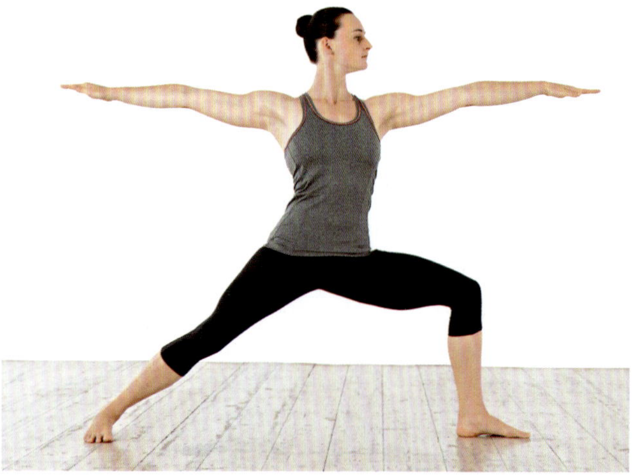

1. Führen Sie Virabhadrasana II (Seite 88) aus. Der linke Fuß steht vorn.

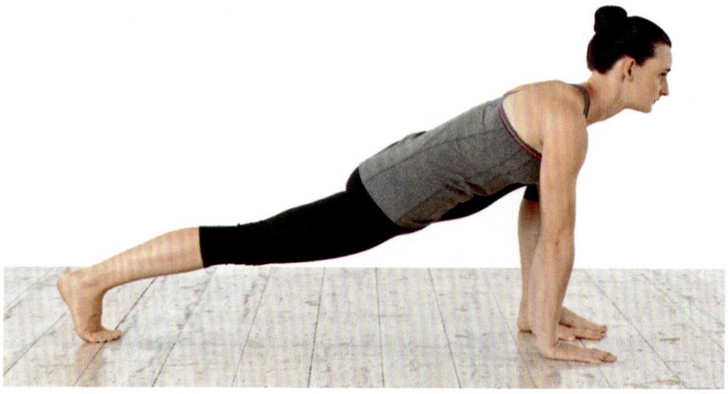

2. Setzen Sie beide Hände rechts und links neben den linken Fuß auf den Boden. Die Fingerspitzen sind auf derselben Höhe wie die Zehen. Nach vorn sehen.

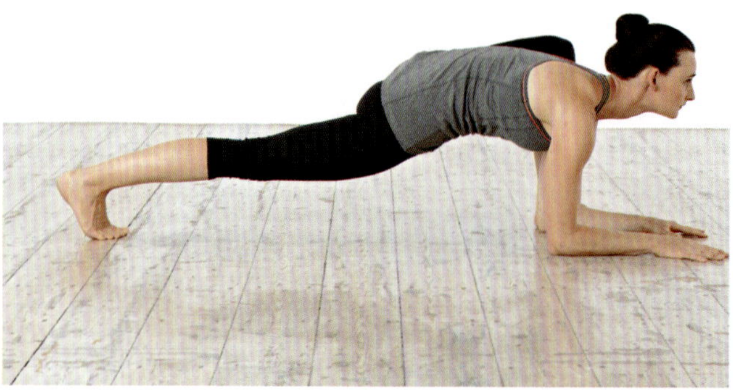

3. Legen Sie die Unterarme auf dem Boden ab, die Ellbogen in einer Linie mit der linken Ferse. Oberarme und das linke Schienbein stehen parallel und gerade. 15 bis 20 Sekunden halten. Zum Auflösen der Stellung Ellbogen anheben, linken Fuß zurücksetzen. Seite wechseln.

Nutzen

- Kräftigt Schultern, Arme und Handgelenke.
- Ermöglicht stärkere Beugung in der Hüfte.

Vorsicht!

- Nicht geeignet bei Problemen mit Hüfte oder hinterer Oberschenkelmuskulatur.

Anatomische Funktionen

Oberkörper

- Großer Brust- und Deltamuskel stabilisieren die Schultern.
- Der Trizeps hält die Arme in Position 2, der Bizeps beugt sie in 3.

Unterkörper

- Der Psoas beugt links die Hüfte.
- Die hintere Oberschenkelmuskulatur beugt das linke Knie, der Quadrizeps hält das rechte gerade.

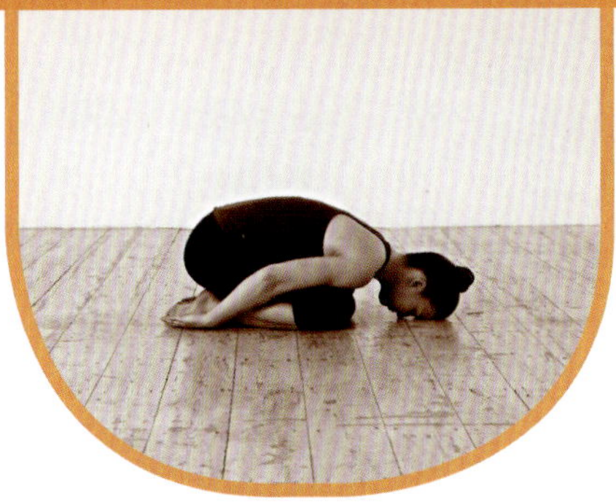

Balasana

Das Kind

Diese Ruhestellung können Sie immer üben, vor allem nach einer dynamischen Sitzung oder nach Umkehrstellungen wie dem Kopfstand.

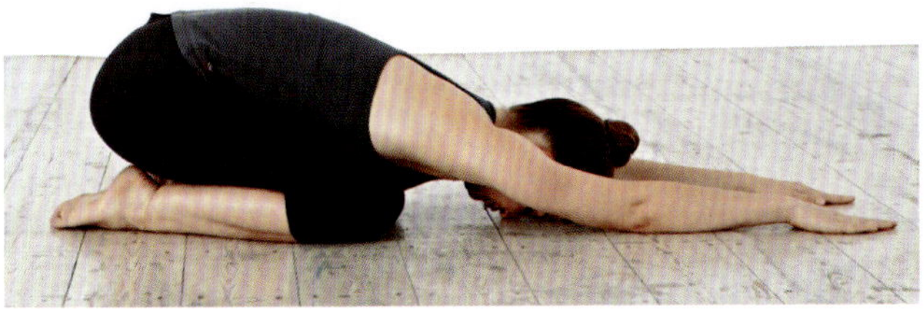

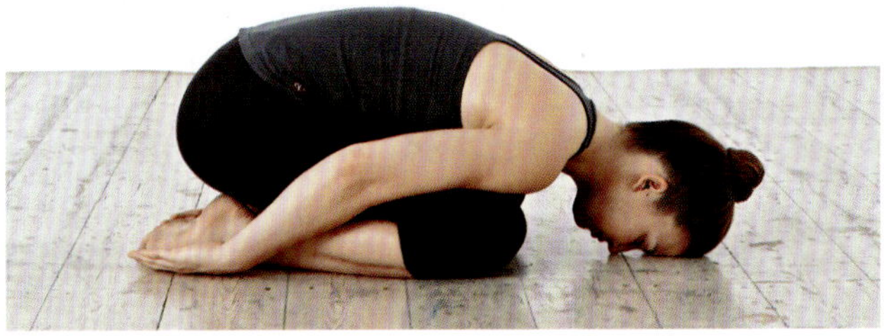

1. Knien Sie nieder, setzen Sie sich auf die Fersen. Ausatmen und Oberkörper auf die Oberschenkel legen. Arme nach vorn strecken, die Handflächen liegen auf dem Boden.

2. Stirn auf dem Boden lassen, Wirbelsäule lang machen. Bauchdecke auf die Oberschenkel sinken lassen, Hände mit nach oben gerichteten Handflächen neben die Füße legen.

3. Arme und Schultern sinken lassen.

4. Balasana ist eine Ruhestellung, die Sie 30 Sekunden bis mehrere Minuten lang einnehmen können

Nutzen

- Sanfte Dehnung in Hüften, Oberschenkeln und Knöcheln.
- Mindert Stress und Erschöpfung.

Vorsicht!

- Für schwangere Frauen ungeeignet.
- Bei Knieproblemen nur unter Anleitung eines erfahrenen Lehrers üben.

Anatomische Funktionen

Oberkörper

- Beugung der Wirbelsäule, passive Dehnung der Rückenmuskulatur.

Unterkörper

- Der Psoas sorgt für Beugung und Adduktion der Hüfte.
- Beugung des Knies.
- Beugung im Knöchel.

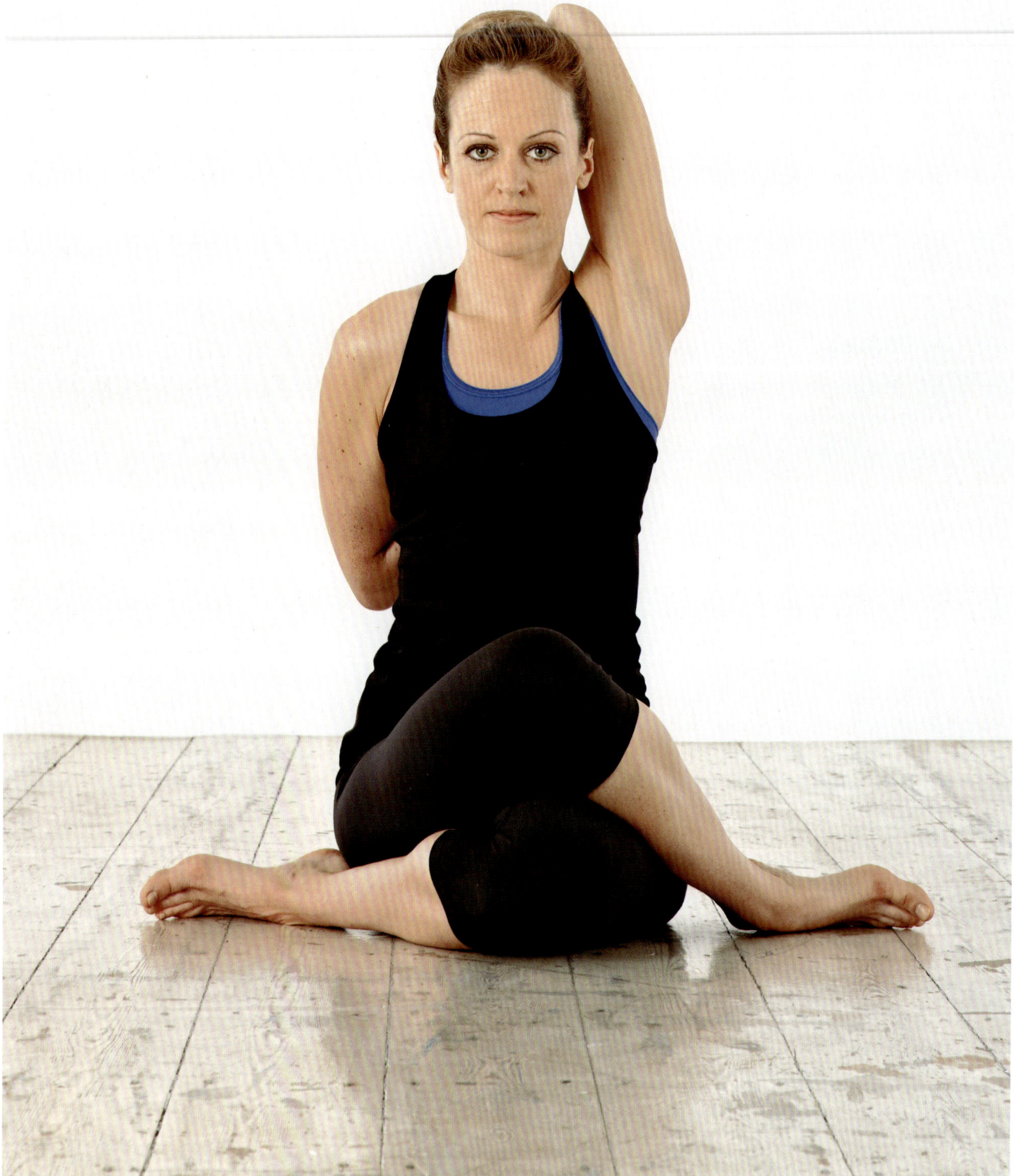

Im Sitzen

Wir sitzen häufig – auf dem Stuhl, dem Sofa, im Auto, Bus oder Zug. Im Stehen verbinden unsere Füße uns mit der Erde, im Sitzen unser Becken – Po, Hüften, untere Wirbelsäule. Dann müssen wir unseren Körper nicht mehr ausbalancieren, der Oberkörper kann sich entspannen. Sitzstellungen dehnen, drehen und beugen die Wirbelsäule, entlasten Hüft- und Leistengegend und geben dem Beckenbereich seine natürliche Funktion zurück. Sie schenken dem Körper jene Kraft und Beweglichkeit, die uns langes Sitzen möglich macht. Dabei beruhigt sich der Geist, die Sinne sind unter Kontrolle und wir erlangen eine höhere Bewusstseinsebene.

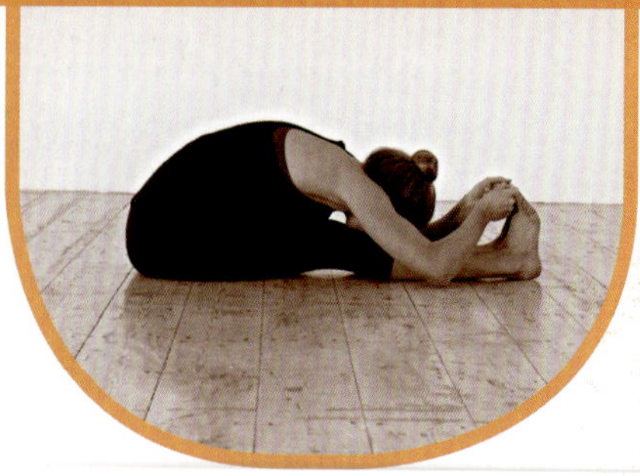

Paschimothanasana

Die Zange

Die Wirbelsäule sollte sich strecken und auf keinen Fall wölben, wenn Sie den Rücken strecken.

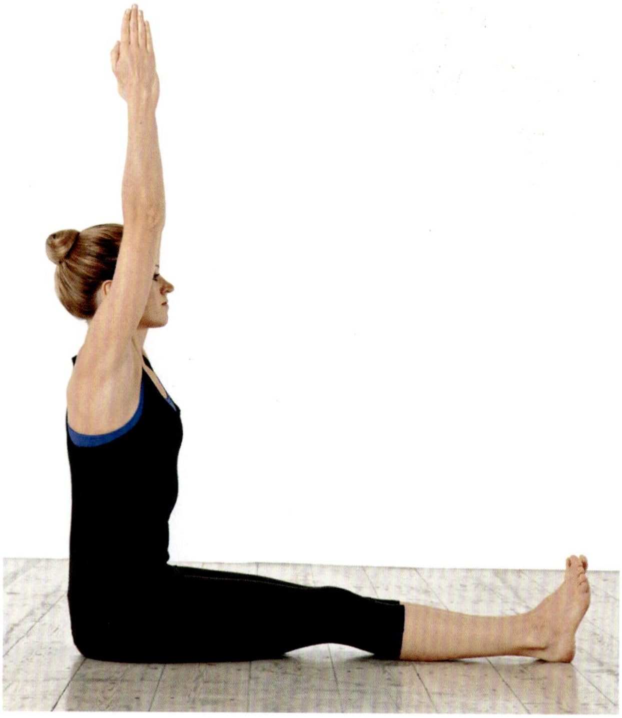

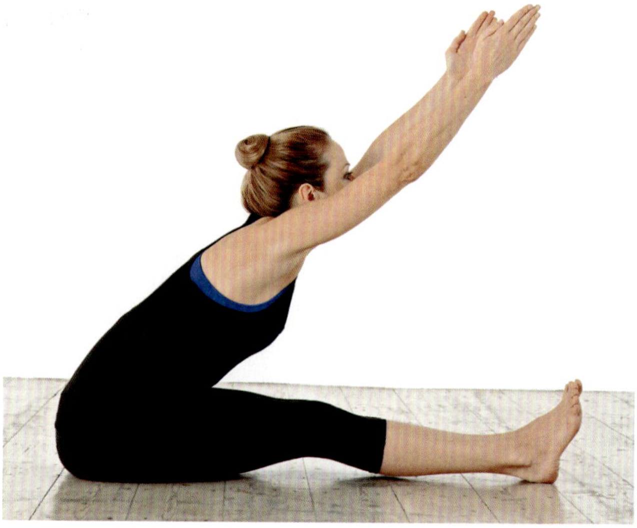

1. Mit ausgestreckten Beinen auf den Boden setzen. Füße anziehen, die Knie sinken in Richtung Boden. Handflächen oder Fingerspitzen neben den Hüften auf den Boden setzen, Brustbein anheben. Beim Einatmen die Arme heben.

2. Kinn nach vorn strecken. Mit nach vorn gestrecktem Brustbein und langem Oberkörper nach vorn beugen und die Bauchdecke auf den Oberschenkeln ablegen. Zuerst berührt der Unterbauch das Bein, dann der Oberbauch, es folgen der Brustbereich und der Kopf.

Nutzen

- Beruhigend. Wirkt gegen Stress und leichte Depressionen.
- Streckt Wirbelsäule, Schultern und hintere Oberschenkelmuskeln.
- Aktiviert Leber, Nieren, Eierstöcke und Gebärmutter.
- Verbessert die Verdauung.

Vorsicht!

- Nicht zu empfehlen bei Asthma.
- Bei Rückenproblemen nur unter Anleitung eines erfahrenen Lehrers üben.

Anatomische Funktionen

Oberkörper

- Die gerade Bauchmuskulatur beugt den Rumpf.
- Der Bizeps beugt den Arm, um die Dehnung des Rückens zu verstärken.

Unterkörper

- Psoas, Kammmuskel, gerader Oberschenkelmuskel und Schneidermuskel beugen die Hüfte.
- Die Adduktoren pressen die Oberschenkel zusammen.
- Der Quadrizeps kontrahiert, die hintere Oberschenkelmuskulatur dehnt sich. Beides hält die Knie gerade.
- Das Anziehen der Füße dehnt die Wadenmuskeln.

3. Mit den Händen die Außenseite der Füße greifen. Wenn möglich die Hände um die Füße verschränken. Die Knie bleiben gestreckt. Ist das nicht möglich, Knie beugen und Bauch auf den Schenkeln ablegen. Die Wirbelsäule bleibt gestreckt.

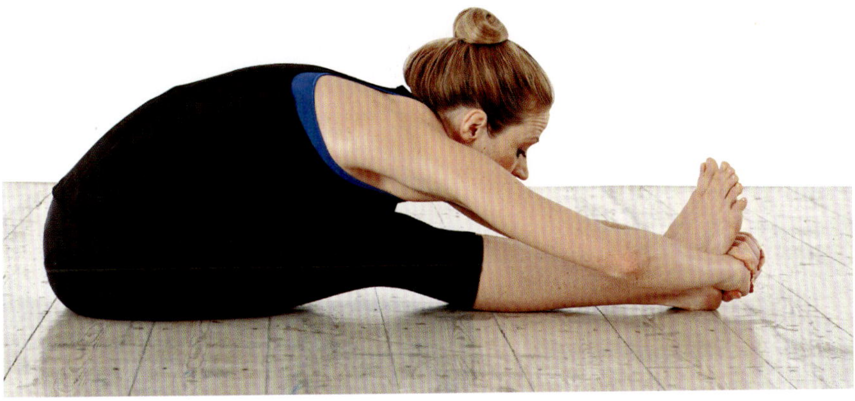

4. Beim Einatmen hebt sich der Oberkörper ein wenig und wird länger, beim Ausatmen lassen Sie sich weiter in die Stellung sinken. Mit Fingern Zehenspitzen fassen. 60 Sekunden halten, dann die Stellung langsam auflösen.

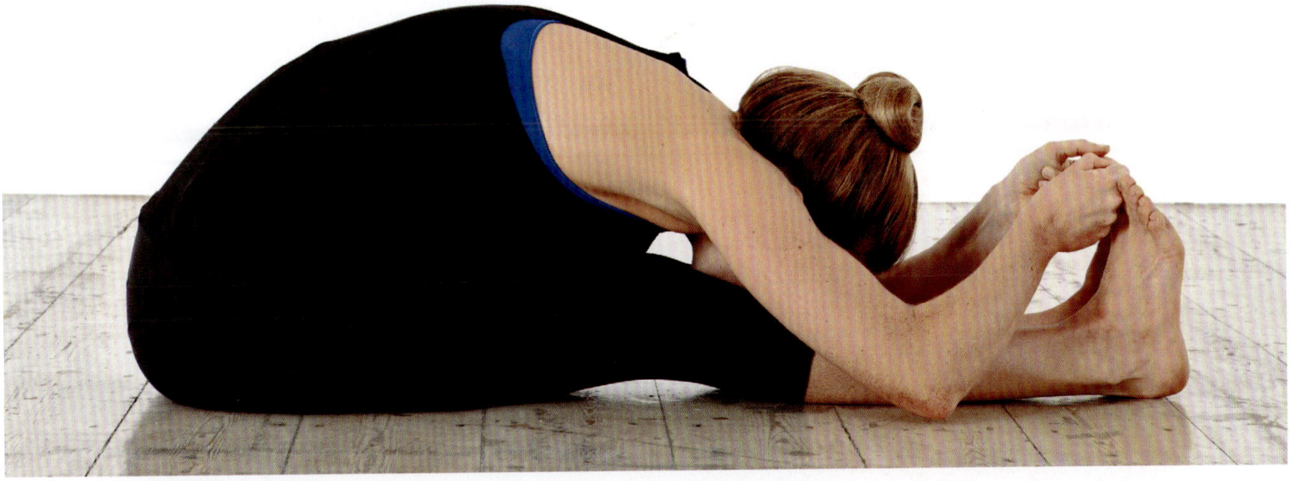

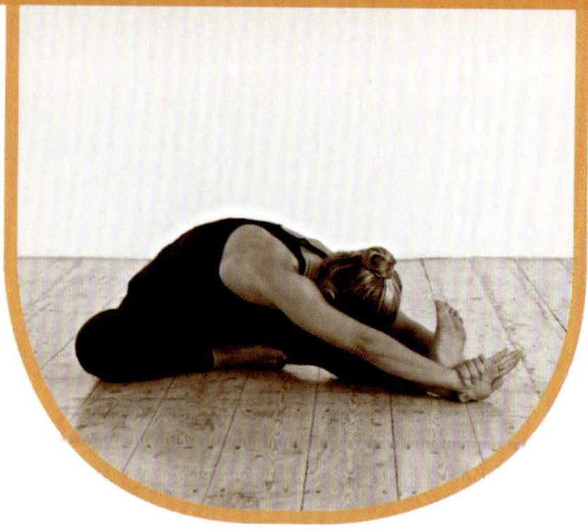

Janu Sirshasana

Kopf zum Knie

Dies ist eine asymmetrische Vorwärtsbeuge. Das angewinkelte Bein gibt Unterstützung, das ausgestreckte Bein wird gedehnt.

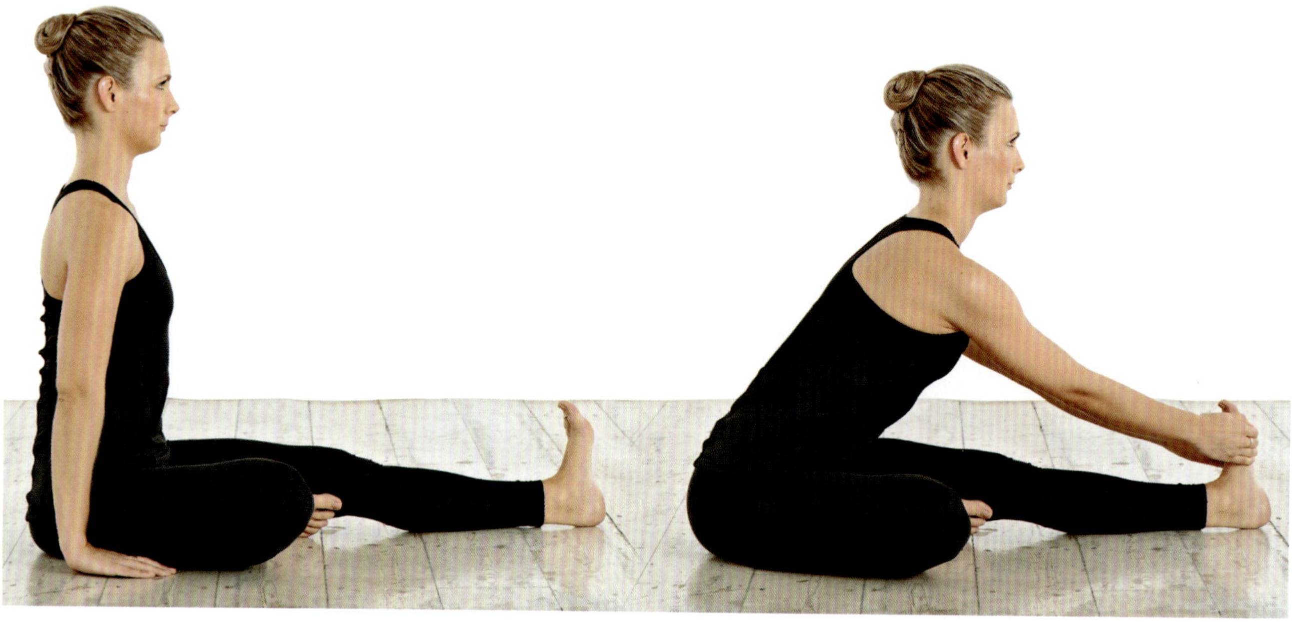

1. Mit ausgestreckten Beinen auf den Boden setzen. Einatmen, das rechte Bein anziehen, die Ferse in der linken Leiste ablegen, sodass die rechte Fußsohle am linken Oberschenkel liegt. Das rechte Knie liegt auf dem Boden auf, das Schienbein liegt im rechten Winkel zum linken Fuß.

2. Ausatmen, den Oberkörper leicht nach links zum linken Oberschenkel drehen. Beide Sitzbeinhöcker bleiben am Boden. Mit der rechten Hand den linken Fuß greifen, Brustbein anheben. Dann mit der linken Hand die Außenseite des linken Fußes fassen.

Nutzen

- Streckt Wirbelsäule, Schultern, Leiste und hintere Oberschenkelmuskeln.
- Stimuliert Leber und Nieren.
- Aktiviert die Organe im Bauchraum und verbessert die Verdauung.
- Wirkt gegen hohen Blutdruck.

Vorsicht!

- Bei Knieproblemen sollte das Knie nicht völlig gebeugt werden. Stützen Sie es mit einer zusammengerollten Decke.

Anatomische Funktionen

Oberkörper

- Die gerade Bauchmuskulatur beugt den Rumpf.
- Der Bizeps beugt den Arm und verstärkt damit die Dehnung. Abduktion und Aufwärtsrotation im Schulterblatt, Adduktion und Flexion im Schultergelenk.

Unterkörper

- Psoas, Kammmuskel, gerader Oberschenkelmuskel und Schneidermuskel beugen die Hüfte beim ausgestreckten Bein.
- Der Quadrizeps hält das Knie gerade. Dorsalflexion im Knöchel.
- Beim gebeugten Bein kommt es zur Hüftflexion, die hintere Oberschenkelmuskulatur bewirkt die Beugung im Knie. Dehnung des Spanns.

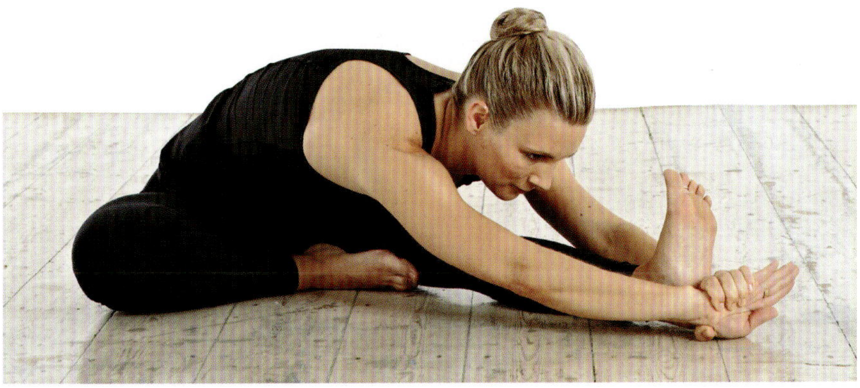

3. Beide Arme ausstrecken, ausatmen und Oberkörper nach vorn strecken. Ellbogen seitlich beugen, sie liegen nicht auf dem Boden auf.

4. Weiter nach vorn in eine bequeme Dehnung gehen. Der Bauch berührt den Oberschenkel, der Kopf folgt. 1 bis 3 Minuten halten. Beim Einatmen Oberkörper wieder aufrichten und Stellung auflösen. Seitenwechsel.

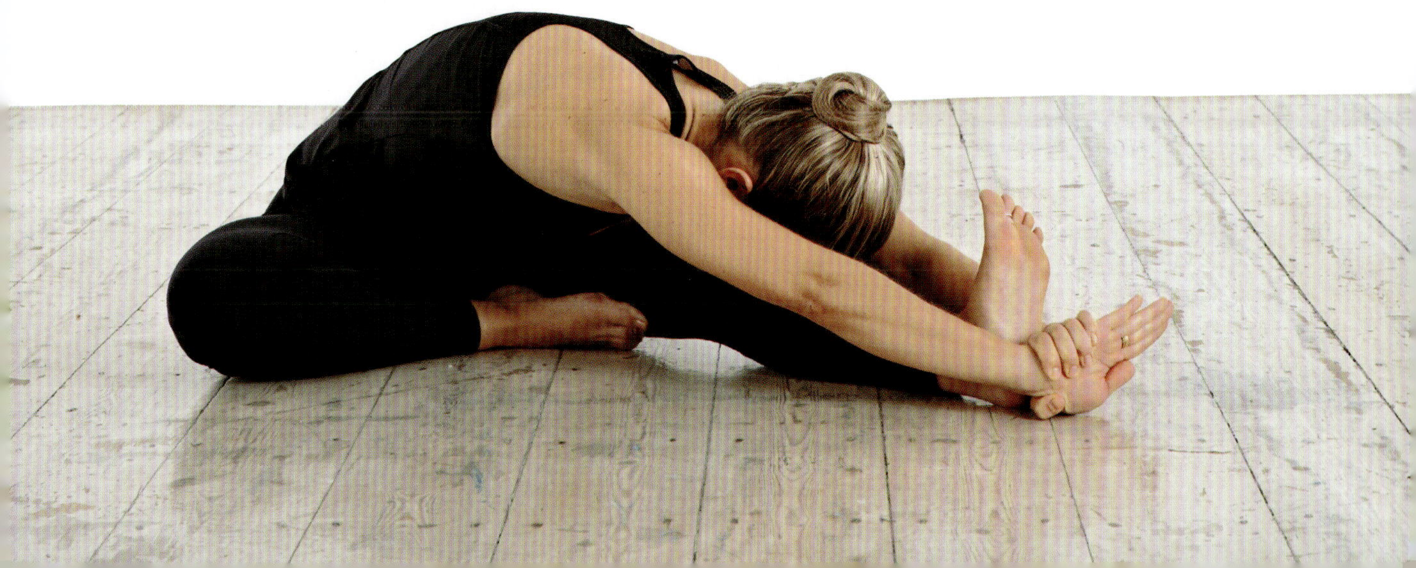

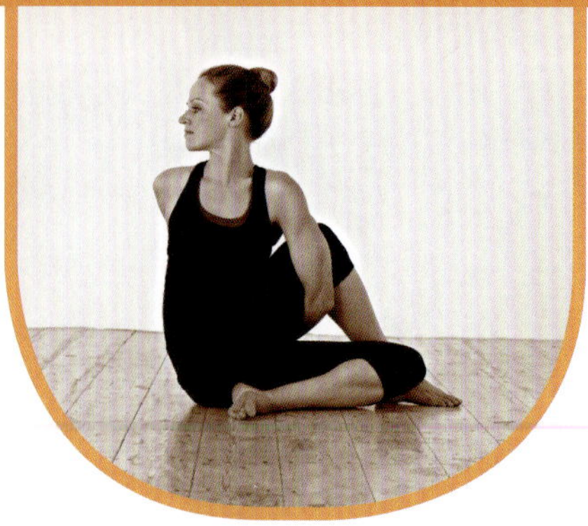

Ardha Matsyendrasana

Halber Drehsitz

Diese Stellung stärkt den Appetit, wirkt gegen tödliche Erkrankungen und lässt die Kundalini erwachen.

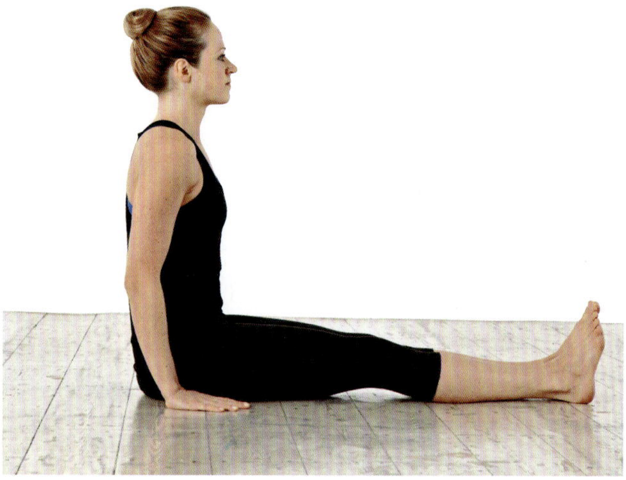

1. Mit ausgestreckten Beinen auf den Boden setzen.

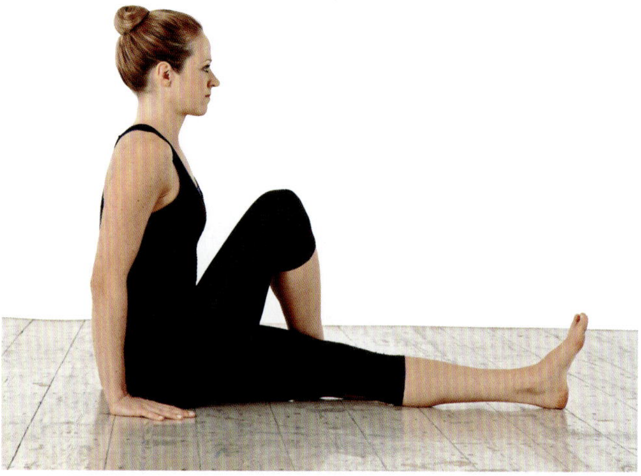

2. Rechten Fuß außen neben das linke Knie stellen. Rechten Fuß auf den Boden drücken, Wirbelsäule aufrichten.

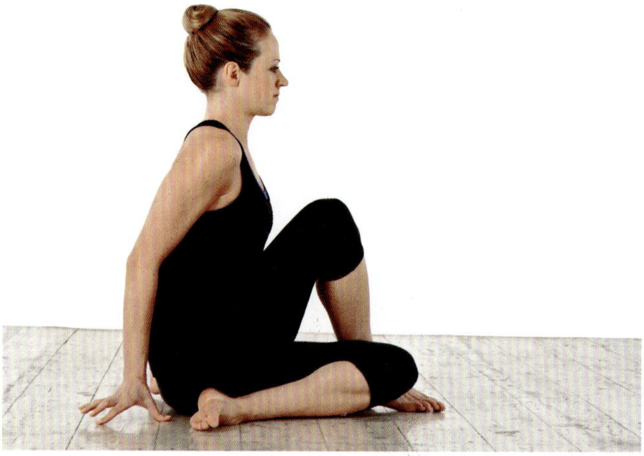

3. Rechte Hand hinter der rechten Pobacke auf den Boden setzen. Linkes Knie anwinkeln, linke Ferse an die rechte Pobacke legen.

Nutzen

- Regt Leber und Nieren an.
- Streckt Schultern, Hüfte und Nacken.
- Stimuliert das Verdauungsfeuer.
- Lindert Menstruations- und Rückenschmerzen, Ischialgie und Erschöpfung.

Vorsicht!

- Bei Rücken- oder Wirbelsäulenproblemen nur unter Anleitung eines erfahrenen Lehrers üben.

Anatomische Funktionen

Oberkörper

- Der Rückenstrecker unterstützt die Wirbelsäulendrehung.
- Vorderer Arm: Die Rautenmuskeln halten das Schulterblatt. Außenrotation des Armes. Der Deltamuskel presst den Arm gegen das Bein, Bizeps beugt den Arm.
- Hinterer Arm: Schulterstreckung, Außenrotation des Armes. Der Bizeps beugt den Arm.

Unterkörper

- Starke Hüftbeugung beim oberen Bein, das nach innen rotiert. Beugung des Knies.
- Hüftbeugung und -adduktion beim unteren Bein.
- Die hintere Oberschenkelmuskulatur beugt das Knie.

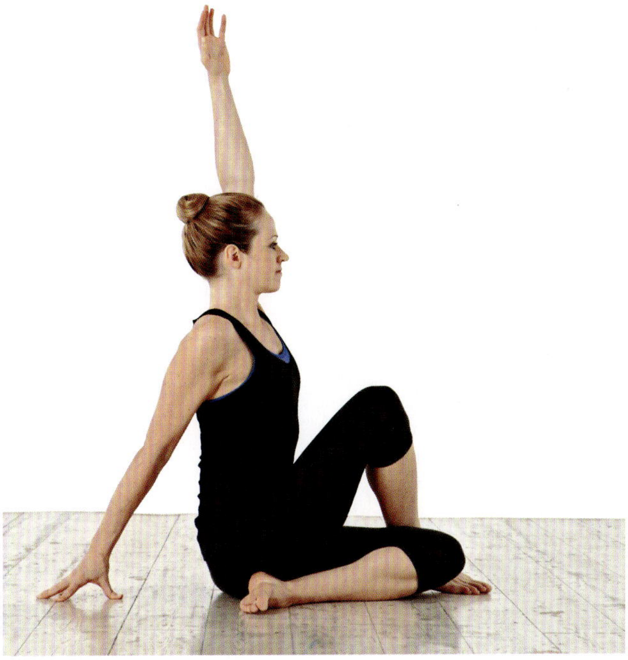

4. Einatmen, linken Arm heben, dann an die Außenseite des rechten Oberschenkels legen. Oberkörper an die rechte Oberschenkelinnenseite drücken. Ausatmen und nach rechts drehen.

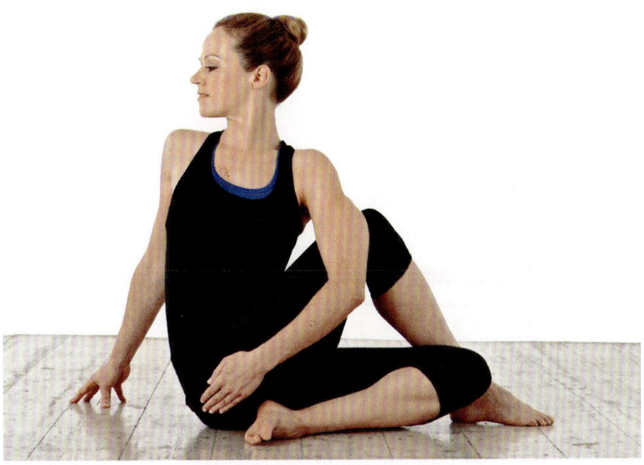

5. Kopf drehen und über die Schulter sehen. Beide Sitzbeinhöcker bleiben am Boden. Beim Einatmen den Oberkörper immer weiter aufrichten. Beim Ausatmen stärker in die Drehung gehen.

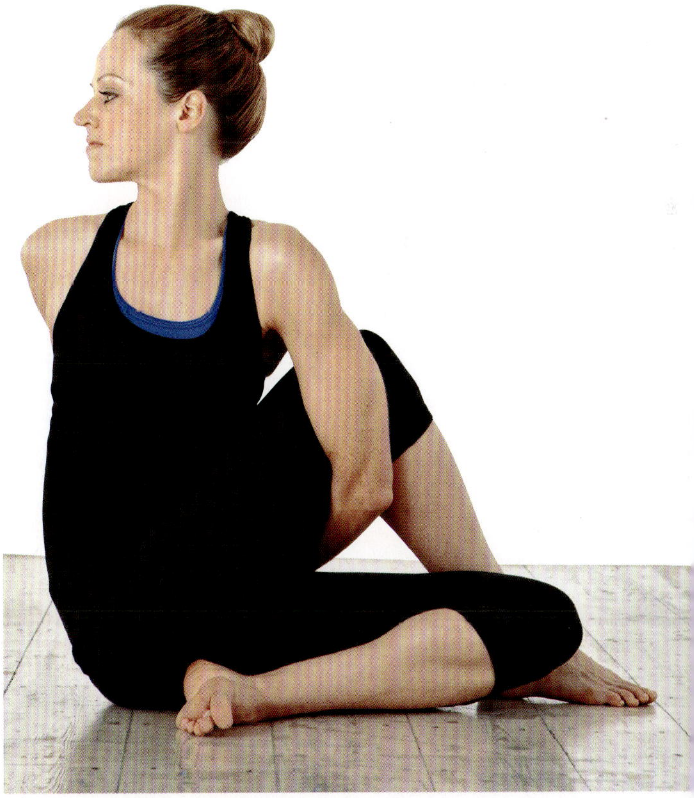

6. Wenn möglich mit dem linken Arm unter dem rechten Oberschenkel durchgreifen. Hände hinter dem Rücken verschränken. 30 bis 60 Sekunden halten. Stellung auflösen und Seite wechseln.

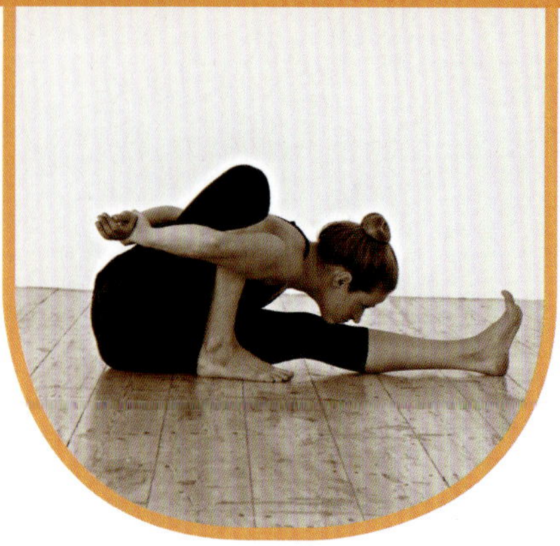

Marichyasana I

Stellung des Marichi Yogi

Marichi soll der Urgroßvater von Manu gewesen sein, des vedischen Adams und Vaters der Menschheit.

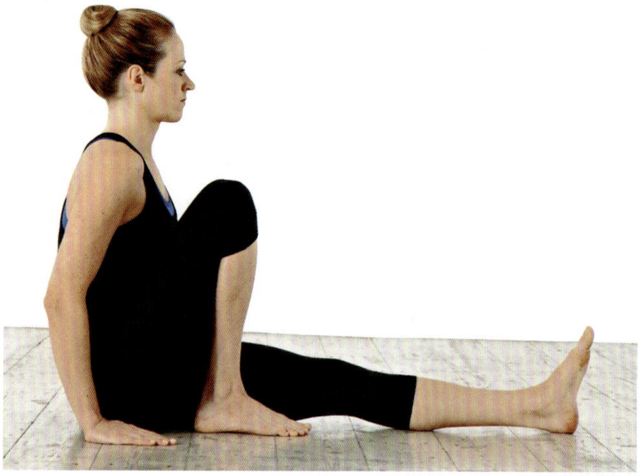

1. Mit ausgestreckten Beinen hinsetzen. Rechtes Knie anwinkeln, Ferse so nah wie möglich an die rechte Gesäßhälfte schieben. Linkes Bein bleibt gestreckt, Fußspitze anziehen, Knie zum Boden sinken lassen. Die Hände links und rechts neben der Hüfte auf den Boden setzen.

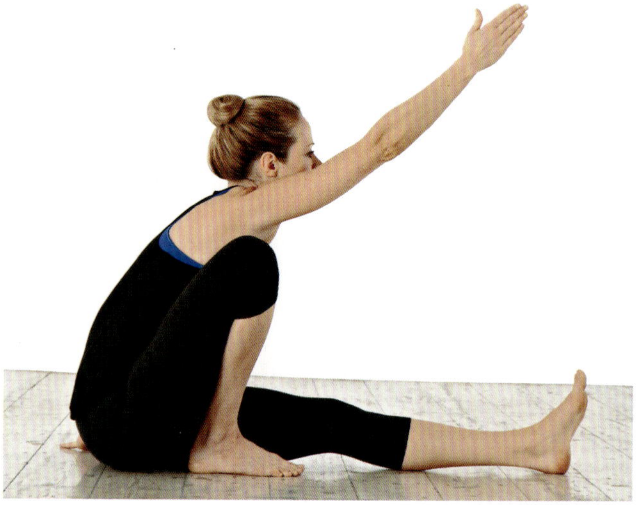

2. Einatmen, rechten Arm ausstrecken und heben, den Rumpf in Richtung des linken Fußes strecken. Ausatmen, rechten Arm um das rechte Schienbein führen, nach der linken Hand greifen, die neben der linken Gesäßhälfte liegt.

Nutzen

- Streckt Wirbelsäule und Schultern.
- Aktiviert die Organe im Bauchraum, etwa Leber und Nieren.
- Stärkt die Verdauung.

Vorsicht!

- Nicht zu empfehlen bei Asthma.
- Ungeeignet während der Schwangerschaft.

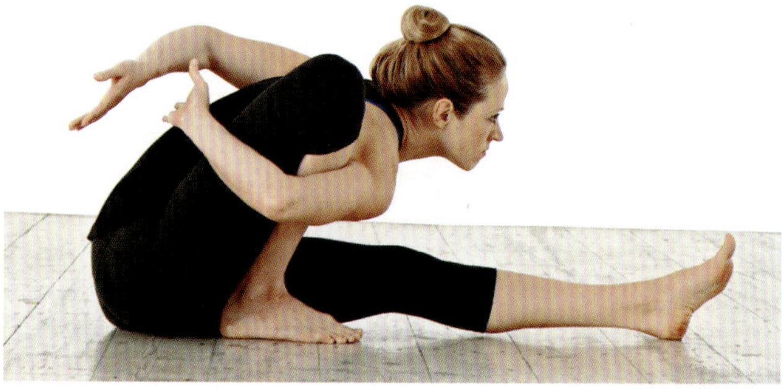

3. Den linken Arm hinter den Rücken führen, mit der rechten Hand das linke Handgelenk fassen. Einatmen, Brustbein heben, ausatmen, Oberkörper nach vorn beugen.

Anatomische Funktionen

Oberkörper

- Quadratischer Lendenmuskel und Rückenstrecker beugen den Oberkörper.
- Der Trizeps hält den Arm gerade.
- Brustmuskeln und Unterschulterblattmuskeln sorgen für die Schulterdehnung.

Unterkörper

- Hüftflexion des gestreckten Beines durch Psoas, Kammmuskel, geraden Oberschenkelmuskel und Schneidermuskel. Der Quadrizeps hält das Knie gerade.

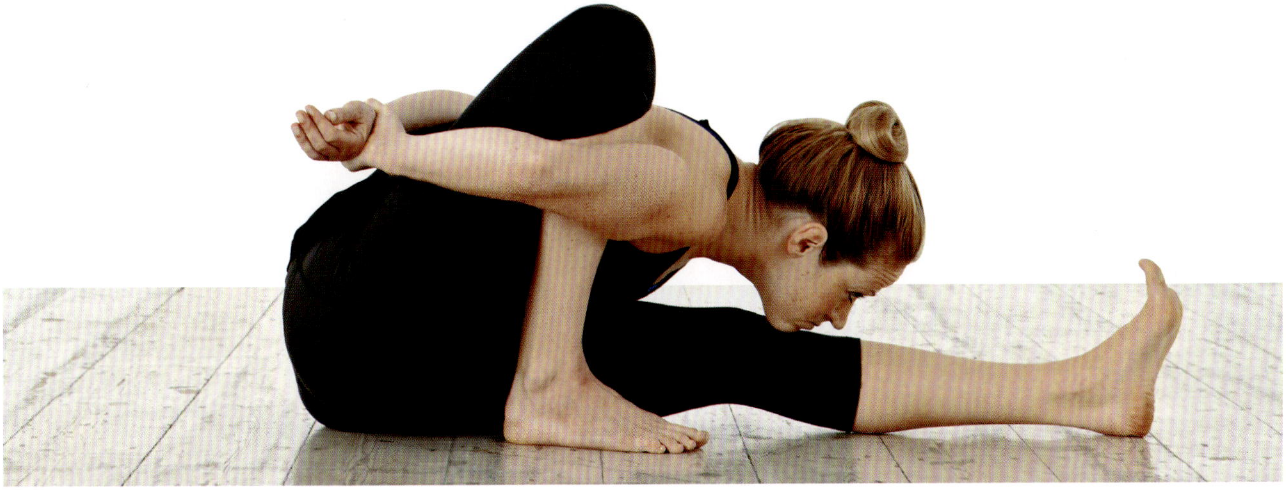

4. Oberkörper auf dem linken Bein ablegen, Rücken möglichst lang machen. Schultern nach hinten ziehen, Rücken sinken lassen. 30 bis 60 Sekunden halten. Beim Einatmen Stellung auflösen. Seitenwechsel.

Marichyasana III – Gedrehte Variante

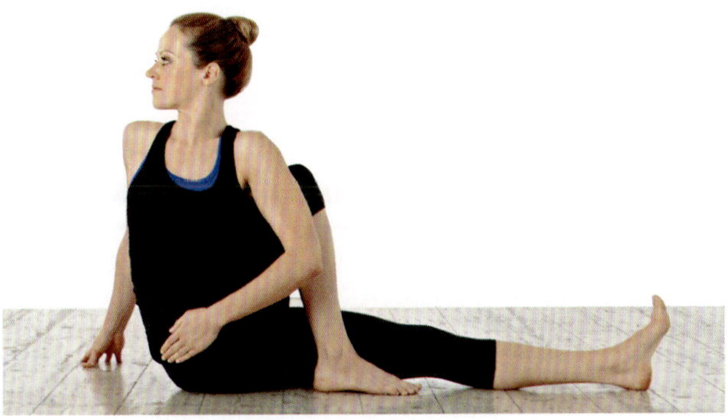

1. Aus Position 1 den Oberkörper nach rechts drehen. Linken Arm über rechten Oberschenkel schieben.

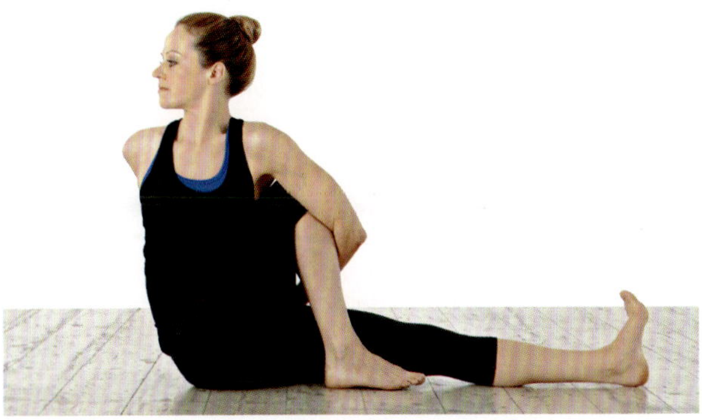

2. Linken Arm ums rechte Knie legen, mit der rechten Hand hinter dem Rücken das linke Handgelenk fassen. Oberkörper aufrichten, über die rechte Schulter sehen.

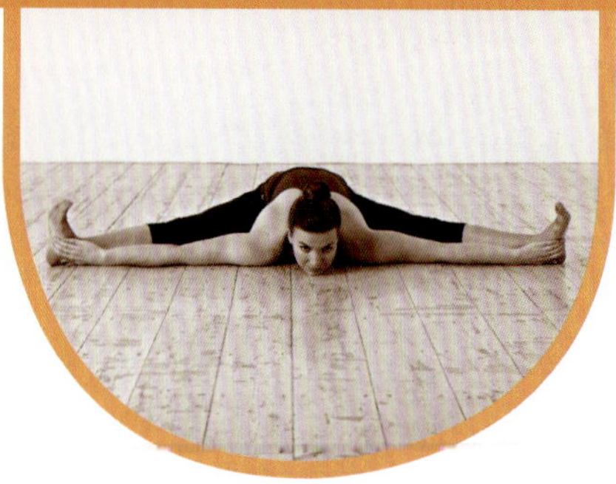

Upavistha Konasana

Vorwärtsbeuge in der Grätsche

Diese symmetrische Vorwärtsbeuge dehnt die hintere Oberschenkelmuskulatur und den unteren Rücken. Der Quadrizeps kontrahiert, um das Knie gerade zu halten. Dadurch wirkt eine starke Kraft auf den unteren Rücken.

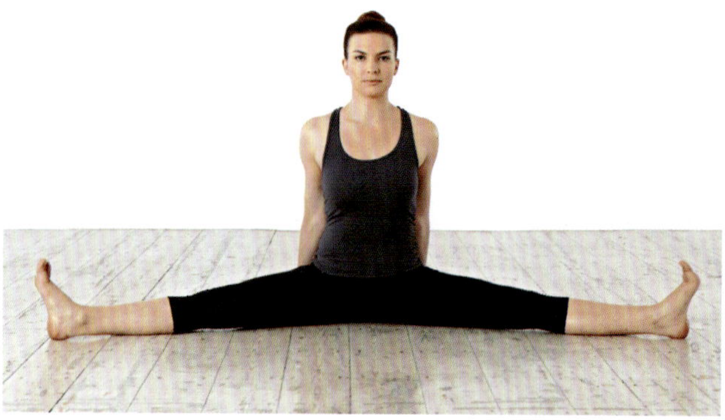

1. Mit gestreckten Beinen hinsetzen, dann die Beine möglichst weit öffnen. Hände hinter den Gesäßhälften auf den Boden setzen, Schambein anheben. Beides öffnet die Beine weit.

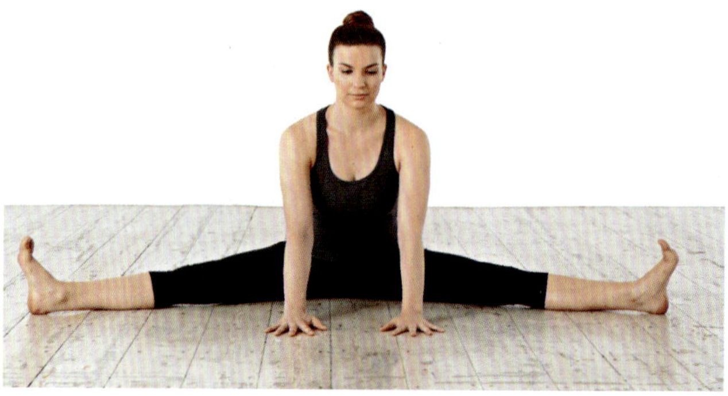

2. Knieinnenseite auf den Boden drücken. Fußspitzen anziehen, Bein weiter strecken.

Nutzen

- Dehnt Innen- und Rückseite der Beine.
- Stimuliert die Organe im Bauchraum.
- Stärkt die Wirbelsäule.
- Entspannt die Leistengegend.

Vorsicht!

- Bei Problemen mit dem unteren Rücken auf eine zusammengerollte Decke setzen und den Oberkörper nicht so tief ablegen.

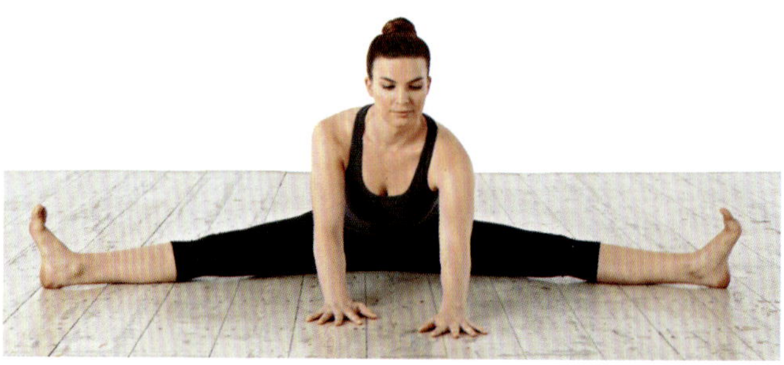

3. Einatmen, Brustbein heben, Oberkörper bleibt gerade. Nun mit den Händen zwischen den Beinen nach vorn „wandern", Arme bleiben gestreckt. Die Bewegung erfolgt aus der Hüfte, der Oberkörper bleibt lang.

4. So lange „vorwärtswandern", bis der Oberkörper flach auf dem Boden liegt. Wenn die Beine maximal gestreckt sind, berührt der Bauch den Boden. 30 Sekunden halten, dann mit den Händen „zurückwandern" und Oberkörper wieder aufrichten.

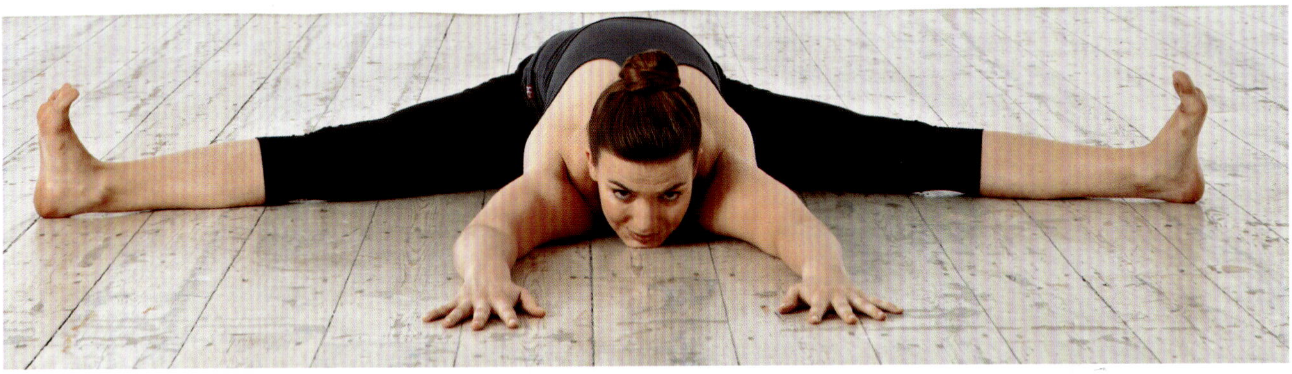

Variation

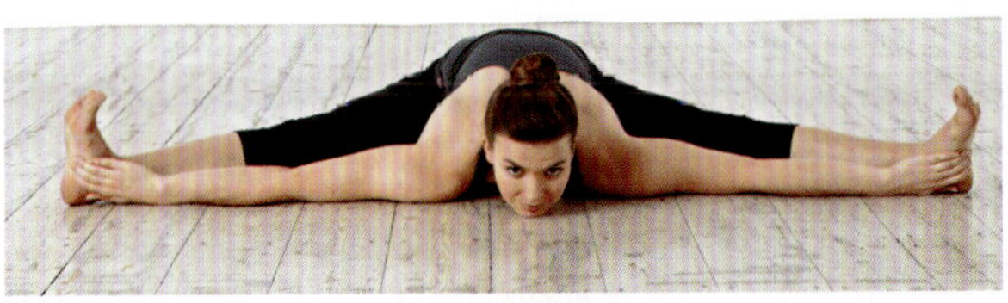

Aus Pos. 4 die Hände auf die Innenseite der Füße legen oder mit Zeige- und Mittelfinger den großen Zeh ergreifen. Langsam Brust, Schultern und Bauch zum Boden ziehen.

Anatomische Funktionen

Oberkörper

- Streckung der Wirbelsäule in der Körperlängsachse durch Rückenstrecker.
- Bizeps und vorderer Deltamuskel sowie Brustmuskel kontrahieren zunächst und entspannen sich, wenn die Rückenmuskulatur sich anspannt.
- Der hintere Deltamuskel streckt die Schultern, um die Stellung zu vertiefen.
- Der Trizeps streckt den Arm.

Unterkörper

- Der Quadrizeps hält das Knie gerade.
- Der Psoas beugt die Hüfte.
- Der vordere Schienbeinmuskel bewirkt die Dorsalflexion des Knöchels, der Wadenbeinmuskel die Plantarflexion.

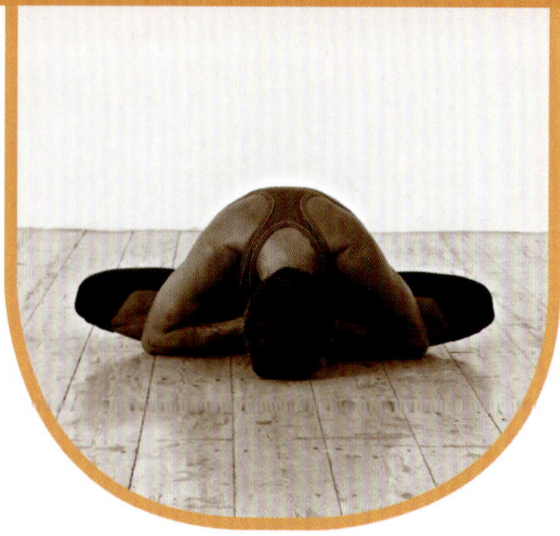

Baddha Konasana

Gebundene Vorwärtsbeuge

Diese Stellung öffnet die Hüft- und Leistengegend und dehnt die hintere Oberschenkelmuskulatur und die Wirbelsäule.

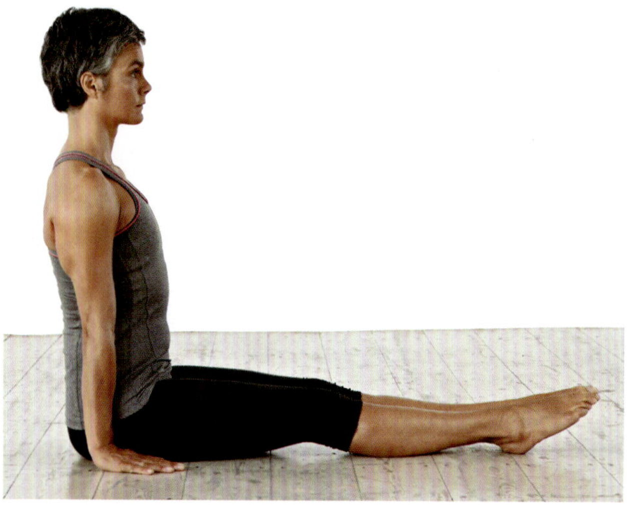

1. Mit ausgestreckten Beinen auf den Boden setzen. Ausatmen, Knie anwinkeln, die Fersen in Richtung Becken ziehen. Die Hände um die Füße verschränken.

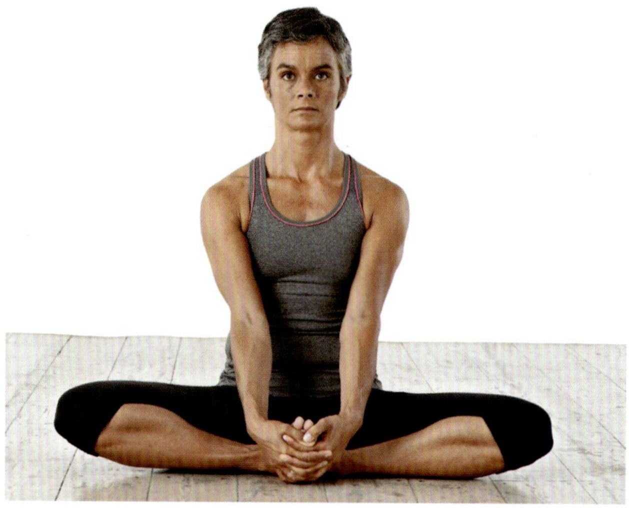

2. Die Fersen so nah wie möglich zur Leistengegend bringen, die Fußsohlen zusammendrücken. Rücken gerade halten, die Knie ohne zu forcieren Richtung Boden bringen.

Nutzen

- Aktiviert die Organe im Bauchraum, Eierstöcke, Prostata, Blase und Nieren.
- Stimuliert das Herz und den Kreislauf.
- Dehnt die Oberschenkelinnenseite, Leistengegend und Knie.
- Lindert Menstruationsprobleme und Ischialgie.
- Die Übung dieser Stellung bis in die letzten Schwangerschaftsmonate hinein soll die Geburt erleichtern.

Vorsicht!

- Bei Problemen im Knie oder in der Leistengegend nur mit erfahrenem Lehrer üben.

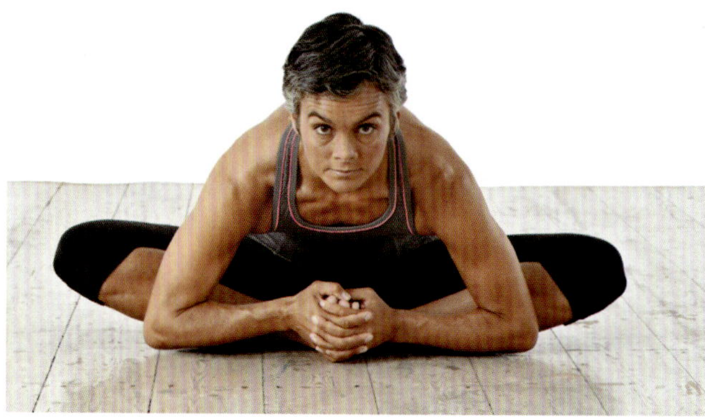

3. Einatmen, Brustbein anheben, Ellbogen vor den Schienbeinen ablegen.

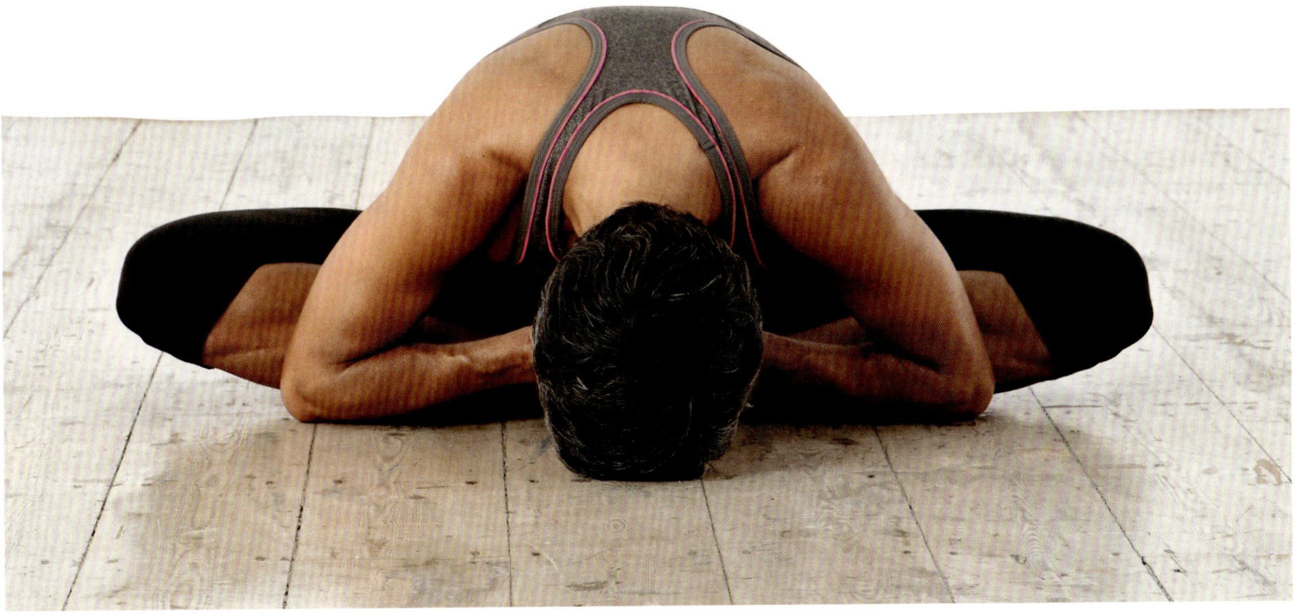

4. Einatmen, Oberkörper nach vorn beugen, Wirbelsäule lang machen, Kinn anheben. Wenn Sie die Ellbogen gegen das Schienbein drücken, kommen Sie weiter nach vorn.

5. In der Endstellung ruht die Brust auf den Füßen, Ellbogen und Stirn berühren den Boden. 30 Sekunden halten.

Anatomische Funktionen

Oberkörper

- Leichte allmähliche Wirbelsäulenbeugung bis zur Streckung.

Unterkörper

- Beugung, Außenrotation und Adduktion der Hüfte durch viereckigen Schenkelmuskel, birnenförmigen Muskel und Zwillingsmuskeln.
- Die hintere Oberschenkelmuskulatur beugt das Knie.
- Dorsalflexion des Knöchels, Auswärtsdrehung des Fußes.

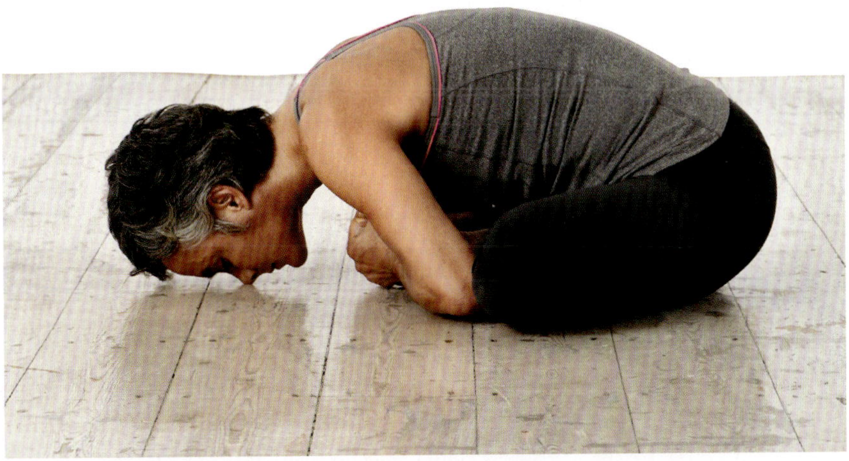

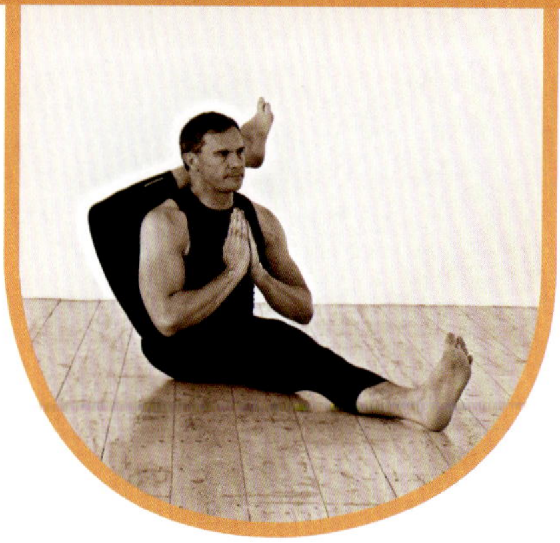

Eka Pada Sirshasana

Fuß hinter dem Kopf

Diese anstrengende Stellung erfordert viel Übung. Sie kräftigt Rücken und Nacken, dehnt die hintere Oberschenkelmuskulatur. Die Bauchmuskeln werden angespannt, das fördert die Verdauung.

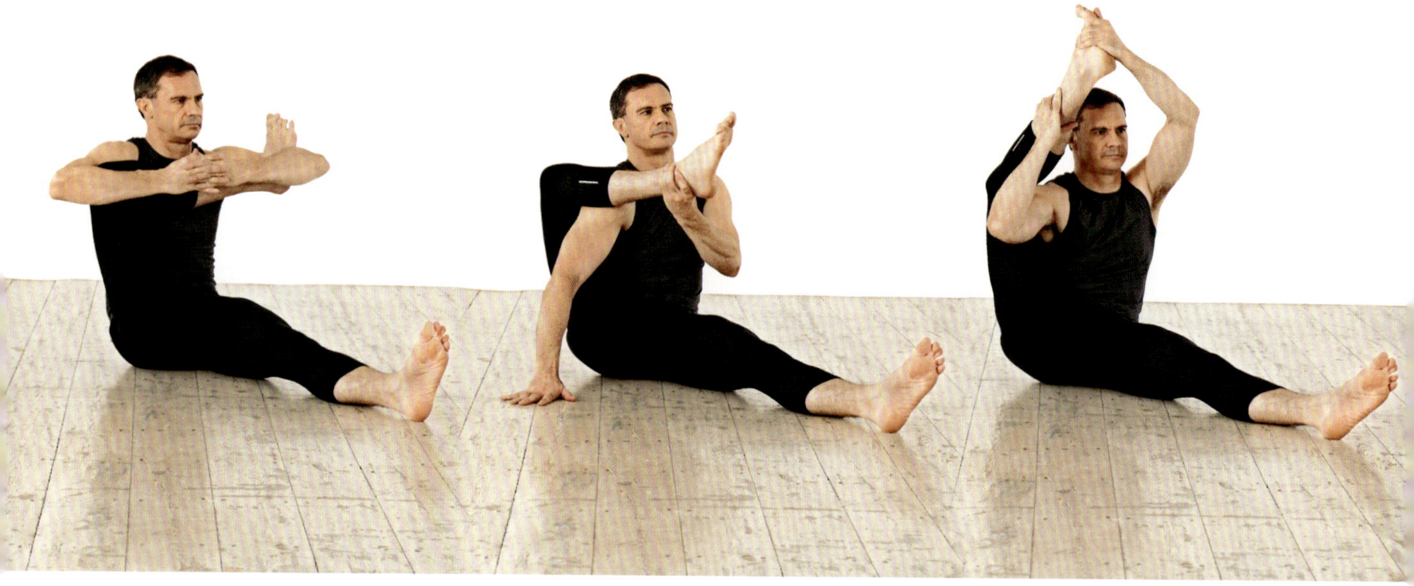

1. Mit ausgestreckten Beinen hinsetzen. Rechtes Bein anheben, Knie beugen, rechten Fuß in die linke Armbeuge legen, rechten Arm um das rechte Knie schlingen. Schienbein waagrecht zur Brust ziehen. Langsam das Knie von links nach rechts schieben, um die rechte Hüfte zu lockern.

2. Das rechte Bein heben, Knie zur Seite ziehen. Mit der linken Hand den rechten Fuß halten, den rechten Arm unter das Knie bringen.

3. Mit der rechten Hand den rechten Unterschenkel greifen. Den rechten Fuß weiter nach oben schieben. Dabei den Oberkörper etwas nach vorn beugen. Rechtes Bein hinter die rechte Schulter bringen. Rechte Hand lösen, Kopf neigen, rechten Fuß hinter den Kopf heben.

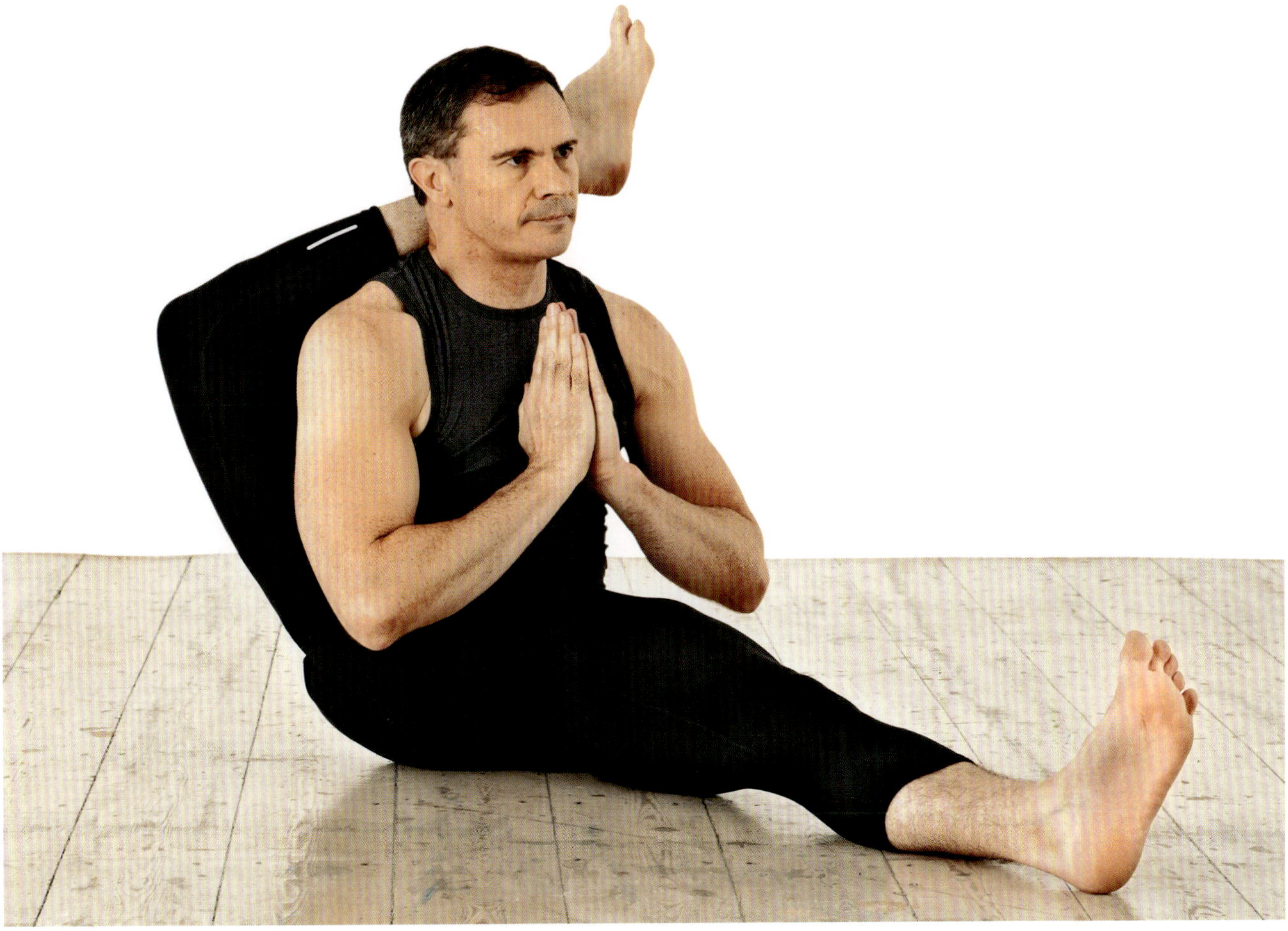

4. Mit dem Nacken das Bein halten, den Kopf aufrichten, der Blick geht nach vorn. Wenn der Fuß bleibt, wo er ist, die Handflächen vor der Brust wie zum Gebet zusammenlegen und Wirbelsäule aufrichten. 15 bis 60 Sekunden halten, tief atmen. Zum Auflösen der Stellung den rechten Fuß mit beiden Händen nehmen, Kopf senken, rechten Fuß herunternehmen und auf dem Boden ablegen. Seitenwechsel.

Nutzen

- Massiert die inneren Organe, stärkt die Verdauung.
- Hilft bei Verstopfung.
- Aktiviert die Fortpflanzungsorgane.

Vorsicht!

- Nicht zu empfehlen bei Bandscheiben- und Ischiasproblemen oder Leistenbruch.

Anatomische Funktionen

Oberkörper

- Streckung der Wirbelsäule. Die beteiligten Muskeln gleichen die Arm- und Beinhaltung aus.
- Die Rotatorenmanschette erlaubt der Schulter Abduktion und Innenrotation, sodass der Fuß gehalten werden kann.
- Der Bizeps beugt die Arme.

Unterkörper

- Der Psoas bewirkt die Hüftbeugung rechts. Kammmuskel und Adduktoren sorgen für Adduktion und Innenrotation der Beine.
- Die hintere Oberschenkelmuskulatur beugt das rechte Knie, Dorsalflexion im Knöchel.
- Der Quadrizeps hält das linke Bein gerade.

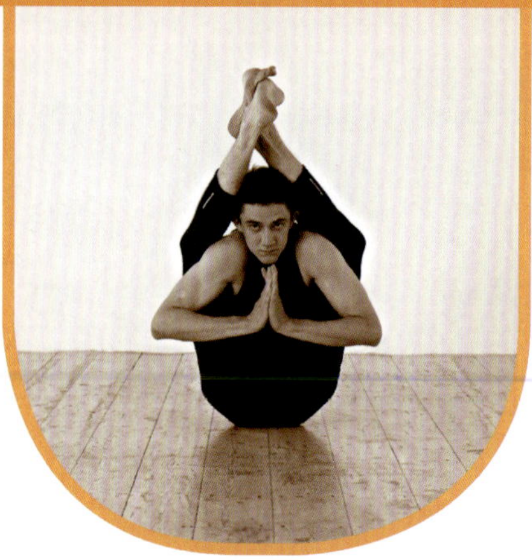

Dwi Pada Sirshasana

Beide Füße hinter dem Kopf

Bei Eka Pada Sirshasana wird ein Fuß hinter den Kopf gelegt, bei dieser Übung beide wie beim Yoga Nidrasana (Seite 152). Der Oberkörper bleibt gerade und balanciert auf den Sitzbeinhöckern. Dies ist eine Stellung für sehr fortgeschrittene Schüler und erfordert daher viel Geduld und Übung.

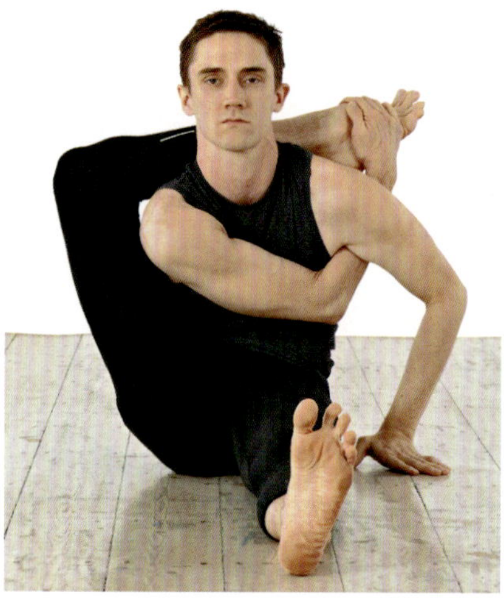

1. Führen Sie Eka Pada Sirshasana (Seite 130) aus. Der rechte Fuß ruht im Nacken hinter dem Kopf.

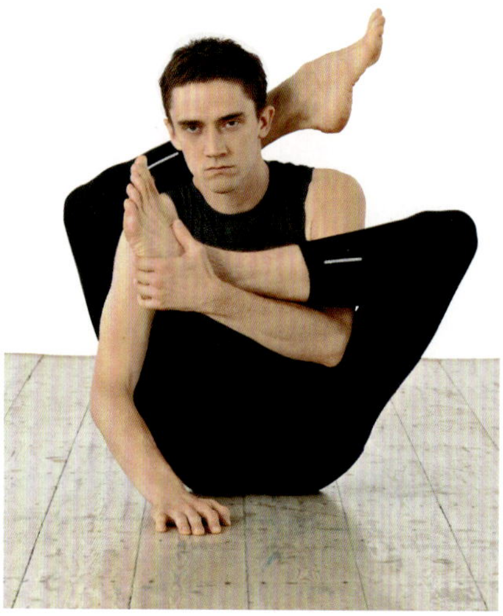

2. Einatmen, linken Fuß mit der linken Hand ergreifen, linkes Bein heben. Die rechte Hand stützt den Körper.

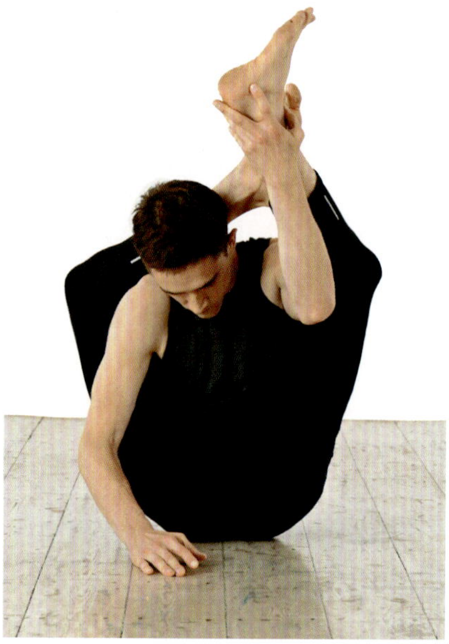

3. Linkes Bein hinter den Kopf bringen und hinter dem rechten Knöchel verschränken. Loslassen und Kopf heben, damit der Fuß nicht abrutscht.

Nutzen

- Massiert die inneren Organe, verbessert die Verdauung.
- Lindert Verstopfung.
- Stärkt die Fortpflanzungsorgane.

Vorsicht!

- Nicht bei Bandscheiben und Ischiasproblemen oder Leistenbruch.

Anatomische Funktionen

Oberkörper

- Streckung der Wirbelsäule. Die beteiligten Muskeln gleichen die Arm- und Beinhaltung aus.
- Die Rotatorenmanschette ermöglicht der Schulter Abduktion und Innenrotation, sodass die Beine gehalten werden können.
- Der Bizeps beugt den Arm.

Unterkörper

- Der Psoas bewirkt die Hüftbeugung. Kammmuskel und Adduktoren sorgen für Adduktion und Innenrotation der Beine.
- Die hintere Oberschenkelmuskulatur beugt das Knie, Dorsalflexion im Knöchel.

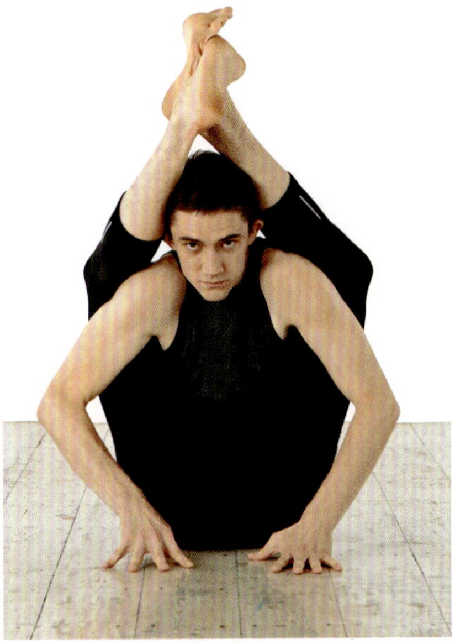

4. Hände auf den Boden legen. Mit den Oberarmen gegen die Rückseite der Oberschenkel drücken, um die Dehnung zu verstärken. Schultern nach vorn ziehen.

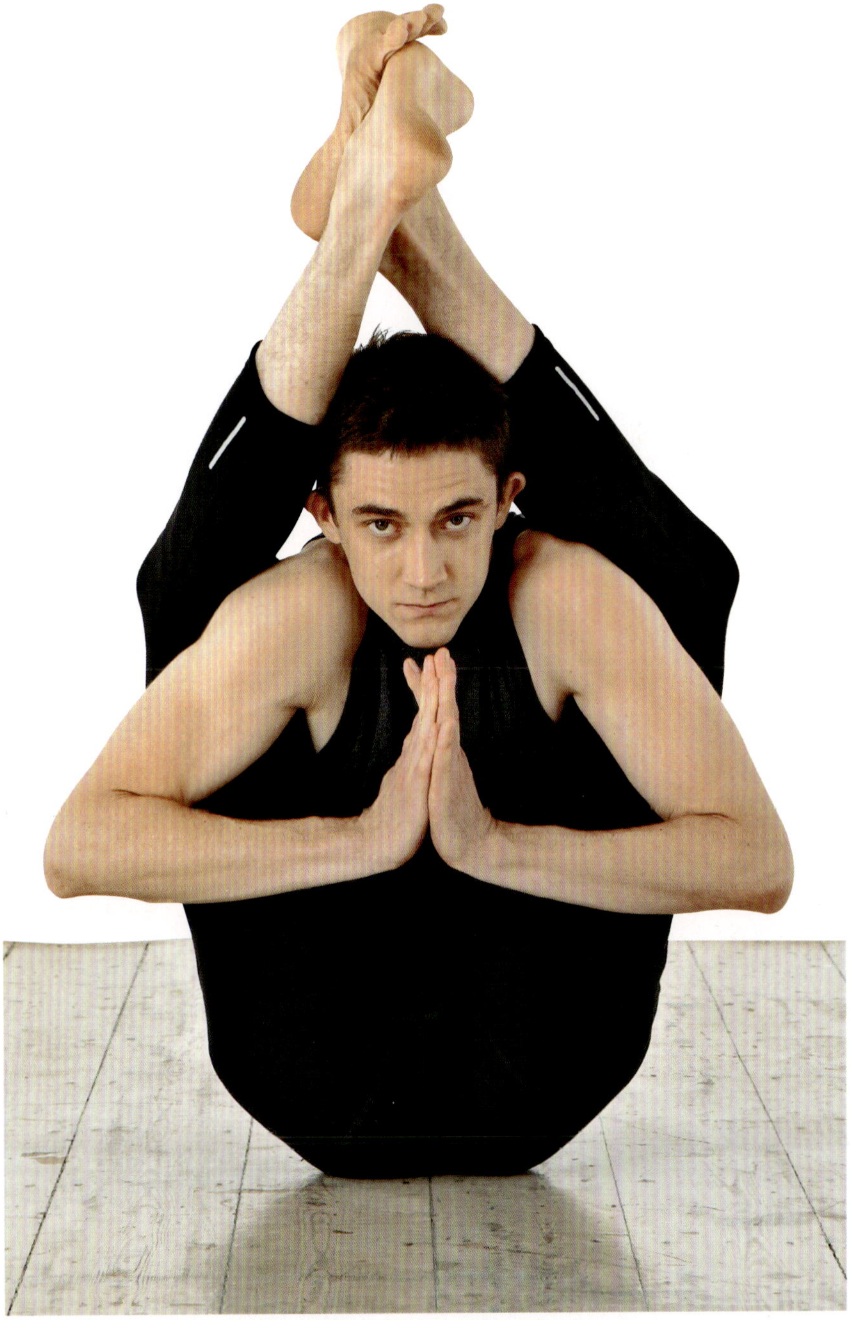

5. Einatmen, auf den Sitzbeinhöckern balancieren und die Hände wie zum Gebet vor der Brust zusammenlegen. Um ein Abkippen nach hinten zu vermeiden, beide Knie durchstrecken. 10 bis 30 Sekunden halten. Zum Auflösen die Hände auf den Boden setzen, Knöchel aus der Verschränkung lösen, Beine auf den Boden legen.

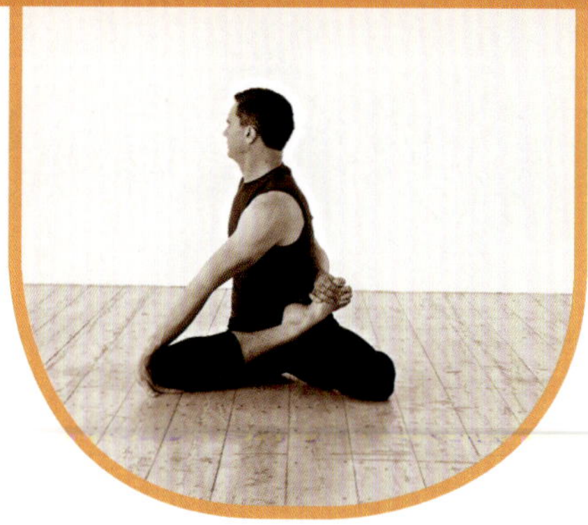

Bharadvajasana

Gebundener Drehsitz in halber Lotosstellung

Diese Übung wurde nach dem Yogi Bharavadja benannt, der zu den Sieben Rishis gehörte. Die Stellung massiert die inneren Organe und fördert die Verdauung.

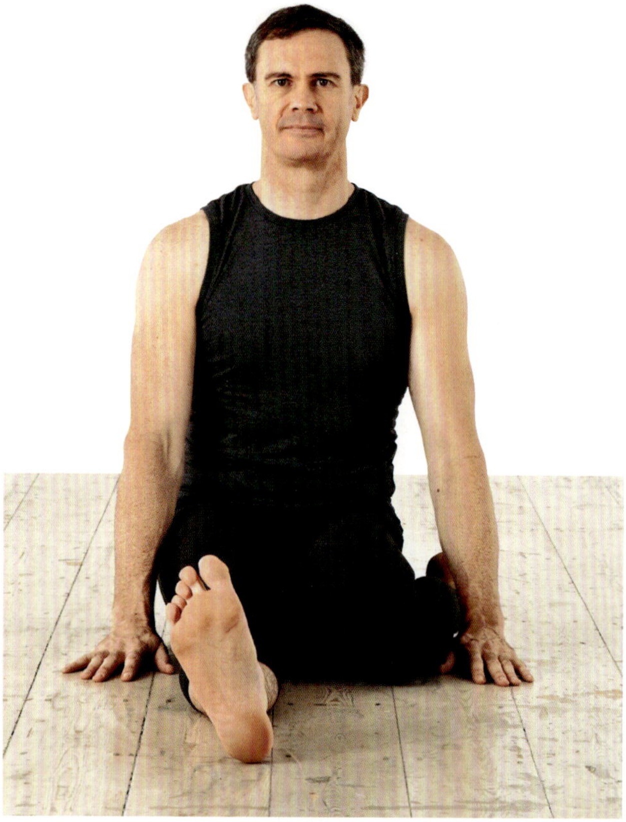

1. Mit ausgestreckten Beinen auf den Boden setzen. Linkes Knie anwinkeln, linken Fuß neben die linke Pobacke legen.

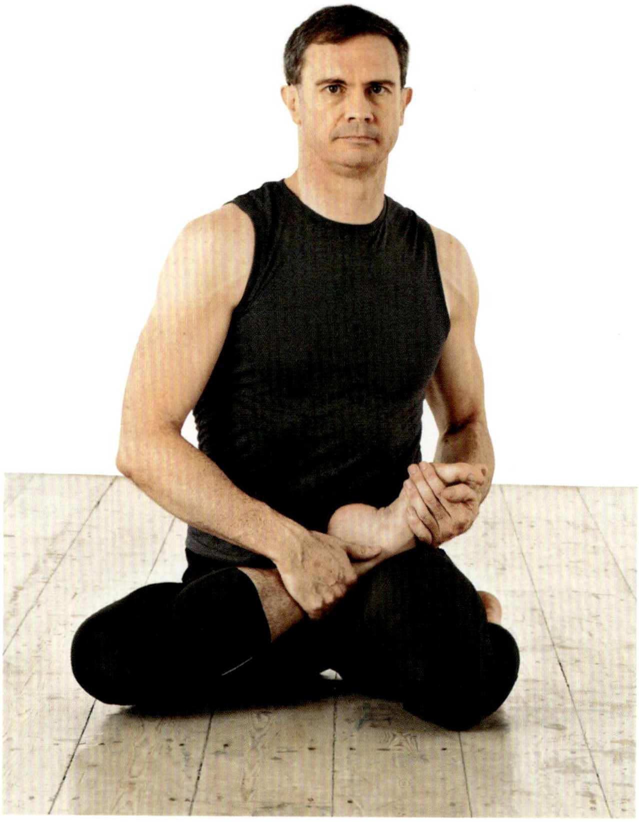

2. Mit beiden Händen rechten Fuß greifen und in der Halblotosstellung auf den linken Oberschenkel legen.

Tipp

Wenn Sie die halbe Lotosstellung nicht beherrschen, die Sohle des rechten Fußes gegen die linke Oberschenkelinnenseite drücken. Linke Hand aufs rechte Knie legen, rechte Hand hinter dem Rücken vorbeiführen und auf den linken Oberschenkel legen.

Anatomische Funktionen

Oberkörper

- Streckung der Wirbelsäule in der Körperlängsachse, dazu Rotation: Der Rückenstrecker hält die Wirbelsäule aufrecht.
- Schulterstreckung und -adduktion rechts.

Unterkörper

- Kniebeugung durch die hintere Oberschenkelmuskulatur.
- Hüftbeugung durch den Psoas.

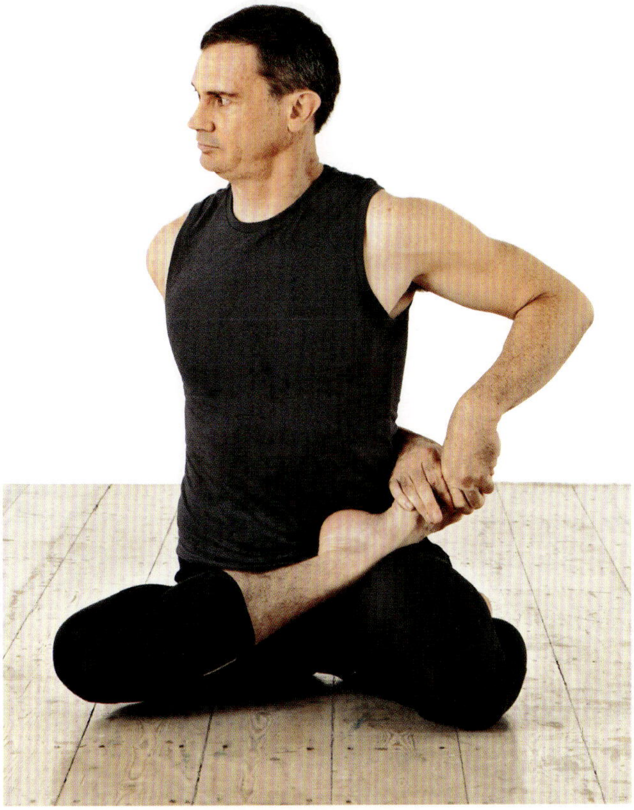

3. Mit der rechten Hand hinter dem Rücken vorbei nach dem rechten Fuß greifen. Nötigenfalls mit der linken Hand nachhelfen. Sitzbeinhöcker bleiben auf dem Boden.

4. Linke Hand aufs rechte Knie legen oder die Handfläche unter das rechte Knie schieben. Einatmen, Brustbein anheben. Ausatmen, Oberkörper nach rechts drehen. Linke Pobacke bleibt am Boden. 30 bis 60 Sekunden halten, Stellung auflösen und Seite wechseln.

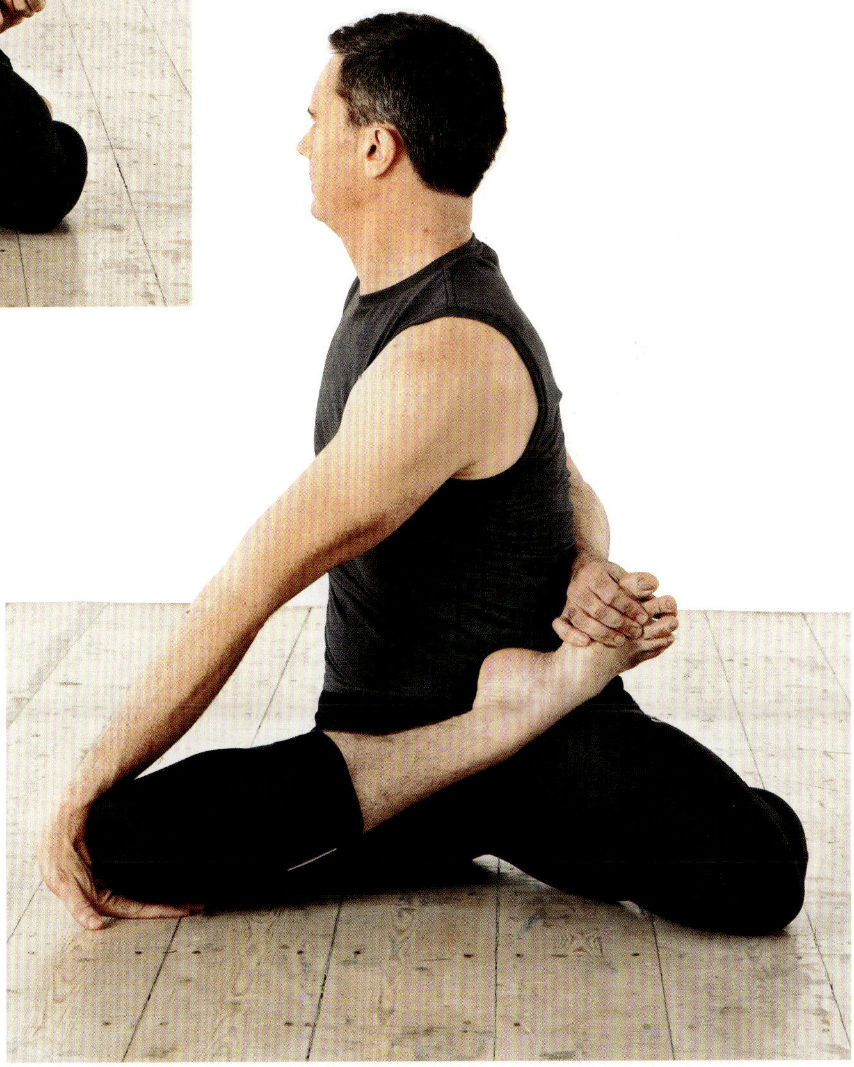

Nutzen

- Streckt Wirbelsäule, Schultern und Hüften.
- Massiert die Organe im Bauchraum.
- Lindert Ischialgie sowie Schmerzen im unteren Rücken und im Nacken.
- Stärkt die Verdauung.
- Im 4. bis 6. Schwangerschaftsmonat zur Stärkung des unteren Rückens.

Vorsicht!

- Nicht geeignet bei Blutdruckproblemen.
- Nicht zu empfehlen während der Menstruation.

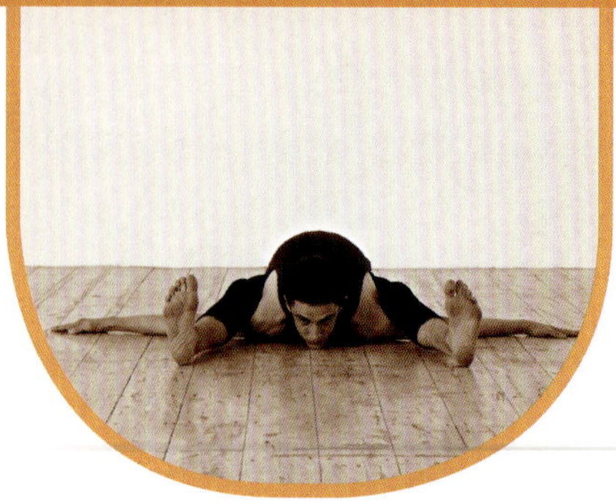

Kurmasana

Die Schildkröte

Diese Übung bereitet den Yogi auf *Pratyahara*, das Zurückziehen der Sinne, vor. Wie die Schildkröte sich in ihren Panzer zurückzieht, zieht der Yogi sich von den Sinnesobjekten zurück.

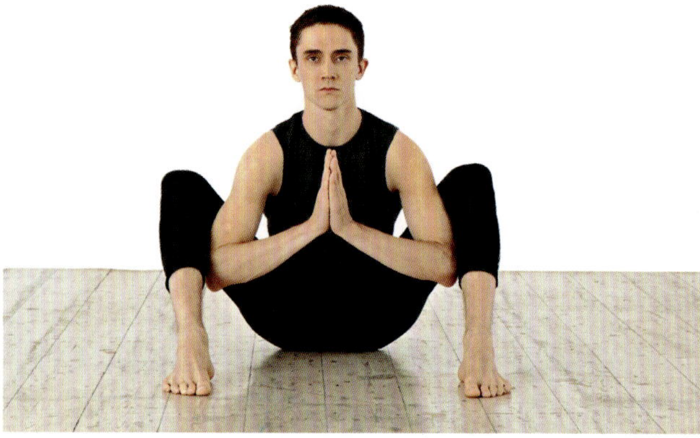

1. Mit ausgestreckten Beinen auf den Boden setzen. Knie anwinkeln, Füße aufstellen, Schultern zwischen die Knie bringen. Handflächen vor der Brust zusammenlegen.

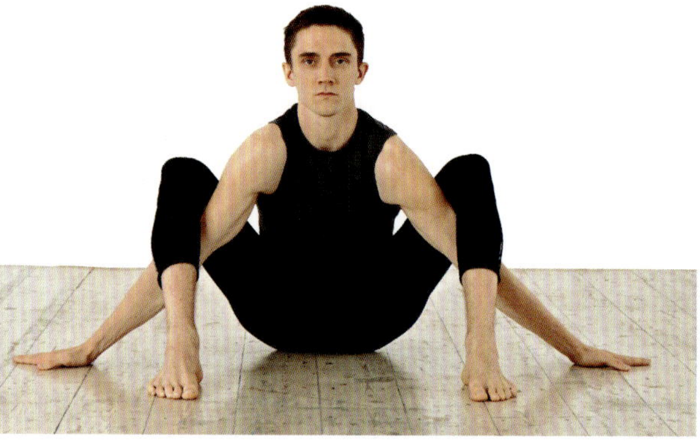

2. Die Arme unter den Knien durchführen. Die Handflächen auf dem Boden, die Finger zeigen leicht nach hinten.

Anatomische Funktionen

Oberkörper

- Trapez- und Rautenmuskeln werden gedehnt.

Unterkörper

- Psoas und gerade Bauchmuskeln beugen die Hüfte und den Rumpf.
- Die Adduktoren drücken die Oberschenkelinnenseite gegen den Oberarm, was die Verbindung zwischen Ober- und Unterkörper schafft.
- Die hintere Oberschenkelmuskulatur hält das Bein gerade.

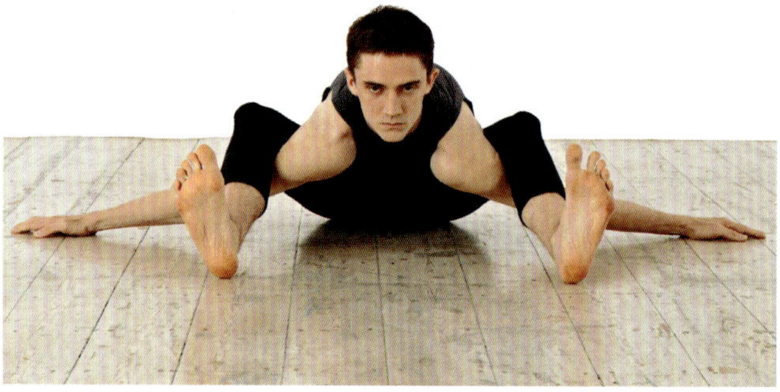

3. Füße nach vorn rutschen lassen, Beine langsam strecken. Die Knie bleiben an den Schultern.

Nutzen

- Aktiviert die Wirbelsäule.
- Stimuliert die Organe im Bauchraum.
- Kräftigt die Bauchmuskeln.

Vorsicht!

- Auf keinen Fall während der Schwangerschaft üben!

4. Knie gegen die Arme drücken. Brust und Schultern möglichst auf dem Boden ablegen. 30 bis 60 Sekunden halten, Knie anheben, Arme unter den Beinen hervorziehen.

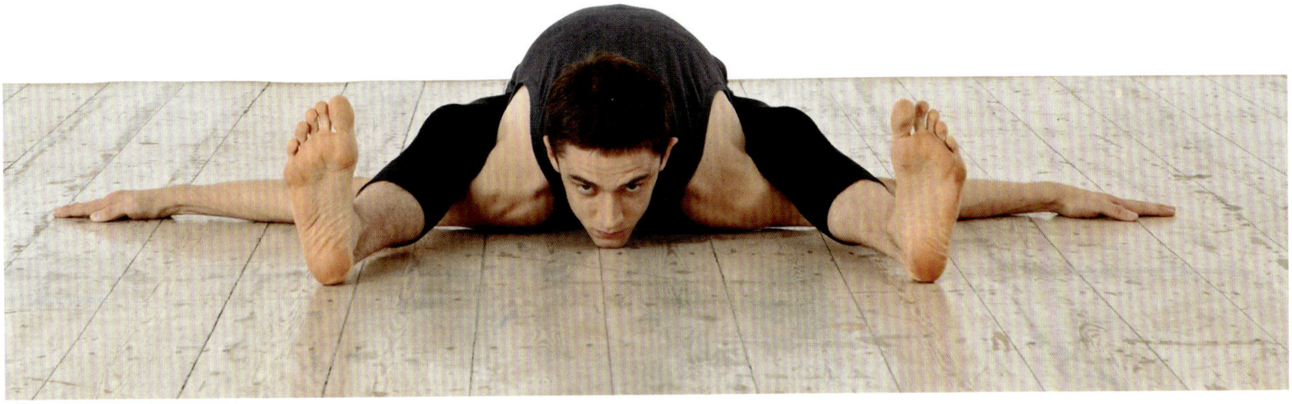

Für Fortgeschrittene: Supta Kurmasana

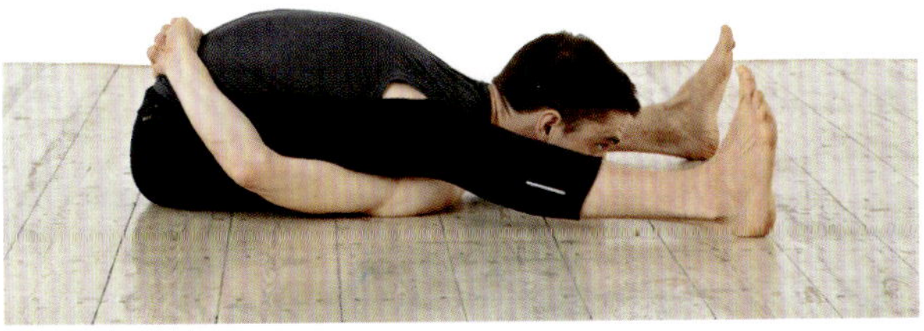

1. Knie leicht anheben, mit den Armen um den Rücken herumgreifen, Hände verschränken.

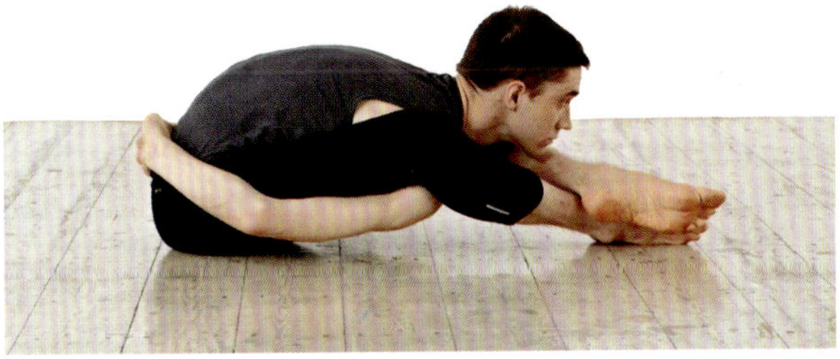

2. Knie anheben, Füße übereinanderlegen, einen Knöchel über den anderen.

3. Kopf zwischen die Knie bringen, bis die Stirn den Boden berührt.

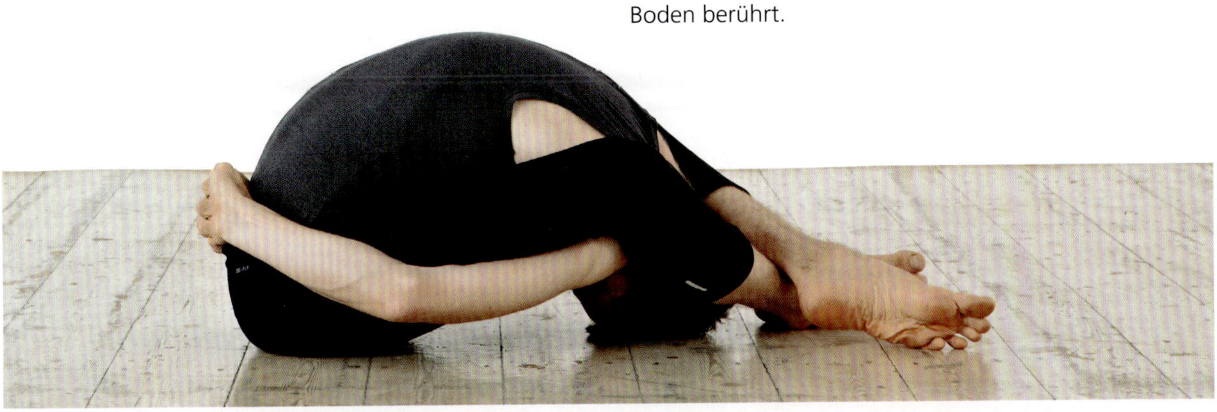

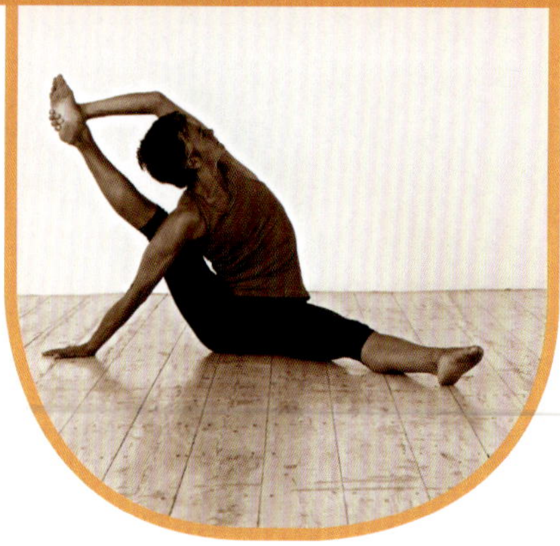

Parivrtta Surya Yantrasana

Der Kompass

Diese Übung ist eine gute Vorbereitung für Eka Pada Sirshasana (Seite 130).

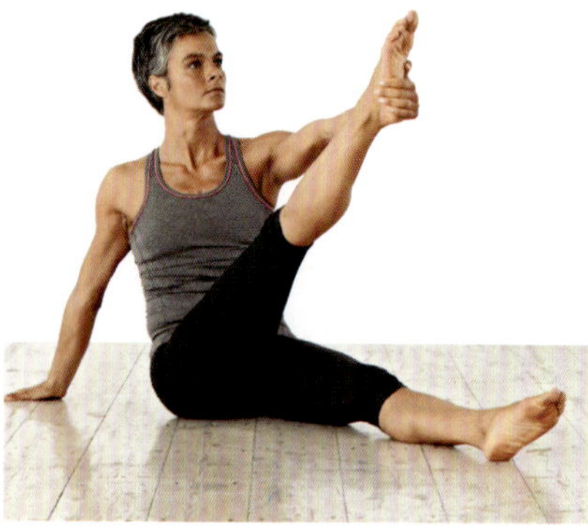

1. Mit gestreckten Beinen hinsetzen. Rechtes Bein gestreckt anheben, Knie anwinkeln. Mit der linken Hand den rechten Fuß ergreifen, das rechte Knie hinter die rechte Schulter bringen.

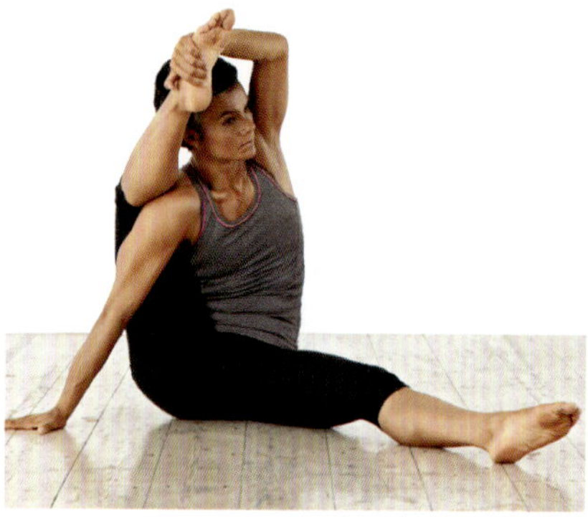

2. Mit dem rechten Arm gegen den rechten Oberschenkel drücken, um das Bein in Position zu bringen. Rechte Hand etwa 15 Zentimeter neben der Hüfte auf Boden setzen, die Fingerspitzen zeigen nach rechts.

Anatomische Funktionen

Oberkörper

- Beugung und Innenrotation der linken Schulter, Dehnung im Rundmuskel, breiten Rückenmuskel, Brustmuskel und Unterschulterblattmuskel.
- Der Trizeps hält den Arm gerade.

Unterkörper

- Der Quadrizeps hält das Knie gerade.
- Die Adduktoren drücken den rechten Oberschenkel gegen den rechten Oberarm.
- Der Psoas und die gerade Bauchmuskulatur sorgen für Hüft- und Rumpfbeugung.

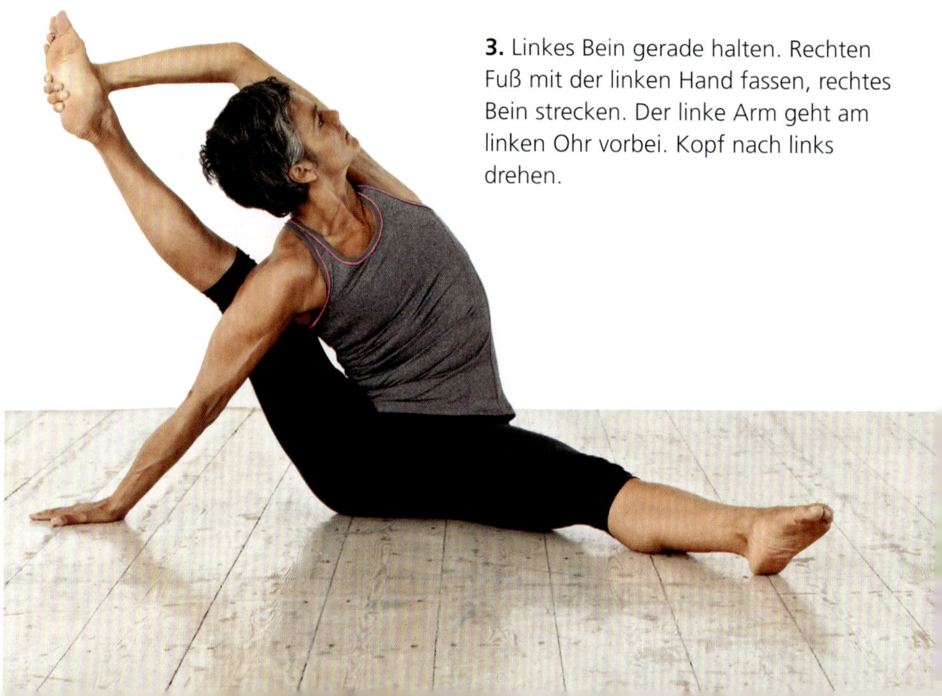

3. Linkes Bein gerade halten. Rechten Fuß mit der linken Hand fassen, rechtes Bein strecken. Der linke Arm geht am linken Ohr vorbei. Kopf nach links drehen.

Nutzen

- Aktiviert die Organe in Bauch und Becken.
- Dehnt die Oberschenkelrückseite.

Vorsicht!

- Strecken Sie das Bein bei Problemen mit der Oberschenkelmuskulatur nicht.
- Nicht zu empfehlen bei Bandscheibenvorfall.

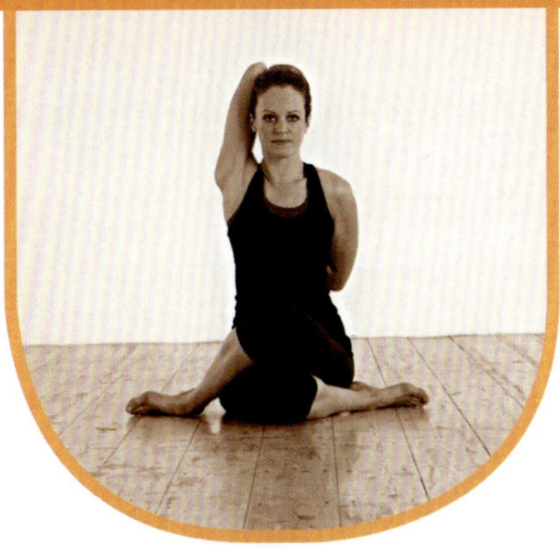

Gomukhasana

Das Kuhgesicht

Im Sanskrit bedeutet *go* „Kuh" und *mukha* „Gesicht". Die Endhaltung ähnelt einem Kuhgesicht. Die Übung dehnt die Beinmuskeln, öffnet Brust und Schultern und richtet die Wirbelsäule auf.

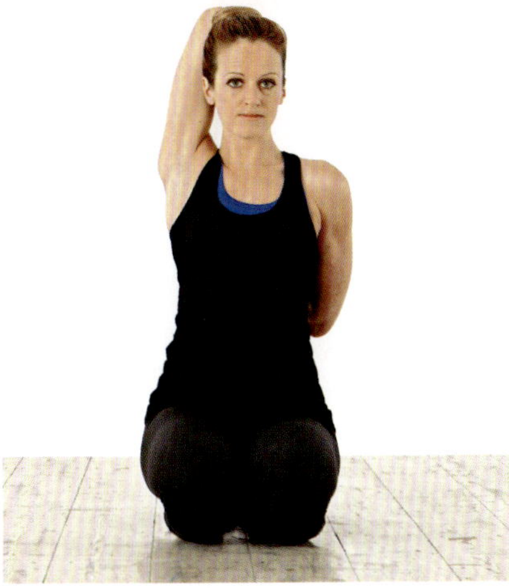

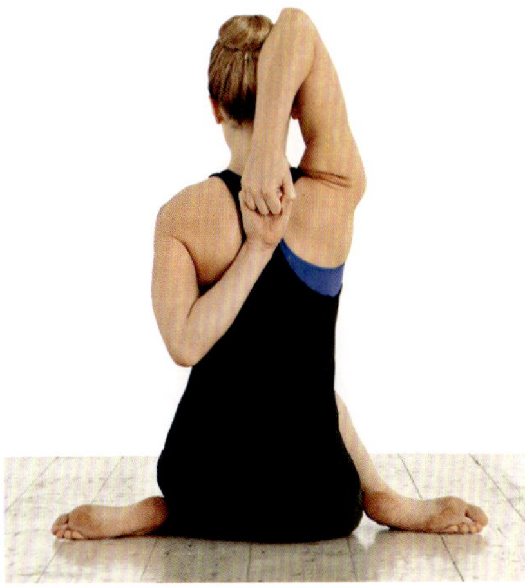

1. Sitzen Sie auf den Fersen wie oben oder kreuzen Sie die Beine. Dazu mit gestreckten Beinen hinsetzen, rechtes Bein über das linke legen. Knie angewinkelt, rechte Ferse liegt neben linker Pobacke und umgekehrt. Das Gewicht ruht auf beiden Sitzbeinhöckern. Einatmen, linker Arm von unten hinter den Rücken, Handfläche nach außen, Finger zeigen nach oben. Wenn nötig mit der rechten Hand den linken Ellbogen in die Mitte ziehen.

2. Einatmen, mit der rechten Hand von oben hinter den Rücken greifen. Finger der linken Hand fassen. Rechter Ellbogen über den Kopf.

3. 1 Minute lang halten, Hände loslassen, Beine lösen (wenn Sie nicht auf den Fersen sitzen) und Seite wechseln.

Anatomische Funktionen

- Erhobener Arm: Aufwärtsrotation im Schulterblatt durch vorderen Sägezahnmuskel und Rautenmuskeln, seitliche Rotation und Beugung der Schulter durch Untergrätenmuskel und kleinen Rundmuskel.
- Unterer Arm: Abwärtsrotation und Adduktion des Schulterblattes durch unteren Trapezmuskel und Rautenmuskeln. Innenrotation und Adduktion der Schulter durch die Unterschulterblattmuskeln.
- Hüft- und Knieflexion.

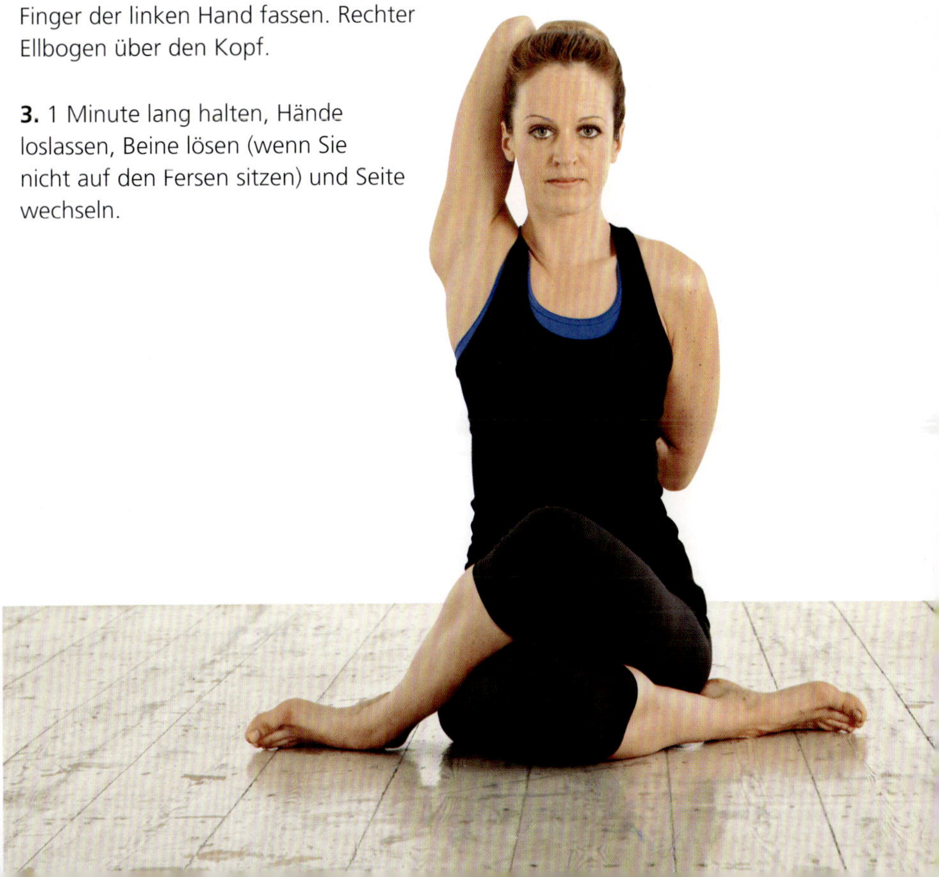

Nutzen

- **Streckt Knöchel, Hüfte, Oberschenkel, Schultern, Achselhöhle, Trizeps und Brust.**

Vorsicht!

- **Nicht zu empfehlen bei Nacken- und Schulterproblemen.**

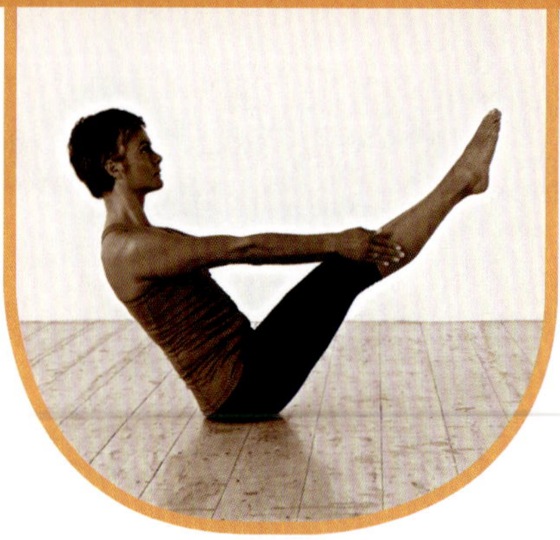

Paripurana Navasana

Das Boot

Diese Stellung ähnelt einem Boot. Wenn Sie die Arme nicht ausstrecken können, setzen Sie die Hände auf den Boden neben die Hüften oder halten Sie sich an der Oberschenkelrückseite fest.

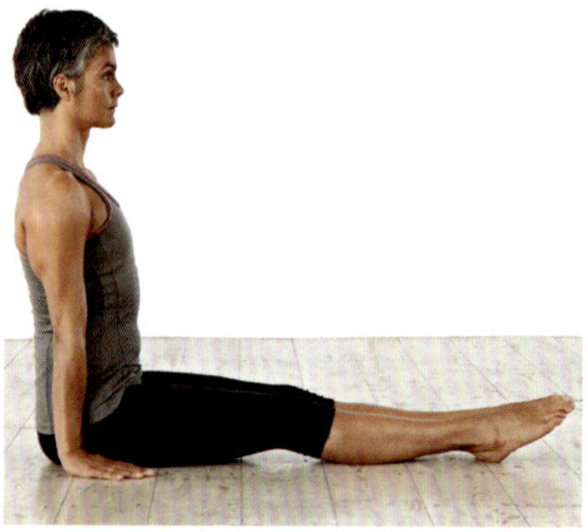

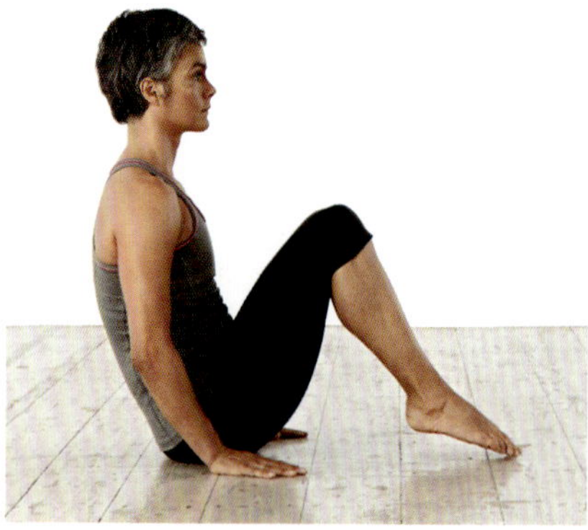

Anatomische Funktionen

Oberkörper

- Schulterflexion durch Aktivierung des vorderen Deltamuskels, Rauten- und Trapezmuskel ziehen Schultern nach unten.
- Der Trizeps streckt den Arm.

Unterkörper

- Hüftbeugung durch Psoas und geraden Oberschenkelmuskel.
- Gerade Bauchmuskulatur beugt Rumpf. Adduktion der Beine, Quadrizeps streckt Knie.

1. Mit ausgestreckten Beinen auf den Boden setzen. Hände fest in den Boden drücken, Brustbein anheben. Die Wirbelsäule bleibt gerade, das Gewicht verlagert sich auf die Sitzbeinhöcker.

2. Einatmen, Beine anziehen (45-Grad-Winkel zum Boden). Beine gerade nach schräg oben ausstrecken, Fußspitzen strecken. Alternativ die Schienbeine parallel zum Boden ausrichten.

3. Arme gerade ausstrecken, die Hände berühren die Außenseite der Knie. Fingerspitzen strecken, Schulterblätter dehnen. Anfangs 10 bis 20 Sekunden halten, auf 1 Minute steigern. Ausatmen und Beine sinken lassen.

Nutzen

- Kräftigt die Bauchmuskeln, Hüftbeugemuskeln und Wirbelsäule.
- Stimuliert Nieren, Verdauungsorgane, Schilddrüse und Prostata.
- Verbessert die Verdauung.
- Aktiviert die Organe im Bauchraum.

Vorsicht!

- Bei niedrigem Blutdruck und in der Schwangerschaft meiden.

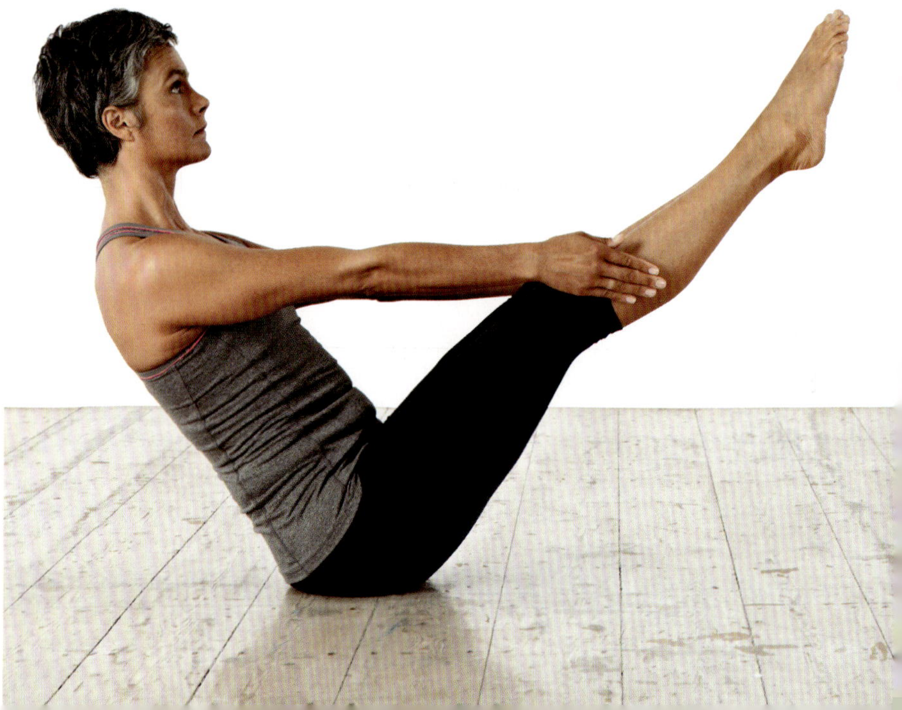

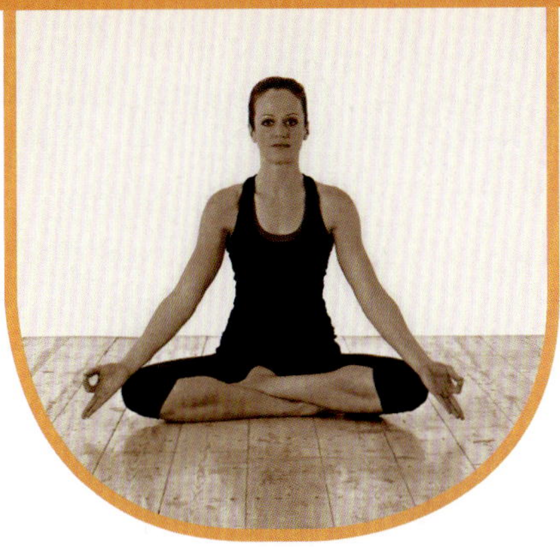

Sukkhasana & Siddhasana

Einfacher Sitz und Schülersitz

Die Übungen sind gute Alternativen zu Padmasana und für Pranayama und Meditation geeignet. Bei aufrechter Wirbelsäule bleibt der Geist wach, während der Körper sich entspannt.

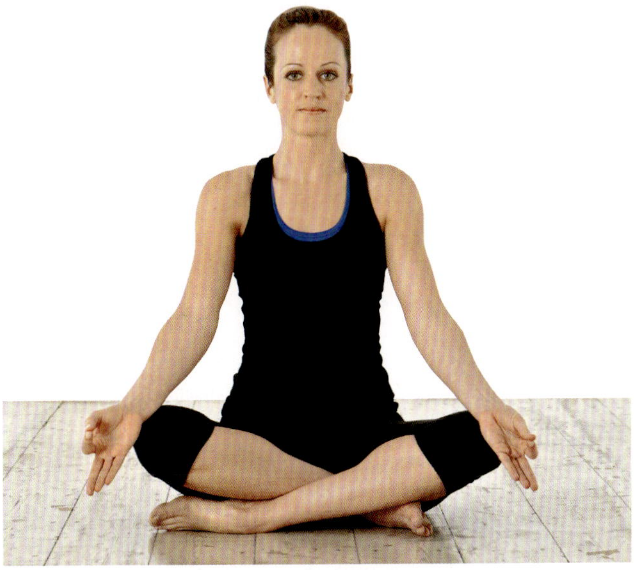

1. Mit ausgestreckten Beinen hinsetzen. Beine kreuzen, sodass die Füße unter dem jeweils entgegengesetzten Knie ruhen. Zwischen Füßen und Becken bleibt bequem Platz.

2. Die Hände auf die Knie legen. Handflächen zeigen nach oben, wahlweise wird eine Mudra ausgeführt (Seite 224). Steißbein zum Boden ziehen, Wirbelsäule aufrichten.

3. In dieser Haltung können Sie lange sitzen. Wechseln Sie dabei gelegentlich die Beinstellung, sodass jeweils das andere Bein vorn liegt.

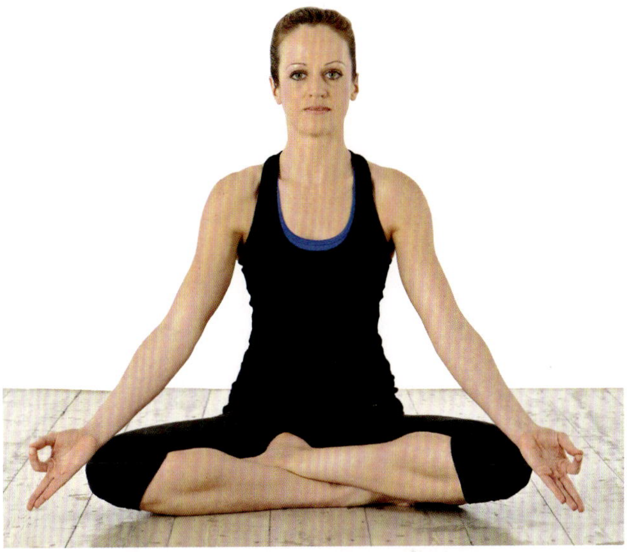

1. Mit ausgestreckten Beinen setzen. Rechtes Bein anwinkeln, die Ferse liegt am linken Oberschenkel.

2. Linkes Bein anwinkeln, den Fuß hinter die rechte Wade schieben. Der rechte Fuß verschwindet hinter der linken Wade. Die Fußspitzen beider Füße sind nicht zu sehen.

3. Sitzen Sie aufrecht, die Hände liegen auf den Knien, Handfläche zeigt zur Decke. Alternativ führen Sie eine Mudra aus (Seite 224).

Anatomische Funktionen

Oberkörper

- Streckung der Wirbelsäule in der Körperlängsachse, der Rückenstrecker hält sie gerade.

Unterkörper

- Beugung im Knie durch hintere Oberschenkelmuskulatur.
- Hüftbeugung durch den Psoas.

Nutzen

- Aktiviert Becken, Wirbelsäule, Bauchraum und Blase.
- Streckt Knöchel und Knie.

Vorsicht!

- Bei Knöchel- oder Knieproblemen nicht üben.

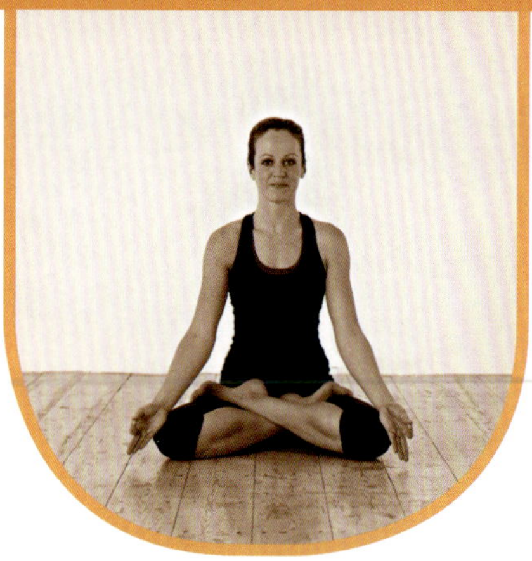

Padmasana

Lotosstellung

Padmasana ist die ideale Stellung für Meditations- und Pranayamapraxis. Sie wird auch bei Sirshasana (Seite 182) und Sarvanghasana (Seite 186) eingesetzt und steigert die Beweglichkeit von Knien und Knöcheln. Allerdings erfordert diese Haltung enorme Beweglichkeit in der Hüfte und ist daher schwierig zu meistern und zu halten.

1. Mit ausgestreckten Beinen auf den Boden setzen. Rechtes Knie anwinkeln, mit der linken Hand die Außenseite des rechten Fußes fassen, mit der rechten unters Schienbein greifen. Legen Sie den rechten Fuß vorsichtig auf den linken Oberschenkel. Die Ferse liegt an der linken Leiste.

2. Linken Fuß nehmen und mit beiden Händen vorsichtig anheben, den linken Fuß über den rechten legen, die linke Ferse liegt an der rechten Leiste. Brustbein anheben, die Wirbelsäule bleibt gerade. Die Hände in Jnana-Mudra (Seite 224). Anfangs nur ein paar Sekunden halten, dann auflösen. Padmasana gleicht die Körperseiten aus, daher Beinstellung gelegentlich wechseln.

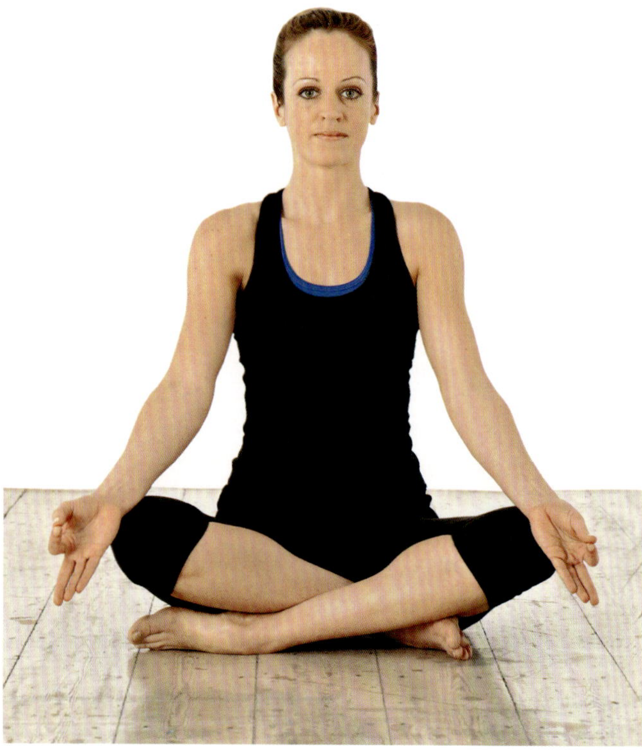

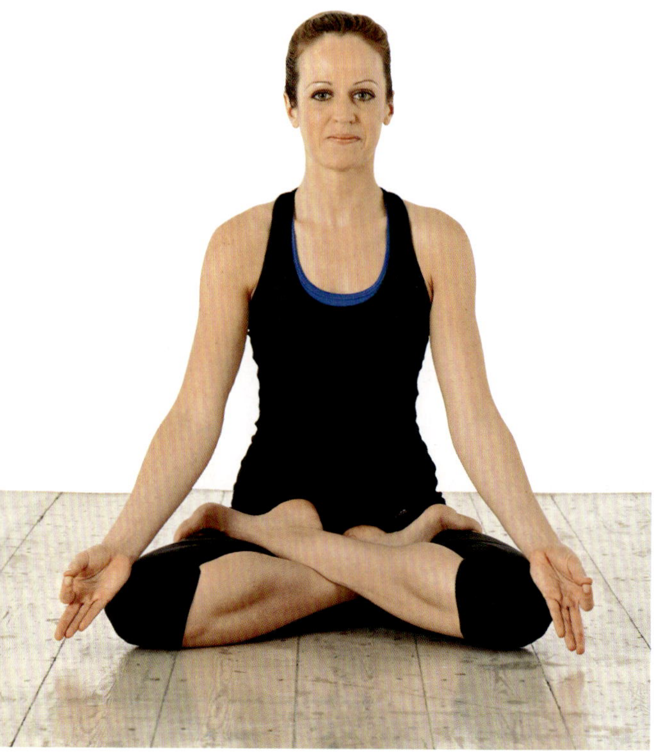

Baddha Padmasana: Gebundene Lotosstellung

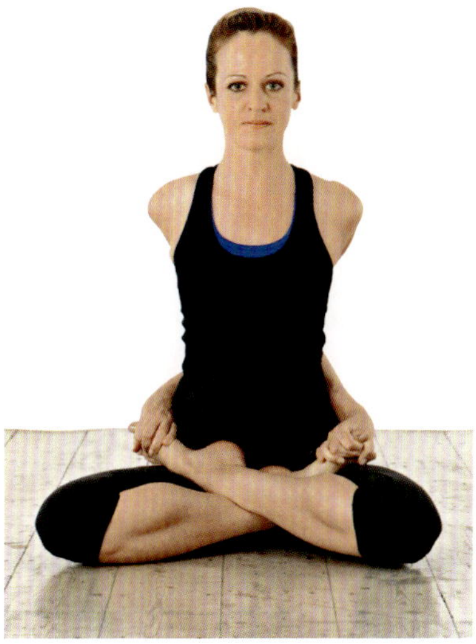

1. Aus Padmasana nach vorn beugen, mit dem rechten Arm hinter dem Rücken den rechten Fuß fassen. Mit dem linken Arm hinter dem Rücken den linken Fuß ergreifen.

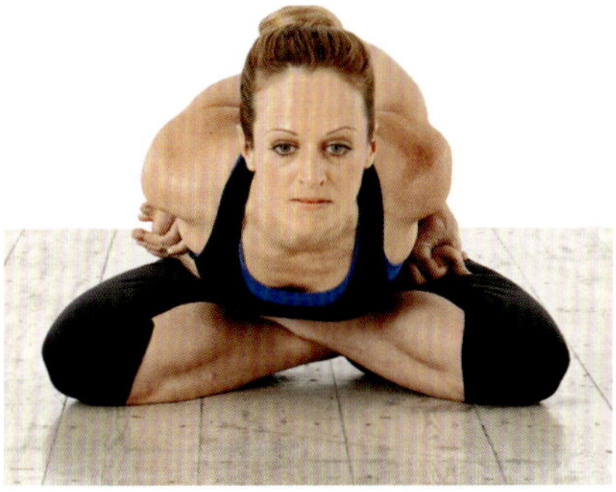

2. Mit hinter dem Rücken verschränkten Armen allmählich nach vorn beugen.

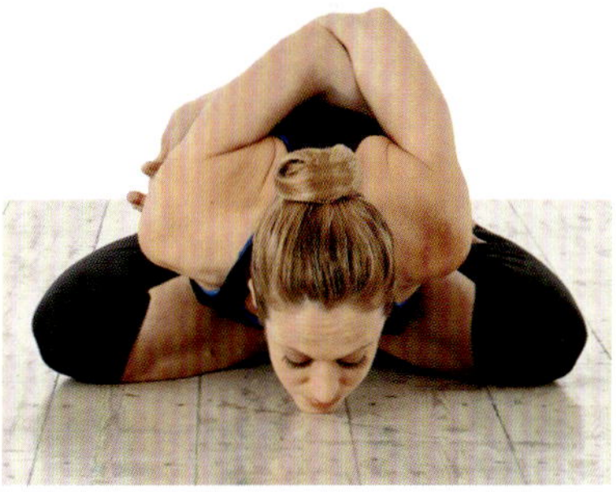

3. Kinn oder Stirn auf dem Boden ablegen, die Sitzbeinhöcker bleiben auf dem Boden.

Anatomische Funktionen

Oberkörper

- Streckung der Wirbelsäule in der Körperlängsachse durch Rückenstrecker.

Unterkörper

- Kniebeugung durch die hintere Oberschenkelmuskulatur.
- Hüftbeugung durch den Psoas.

Nutzen

- Beruhigend.
- Stimuliert Becken, Wirbelsäule, Bauchrauch und Blase.
- Streckt Knöchel und Knie.
- Lindert Menstruationsschmerzen und Ischialgie.
- Regelmäßige Übung soll die Geburt erleichtern.
- In den klassischen Schriften heißt es, Padmasana heile alle Krankheiten und erwecke die Kundalini.

Vorsicht!

- Nicht geeignet bei Knöchel- oder Knieproblemen.
- Padmasana ist für sehr erfahrene Schüler. Nicht üben ohne entsprechende Anleitung durch einen erfahrenen Lehrer.

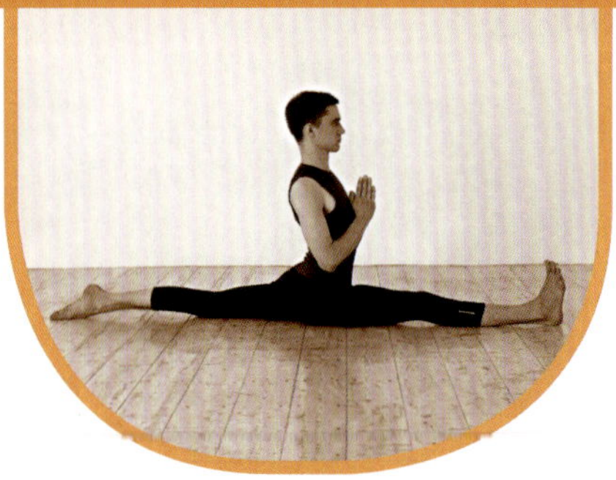

Hanumanasana

Der Sprung des Hanuman

Diese Stellung ahmt die Beinstellung im Sprung nach. Sie erinnert an den gewaltigen Sprung, den der Affenkonig Hanuman vollführte, als er auf die Insel Sri Lanka hüpfte.

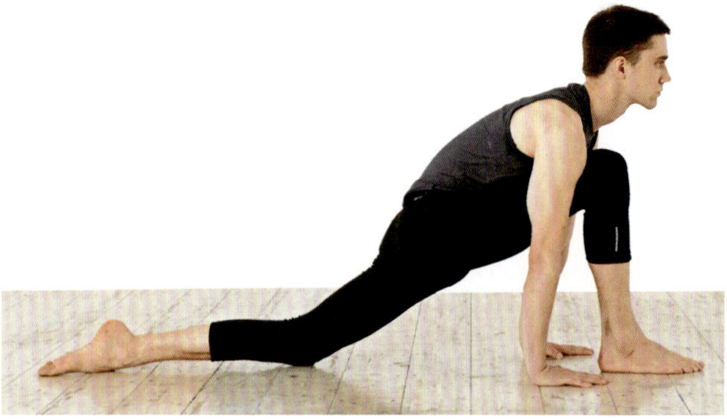

1. Auf den Boden knien, Hände rechts und links neben den Knien ablegen. Rechtes Bein nach vorn bringen und rechten Fuß aufsetzen, dann langsam das linke Bein nach hinten gleiten lassen. Linke Fußspitze strecken.

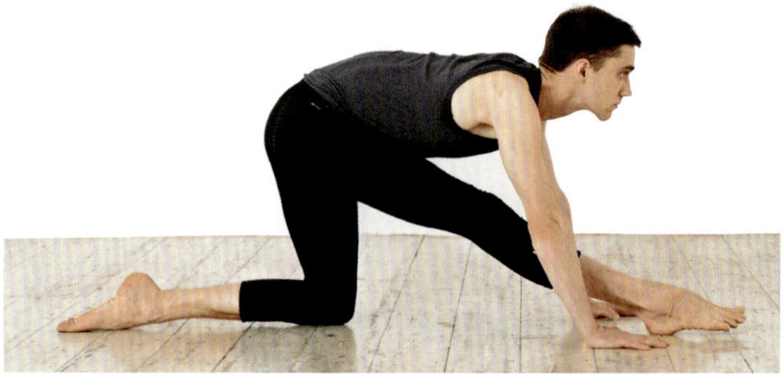

2. Beugen Sie sich nicht zu weit nach vorn. Rechtes Bein strecken, linkes beugen. Oberkörper strecken. Das Gewicht mit den Händen halten, mit jedem Einatmen Po weiter zum Boden sinken lassen.

Anatomische Funktionen.

Oberkörper

- Der Rückenstrecker hält die Wirbelsäule gerade.
- Bei gestrecktem Arm ist der vordere Deltamuskel aktiv, der Trizeps streckt den Arm. Adduktion der Arme beim Zusammenlegen der Handflächen.
- Aufwärtsrotation im Schulterblatt, Abduktion durch den Trapezmuskel.

Unterkörper

- Beim vorderen Bein kommt es zur Hüftbeugung sowie zur Innenrotation und Adduktion des Oberschenkels.
- Kniestreckung durch Kontraktion des Quadrizeps. Dorsalflexion im Knöchel.
- Beim hinteren Bein Hüftstreckung und Innenrotation des Oberschenkels.
- Kniestreckung und Plantarflexion im Knöchel.

Tipp

Bessere Fortschritte erzielen Sie, wenn Sie ein Handtuch unter die vordere Ferse legen und darauf nach vorn gleiten.

Nutzen

- Dehnt vordere und hintere Oberschenkelmuskeln und Leiste.
- Aktiviert die Organe im Bauchraum.

Vorsicht!

- Nicht zu empfehlen bei Problemen in der Leistengegend und im Oberschenkel.

3. Wenn beide Beine den Boden berühren, die Hände wie im Gebet vor der Brust zusammenlegen. Diese Übung ist sehr schwierig. Üben Sie jeden Tag.

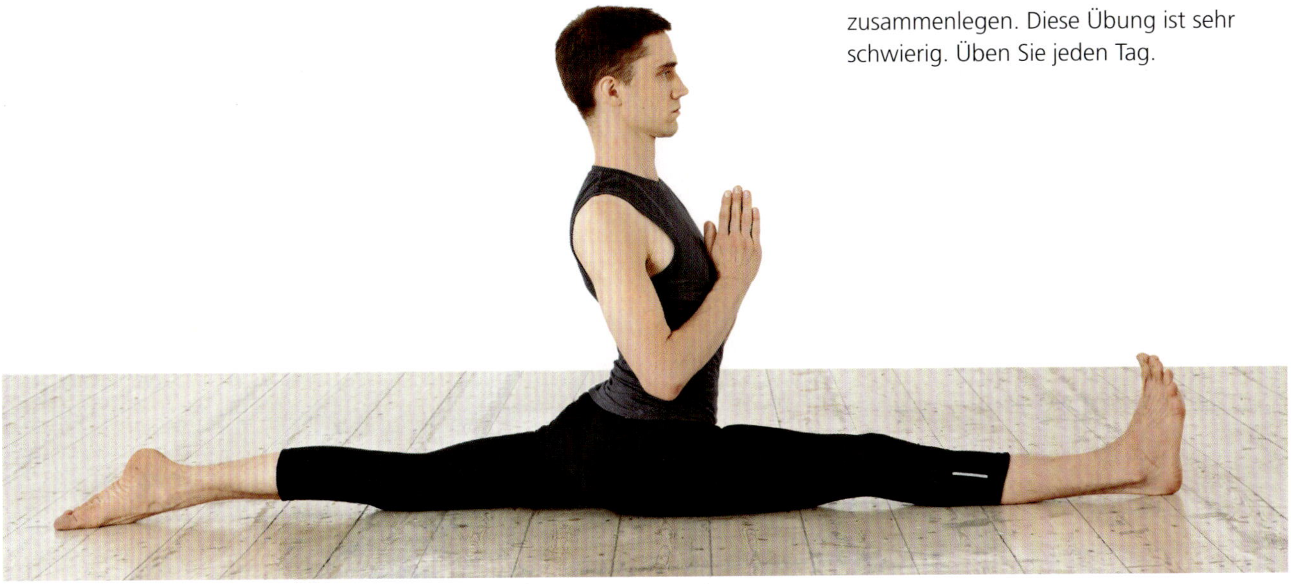

4. Einatmen, die Arme gerade über den Kopf strecken. 15 bis 30 Sekunden halten. Zum Auflösen der Stellung Hände auf den Boden legen. Seite wechseln.

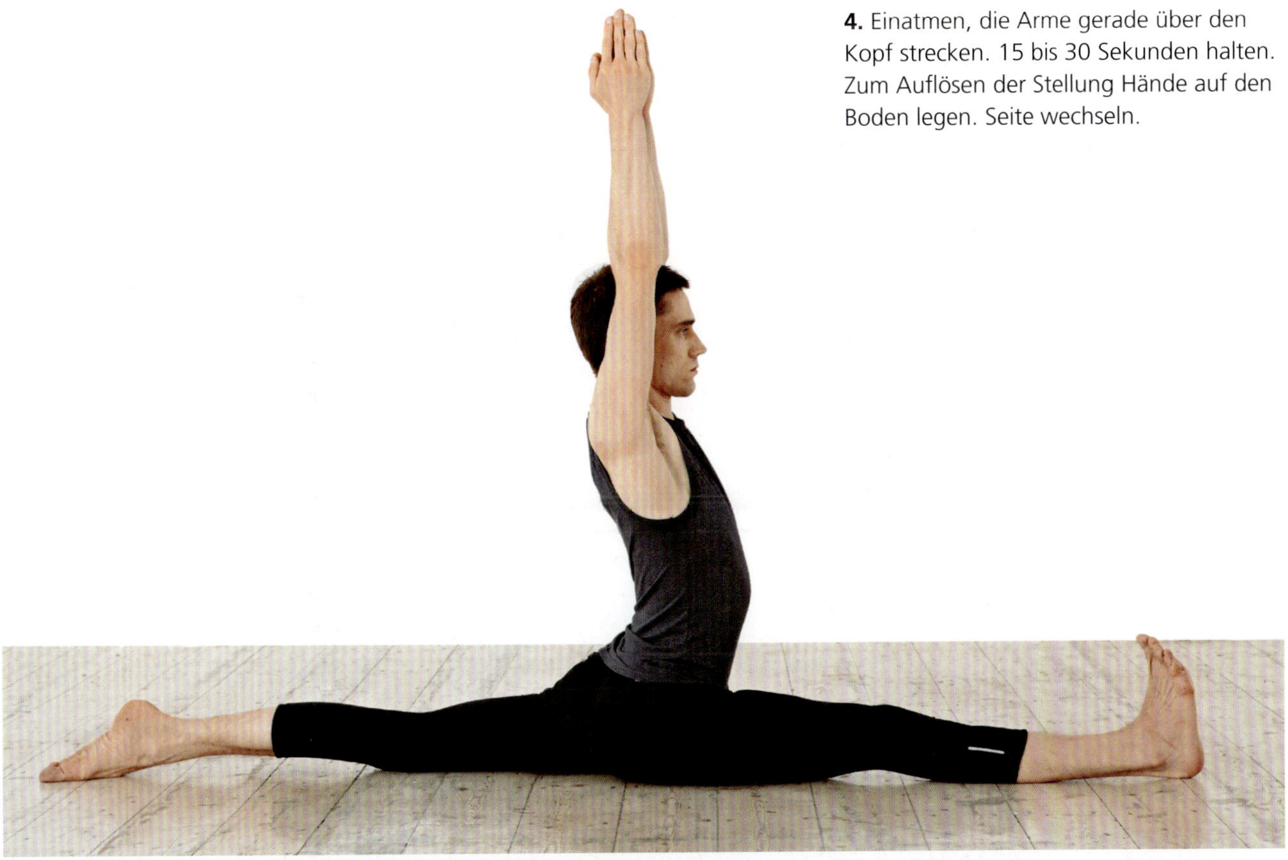

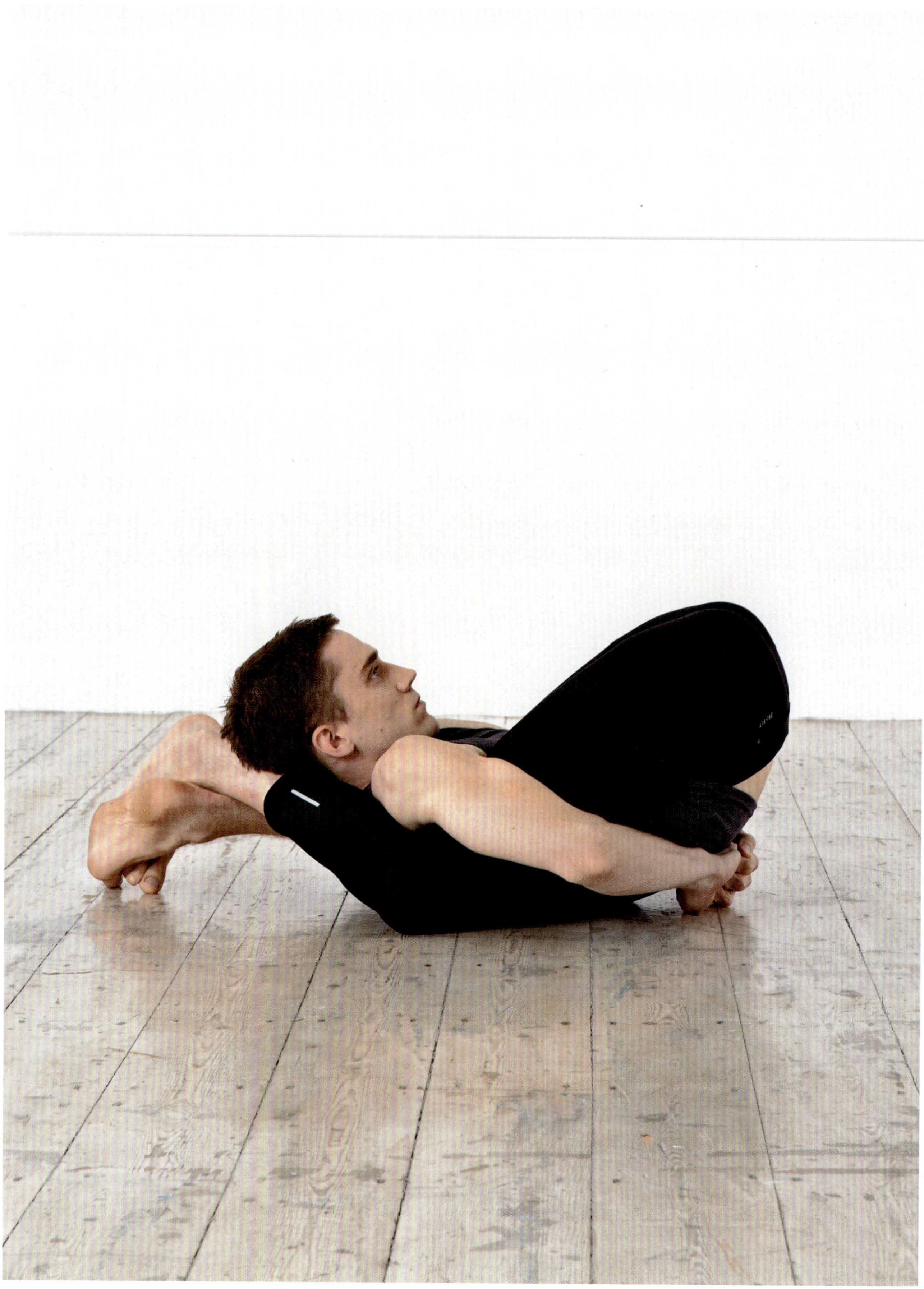

In Rückenlage

Da diese Stellungen auf dem Rücken liegend geübt werden, sitzt der Körperschwerpunkt dabei am tiefsten. Der Körper wird von der Erde gehalten und kann seine Bewegungsmöglichkeiten ausleben. Dabei wird die Muskulatur der Körpervorderseite genutzt. Wir dehnen und strecken uns vor und zurück, nach oben und unten und zu den Seiten. Wir schmieren die Gelenke und öffnen den Brustkorb, bis wir schließlich die Endstellung in der Rückenlage einnehmen – Savasana –, in der wir die Haltemuskulatur völlig entspannen können und wahre innere Ruhe erfahren.

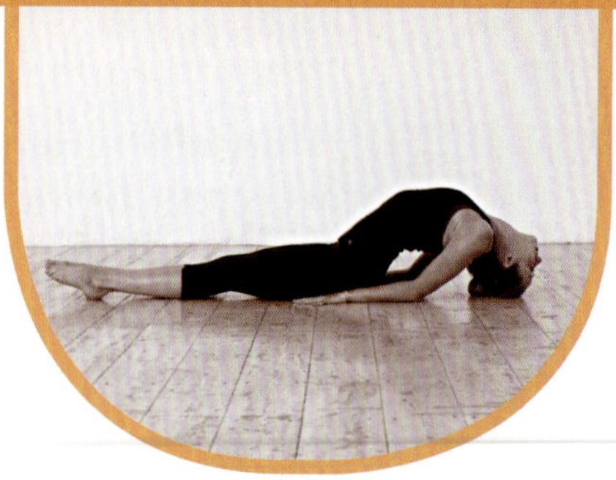

Matsyasana

Der Fisch

Traditionelle Yogaschriften nennen Matsyasana „Zerstörer der Krankheiten". Die symmetrische Rückwärtsbeuge wird gewöhnlich mit der Beinstellung von Padmasana (Seite 142) geübt. Da die Lotosstellung den meisten Schülern schwerfällt, wird hier mit ausgestreckten Beinen geübt.

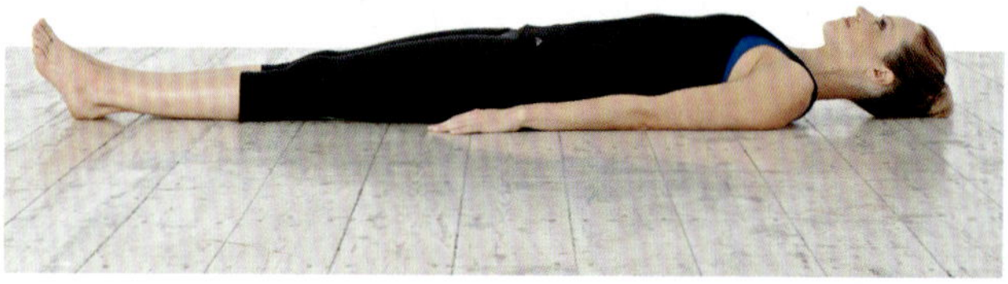

1. Auf dem Rücken liegend Arme und Beine ausstrecken. Die Handflächen liegen neben dem Körper und zeigen nach unten. Einatmen, das Becken leicht anheben, Handflächen unters Gesäß schieben. Die Pobacken ruhen auf den Händen und heben sich nicht. Ellbogen an den Körper heranziehen.

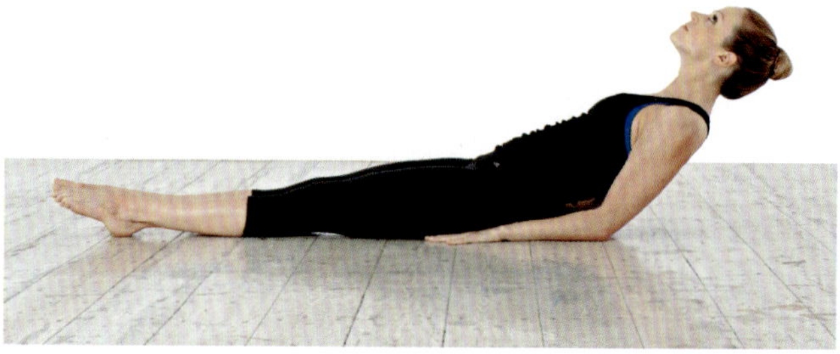

2. Einatmen, Unterarme und Ellbogen gegen den Boden drücken. Schulterblätter zusammenziehen, beim nächsten Einatmen Oberkörper und Kopf vom Boden heben.

Nutzen

- Dehnt die tiefliegende Hüftbeugemuskulatur und die Muskeln zwischen den Rippen.
- Dehnt und aktiviert die Muskulatur am Bauch und an der Halsvorderseite.
- Stimuliert die Organe im Bauchraum und Hals.
- Kräftigt die obere Rückenmuskulatur und den Nacken.

Vorsicht!

- Nicht geeignet bei Blutdruckproblemen oder Neigung zur Migräne.
- Nicht zu empfehlen bei Schwierigkeiten im Nacken oder unteren Rücken.

Anatomische Funktionen

- Extension der Wirbelsäule durch den Psoas.
- Abwärtsrotation und Adduktion des Schulterblattes durch Trapez-, Rauten- und breiten Rückenmuskel.
- Schulterstreckung und -adduktion durch den Trizeps. Einwärtsdrehung und Streckung im Ellbogen.
- Hüftbeugung und -adduktion durch Lenden- und Darmbeinmuskel.
- Kniestreckung durch den Quadrizeps.

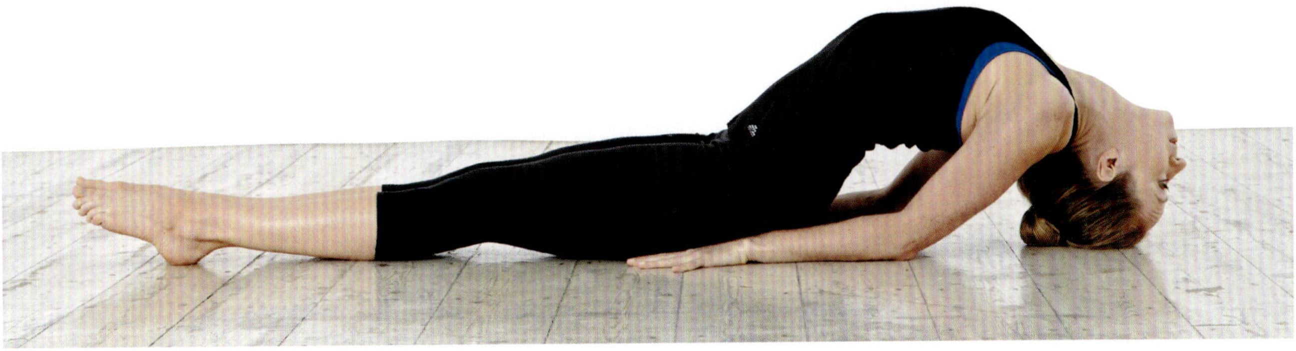

3. Kopf nach hinten sinken lassen, der Rumpf bleibt angehoben. Je nachdem, wie weit Sie den Brustkorb dehnen können, liegt der Hinterkopf oder der Scheitelpunkt auf dem Boden. Der Kopf trägt fast kein Gewicht. 15 bis 30 Sekunden halten, ruhig weiteratmen. Beim Ausatmen den Oberkörper und den Kopf sinken lassen. Knie anwinkeln und zum Bauch ziehen.

Für Fortgeschrittene: Der gebundene Fisch

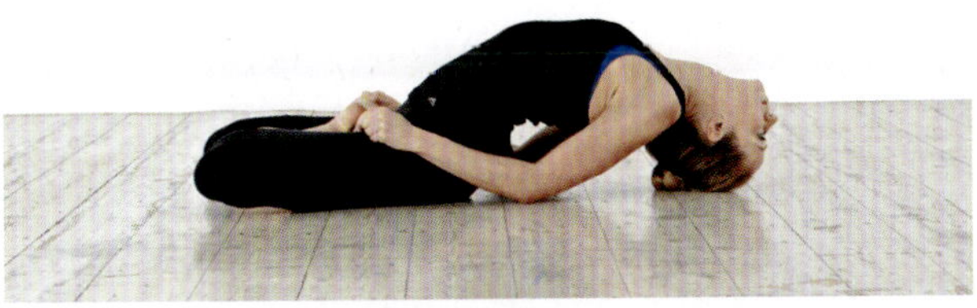

1. Auf dem Rücken liegen, Beine in die Lotosstellung bringen. Unterarme und Ellbogen in den Boden drücken, Rumpf anheben, Kopf liegt auf dem Scheitelpunkt auf.

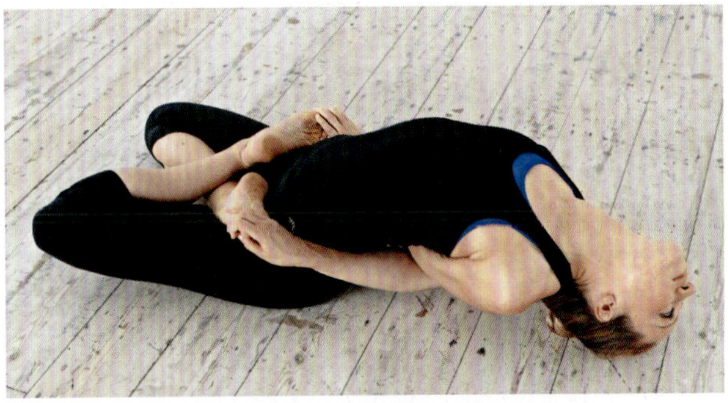

2. Mit der rechten Hand hinter dem Rücken hindurch den rechten Fuß fassen. Links ebenso. Ellbogen so nah wie möglich zusammenbringen.

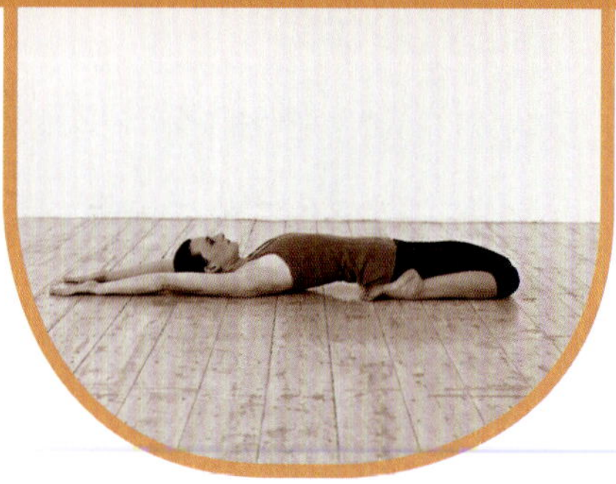

Supta Virasana

Der zurückgebeugte Krieger

Supta bedeutet „liegend" und *vira* „Krieger" oder „Held". Diese Stellung dehnt den Bauch- und Beckenraum und hilft bei schmerzenden Beinen.

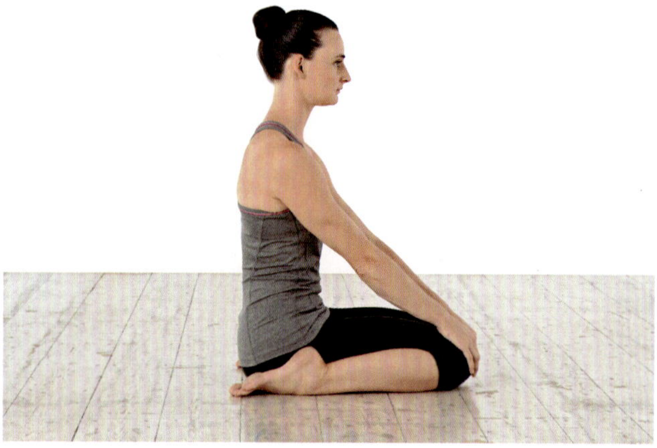

1. Mit geschlossenen Knien auf den Boden sitzen. Die Füße neben die Hüften bringen, damit das Gesäß richtig auf den Boden kommt.

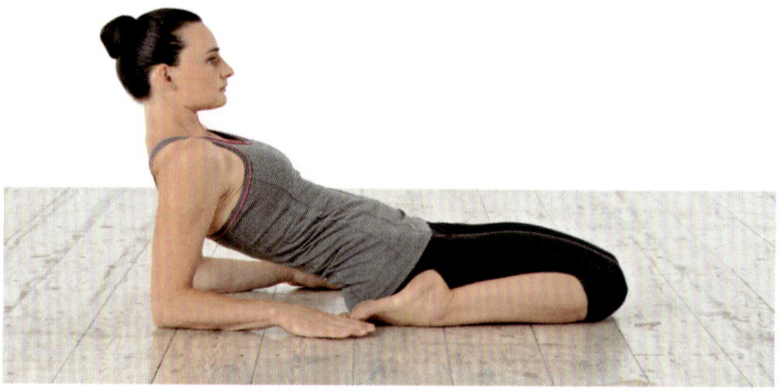

2. Hände neben die Hüften auf den Boden legen, Rücken langsam zum Boden sinken lassen. Zuerst auf die Hände stützen, dann auf die Unterarme und Ellbogen. Schließlich Wirbelsäule, Schultern und Hinterkopf auf dem Boden ablegen.

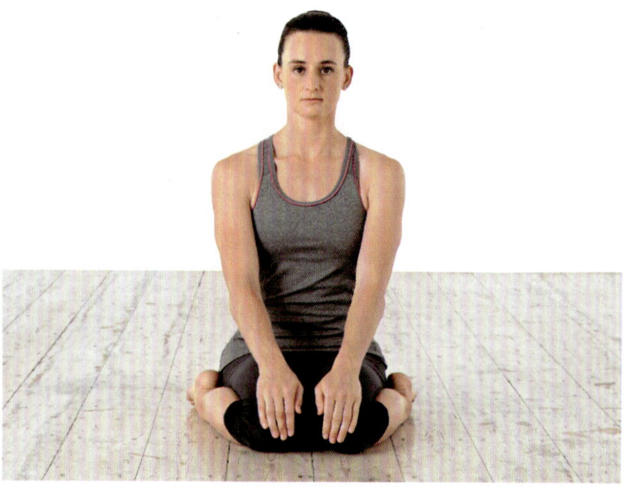

Vorderansicht

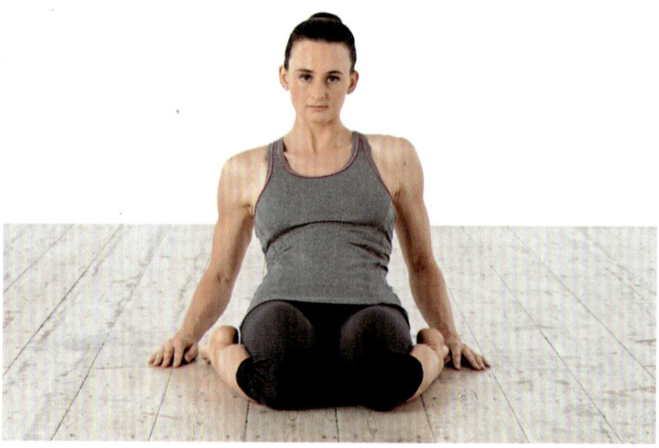

Vorderansicht

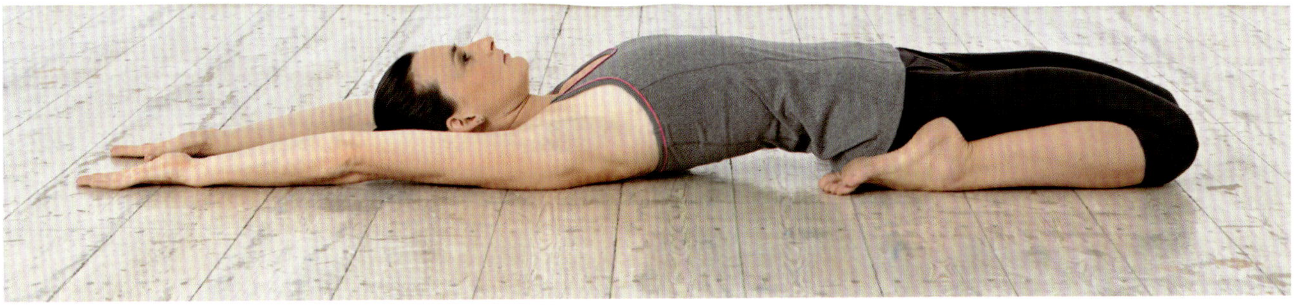

3. Unteren Rücken lang machen und zum Boden sinken lassen. Arme neben den Körper legen, Handflächen zeigen zur Decke. Die Knie sollten immer noch nebeneinanderliegen. Einatmen, Arme über den Kopf führen, Handflächen zeigen nach oben.

So halten oder mit den Händen die Ellbogen des jeweils anderen Armes fassen. 30 bis 60 Sekunden halten. Zum Auflösen der Stellung die Unterarme in den Boden drücken, mit Händen abstützen und den Oberkörper langsam nach oben schieben.

Nutzen

- Dehnt die Bauch-, Oberschenkel- und Hüftbeugemuskulatur, streckt Knie und Knöchel.
- Kräftigt das Fußgewölbe.
- Schafft Erleichterung bei müden Beinen.
- fördert die Verdauung.
- Lindert Menstruationsschmerzen.

Vorsicht!

- Bei Rücken-, Knie- oder Knöchelproblemen nur mit einem erfahrenen Lehrer üben.

Anatomische Funktionen

Oberkörper

- Die Deltamuskeln heben den Arm über den Kopf.
- Der Trizeps streckt den Arm.

Unterkörper

- Der Psoas beugt die Hüfte. Innenrotation und Adduktion.
- Schlanker Muskel und Großer Adduktorenmuskel bewirken Kniebeugung und -adduktion.
- Plantarflexion im Knöchel.

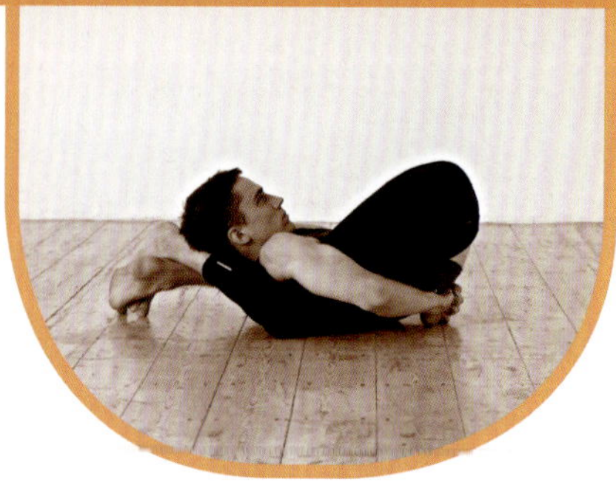

Yoga Nidrasana

Der schlafende Yogi

Nidra bedeutet „Schlaf", *yoganidra* ist der Zustand zwischen Wachen und Schlafen. Hier werden die Beine hinter dem Kopf an den Knöcheln gekreuzt, die Hände hinter dem Rücken verschränkt.

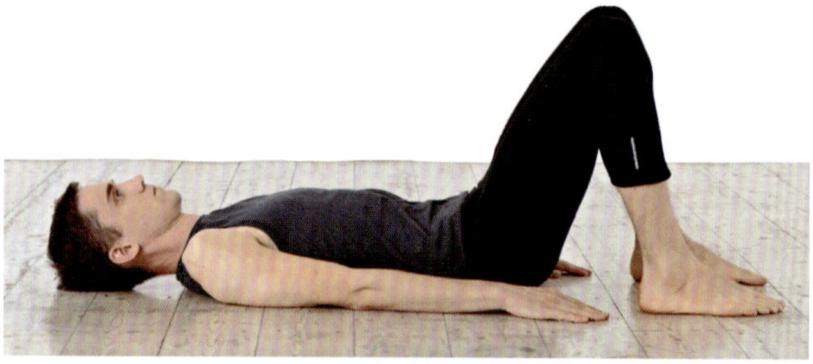

1. Flach auf den Rücken legen, beide Knie anwinkeln. Füße über den Kopf führen, Knie neben den Schultern ablegen.

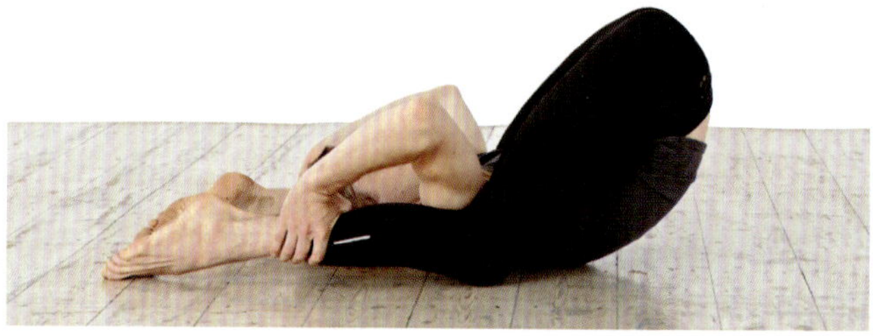

2. Die Rückseite der Unterschenkel mit den Händen fassen, Schultern heben. Mit den Händen die Beine hinter den Kopf ziehen wie bei Eka Pada Sirshasana (Seite 130). Zuerst das rechte Bein, dann das linke. Dann die Füße übereinanderlegen.

3. Schultern heben, bis der Kopf auf den Füßen liegt. Die Arme weiter über die Beine schieben, schließlich die Hände im Rücken falten. Normal atmen und mindestens 30 Sekunden halten.

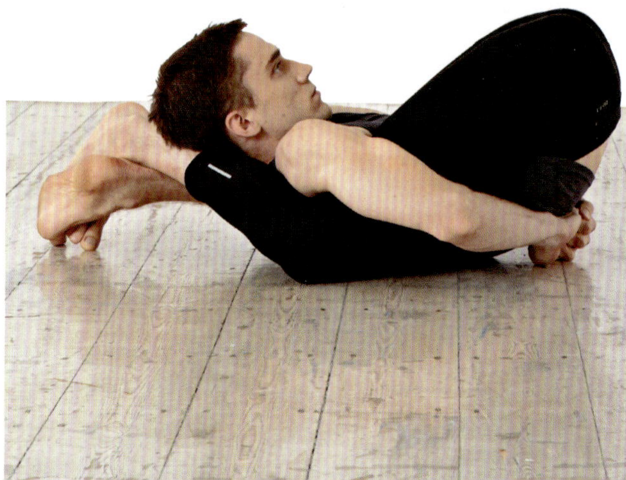

Anatomische Funktionen

Oberkörper

- Streckung der Wirbelsäule.
- Abduktion und Innenrotation der Schultern, um die Beine zu halten. Der Bizeps beugt den Arm.

Unterkörper

- Der Psoas beugt die Hüfte. Adduktion und Innenrotation des Beines mithilfe der Adduktoren und des Kammmuskels.
- Die hintere Oberschenkelmuskulatur beugt die Knie, Dorsalflexion im Sprunggelenk.

Nutzen

- Streckt Wirbelsäule und Schultern.
- Stimuliert die Organe im Bauchraum wie Leber und Nieren. Verbessert die Verdauung.

Vorsicht!

- Nicht zu empfehlen bei Asthma.
- Auf keinen Fall während der Schwangerschaft üben.

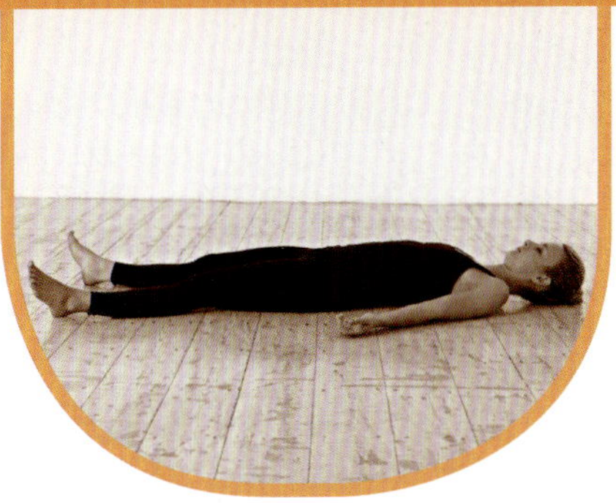

Savasana

Totenstellung

Es geht um bewusste Entspannung. Stärkend und erfrischend für Körper und Geist. Diese scheinbar so einfache Übung ist in Wirklichkeit nicht leicht, weil der Übende dabei bewegungslos und mit ruhigem Geist verharren sollte.

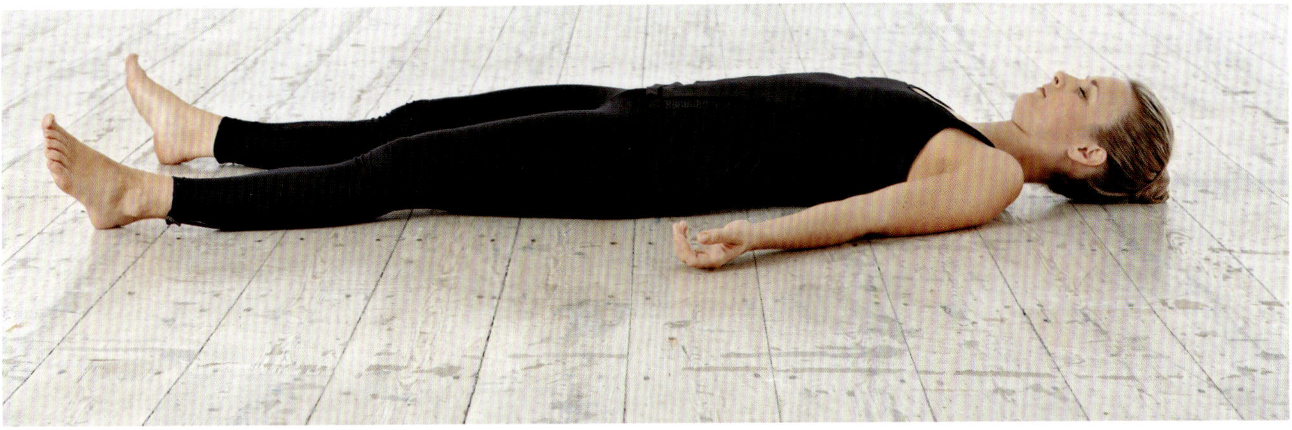

1. Flach auf den Rücken legen, Arme liegen ein wenig vom Körper entfernt. Handflächen zeigen nach oben. Beine leicht spreizen, Fußspitzen nach außen fallen lassen. Bei Savasana nimmt der Körper eine neutrale Stellung ein.

2. Den ganzen Körper entspannen, ruhig atmen. Der Körper kommt zur Ruhe, die Sinne ebenfalls. Die Gesichtszüge entspannen – Wangen, Lippen, Augen, Brauen, besonders der Raum zwischen den Augenbrauen. Augen schließen. Wenn nötig, ein Augensäckchen auf die Augen legen.

3. Nach der Asana-Praxis mindestens 5 Minuten liegen bleiben. Idealerweise übt man Savasana 10 bis 15 Minuten. Zum Auflösen der Stellung zuerst Finger und Zehen bewegen. Einatmen, Arme über den Kopf heben, Beine strecken. Knie an die Brust ziehen, auf die Seite rollen, möglichst nach rechts. 2 oder 3 Atemzüge nehmen. Mit dem Ausatmen die Hände gegen den Boden drücken, Rumpf heben und aufsetzen.

Nutzen

- In dieser Haltung ist der Körper vollkommen entspannt. Tiefenentspannung ist nicht dasselbe wie Schlaf, in den man in dieser Stellung häufig fällt.
- Savasana kräftigt und erfrischt Körper und Geist. Stetig und tief atmen, während der Körper stillliegt, lässt Nerven und Geist zur Ruhe kommen. Sie ist das beste Mittel gegen den Stress unserer Zeit.

Vorsicht!

- Sollten Sie unter Husten leiden, legen Sie sich mit angezogenen Knien auf die rechte Seite.

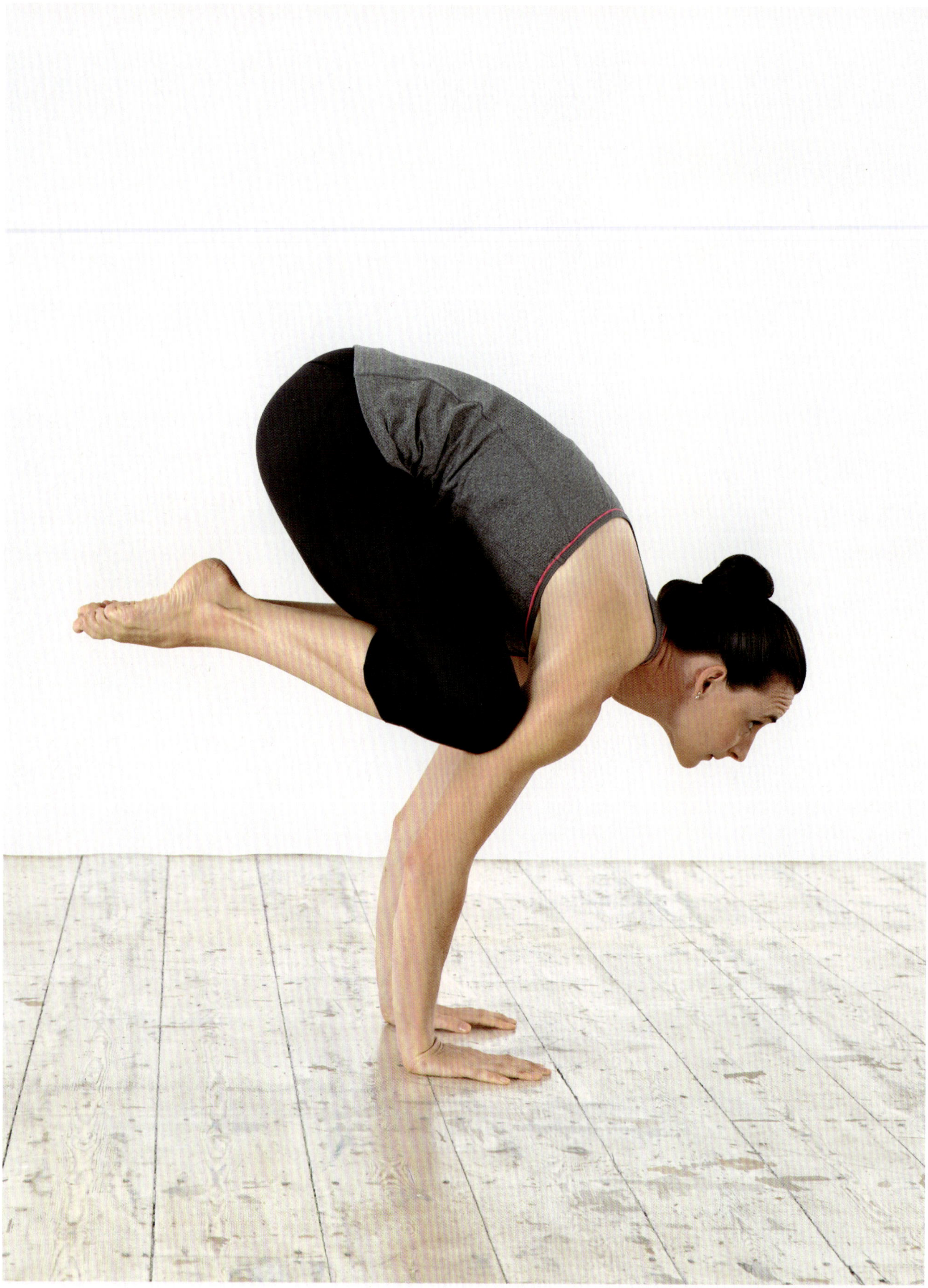

Balance-Stellungen

In einer Balance-Stellung zur Ruhe zu kommen, erfordert höchste Konzentration auf das Hier und Jetzt. Da der Körper mit seinem eigenen Gewicht arbeitet, werden die Knochen und somit Handgelenke, Arme, Beine und Wirbelsäule gekräftigt. Die Stellungen schenken Energie und verbessern Gleichgewicht und Koordination. Die Konzentration, die für die Balance aufgewendet werden muss, macht den Geist stabiler. Damit die Stellungen gehalten werden können, müssen sie mit der Atmung koordiniert werden, was die Atemfunktion verbessert. Konzentration und Gleichgewicht sorgen auf einer tieferen Ebene für mehr Achtsamkeit im Alltag.

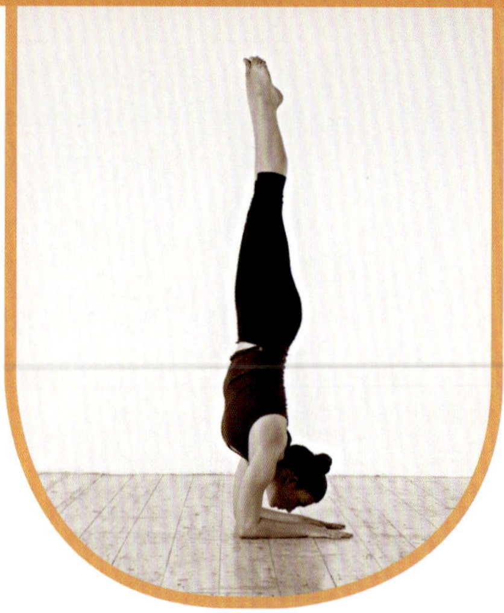

Pincha Mayurasana

Der gefiederte Pfau

Hierbei werden Rumpf und Beine vom Boden gehoben, der Körper ruht auf Unterarmen und Handflächen, was einem Pfau ähnelt, der zu balzen beginnt.

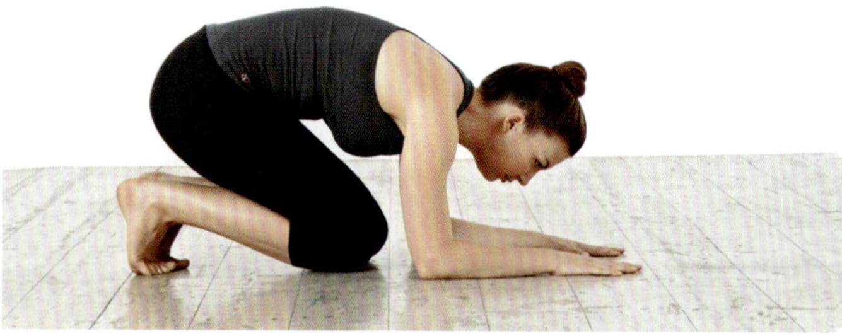

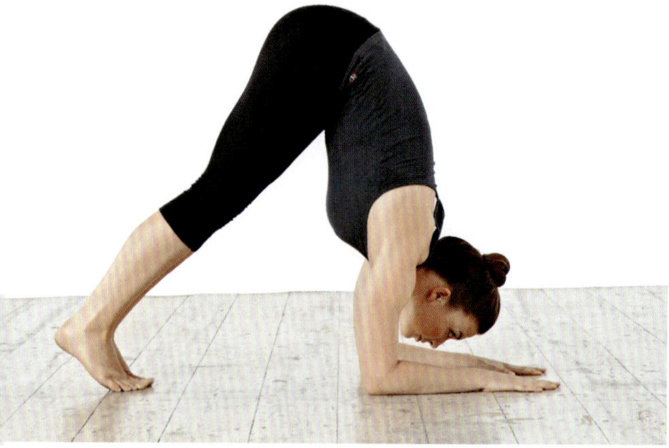

1. Auf den Boden knien, die Zehen sind aufgestellt. Die Unterarme ruhen schulterbreit auseinander parallel auf dem Boden. Finger spreizen, Handflächen auf den Boden drücken.

2. Knie heben, Beine strecken. Dann mit den Füßen Richtung Ellbogen „wandern“ und die Hüfte über die Schultern bringen. Rücken bleibt gerade, die Schultern schweben über den Ellbogen.

Anatomische Funktionen

Oberkörper

- Streckung der Halswirbelsäule. Der Rückenstrecker rundet den Rücken leicht, der gerade Bauchmuskel hält dagegen. Der quadratische Lendenmuskel stabilisiert den unteren Rücken.
- Aufwärtsrotation des Schulterblattes. Der vordere Sägezahnmuskel sorgt für Abduktion und Elevation.
- Vorderer Deltamuskel und Bizeps bewirken Beugung und Adduktion der Schulter.
- Der Bizeps hält den Arm gerade, der Trizeps sorgt dafür, dass Sie nicht aufs Gesicht fallen.

Unterkörper

- Psoas und Gesäßmuskeln stabilisieren das Becken, damit Sie nicht schwanken.
- Der Quadrizeps streckt das Knie.

Tipp

Damit die Ellbogen in Stellung bleiben, umwinden Sie die Oberarme unmittelbar oberhalb der Ellbogen mit einem Gurt. Oder Sie halten einen Holzblock mit der Innenseite der Ellbogen fest.

Nutzen

- Kräftigt Schultern, Arme und Rücken.
- Dehnt Schultern und Nacken, Brust und Bauch.
- Verbessert das Gleichgewicht.

Vorsicht!

- Ungeeignet bei Rücken-, Schulter- oder Nackenproblemen, Herzkrankheiten, hohem Blutdruck oder Neigung zu Kopfschmerzen.
- Nicht während der Menstruation üben.

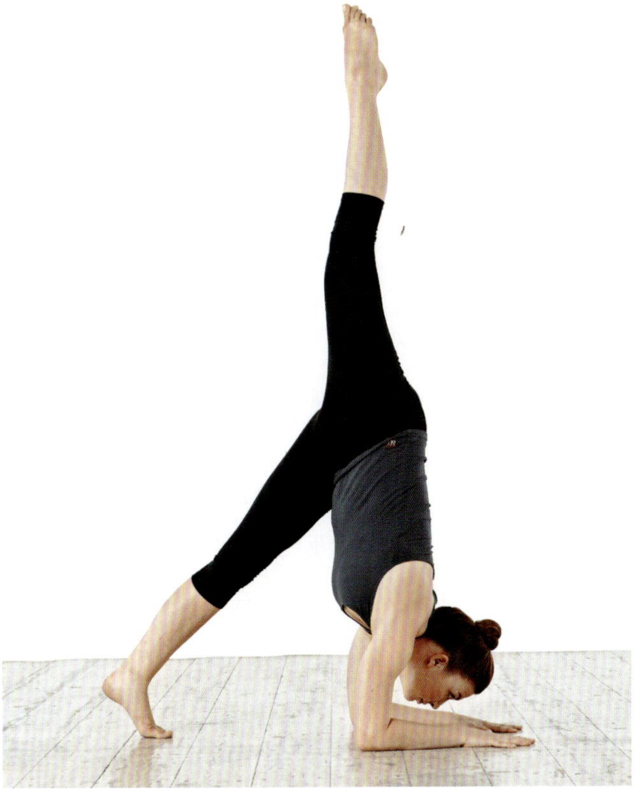

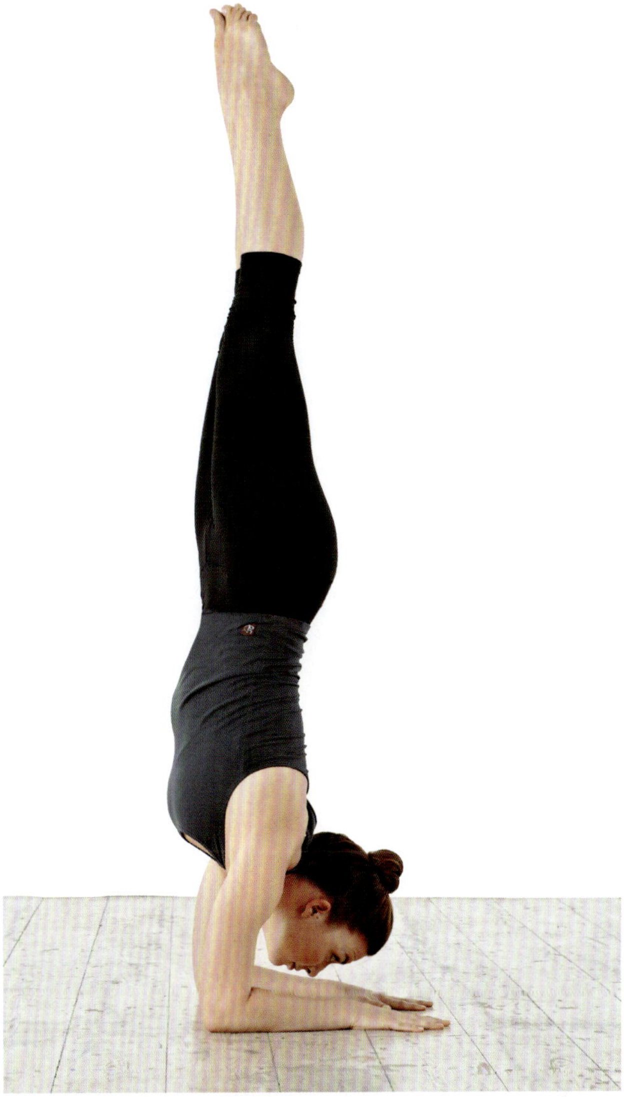

3. Einatmen, ein Bein anheben und gerade ausstrecken. Ausatmen, das andere Bein zum ersten bringen. Dazu das Knie beugen, die Ferse anheben und mit dem Fuß vorsichtig abstoßen.

4. 10 bis 15 Sekunden halten, allmählich auf 1 Minute steigern. Beim Ausatmen einen Fuß nach dem anderen sink lassen. Wechseln Sie das Bein, das Sie zuerst anheben, gelegentlich ab.

Für Fortgeschrittene

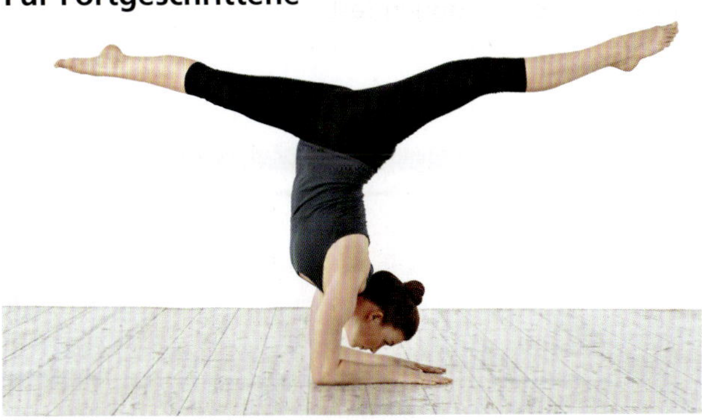

Versuchen Sie, ein Bein nach vorn zu führen, das andere nach hinten.

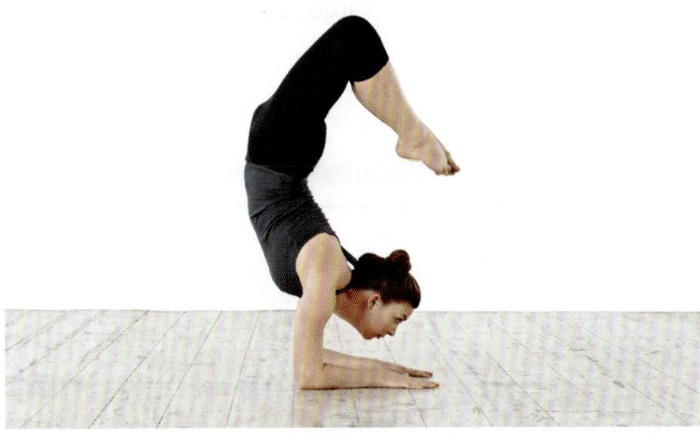

In dieser Position sind die Knie gebeugt, der Rücken rundet sich, um die Füße über den Kopf zu bringen.

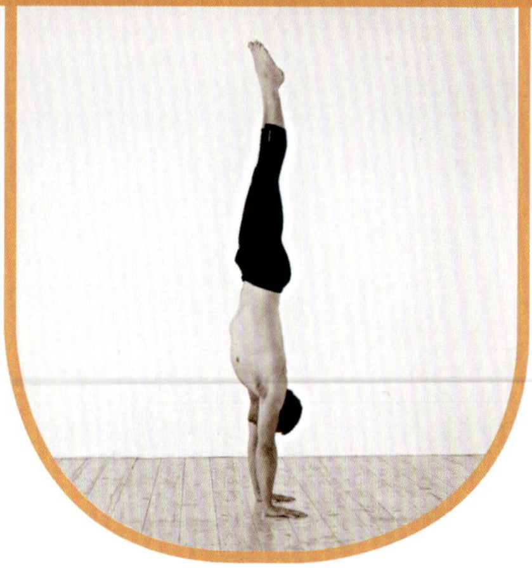

Adho Mukha Vrikshasana

Nach unten gerichteter Baum

Beim Handstand geht es mehr um Vertrauen, Mut und Konzentration als um Gleichgewicht. Anfangs sollten Sie an einer Wand üben, um die nötige Kraft zu entwickeln und herauszufinden, mit wie viel Schwung Sie das Bein heben können, ohne zu fallen.

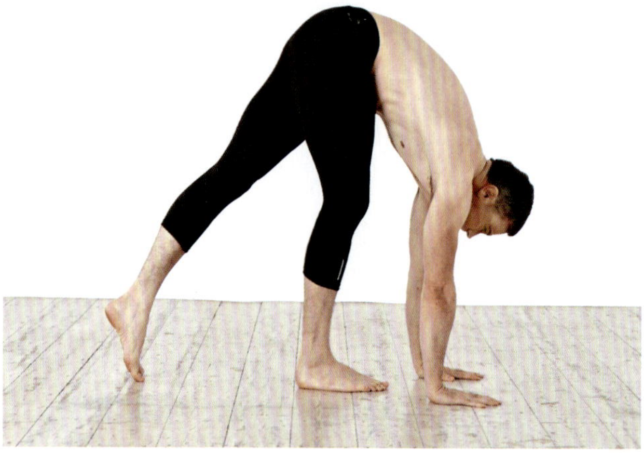

1. Beide Hände ungefähr 30 Zentimeter vor der Wand schulterbreit auf den Boden setzen, Arme strecken, den Blick auf den Raum zwischen die Hände richten. Nach vorn beugen, Schultern über die Handgelenke bringen, Ellbogen durchdrücken.

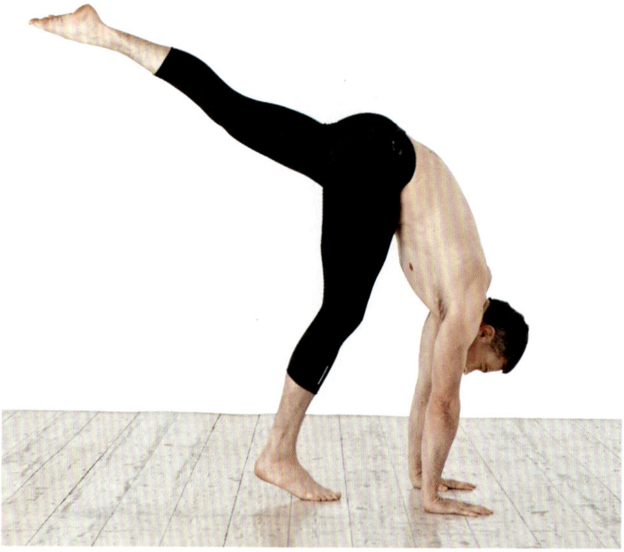

2. Einatmen, ein Bein gestreckt anheben, ausatmen und mit Schwung das andere Bein zum ersten bringen, sodass beide an der Wand anliegen. Die Schultern befinden sich über den Handgelenken. Bauch einziehen, Rücken gerade.

Nutzen

- Kräftigt Schultern, Arme und Handgelenke.
- Strafft die Bauchdecke.
- Verbessert das Gleichgewichtsgefühl.
- Stärkt den unteren Rücken.

Vorsicht!

- Nicht zu empfehlen bei Handgelenks-, Schulter- oder Nackenerkrankungen, bei Herz- oder Blutdruckproblemen oder ständig wiederkehrenden Kopfschmerzen.
- Nicht während der Menstruation üben.

Anatomische Funktionen

Oberkörper

- Streckung der Wirbelsäule in der Längsachse: Gerade Bauchmuskeln und Rückenstrecker halten den Rumpf.
- Beugung in der Schulter: Der vordere Deltamuskel hält die Schulter über dem Kopf, der untere Trapezmuskel zieht sie nach unten.
- Der Trizeps streckt den Arm.

Unterkörper

- Hüftbeugung: Psoas und großer Gesäßmuskel stabilisieren die Hüfte und das Becken.
- Der Quadrizeps sorgt für die Streckung des Knies.
- Die Wadenbeinmuskeln strecken die Fußspitzen.

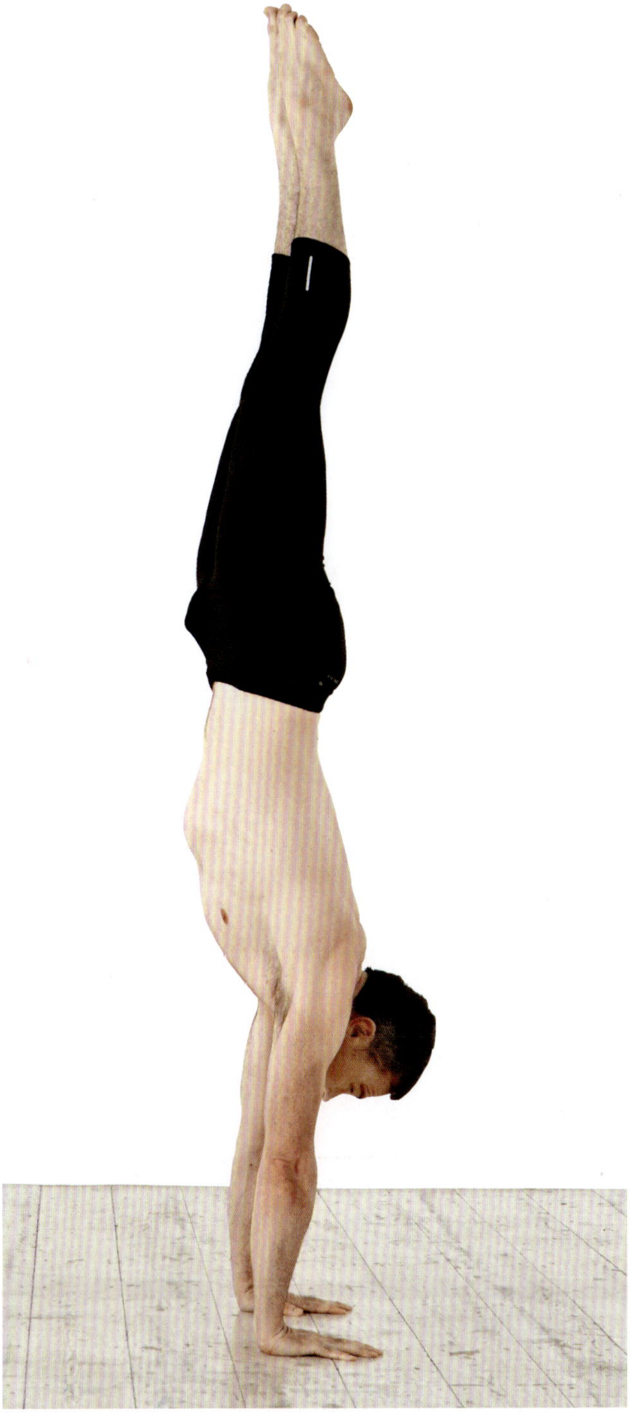

3. Allmählich ein Bein von der Wand nehmen, dann das andere. Sobald Sie die Stellung frei beherrschen, üben Sie ohne Wand. Legen Sie ein paar Kissen auf Ihre Matte, falls Sie fallen sollten. 10 bis 15 Sekunden halten, dann die Stellung langsam auflösen.

In Lotosstellung

1. Aus dem Handstand heraus den rechten Fuß in Halblotosstellung auf den linken Oberschenkel legen. Dann vorsichtig den Fuß zur linken Hüfte sinken lassen.

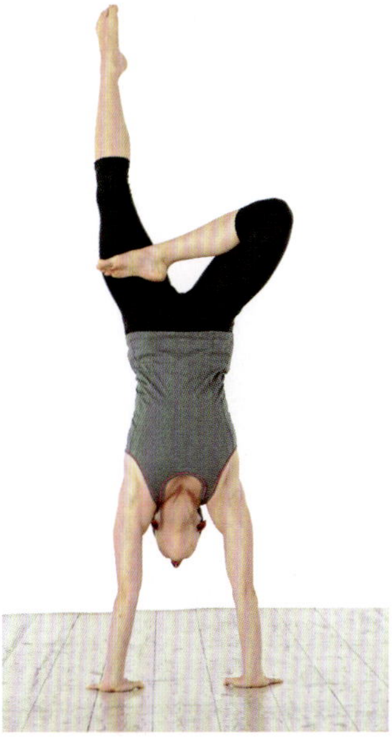

2. Gleichgewicht halten, linkes Bein über das rechte Schienbein legen. Knie zusammendrücken und Füße in Richtung Hüften schieben.

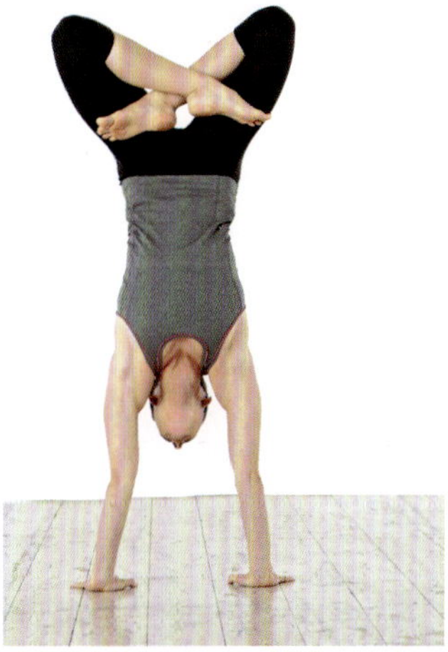

3. Hände fest in den Boden stemmen, Ellbogen bleiben gerade. Schultern anheben. Handgelenk, Schulter, Hüfte und Knie bilden eine Linie.

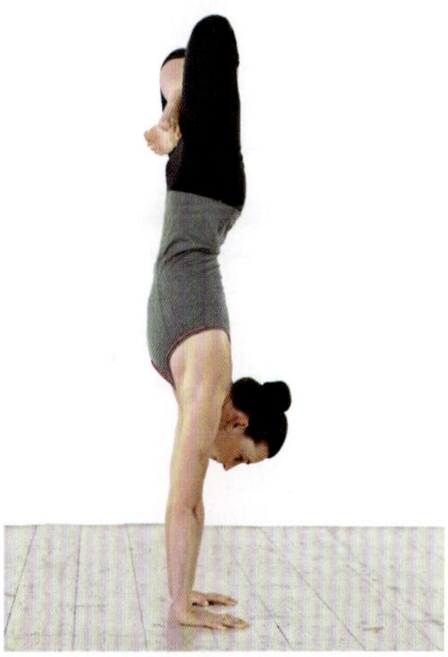

Seitenansicht

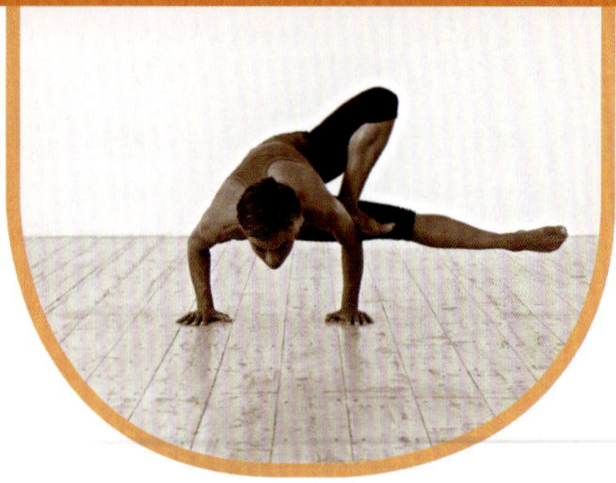

Beerasana
Die Libelle

Beerasana, die Libelle, ist auch als „Kolibri" bekannt. Sie balancieren auf den Armen, was den Oberkörper und die tiefen Rumpfmuskeln stärkt. Außerdem öffnet die Übung die Hüfte.

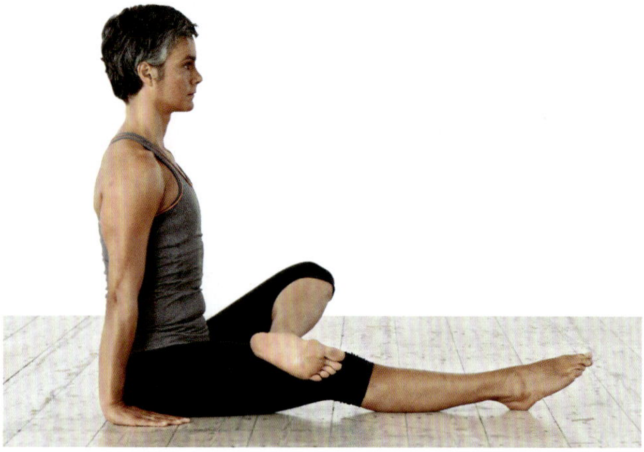

1. Mit ausgestreckten Beinen auf den Boden setzen. Handflächen befinden sich rechts und links neben dem Gesäß. Linkes Bein über das rechte legen, der linke Fuß liegt auf dem rechten Oberschenkel.

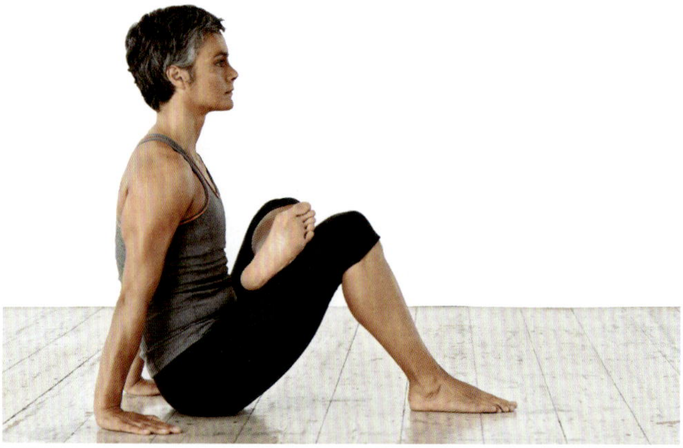

2. Rechtes Knie anwinkeln, rechte Ferse wandert in Richtung rechte Pobacke.

Anatomische Funktionen

Oberkörper
- Der vordere Sägezahnmuskel zieht die Schulterblätter nach vorn und dehnt den mittleren Trapez- und die Deltamuskeln.
- Vorderer Deltamuskel und Brustmuskel stabilisieren die Schulter.
- Der Trapezmuskel, der sich über den ganzen Rücken zieht, zieht die Schulterblätter nach unten.
- Untergrätenmuskel und Rundmuskel ziehen den Oberarm auswärts, um die Schulter zu stabilisieren.
- Der Bizeps beugt den Arm.

Unterkörper
- Hintere Oberschenkelmuskeln beugen das linke Knie.
- Adduktoren drücken den linken Fuß in den linken Oberarm und verbinden obere und untere Körperhälfte.
- Psoas und gerade Bauchmuskeln beugen die linke Hüfte.
- Der Quadrizeps streckt das rechte Knie.
- Waden- und Schollenmuskel strecken die rechte Fußspitze.

Nutzen

- Kräftigt Arme und Handgelenke.
- Dehnt den oberen Rücken.
- Stärkt die Bauchmuskeln.
- Öffnet die Leistengegend.
- Aktiviert die Organe im Bauchraum.

Vorsicht!

- Keinesfalls üben bei Karpaltunnelsyndrom, es könnte das Problem verstärken.
- Ungeeignet während einer Schwangerschaft.

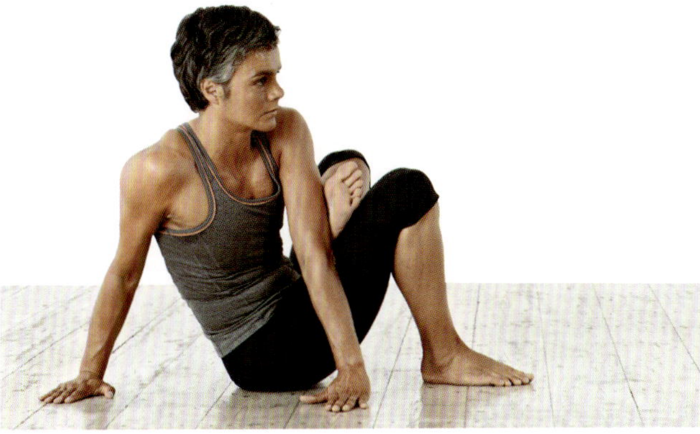

3. Nach rechts wenden, beide Handflächen in Schulterbreite rechts auf den Boden setzen. Linke Fußsohle über dem Ellbogen auf den linken Arm setzen.

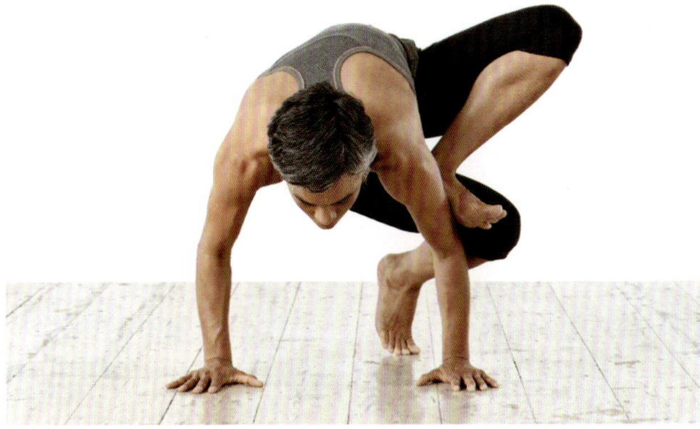

4. Gewicht auf die Hände verlagern, Po heben. Linken Ellbogen beugen, sodass der linke Fuß darauf ruhen kann. Rechtes Knie drückt gegen den linken Knöchel, damit der linke Fuß nicht wegrutscht.

5. Wenn Sie sich in dieser Position halten können, das rechte Bein ausstrecken. Der linke Fuß wandert den linken Oberarm hinauf, sodass das rechte Bein auf dem linken Ellbogen ruht. Das erfordert einige Übung. Zum Auflösen der Stellung das rechte Knie beugen und den rechten Fuß auf den Boden setzen.

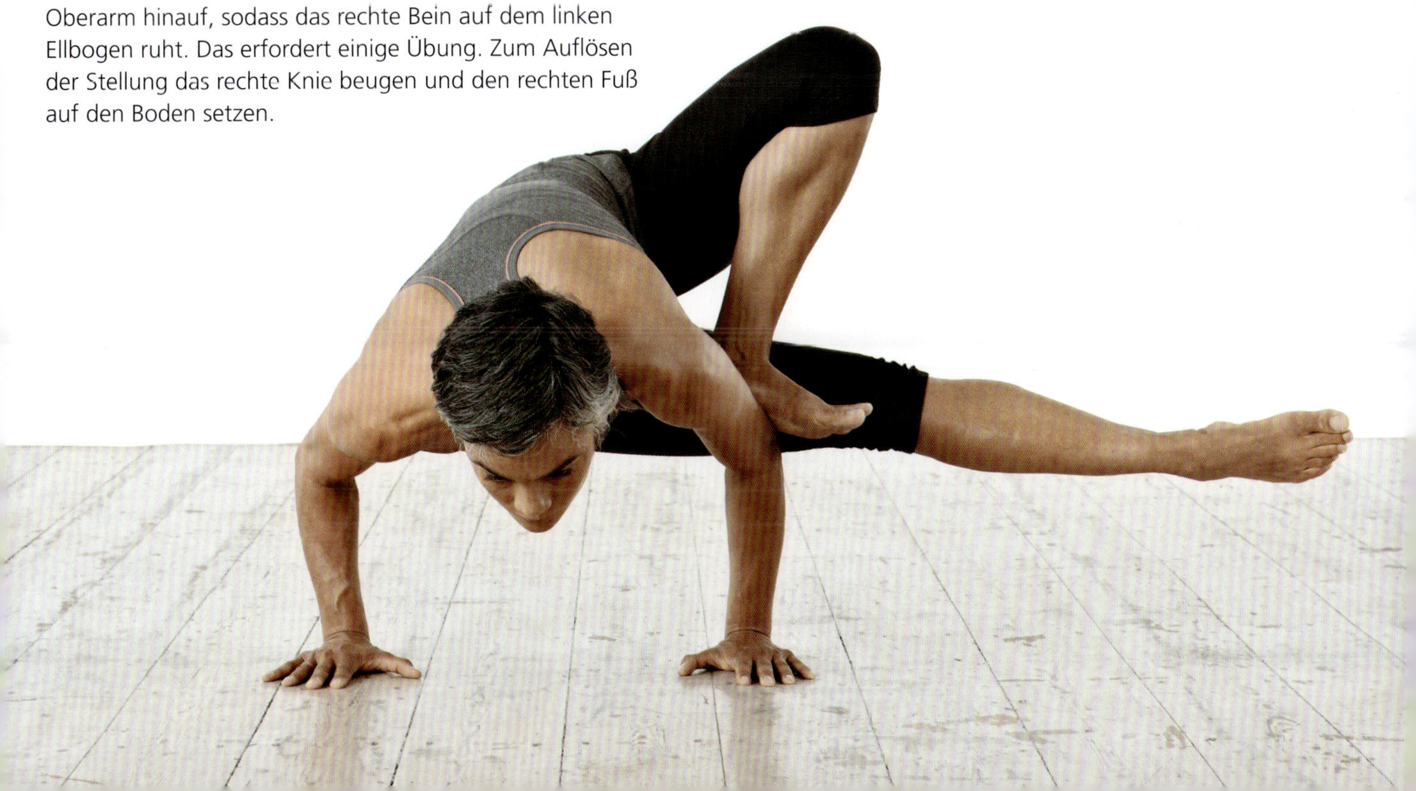

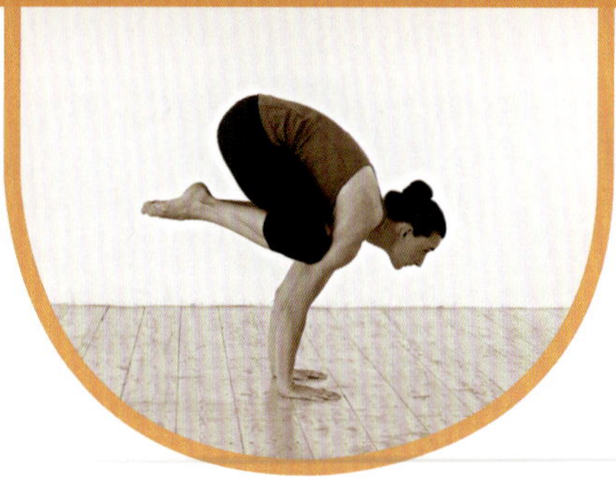

Kakasana

Die Krähe

Die Krähe sieht schwieriger aus, als sie ist. Sie erfordert mehr Koordination, Konzentration und Achtsamkeit als Kraft in den Oberarmen. Die Brust wird stabilisiert; die Atmung erfolgt nur mit dem Bauch.

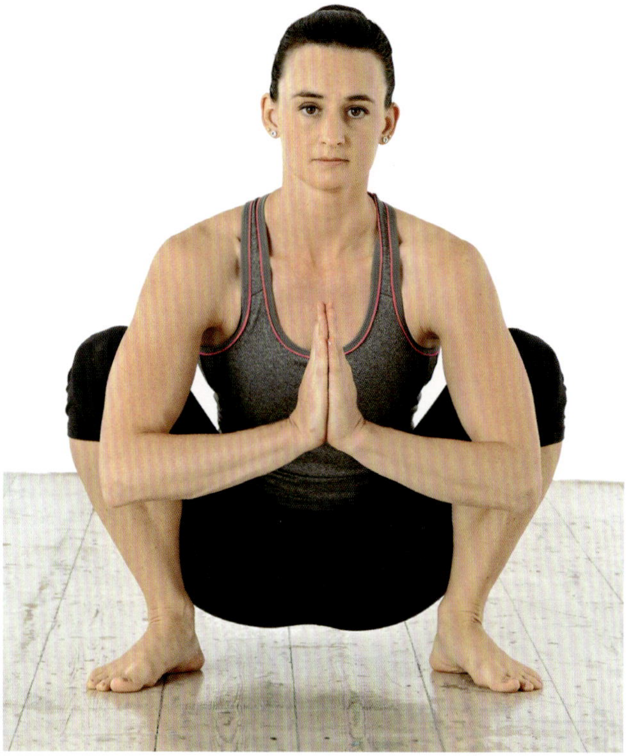

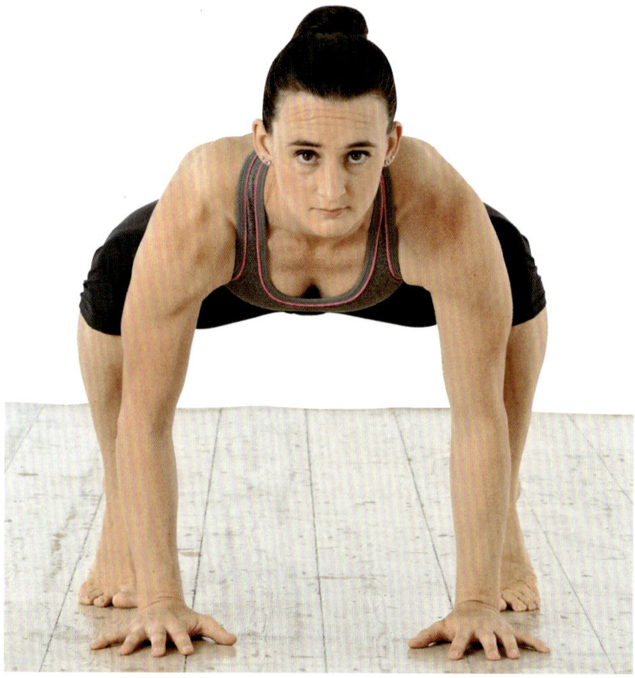

1. Füße stehen etwa schulterbreit auseinander, in die Hocke gehen, Fersen fest in den Boden drücken. Rumpf zwischen die Knie bringen und leicht nach vorn beugen. Oberarme zwischen die Knie, Hände in Gebetshaltung zusammenlegen.

2. Handflächen auf den Boden setzen, Finger spreizen. Ellbogen ein wenig beugen, sodass die Schienbeine auf der Rückseite der Oberarme ruhen können.

Nutzen

- Kräftigt Arme und Handgelenke.
- Streckt den oberen Rücken.
- Stärkt die Bauchmuskeln.
- Öffnet die Leistengegend.
- Stimuliert die Organe im Bauchraum.

Vorsicht!

- Nicht zu empfehlen bei Karpaltunnelsyndrom; die Übung verschlimmert das Problem.
- Nicht üben während der Schwangerschaft.

Anatomische Funktionen

Oberkörper

- Der vordere Sägezahnmuskel zieht die Schulterblätter nach vorn, vorderer Deltamuskel und Brustmuskel stabilisieren die Schulter.
- Der Trapezmuskel, der sich über den ganzen Rücken zieht, zieht die Schulterblätter nach unten.
- Der Trizeps hält den Arm gerade.

Unterkörper

- Hintere Oberschenkelmuskeln beugen die Knie.
- Adduktoren drücken die Knie an die Oberarme und verbinden obere und untere Körperhälfte.
- Psoas und gerader Bauchmuskel beugen Rumpf und Hüften.

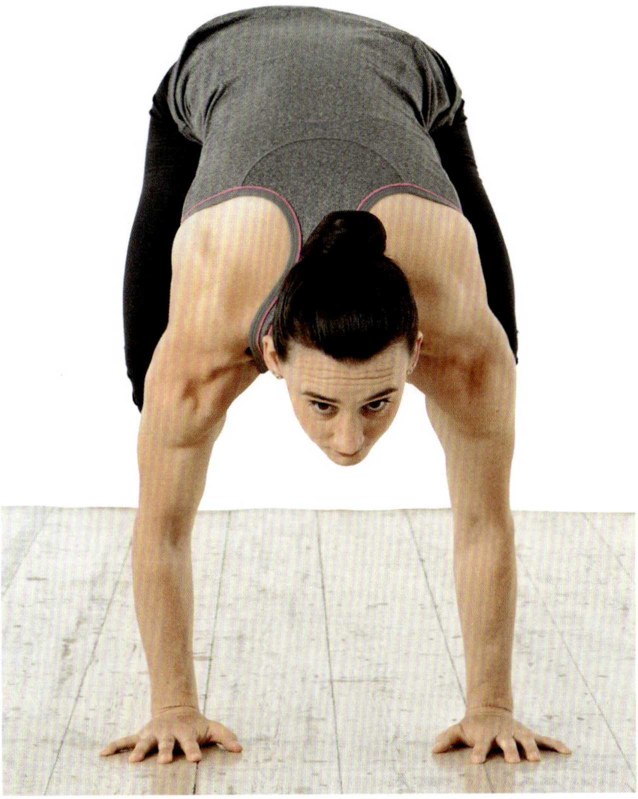

3. Einatmen, nach vorn sehen. Fersen und Po anheben. Ellbogen beugen, das Gewicht ruht auf der Rückseite der Oberarme. Ausatmen, nach vorn gehen, bis die Ellbogen über den Handgelenken schweben. Beine einzeln oder zusammen vom Boden heben. Bei guter Balance Fersen weiter zum Gesäß ziehen, Fußspitzen strecken.

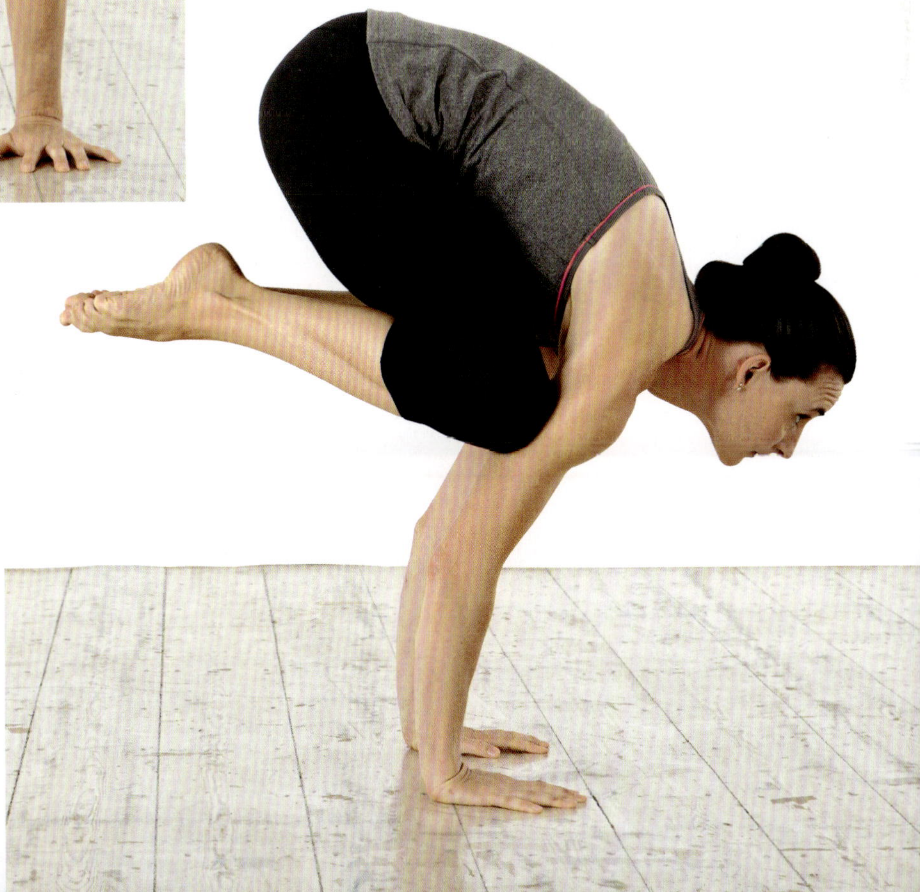

4. Weiteratmen, 20 bis 30 Sekunden halten. Zum Auflösen der Stellung ausatmen und die Füße auf dem Boden aufstellen, zurück in die Hocke kommen.

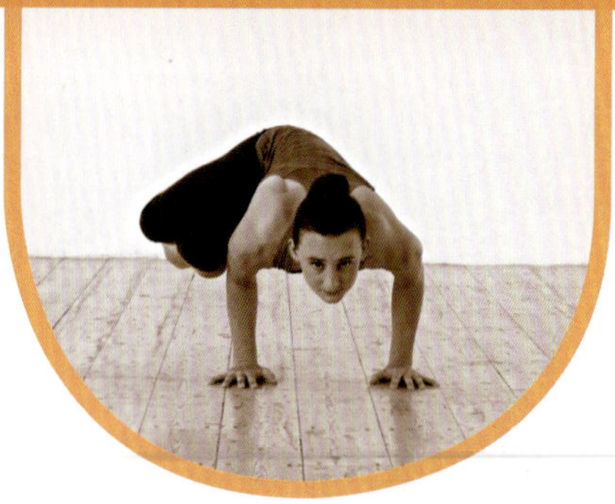

Parshva Kakasana

Die seitliche Krähe

Bei Parshva Kakasana ruhen beide Beine auf einem Oberarm, während der Oberkörper sich zur Seite dreht.

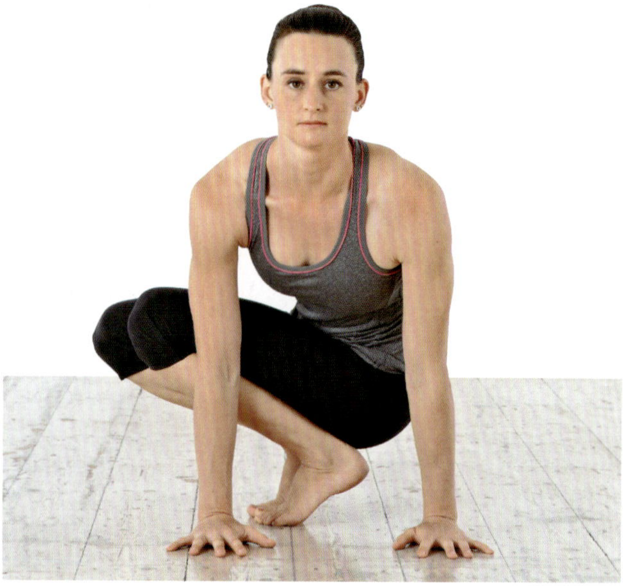

1. In die Hocke gehen, Knie eng zusammen. Knie und Füße zeigen nach vorn, der Rumpf dreht sich nach links. Beide Hände links auf den Boden setzen.

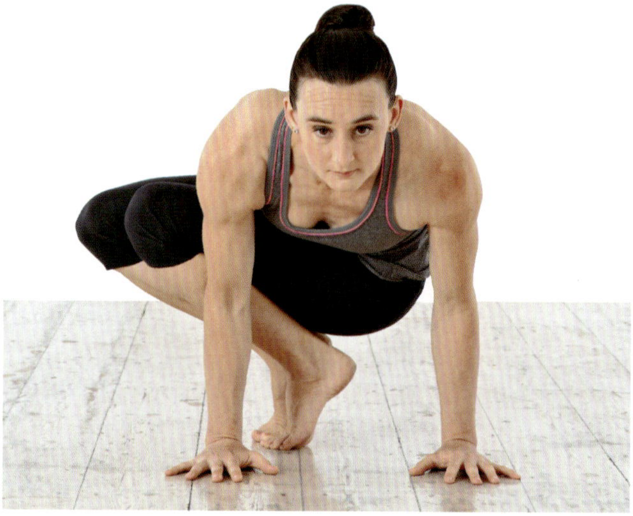

2. Der linke Oberschenkel drückt seitlich gegen die Rückseite des rechten Oberarms. Einatmen, Ellbogen beugen, Po anheben.

Nutzen

- Kräftigt Arme und Handgelenke.
- Streckt den oberen Rücken.
- Stärkt die Bauchmuskeln.
- Aktiviert die Organe im Bauchraum.

Vorsicht!

- Nicht zu empfehlen bei Karpaltunnelsyndrom; die Übung verschlimmert das Problem.
- Nicht üben während der Schwangerschaft.

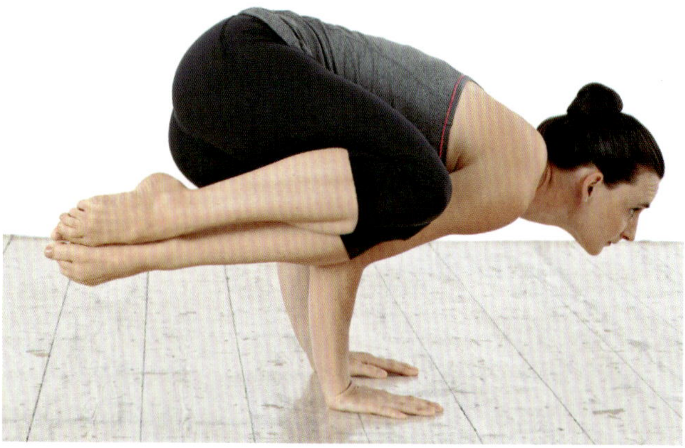

3. Ellbogen beugen, das Gewicht ruht auf der Rückseite der Oberarme. Knie zusammenhalten, Beine vom Boden abheben.

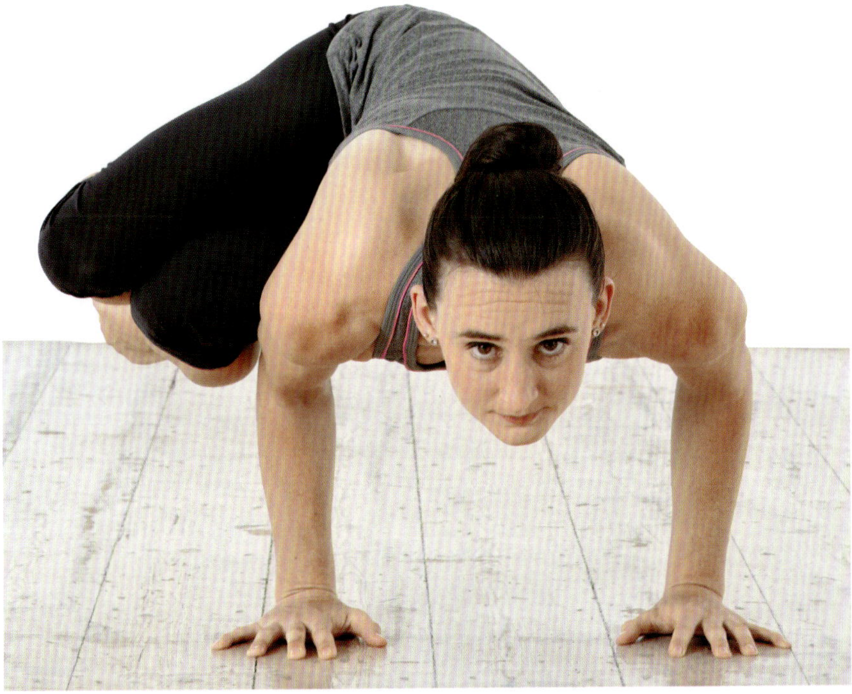

4. Ausatmen, Beine auf dem rechten Oberarm ablegen. Die Ellbogen bleiben senkrecht über den Handgelenken. 20 bis 30 Sekunden halten. Zum Auflösen der Stellung Ellbogen beugen und Füße auf dem Boden aufstellen. Seitenwechsel.

Anatomische Funktionen

Oberkörper

- Der vordere Sägezahnmuskel zieht die Schulterblätter nach vorn, vorderer Deltamuskel und Brustmuskel stabilisieren die Schulter.
- Der Trapezmuskel am Rücken zieht die Schulterblätter nach unten.
- Der Trizeps hält den Arm gerade.

Unterkörper

- Hintere Oberschenkelmuskeln beugen die Knie.
- Adduktoren drücken die Knie an die Oberarme und verbinden obere und untere Körperhälfte.
- Psoas und gerader Bauchmuskel beugen Rumpf und Hüften.

Variation

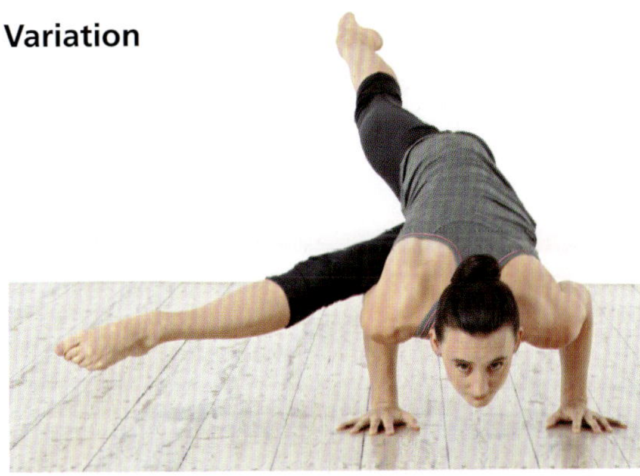

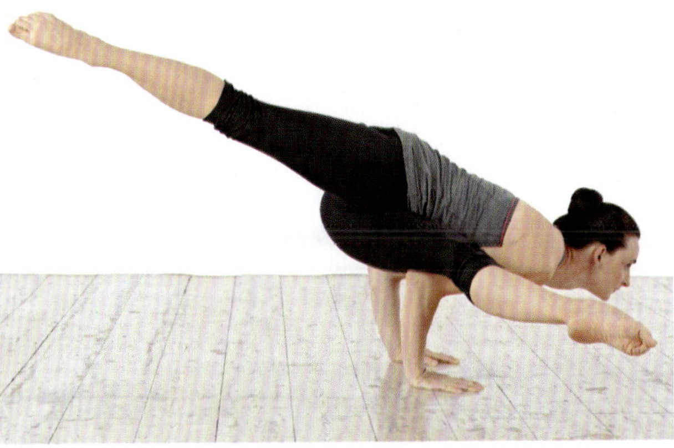

Beherrschen Sie die Stellung und können die Balance gut halten, nehmen Sie die Beine auseinander. Nun das untere Bein nach vorn, das obere nach hinten ausstrecken.

Seitenansicht

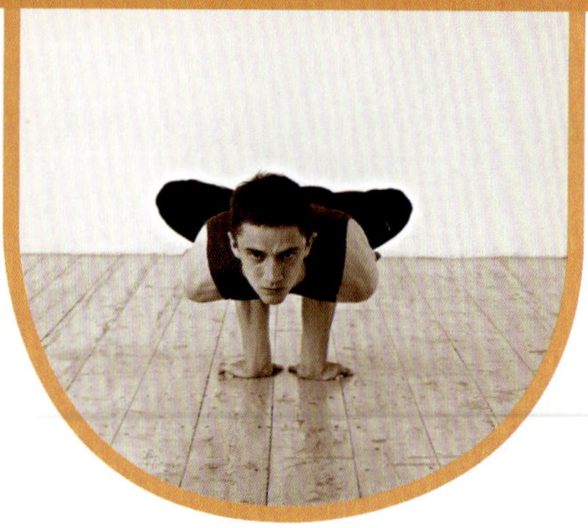

Mayurasana

Der Pfau

In der hinduistischen Mystik ist der Pfau ein Symbol der Liebe und Unsterblichkeit. Diese Übung kräftigt die Bauchregion. Der Druck der Ellbogen aktiviert den Blutfluss in den Bauchorganen. Das verbessert die Verdauung und lindert Magenprobleme.

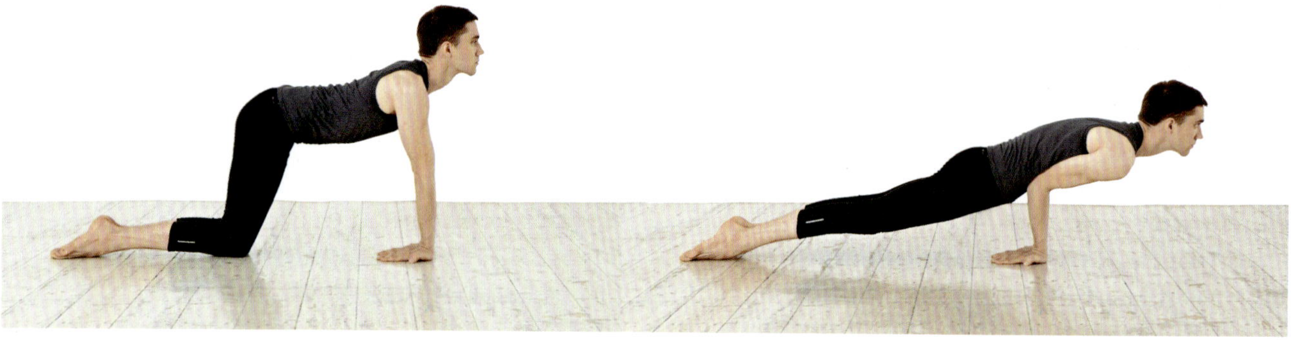

1. Auf den Boden knien, Knie schulterbreit auseinander. Handflächen auf den Boden setzen, die Fingerspitzen zeigen in Richtung Knie. Ellbogen stehen nahe zusammen, die kleinen Finger berühren sich.

2. Ellbogen beugen, Brust auf den Oberarmen ablegen. Die Ellbogen drücken gegen den Bauch Richtung Nabel. Gewicht auf die Hände verlagern, beide Beine strecken und gerade halten.

Anatomische Funktionen

Oberkörper

- Streckung der Halswirbelsäule und des unteren Rückens. Beugung im Brustkorb. Rückenmuskel, Quadratischer Lendenmuskel und gerader Bauchmuskel halten den Rumpf.
- Vorderer Sägezahnmuskel und Brustmuskeln bewirken Abduktion des Schulterblattes. Rotatorenmanschette und Deltamuskeln schützen das Schultergelenk.
- Bizeps und Trizeps halten Ellbogen im rechten Winkel.
- Einwärtsdrehung des Unterarms durch den Supinator-Muskel.
- Dorsalflexion im Handgelenk.

Unterkörper

- Streckung und Adduktion der Hüfte durch hintere Oberschenkelmuskulatur, Gesäßmuskel und Adduktoren.
- Der Quadrizeps streckt das Knie.
- Der Schollenmuskel streckt die Fußspitze.

Tipp

Halten Sie die Ellbogen mithilfe eines Gurtes zusammen, den Sie unmittelbar über den Ellbogen anlegen. Ist Ihnen Position 3 nicht möglich, legen Sie die Füße auf einem Block ab.

Nutzen

- Stärkt Unterarme und Handgelenke.
- Aktiviert die Bauchmuskeln.
- Kräftigt Rücken und Beine.

Vorsicht!

- Nicht geeignet bei Problemen in Handgelenk oder Ellbogen.

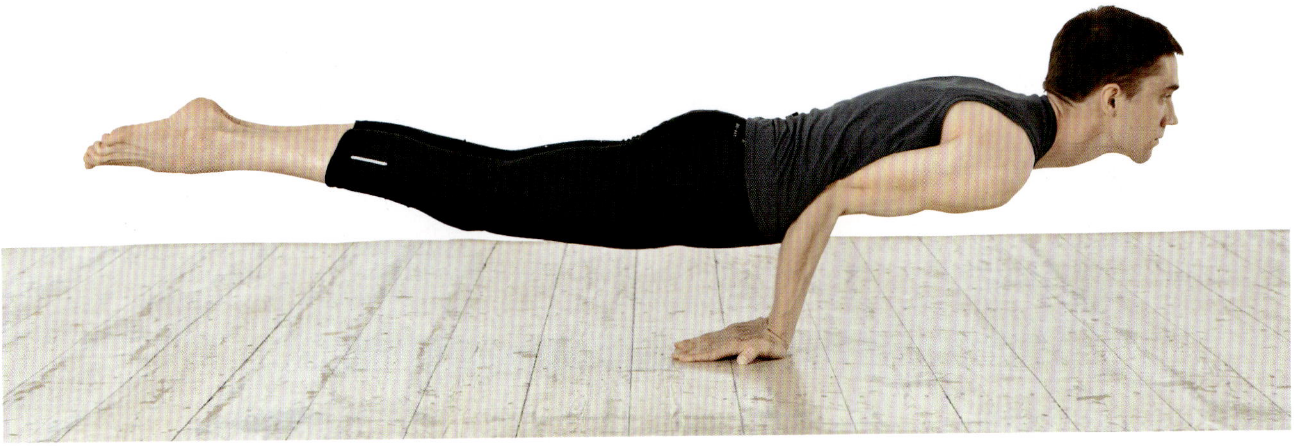

3. Ausatmen, ein Bein nach dem anderen oder beide zusammen vom Boden heben. Gewicht leicht nach vorn verlagern, Rumpf und Beine parallel zum Boden halten, beide Füße zusammen. Anfangs 10 Sekunden halten. Mit wachsender Erfahrung auf 30 Sekunden steigern. Zum Auflösen der Stellung Knie und Füße sinken lassen, Oberkörper aufrichten.

Für Fortgeschrittene: Padma Mayurasana

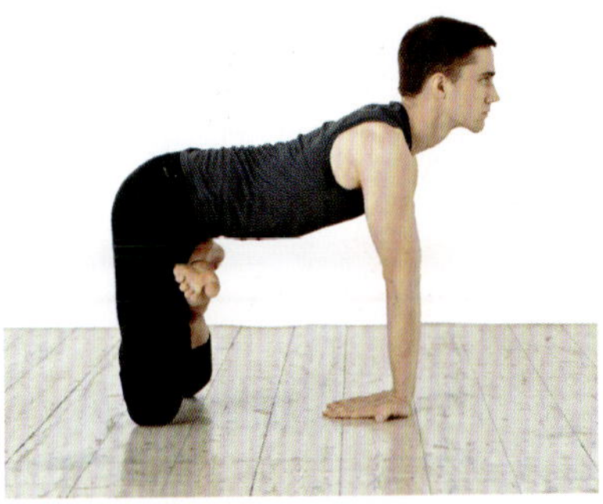

1. Lotosstellung einnehmen, auf die Knie stellen. Hände auf dem Boden aufsetzen, Fingerspitzen weisen in Richtung Knie.

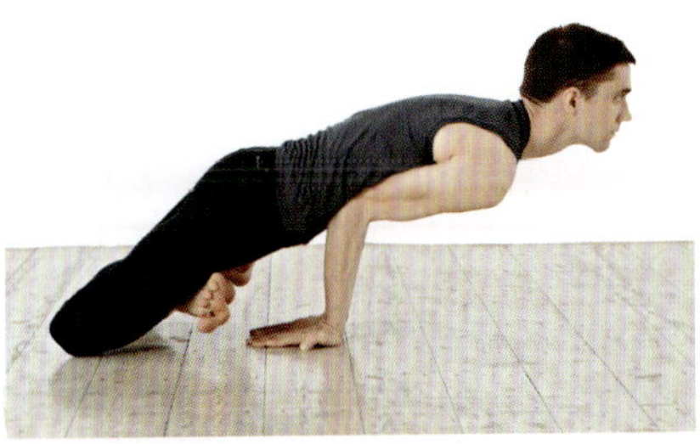

2. Ellbogen beugen, Brust auf der Rückseite der Oberarme ablegen.

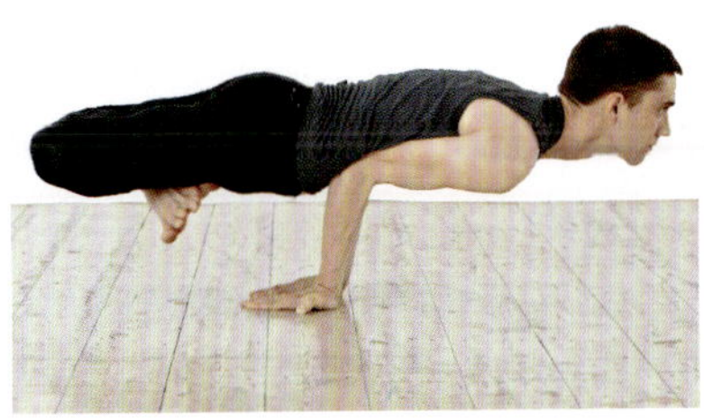

3. Gewicht auf die Hände verlagern, die Knie heben sich vom Boden, der Körper balanciert auf den Händen.

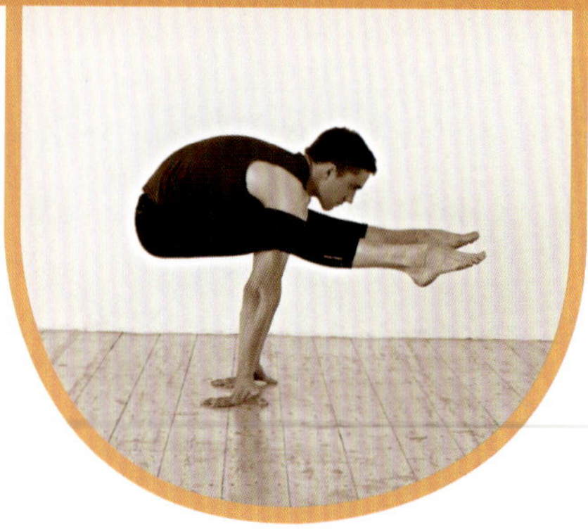

Tittibhasana

Das Glühwürmchen

Diese Übung gleicht Kurmasana (Seite 136) und Kakasana (Seite 162). Sie stärkt den Oberkörper, Quadrizeps und Psoas-Muskel sowie die Handgelenke.

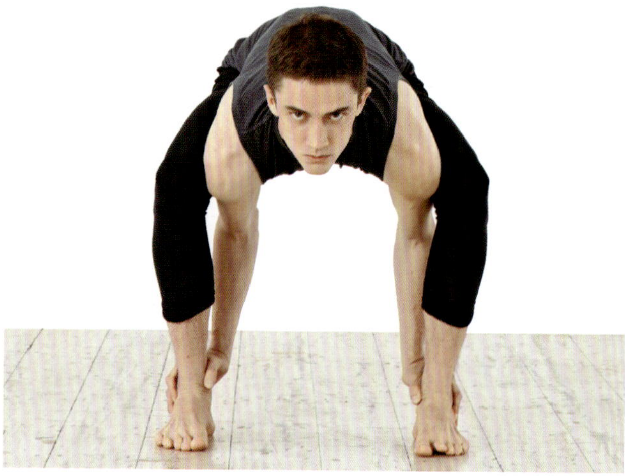

1. Füße schulterbreit auseinander, in die Hocke gehen. Gesäß anheben, Becken kippen, den Oberkörper zwischen die Beine bringen. Oberkörper gerade halten, Beine strecken, sodass das Becken auf Kniehöhe schwebt. Mit den Händen die Rückseite der Knöchel umfassen.

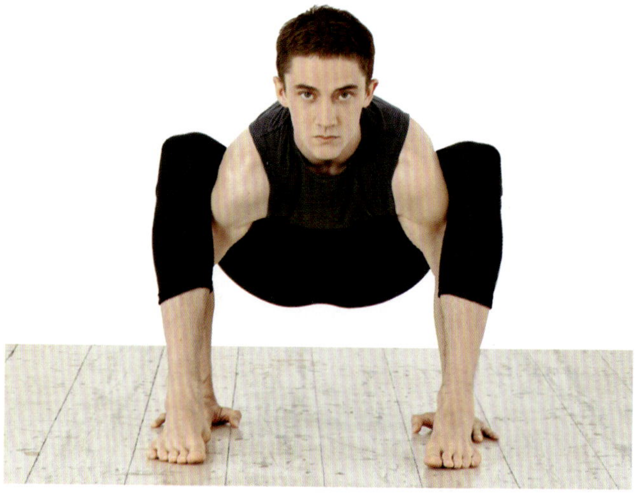

2. Schultern unter die Knie schieben. Hände hinter den Fersen auf den Boden setzen, die Finger zeigen nach vorn.

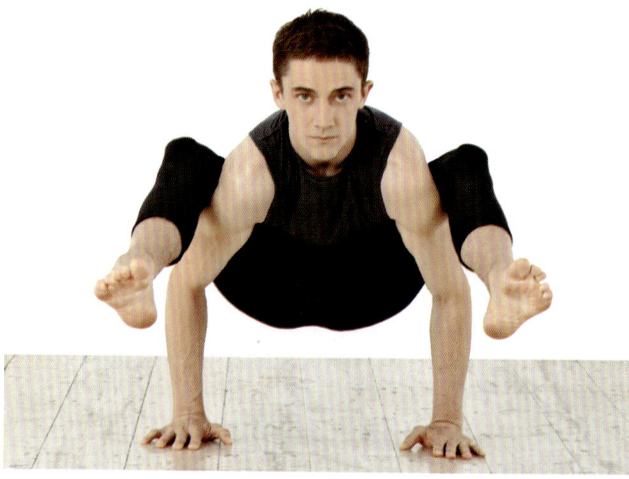

3. Hände fest gegen den Boden drücken, die Rückseite der Oberarme tragen das Gewicht. Dabei die Füße langsam anheben, Gewicht auf die Hände verlagern. Oberschenkel so hoch wie möglich halten.

Nutzen

- Dehnt Leistengegend und Rücken.
- Kräftigt Arme und Handgelenke.
- Stärkt den Tonus der Bauchmuskeln.
- Verbessert das Gleichgewicht.

Vorsicht!

- Nicht geeignet für Schüler mit Problemen in Schulter, Ellbogen, Handgelenken oder unterem Rücken.

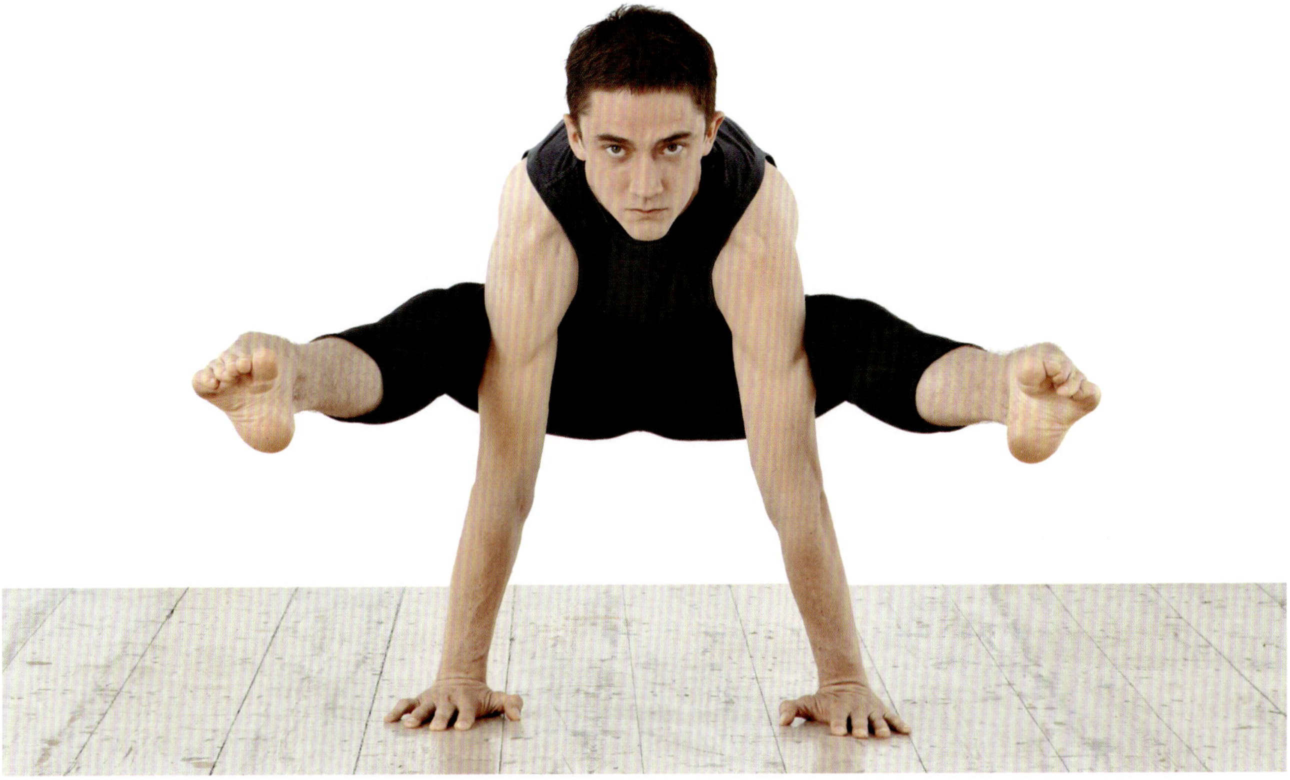

4. Einatmen, Beine ausstrecken und parallel zum Boden halten. Arme so gerade wie möglich halten. Kopf heben, ohne den Nacken zu verspannen, nach vorn sehen. Ruhig atmen, 15 Sekunden oder länger halten. Zum Auflösen der Stellung beim Ausatmen Füße zum Boden sinken lassen.

Anatomische Funktionen

Oberkörper

- Trapez- und Rautenmuskel werden gedehnt.
- Der Trizeps hält die Arme gerade.
- Die Adduktoren der Oberschenkel drücken diese gegen den Oberarm und schaffen die Verbindung zwischen Ober- und Unterkörper.

Unterkörper

- Psoas und gerade Bauchmuskulatur beugen die Hüften und den Oberkörper.
- Schollen- und Wadenmuskel strecken die Fußspitze.

Variation

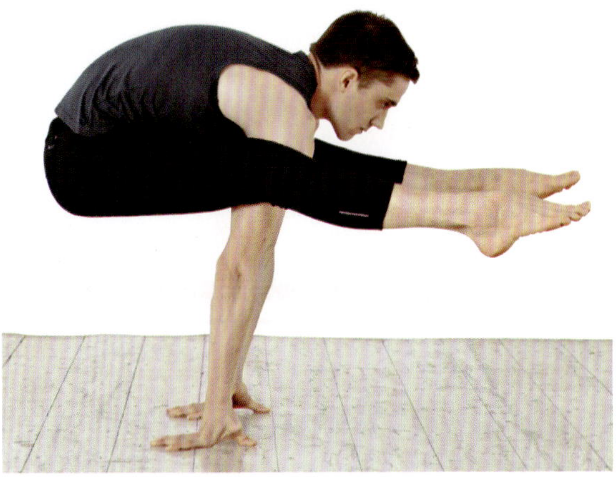

In dieser Stellung weisen die Fingerspitzen nach hinten. Das Gewicht liegt also auf den Fingern, die Handflächen heben sich ein wenig vom Boden.

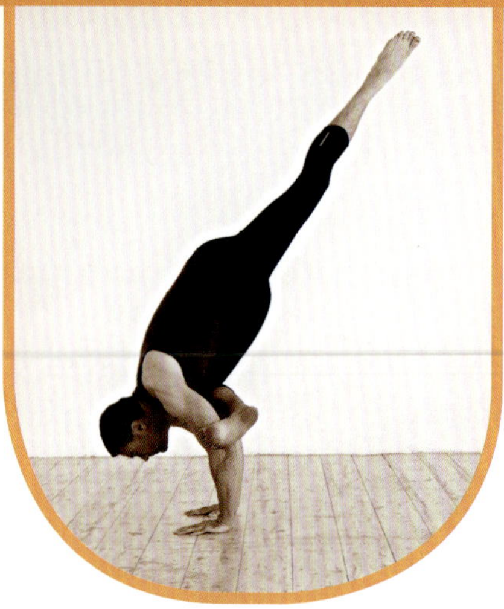

Galavasana

Stellung des Galava Rishi

Diese Stellung wurde nach dem Weisen Galava benannt. Sie erfordert einige Beweglichkeit in den Hüften, ist also keine Anfängerübung. Sie stärkt die Handgelenke und die tief liegende Rumpfmuskulatur, außerdem öffnet sie die Hüftgelenke. Der Druck des Fußes gegen die Bauchdecke massiert die inneren Organe.

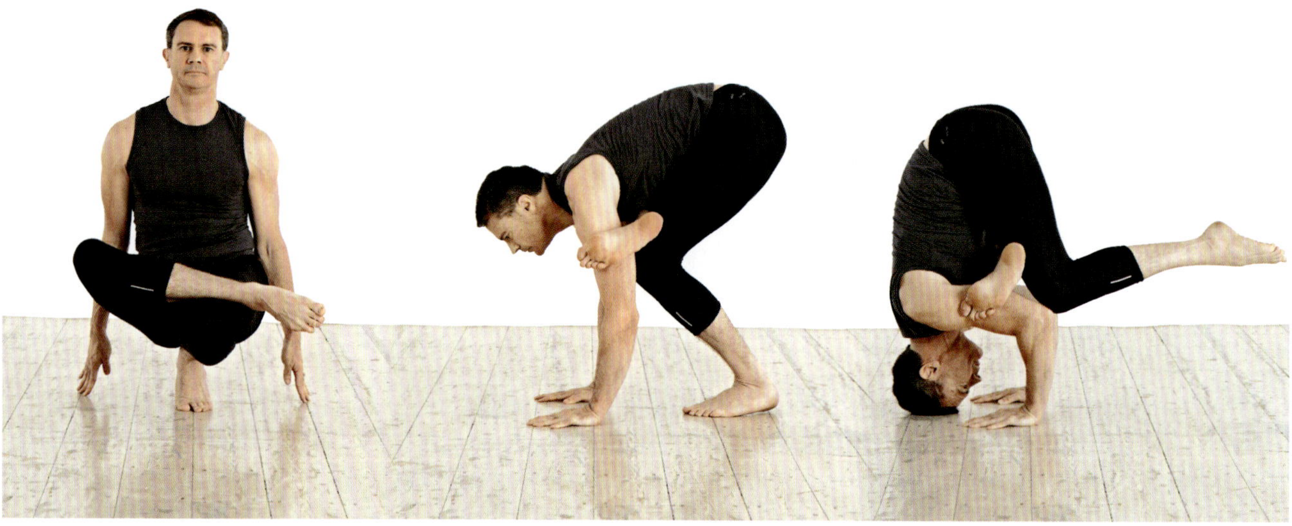

1. Im Stehen das rechte Bein anwinkeln, Fuß nach oben bringen. Fuß seitlich im 90-Grad-Winkel auf das linke Knie legen. Nun das linke Knie beugen und mit den Fingerspitzen auf dem Boden die Stellung stabilisieren.

2. Handflächen vor dem linken Bein in Schulterbreite auf den Boden setzen. Oberkörper nach vorn kippen, das rechte Schienbein drückt gegen die Oberarme. Nach Möglichkeit das rechte Knie auf den rechten Ellbogen legen, den rechten Knöchel auf den linken. Zehen rechts liegen um den linken Arm.

3. Ellbogen beugen, Gewicht ruht auf der Rückseite der Oberarme, die eine Stütze für den rechten Unterschenkel bilden. Wenn nötig, Kopf auf dem Boden aufsetzen.

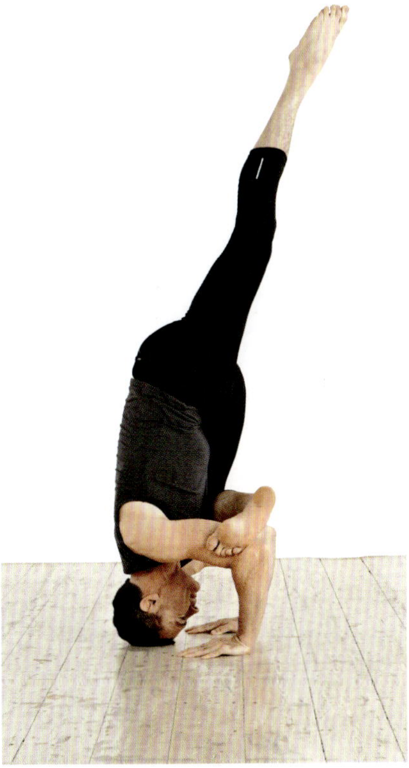

4. Das Gewicht verlagert sich weiter nach vorn, das linke Bein hebt sich, bis es sich zur Decke streckt.

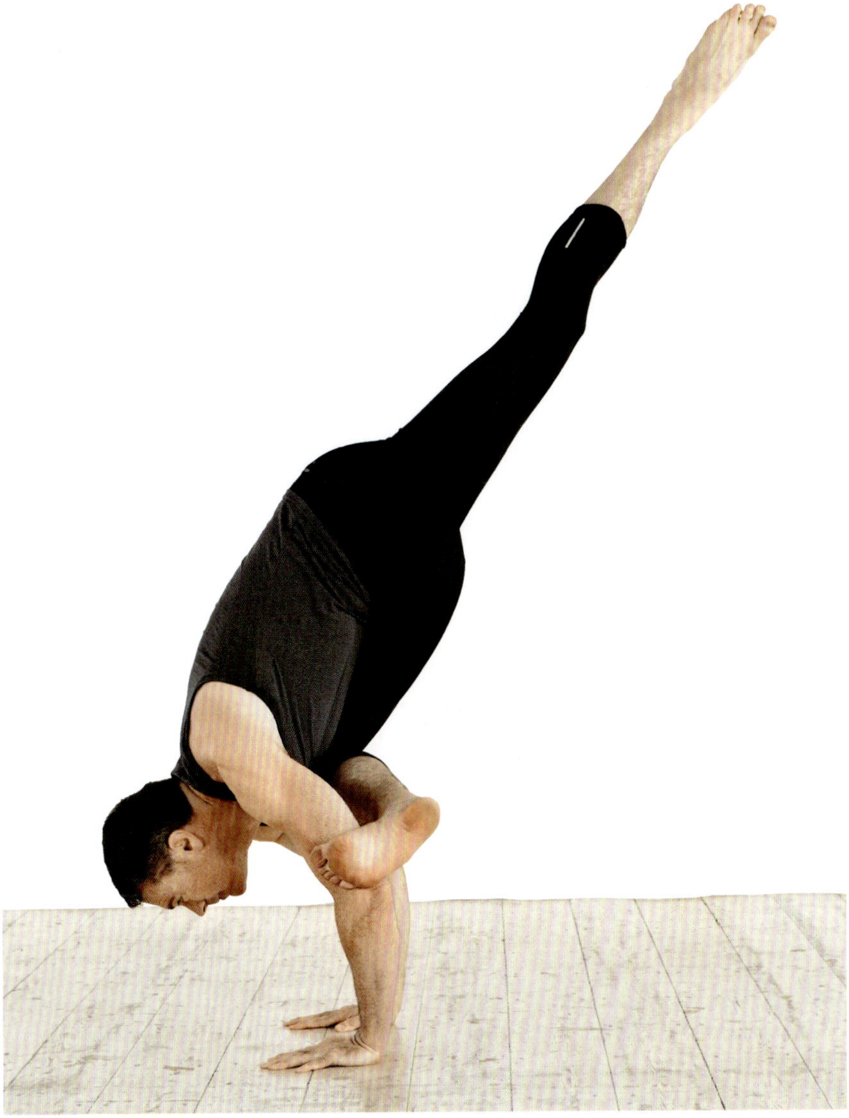

5. Langsam die Arme strecken, Kopf vom Boden heben. Linkes Bein weit nach oben strecken. 15 Sekunden halten. Schließlich linkes Bein sinken lassen, rechtes Bein lösen. Seitenwechsel.

Nutzen

- Kräftigt Arme, Handgelenke, Bauchdecke und Wirbelsäule.

Vorsicht!

- Bei Problemen mit Handgelenken und unterem Rücken meiden.

Anatomische Funktionen

- Rückenstrecker, quadratischer Lendenmuskel und gerade Bauchmuskulatur halten den Rumpf.
- Abduktion des Schulterblattes durch Rotatorenmanschette und Deltamuskeln.
- Bizeps und Trizeps halten den Ellbogen im 90-Grad-Winkel.
- Vorderes Bein: Psoas, Schneidermuskel und äußere Rotatoren sorgen für Außenrotation, hintere Oberschenkelmuskeln beugen das Knie.
- Hinteres Bein: Gesäßmuskel drückt die Hüfte nach vorn, kippt das Becken, um das gestreckte Bein zu halten. Quadrizeps hält das Knie.

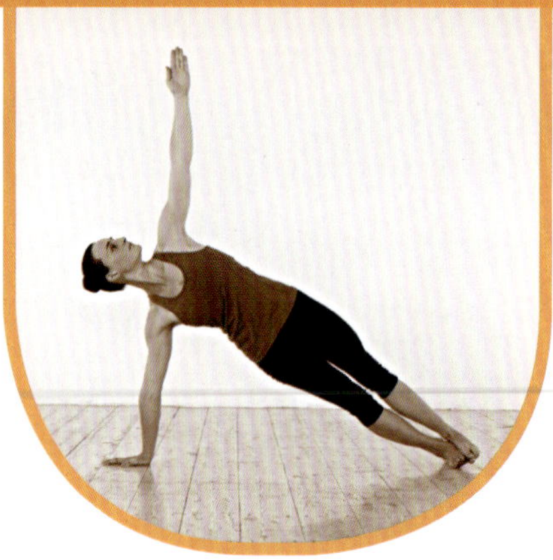

Vasishthasana

Seitliches Brett

Vasistha bedeutet „am besten". Verschiedene berühmte Yogis trugen diesen Namen.

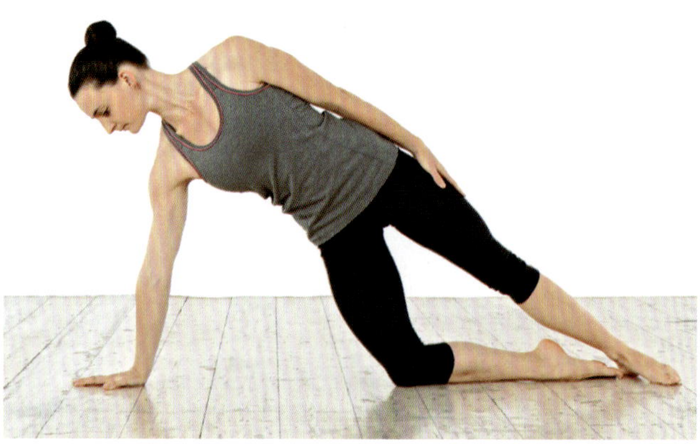

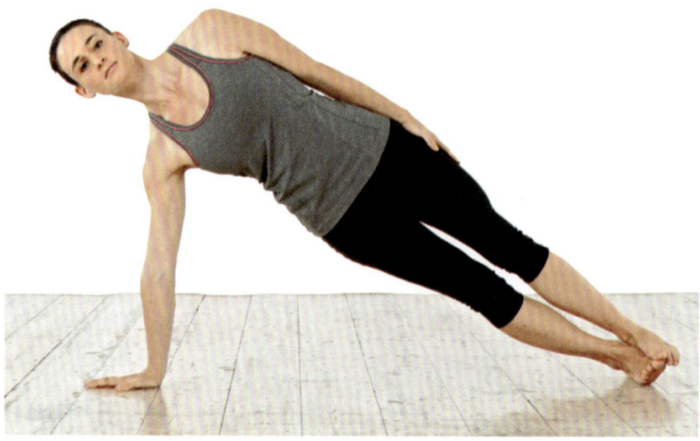

1. In kniender Stellung rechte Hand rechts auf den Boden setzen. Linkes Bein strecken. Linke Hand auf den linken Oberschenkel legen.

2. Die rechte Hand fest in den Boden drücken, rechtes Knie vom Boden heben. Linkes Bein liegt auf dem rechten. Oberschenkel anspannen, sodass der ganze Körper in einer Linie eine Diagonale zum Boden bildet.

Nutzen

- Stärkt Arme, Bauch und Beine.
- Dehnt und kräftigt die Handgelenke.
- Dehnt die Beinrückseite (nur in der Variation).
- Verbessert das Gleichgewicht.

Vorsicht!

- Schüler mit Problemen in Handgelenken, Ellbogen oder Schultern vermeiden diese Übung besser.

Anatomische Funktionen

Oberkörper

- Rückenstrecker und gerade Bauchmuskeln stabilisieren die Wirbelsäule.
- Oberer Arm: Schulteradduktion durch den Deltamuskel.
- Unterer Arm: Der Trizeps hält den Arm gerade.

Unterkörper

- Hüfte in neutraler Haltung, Adduktion.
- Der Quadrizeps hält das Knie gerade.
- Der Schienbeinmuskel bewirkt die Dorsalflexion im Knöchel.

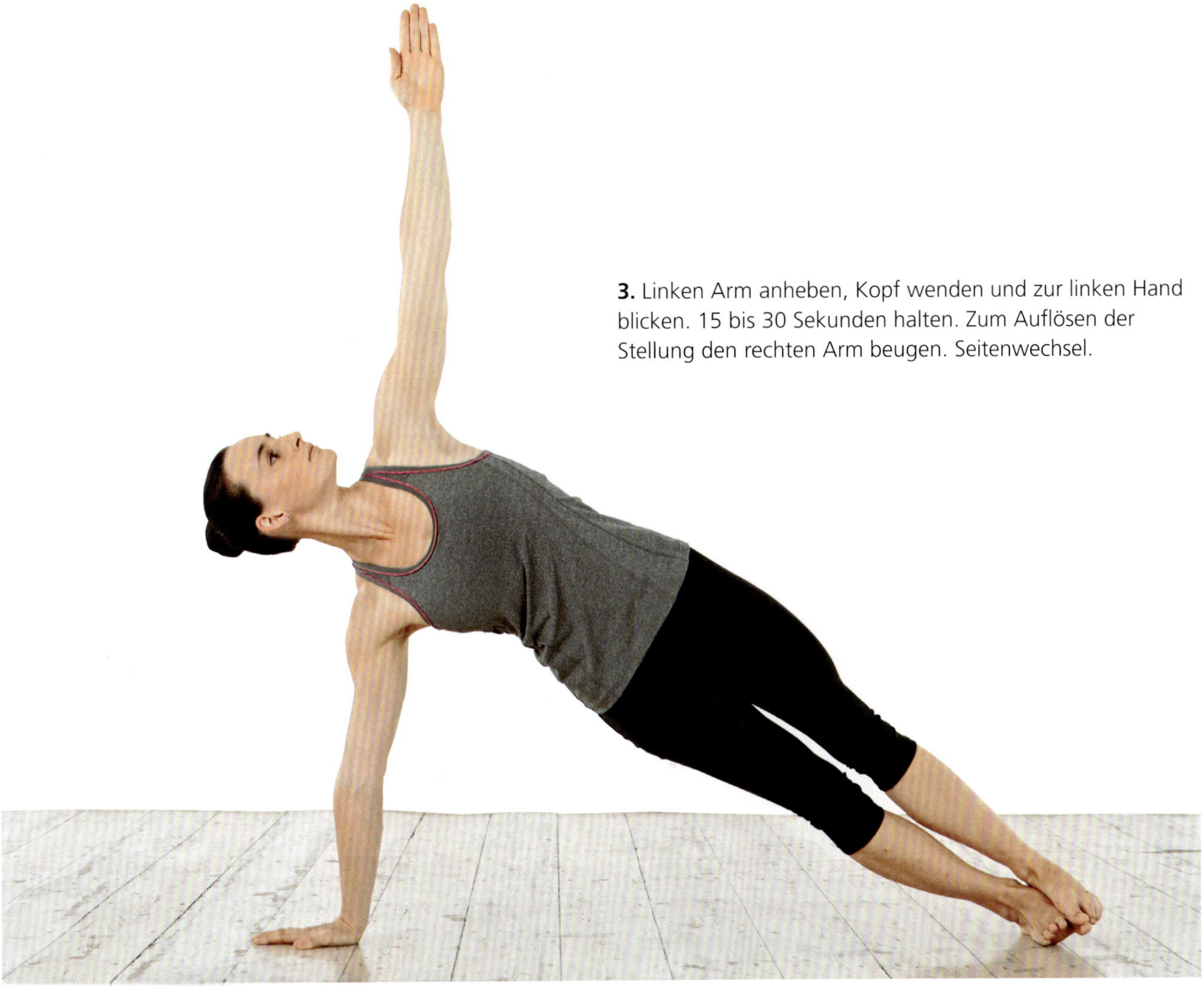

3. Linken Arm anheben, Kopf wenden und zur linken Hand blicken. 15 bis 30 Sekunden halten. Zum Auflösen der Stellung den rechten Arm beugen. Seitenwechsel.

Variation

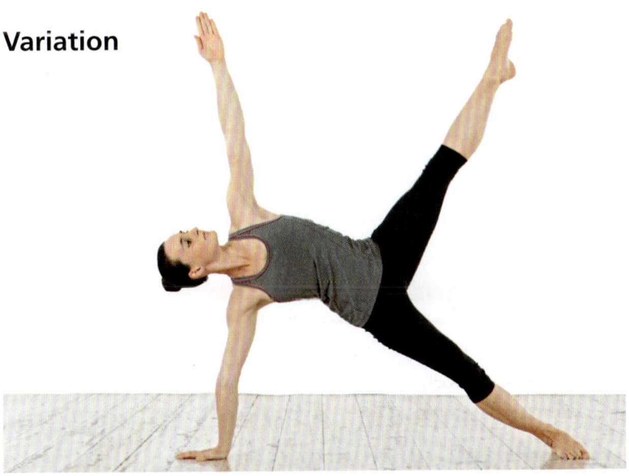

1. Aus der Endstellung das linke Bein so weit anheben wie möglich.

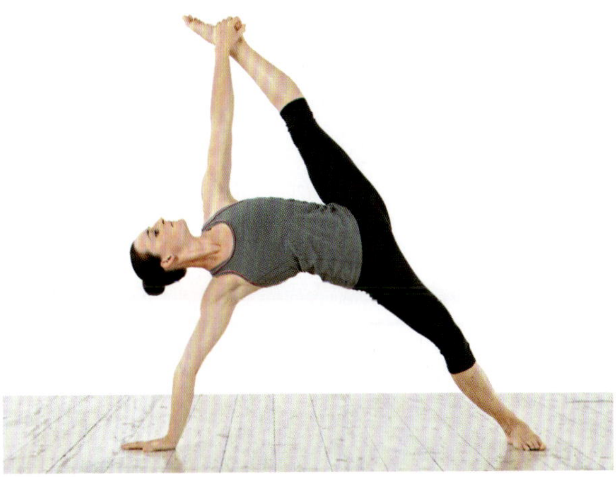

2. Das linke Bein weiter heben, bis Sie mit der linken Hand die Innenseite des Fußes greifen können. Gegen den Fuß drücken, um die Haltung zu stabilisieren.

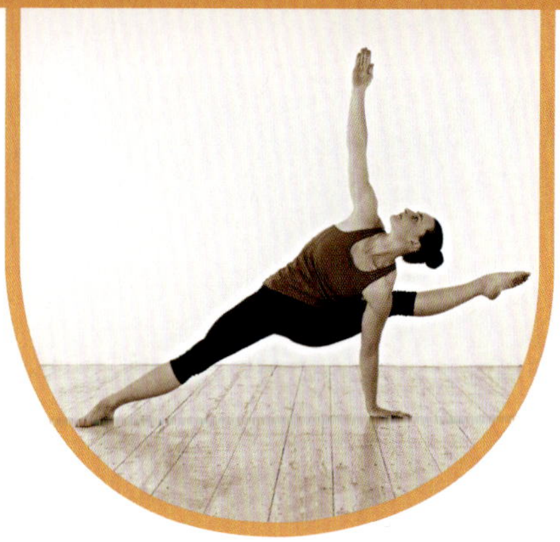

Vishvamitrasana

Stellung des Vishvamitra Rishi

Diese Yoga-Stellung stärkt Hände, Bauchorgane und Oberschenkel.

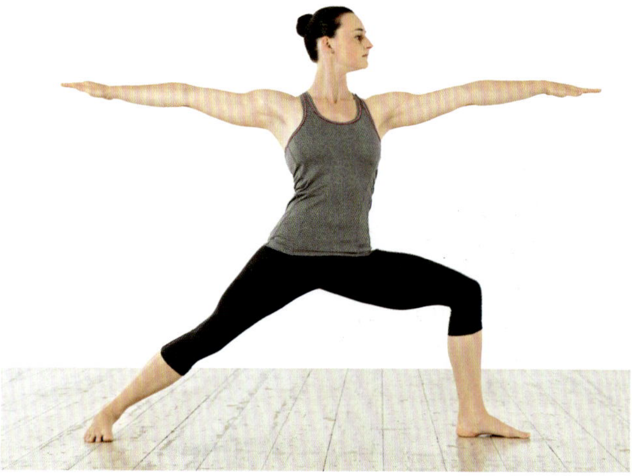

1. Aus Virabhadrasana II (Seite 88) den linken Fuß nach vorn drehen. Linkes Knie beugen. Rechtes Bein zurücksetzen, linken Arm nach vorn, rechten nach hinten strecken.

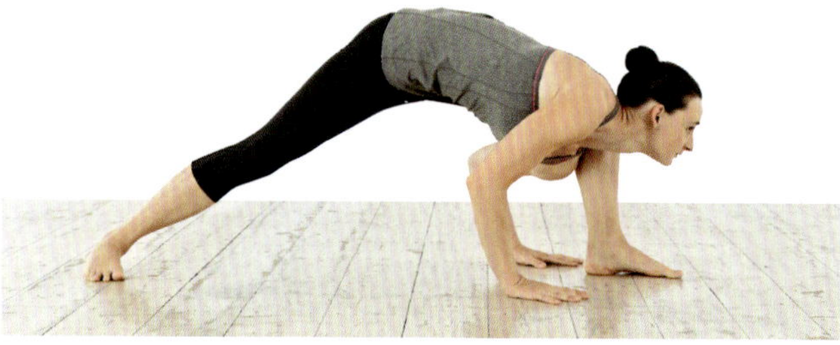

2. Oberkörper nach vorn beugen, Hände zu beiden Seiten des linken Fußes auf den Boden setzen, linke Schulter ruht am inneren linken Knie.

Anatomische Funktionen

Oberkörper

- Der vordere Sägezahnmuskel zieht die Schulterblätter nach vorn und streckt den mittleren Trapezmuskel und den Rautenmuskel.
- Großer Brustmuskel und vorderer Deltamuskel stabilisieren die Schulter.
- Unterer Trapezmuskel zieht Schultern nach unten.
- Untergrätenmuskel und kleiner Rundmuskel drehen den Oberarmknochen nach außen, um die Schulterstabilität zu erhöhen.
- Der Trizeps hält den Arm gerade.

Unterkörper

- Die hintere Oberschenkelmuskulatur beugt das Knie.
- Die Adduktoren drücken das Knie gegen den Oberarm und verbinden so Ober- und Unterkörper.
- Psoas und gerade Bauchmuskeln beugen Hüfte und Oberkörper.

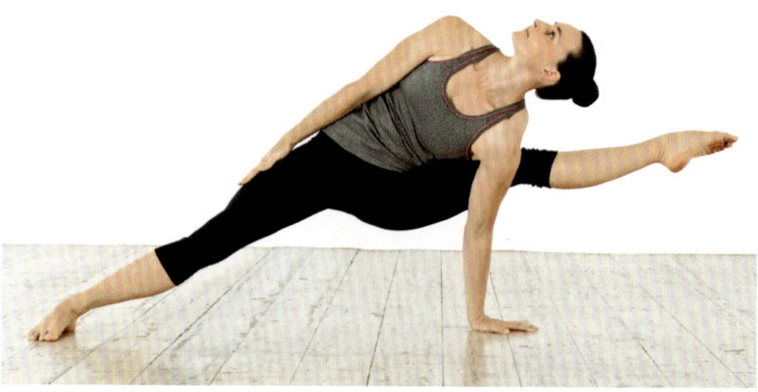

3. Linken Ellbogen leicht beugen, linkes Bein gegen den linken Oberarm legen. Rechten Fuß in den Boden drücken, linkes Bein anheben. Rechte Hand auf rechten Oberschenkel legen, linkes Bein ausstrecken.

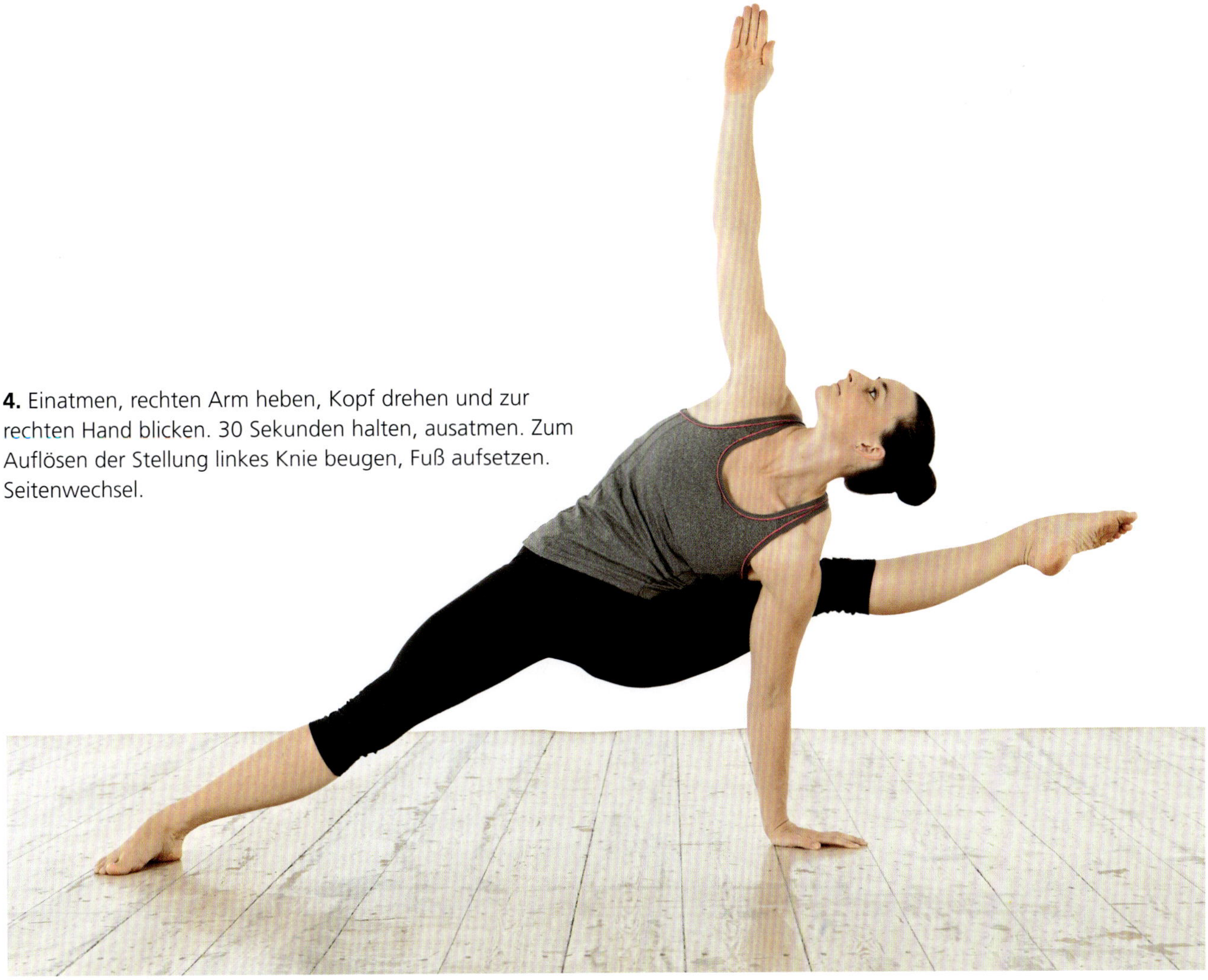

4. Einatmen, rechten Arm heben, Kopf drehen und zur rechten Hand blicken. 30 Sekunden halten, ausatmen. Zum Auflösen der Stellung linkes Knie beugen, Fuß aufsetzen. Seitenwechsel.

Für Fortgeschrittene

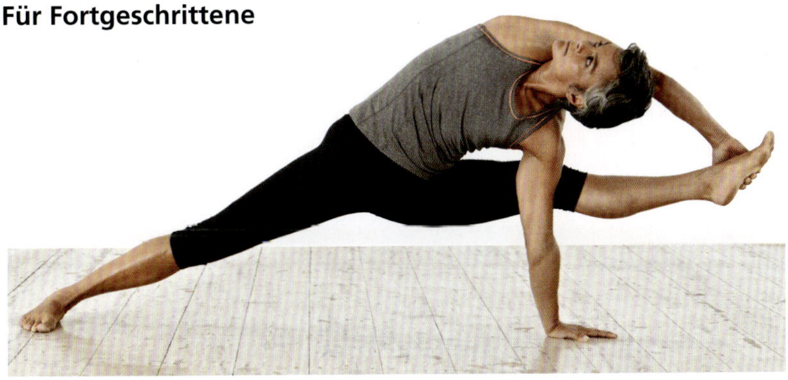

Mit der rechten Hand über den Kopf fassen, linken Fuß ergreifen, linkes Bein strecken. Rechten Fuß und linke Hand fest in den Boden drücken, um die Balance zu halten.

Nutzen

- Kräftigt Arme und Handgelenke.
- Dehnt den oberen Rücken.
- Stärkt die Bauchmuskulatur.
- Öffnet die Leistengegend.
- Aktiviert die Organe im Bauchraum.

Vorsicht!

- Nicht zu empfehlen für Schüler mit Karpaltunnel-syndrom; es wird durch die Übung möglicherweise verschlimmert.
- Nicht während der Schwangerschaft üben.

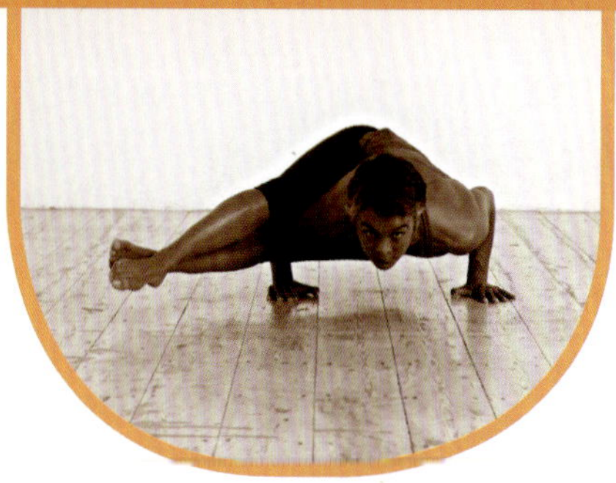

Ashtavakrasana

Achtgliedrige Stellung

Diese Stellung hat eine ähnliche Wirkung auf die Wirbelsäule wie Parshva Kakasana (Seite 164), aber mit weniger Rotation.

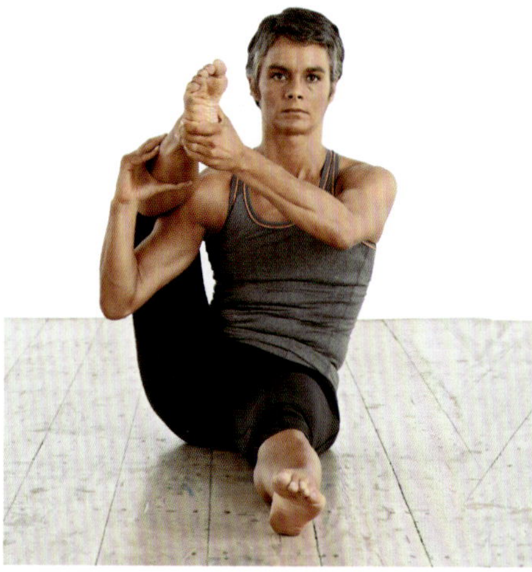

1. Mit ausgestreckten Beinen auf den Boden setzen. Rechtes Bein heben, Fuß mit der linken Hand fassen. Rechtes Knie beugen, Unterschenkel auf die Rückseite des rechten Oberarmes legen.

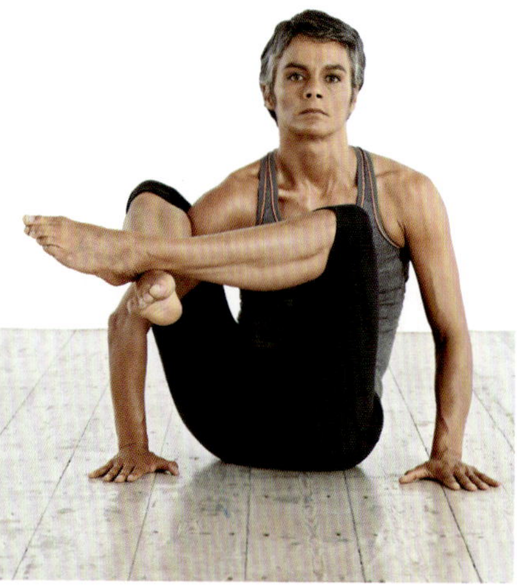

2. Hände seitlich auf den Boden setzen. Rechtes Knie gegen die rechte Schulter drücken, linken Knöchel über den rechten legen. Hände in den Boden drücken und den Anus anspannen. Ausatmen, Gesäß vom Boden heben.

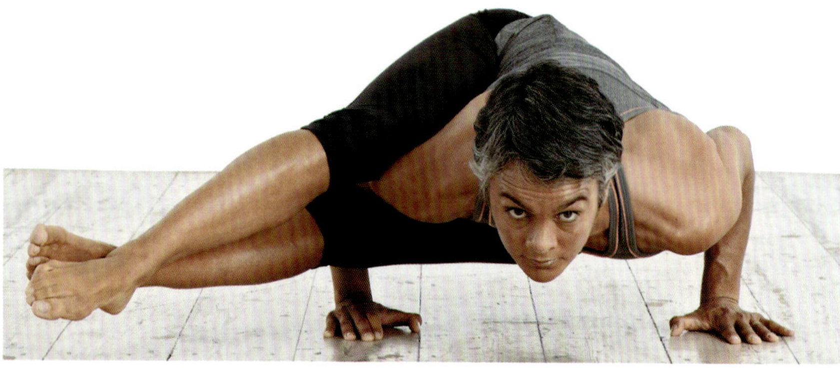

3. Das rechte Bein ruht auf der Schulter. Ausatmen, Ellbogen beugen. Oberkörper nach vorn beugen, gleichzeitig beide Beine parallel zum Boden gerade nach rechts strecken. Blick zum Boden oder nach vorn richten. 30 bis 60 Sekunden halten. Dann Arme wieder ausstrecken, Gesäß auf den Boden sinken lassen. Seitenwechsel. Üben Sie jede Seite gleich lang.

Anatomische Funktionen

Oberkörper

- Streckung und Rotation der Halswirbelsäule durch den Rückenstrecker und inneren schrägen Bauchmuskel.
- Beugung und Adduktion der Schulter. Rotatorenmanschette und Deltamuskeln schützen die Schulter.
- Der Bizeps beugt den Arm.

Unterkörper

- Psoas, Darmbeinmuskel, Kammmuskel und Adduktoren beugen die Hüfte.
- Kniestreckung durch den Quadrizeps.
- Der Schienbeinmuskel streckt die Fußspitze.

Nutzen

- Stärkt Handgelenke und Arme.
- Verstärkt den Tonus der Organe im Bauchraum.

Vorsicht!

- Nicht üben bei Handgelenks-, Ellbogen- oder Schulterverletzungen.

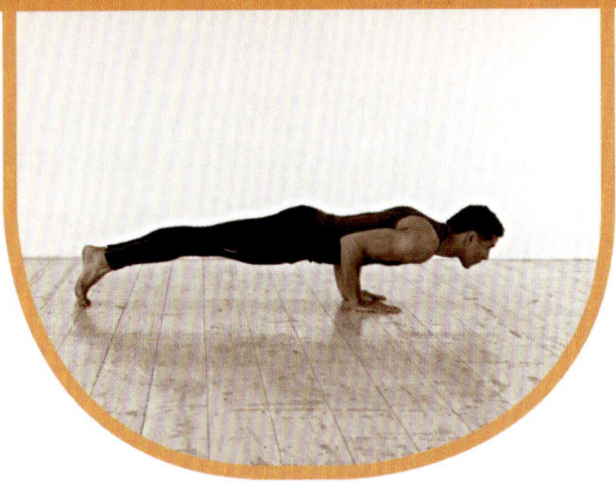

Chaturanga Dandasana

Viergliedriger Stab

Diese Stellung wird bei der dynamischen Vinyasa-Praxis geübt.

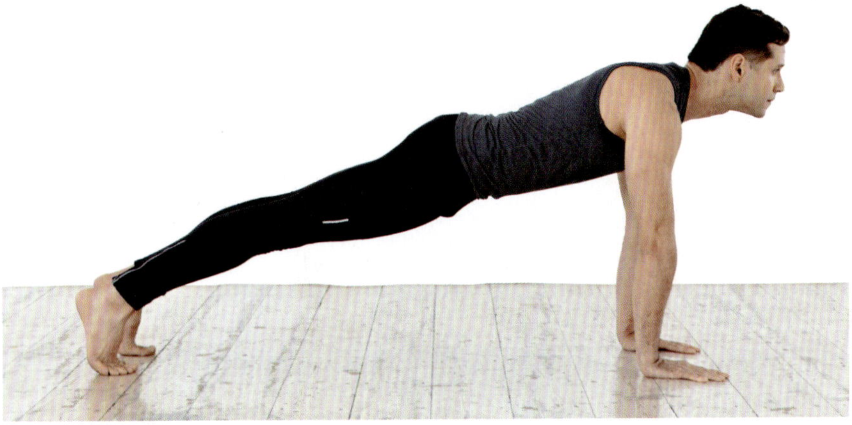

1. Beginnen Sie im Liegestütz mit gestreckten Armen, die Schultern über den Handgelenken. Ausatmen, den Oberkörper auf den Boden sinken lassen. Die Oberarme parallel zum Boden, die Ellbogen im 90-Grad-Winkel.

Anatomische Funktionen

Oberkörper

- Rückenstrecker, Lendenmuskel und gerade Bauchmuskeln halten den Rumpf gerade.
- Rotatorenmanschette und Deltamuskeln sorgen für Abduktion des Schulterblattes.
- Bizeps und Trizeps halten den Ellbogen im 90-Grad-Winkel.

Unterkörper

- Hüften in neutraler Stellung. Adduktion durch hintere Oberschenkelmuskulatur und Adduktoren.
- Der Quadrizeps streckt das Knie.

Nutzen

- Kräftigt Arme, Handgelenke und Bauchmuskeln.

Vorsicht!

- Nicht üben bei Problemen mit Handgelenk oder Schulter.

2. Brustbein anheben, viel Raum zwischen den Schulterblättern. Die Ellbogen hinten, möglichst neben dem Oberkörper halten. Kopf heben, nach vorn sehen, 10 bis 30 Sekunden halten. Stellung beim Ausatmen auflösen: Auf den Boden legen oder in Ardho Mukha Shvanasana (Seite 179) gehen.

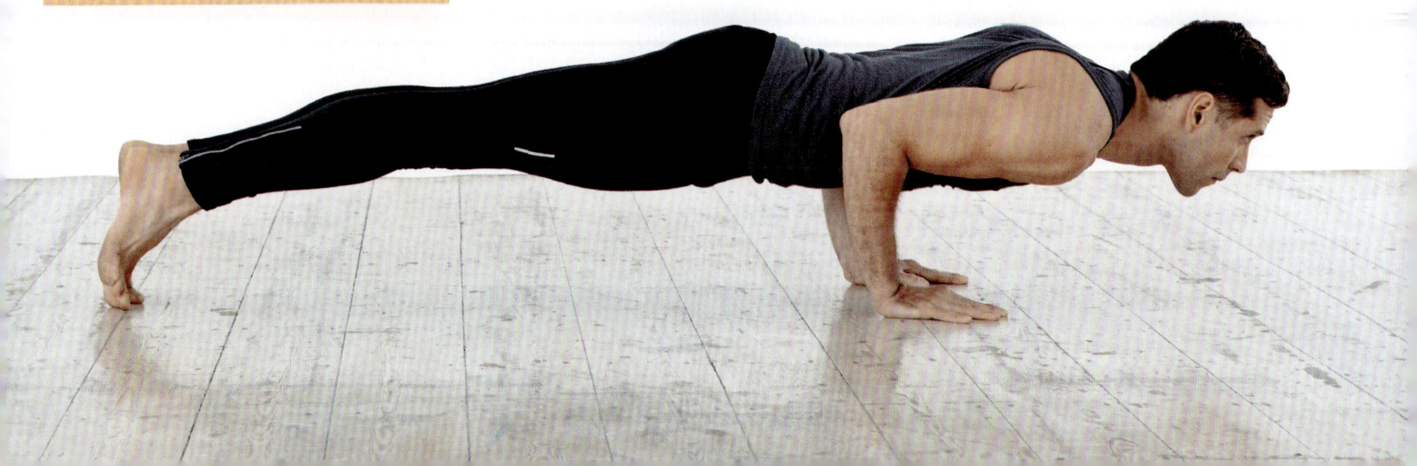

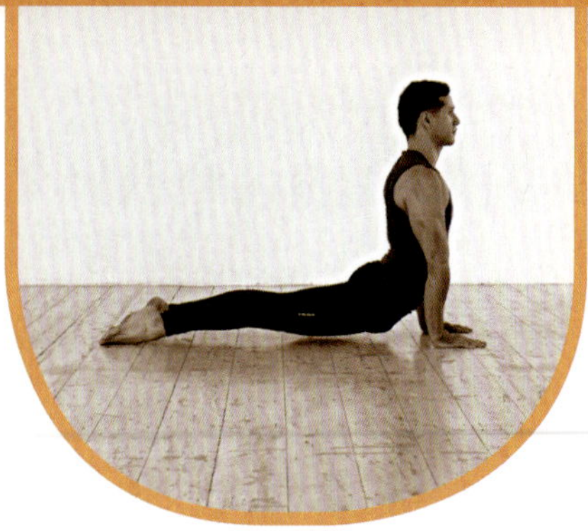

Urdhva Mukha Shvanasana

Nach oben schauender Hund

Eine symmetrische Rückwärtsbeuge, die von den Armen gehalten wird. Diese Stellung ist Teil des traditionellen Sonnengrußes (Seite 209).

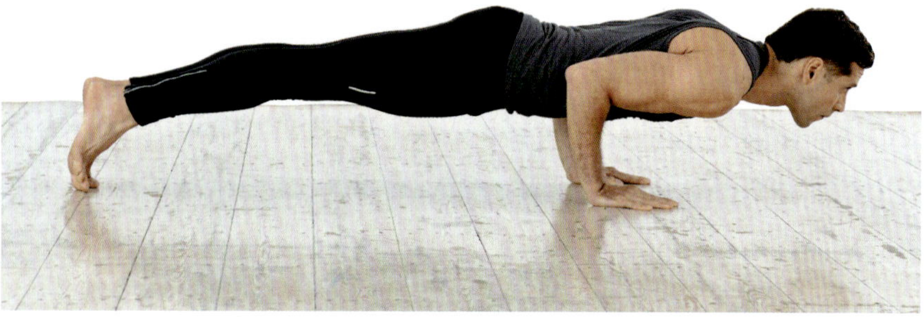

1. Aus Chaturanga Dandasana (Seite 177) heraus einatmen, Brustbein heben, Arme strecken. Der Spann liegt auf dem Boden.

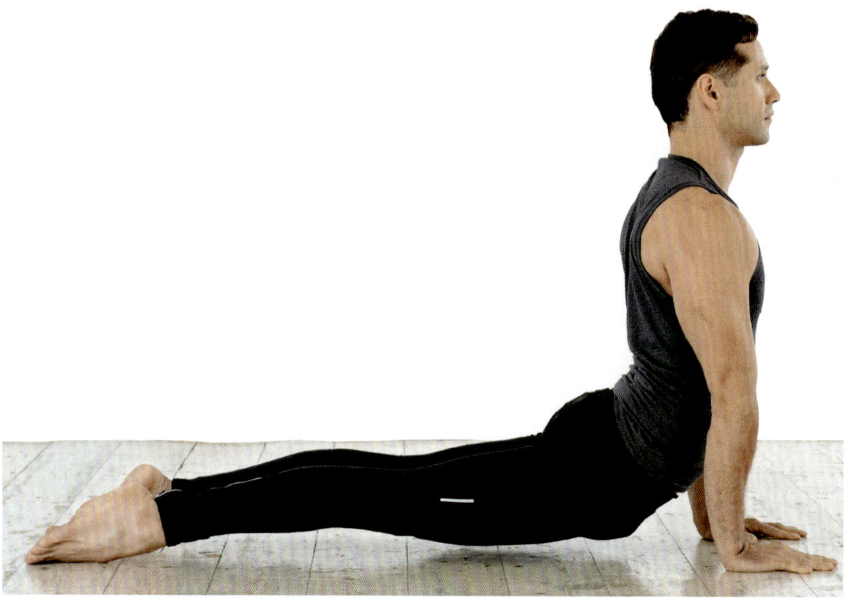

2. Einatmen, Oberkörper heben, die Knie heben sich vom Boden. Oberschenkel anspannen und leicht nach innen drehen. Schultern zurücknehmen, Brustbein heben, nach vorn sehen. Zum Auflösen der Stellung beim Ausatmen in Ardho Mukha Shvanasana (Seite 179) gehen.

Anatomische Funktionen

Oberkörper

- Flexion des Rückens durch den Rückenstrecker.
- Extension und Adduktion der Schulter durch den hinteren Deltamuskel.
- Der Trizeps streckt den Arm.
- Einwärtsdrehung des Unterarmes durch den *Pronator quadratus* und Rundmuskel.

Unterkörper

- Beugung und Adduktion der Hüfte durch hintere Oberschenkelmuskeln und Adduktoren.
- Der Quadrizeps streckt das Knie.
- Der Schollenmuskel streckt die Fußspitzen.

Nutzen

- Kräftigt Wirbelsäule, Arme und Handgelenke.
- Dehnt Brustkorb und Lungen, Schultern und Bauchraum.
- Festigt die Pobacken.

Vorsicht!

- Ungeeignet für Schüler mit Karpaltunnelsyndrom, das sich verschlimmern kann.

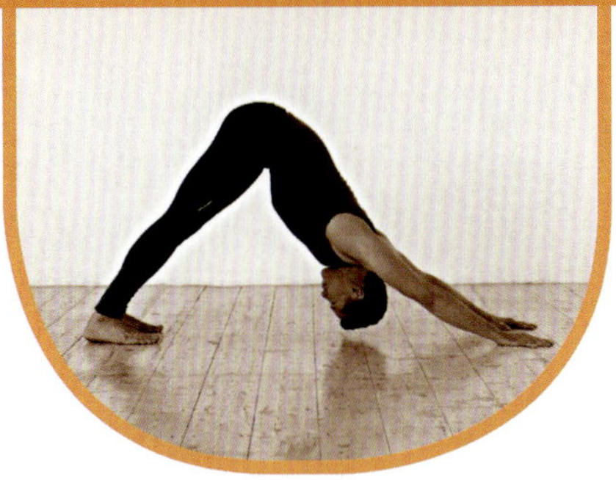

Ardho Mukha Shvanasana

Nach unten schauender Hund

Diese Stellung ist Teil des traditionellen Sonnengrußes (Seite 209), doch auch für sich ausgeführt eine wertvolle Übung. Bei dynamischen Yogastilen wird sie zum Ausruhen ebenso wie für den Übergang genutzt.

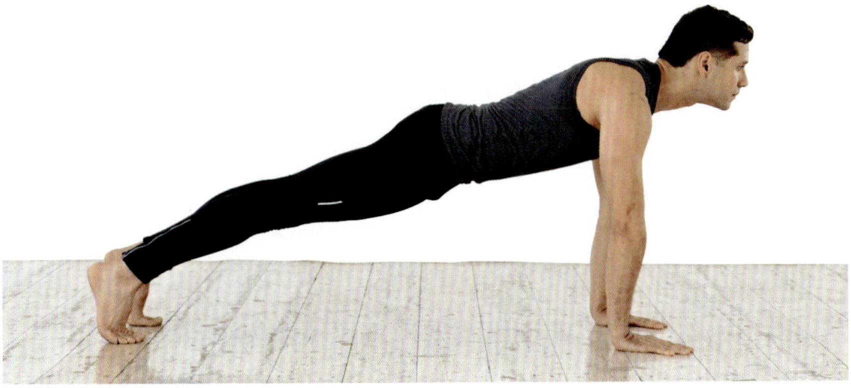

1. Auf Hände und Füße gehen. Knie, Hüften und Nacken sowie Hände und Schultern bilden eine Linie. Handflächen ausstrecken, Zeigefinger parallel. Auf die Zehen stellen. Ausatmen, Knie vom Boden heben und Beine strecken.

Nutzen

- Schenkt dem Körper Energie.
- Streckt Schultern, hintere Oberschenkel, Waden, Fußgewölbe und Hände.
- Stärkt Arme und Beine.
- Gut bei hohem Blutdruck, Asthma, Plattfüßen und Ischialgie.
- Aktiviert die Organe im Bauchraum.

Vorsicht!

- Ungeeignet für Schüler mit Karpaltunnelsyndrom.
- Nicht üben am Ende der Schwangerschaft.

Anatomische Funktionen

Oberkörper

- Aufwärtsrotation und Beugung der Schulter durch den vorderen Deltamuskel, der die Arme über den Kopf hebt.
- Der Trizeps streckt den Arm.
- Einwärtsdrehung des Unterarmes durch *Pronator quadratus* und Rundmuskel.
- Dorsalflexion der Handgelenke.

Unterkörper

- Beugung der Hüfte durch Psoas, Kammmuskel, Schneidermuskel und geraden Oberschenkelmuskel.
- Der Quadrizeps streckt das Knie. Hintere Oberschenkelmuskeln, Wadenmuskel und Schollenmuskel sind lang.
- Der Schienbeinmuskel zieht die Fußspitzen an.

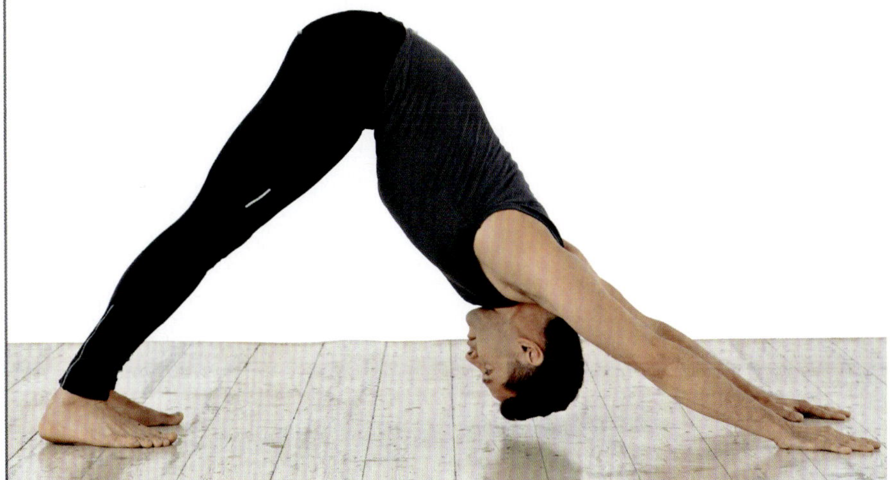

2. Im Ausatmen die Wirbelsäule strecken, Hüften von den Schultern wegdrücken. Hände fest in den Boden drücken, Oberarme nach außen drehen, Arme maximal strecken. Zum Strecken der Oberschenkelrückseite Fersen in den Boden drücken. 1 bis 3 Minuten halten. Dann im Ausatmen die Knie auf den Boden sinken lassen und die Kindstellung (Seite 115) einnehmen.

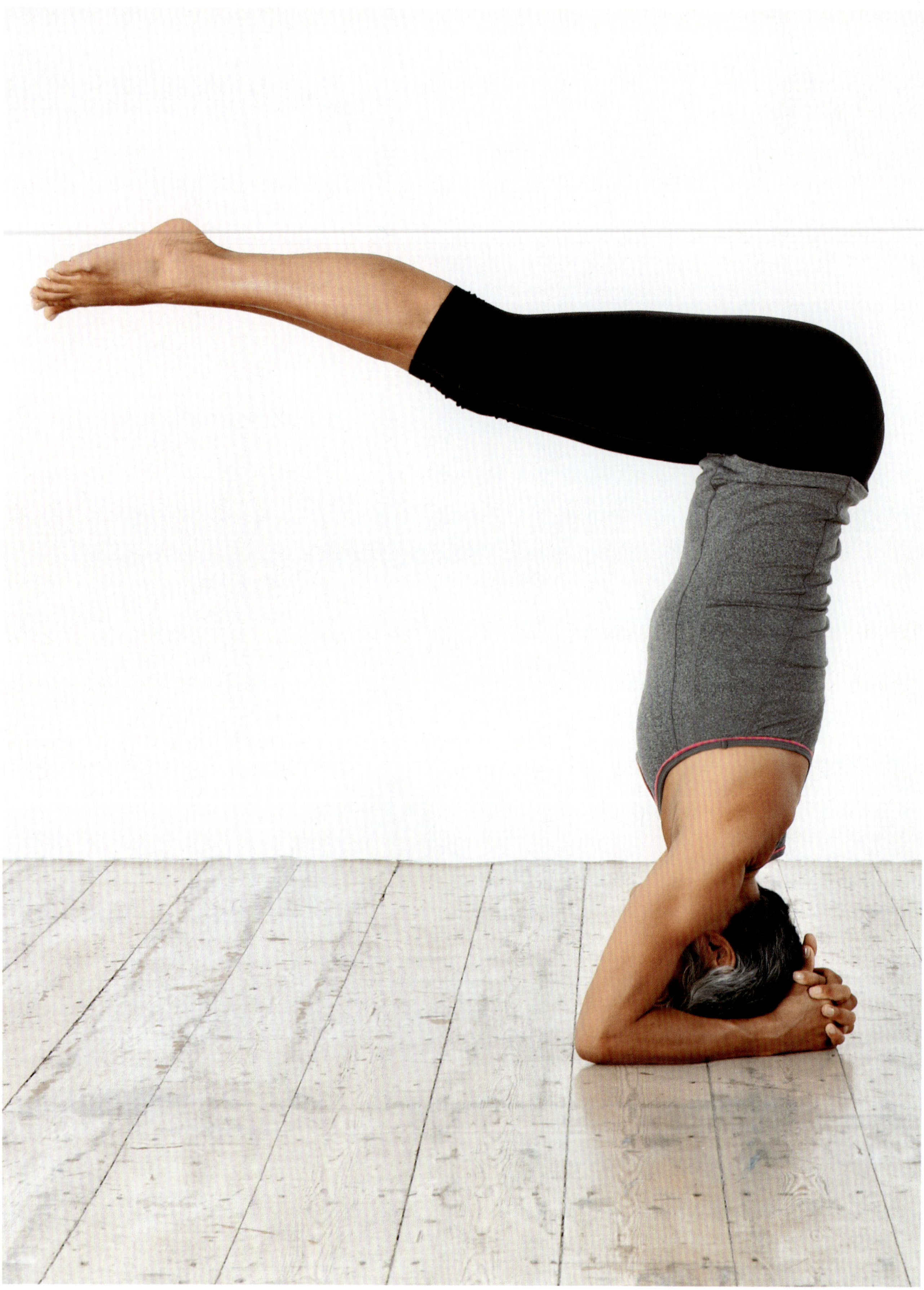

Umkehr-stellungen

Unsere Welt gleichsam auf den Kopf zu stellen ermöglicht uns, gegenwärtig und geerdet zu bleiben. Die Umkehrstellungen schenken dem Körper Energie und Stabilität. Körperlich betrachtet sind sie ein Segen für Kreislauf und Drüsensystem. Da die Schwerkraft in umgekehrter Richtung auf den Körper einwirkt, fließt frisches, sauerstoffreiches Blut durch den Körper, das stagnierendes Blut in den Adern ersetzt. Auf seelischer Ebene können wir durch Umkehrstellungen unseren Geist klären und Konzentration und inneres Gleichgewicht stärken.

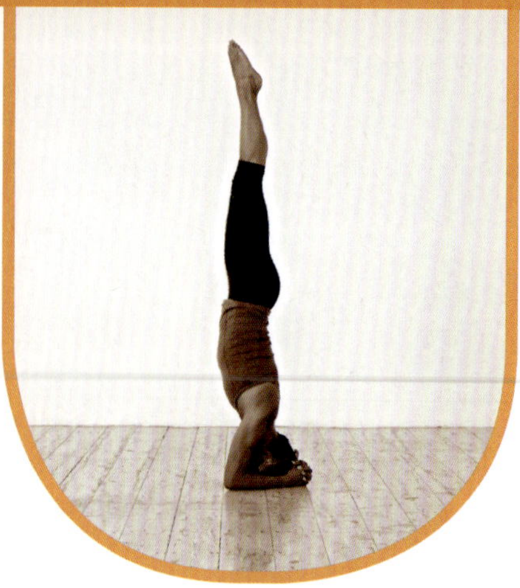

Sirshasana

Der Kopfstand

Sirshasana wird als Königin der Yoga-Stellungen gewöhnlich am Ende der Körperübungen ausgeführt. Sie soll dem Schüler den höchsten Nutzen bringen.

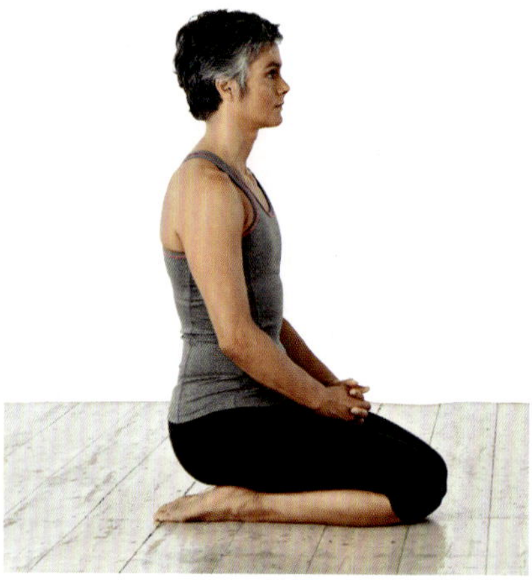

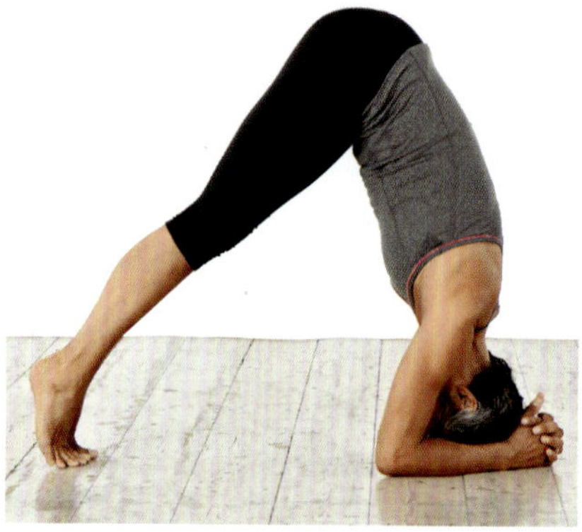

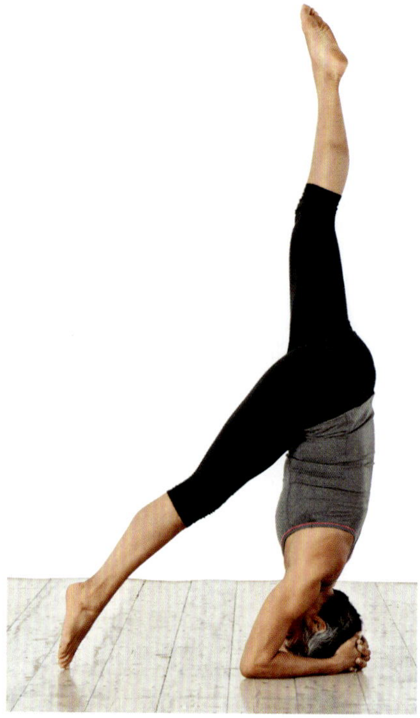

1. Auf den Boden knien. Unterarme auf den Boden legen, Ellbogen mit den Händen umfassen, sodass sie schulterbreit auseinanderliegen.

2. Ellbogen loslassen, Finger verschränken, Unterarme gegen den Boden drücken. Scheitelpunkt auf den Boden setzen. Hinterkopf in die Handflächen legen. Einatmen, Knie vom Boden heben. Beine strecken und Schritt für Schritt in Richtung Ellbogen gehen.

3. Ausatmen, ein Bein anheben, dann das andere. Wenn nötig das Knie des noch am Boden befindlichen Beins beugen und mit der Fußspitze ein wenig nachschieben. Oberschenkel dabei leicht nach innen drehen, die Fersen zur Decke strecken (was die Knie streckt).

Anatomische Funktionen

Oberkörper

- Wirbelsäule: Der Rückenstrecker stabilisiert den Rumpf. Die geraden Bauchmuskeln ziehen Bauch und Brustkorb an.
- Aufwärtsrotation des Schulterblattes durch den vorderen Sägezahnmuskel. Schulterflexion und -adduktion durch vordere Deltamuskeln und Trapezmuskel.
- Der Bizeps beugt den Arm.

Unterkörper

- Die hinteren Oberschenkelmuskeln, der Gesäßmuskel und die Adduktoren strecken die Hüfte. Der Psoas hält das Becken gerade.
- Der Quadrizeps streckt das Knie.
- Der vordere Schienbeinmuskel zieht den Fuß an.

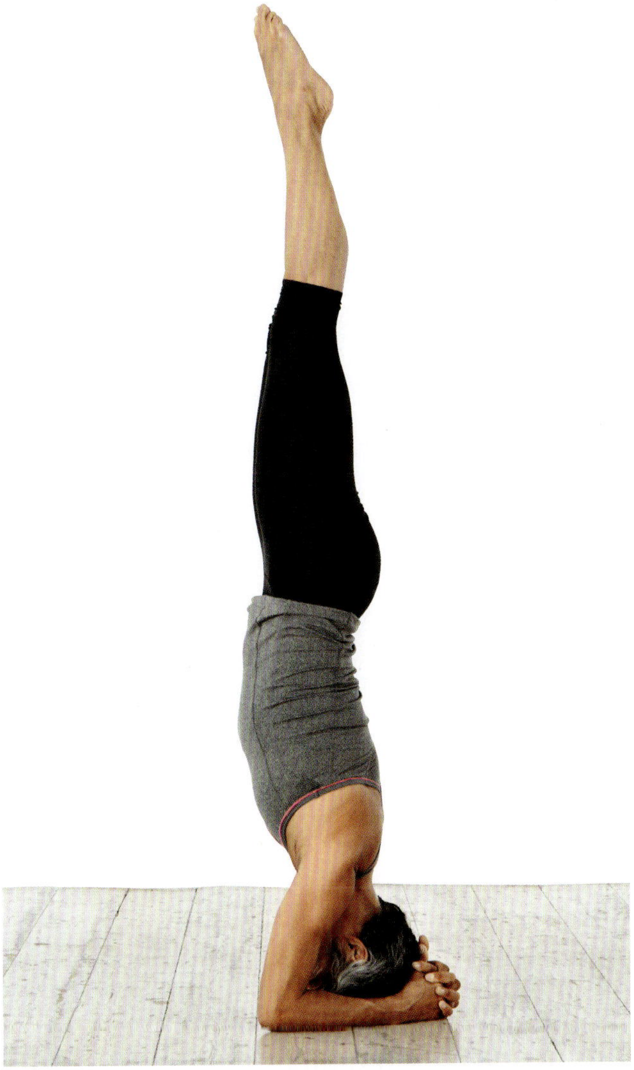

4. Gewicht ruht gleichmäßig auf den Unterarmen. Schambein anheben, Schultern sind von den Ohren weg. Wenn Sie die Beine gerade halten können, die Fußspitzen nach oben strecken. 3 Minuten halten, Fortgeschrittene können diese Stellung länger halten. Wichtig ist, dass Sie entspannt bleiben, also die Dauer der Übung langsam steigern. Zum Auflösen der Stellung einen Fuß absetzen, dann den anderen. In Balasana (Seite 115) kommen und ein paar Atemzüge lang entspannen.

Für Fortgeschrittene

Wenn möglich, die Beine in die Lotosstellung (Seite 142) bringen.

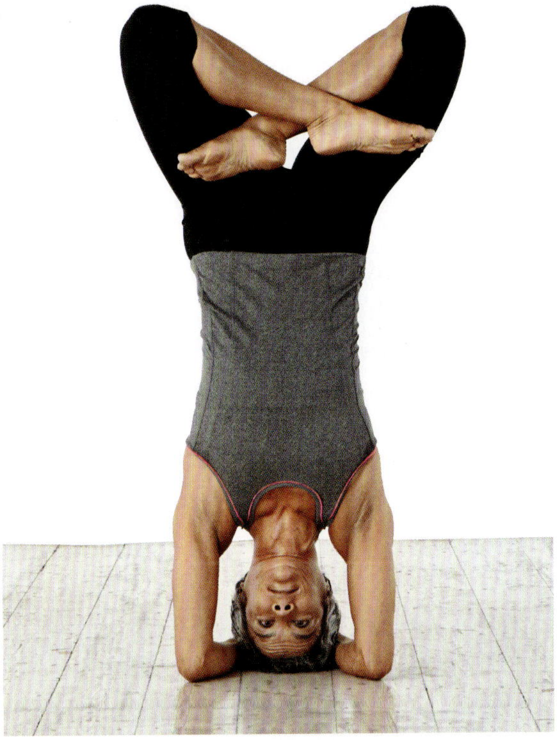

Nutzen

- Lindert Stress und leichte Depressionen.
- Stimuliert die Hypophyse und die Zirbeldrüse.
- Stärkt Arme, Beine und Wirbelsäule.
- Aktiviert die Organe im Bauchraum.
- Bringt frisches Blut in den Oberkörper und ins Gehirn.

Vorsicht!

- Ungeeignet bei Nacken- oder Schulterproblemen, Herzkrankheiten oder hohem Blutdruck.
- Nicht üben während der Menstruation.
- Wenn Sie diese Übung gut beherrschen, können Sie sie auch während der Schwangerschaft ausführen.

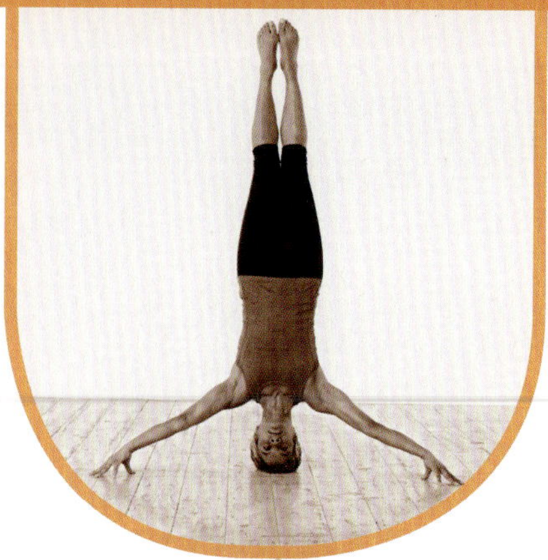

Sirshasana-Variationen

Erfahrene Schüler, die den Kopfstand (Seite 182) lang halten können, können die Übung auch variieren.

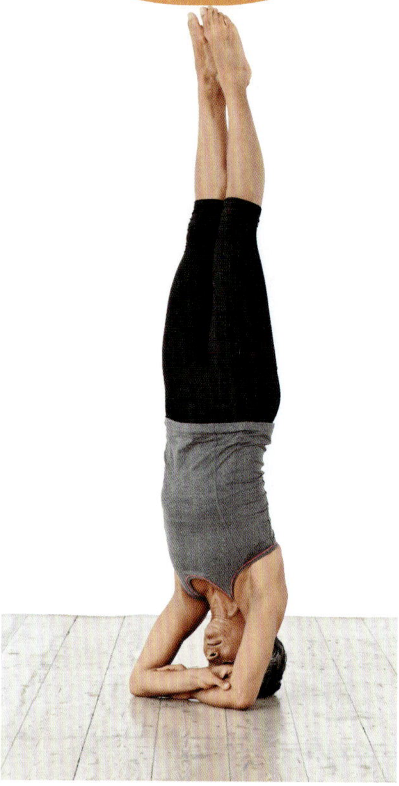

Aus Sirshasana heraus die Unterarme vor dem Kopf übereinanderlegen. Zuerst den linken Arm nach vorn bringen, vor der Stirn ablegen. Dann den rechten über den rechten legen. Ellbogen und Unterarme zum besseren Halt gegen den Boden drücken.

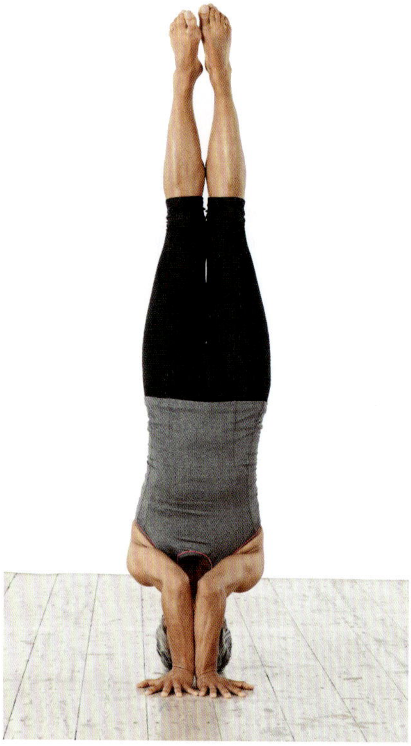

Aus Sirshasana die Handflächen vor dem Kopf absetzen. Die gespreizten Finger zeigen vom Kopf weg. Die Ellbogen berühren einander oder kommen sich zumindest so nah wie möglich.

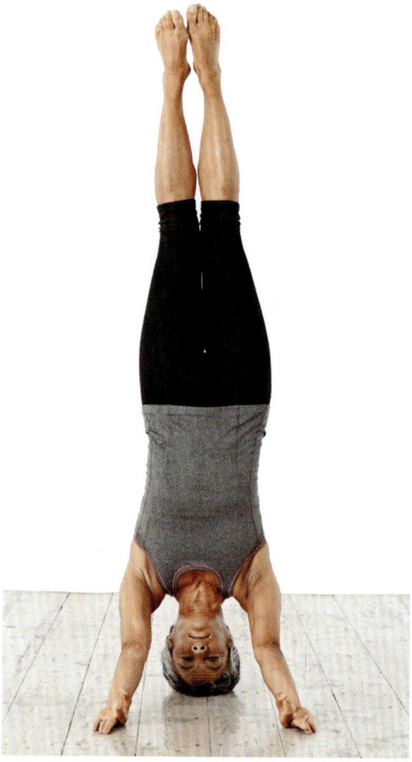

Aus Sirshasana die Arme in Schulterbreite nach vorn strecken, die Handflächen zeigen nach oben. Zum besseren Halt Handrücken gegen den Boden drücken.

Nutzen

- **Stimuliert Hypophyse und Zirbeldrüse.**
- **Kräftigt Arme, Beine und Wirbelsäule.**
- **Aktiviert die Organe im Bauchraum.**

Vorsicht!

- **Diese Variationen eignen sich nur für erfahrene Schüler.**
- **Nicht während der Menstruation üben.**

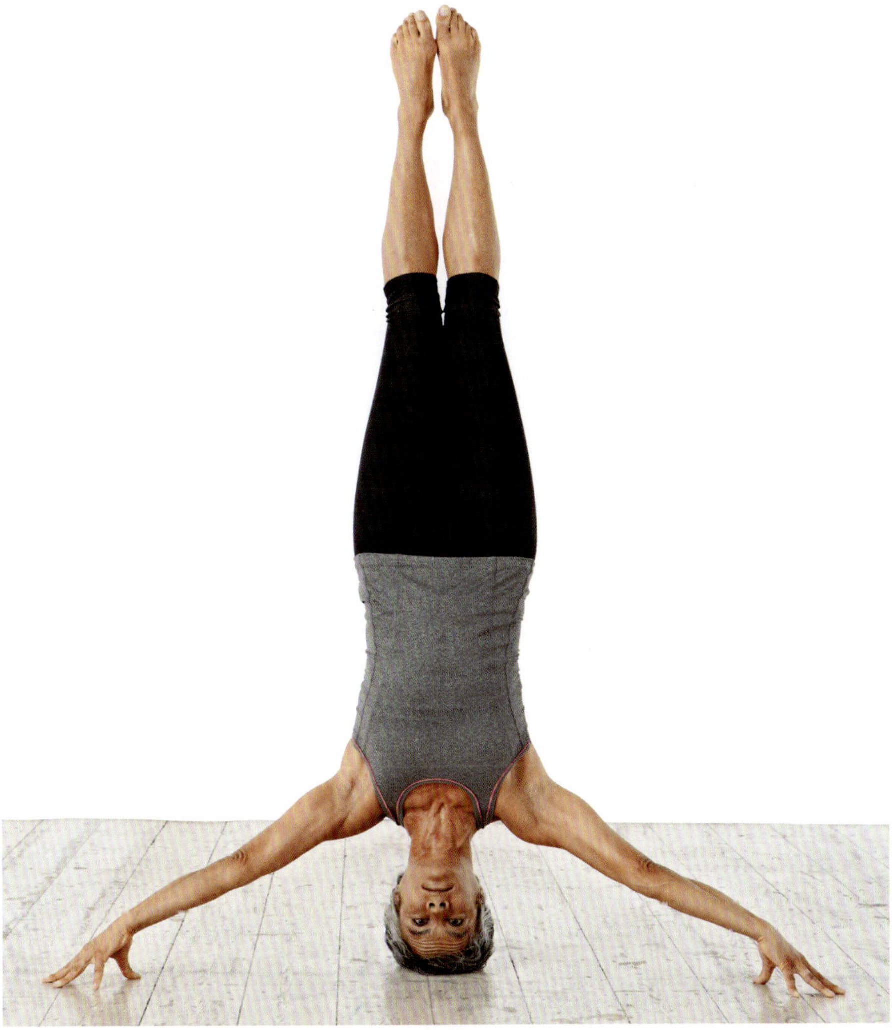

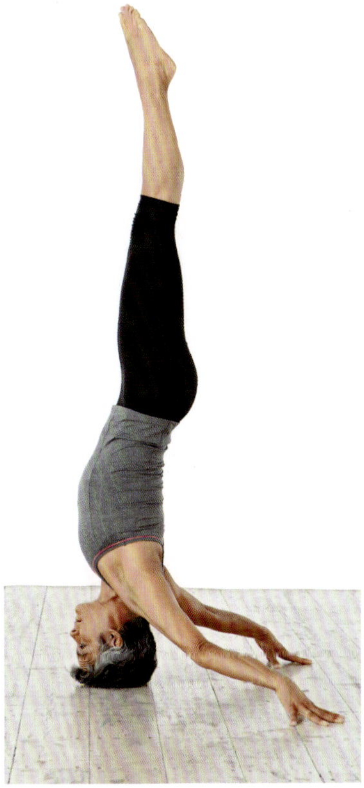

Aus Sirshasana die Arme zur Seite strecken. Handflächen auf den Boden setzen oder wie hier mit den Fingerspitzen abstützen. Diese Übung, bei der das Gewicht auch auf dem Kopf ruht, erfordert höchste Konzentration.

Seitenansicht

Anatomische Funktionen

Oberkörper

- Wirbelsäule: Der Rückenstrecker stabilisiert den Rumpf. Die geraden Bauchmuskeln ziehen Bauch und Brustkorb an.
- Aufwärtsrotation des Schulterblattes durch den vorderen Sägezahnmuskel. Schulterflexion und -adduktion durch vordere Deltamuskeln und Trapezmuskel.
- Der Bizeps beugt den Arm.

Unterkörper

- Die hinteren Oberschenkelmuskeln, der Gesäßmuskel und die Adduktoren strecken die Hüfte. Der Psoas hält das Becken gerade.
- Der Quadrizeps streckt das Knie.
- Der vordere Schienbeinmuskel zieht den Fuß an.

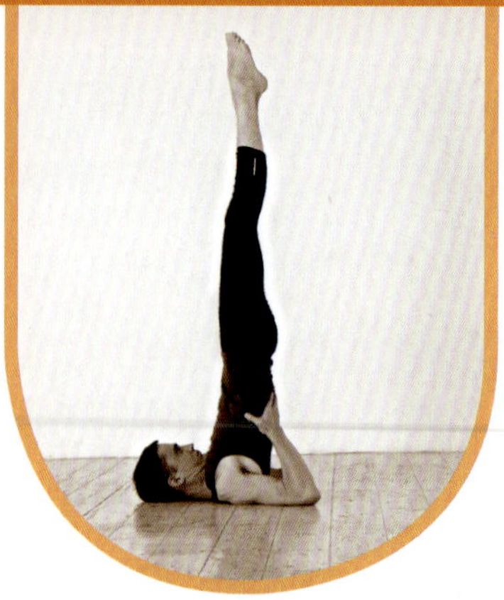

Sarvangasana

Der Schulterstand

Diese Übung ist eine entspannende Umkehrstellung und wird gern nach dem Kopfstand geübt.

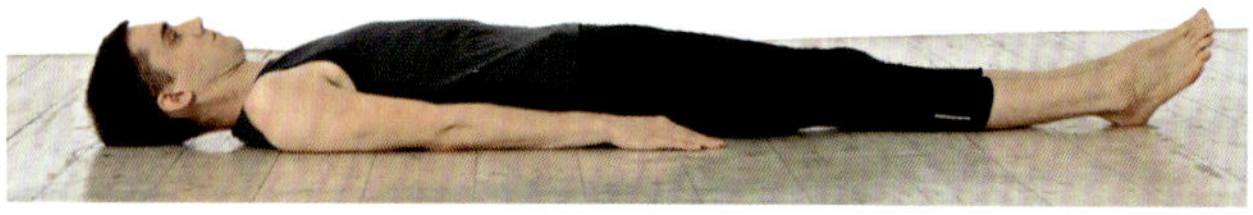

1. Mit ausgestreckten Beinen auf den Rücken legen, Arme seitlich neben dem Körper, die Handflächen nach unten.

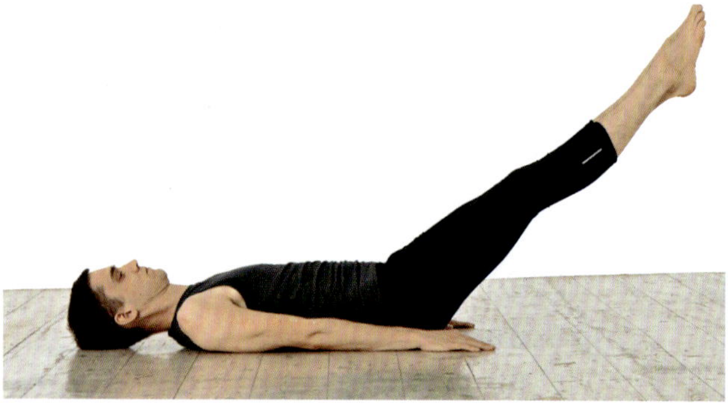

2. Arme und Hände gegen den Boden drücken, ausatmen, beide Beine heben.

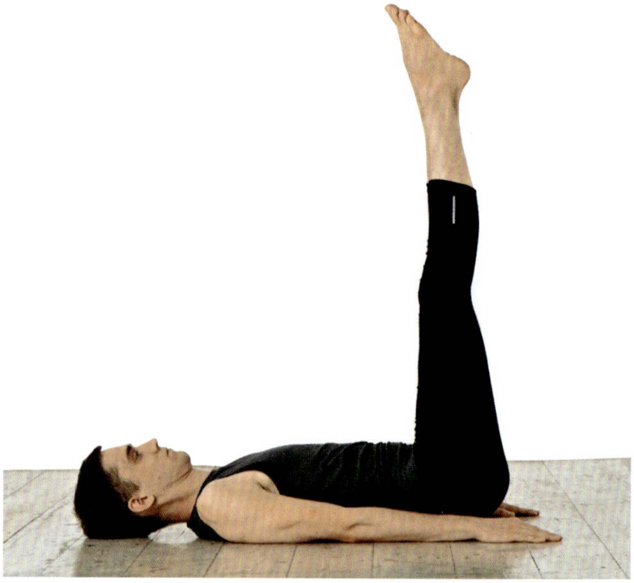

3. Beine anheben und im rechten Winkel nach oben strecken. Ausatmen, Arme weiter gegen den Boden drücken, Gesäß und unteren Rücken vom Boden heben.

Nutzen

- Regt Schilddrüse und Prostata an, aktiviert die Organe im Bauchraum.
- Dehnt Schulter und Nacken.
- Verbessert den Muskeltonus in Beinen und Gesäß.
- Lindert Wechseljahresbeschwerden.
- Reduziert Müdigkeit, wirkt gegen Schlaflosigkeit.

Vorsicht!

- Nicht zu empfehlen bei hohem Blutdruck oder Nackenproblemen.
- Nicht üben während der Menstruation.
- Wenn Sie in dieser Stellung geübt sind, können Sie sie auch während der Schwangerschaft ausführen.

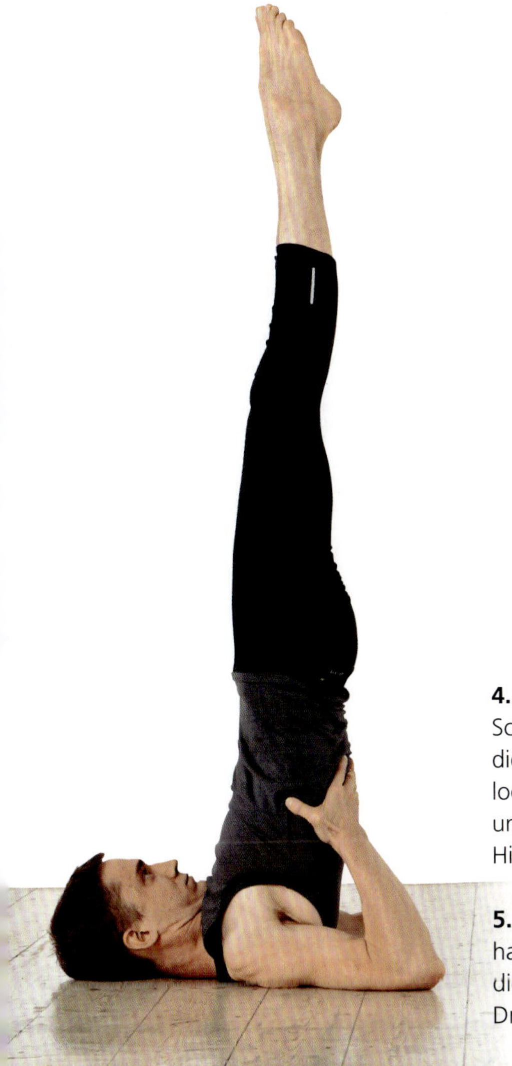

Anatomische Funktionen

Oberkörper
- Wirbelsäule: Beugung in Hals- und oberer Brustwirbelsäule, Streckung in unterer Brust- und Lendenwirbelsäule.
- Rautenmuskel und Schulterblattheber sorgen für Adduktion, Abwärtsrotation und Anhebung des Schulterblattes.
- Streckung und Adduktion der Schulter durch Trizeps, Rundmuskel und hinteren Deltamuskel. Der Bizeps streckt den Arm. Einwärtsdrehung im Unterarm. Rückenstrecker und gerade Bauchmuskeln heben und halten den Rumpf.

Unterkörper
- Hüftstreckung durch großen Gesäßmuskel und Psoas, der das Becken hält. Adduktion durch Adduktoren und *Musculus gracilis.*
- Der Quadrizeps streckt das Knie.
- Dorsalflexion im Knöchel.

4. Ellbogen beugen, mit den Händen an den Rippen abstützen. Oberarme und Schultern ruhen auf dem Boden. Die Ellbogen bleiben schulterbreit auseinander, die Hände „wandern" ein Stück in Richtung Schulterblätter. Hals und Zunge lockern. Schulterblätter zusammendrücken, Brustbein nach oben ziehen. Oberarme und Schultern fest in den Boden drücken, um den oberen Rücken aufzurichten. Hintere Oberschenkelmuskeln anspannen, um die Beine gerade zu halten.

5. Anfänger halten die Stellung 30 Sekunden. Tag für Tag 5 Sekunden länger halten, bis Sie 3, dann 5 Minuten in der Stellung bleiben können. Zum Auflösen dieser Position ausatmen, Knie beugen und zum Rumpf ziehen. Vorsichtig den Druck auf die Wirbelsäule langsam abrollen, der Hinterkopf bleibt am Boden.

Für Fortgeschrittene

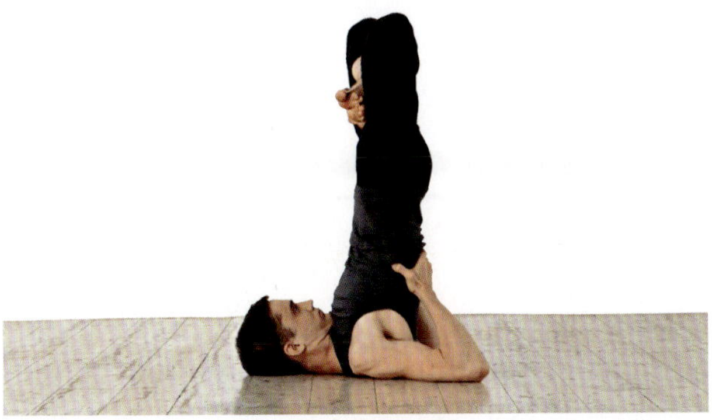

1. Wenn möglich, Beine in die Lotosstellung (Seite 142) bringen.

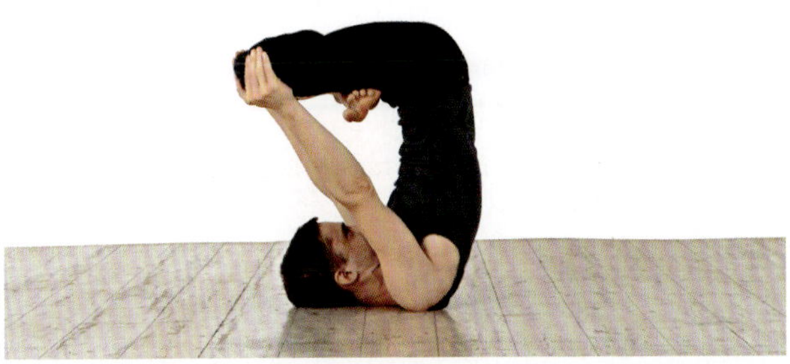

2. In der Hüfte beugen, Knie sinken lassen, Hände auf die Knie legen.

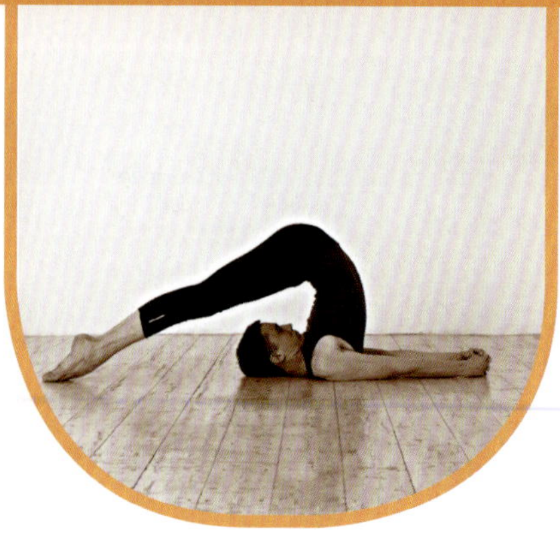

Halasana

Der Pflug

Gewöhnlich übt man diese Stellung gleich nach dem Schulterstand (Seite 186). Sie zeigt positive Wirkung auf den Blut- und Lymphfluss.

Anatomische Funktionen

Oberkörper

- Rautenmuskel und Schulterblattheber sorgen für Adduktion, Abwärtsrotation und Anhebung des Schulterblattes. Der Bizeps streckt den Arm.

Unterkörper

- Hüftbeugung durch Psoas und Kammmuskel, Adduktion durch die Adduktoren.
- Der Quadrizeps streckt das Knie.
- Dorsalflexion durch vorderen Schienbeinmuskel.

Nutzen

- Regt Schilddrüse und die Organe im Bauchraum an.
- Dehnt Schulter und Nacken.
- Verbessert den Muskeltonus in Beinen und Gesäß.
- Lindert Wechseljahresbeschwerden.
- Reduziert Müdigkeit, wirkt gegen Schlaflosigkeit.

Vorsicht!

- Nicht zu empfehlen bei hohem Blutdruck oder Nackenproblemen.
- Nicht üben während der Menstruation.
- Wenn Sie in dieser Stellung geübt sind, können Sie sie auch während der Schwangerschaft ausführen.

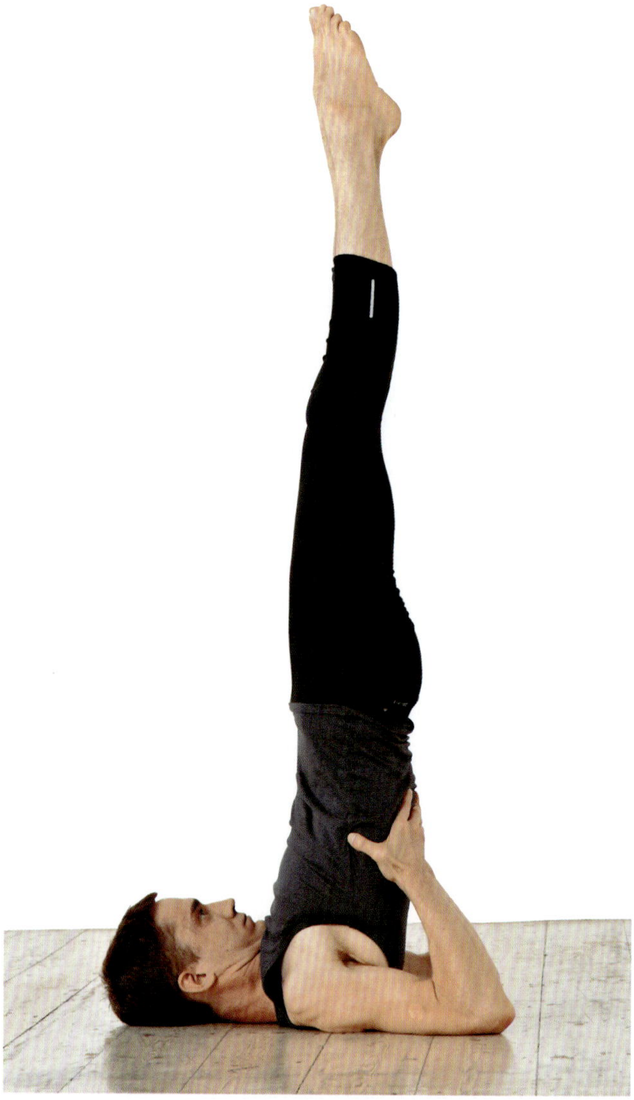

1. Aus Sarvangasana ausatmen, Hüfte beugen, Füße langsam über dem Kopf sinken lassen und auf dem Boden ablegen. Der Rumpf bleibt rechtwinklig zum Boden, die Beine sind gestreckt.

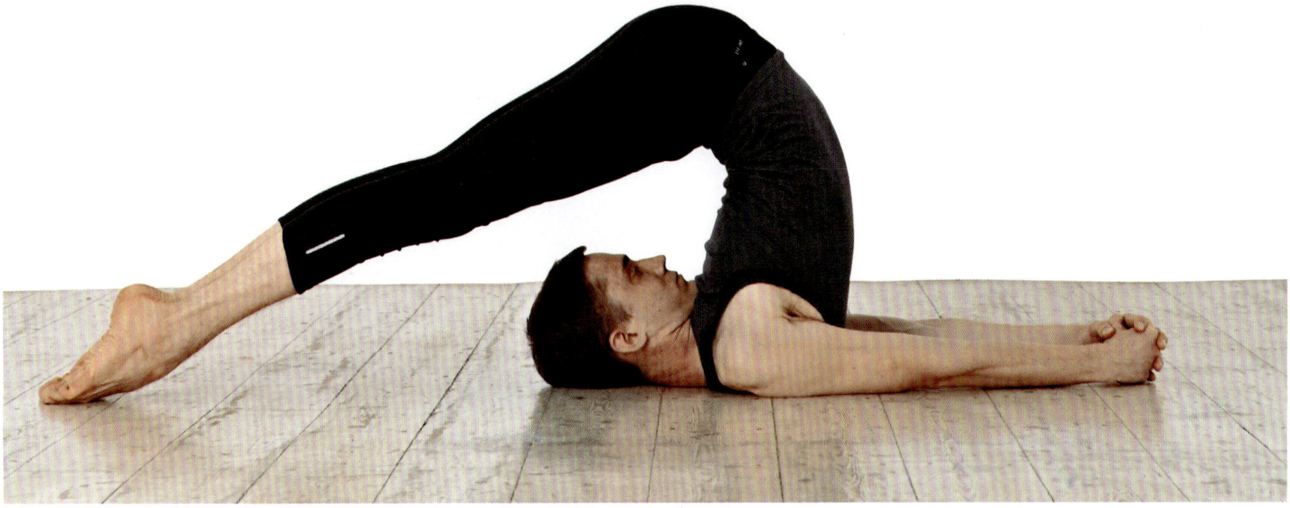

2. Die Zehen liegen mit der oberen Seite auf dem Boden. Steißbein zur Decke heben. Kinn von der Brust wegziehen, Nacken lang machen. Die Oberarme gegen den Boden drücken, mit den Händen die Hüften immer weiter Richtung Decke schieben. Oder die Hände hinter dem Rumpf auf dem Boden ausstrecken. Finger verschränken, Arme aktiv nach unten drücken, während Sie die Hüften nach oben schieben. Halasana wird normalerweise 1 bis 5 Minuten lang nach Sarvangasana geübt. Zum Auflösen der Stellung Hände wieder an den Rücken legen, beim Ausatmen in Sarvangasana zurückgehen und den Rücken Wirbel für Wirbel abrollen. Oder einfach nur abrollen.

Für Fortgeschrittene

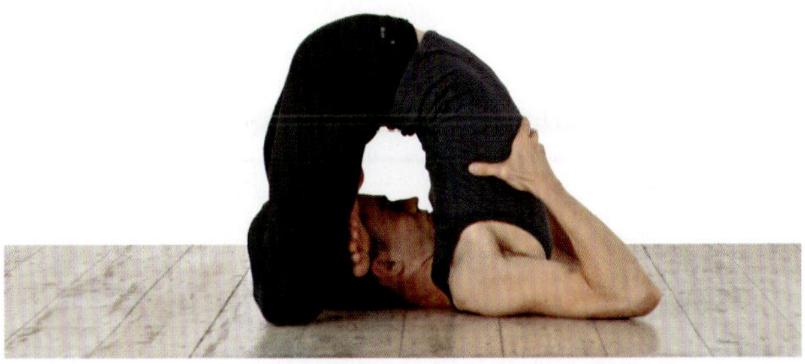

1. Wenn möglich, Beine in Lotosstellung bringen (Seite 142) und Knie zum Boden sinken lassen. Rücken weiter stützen.

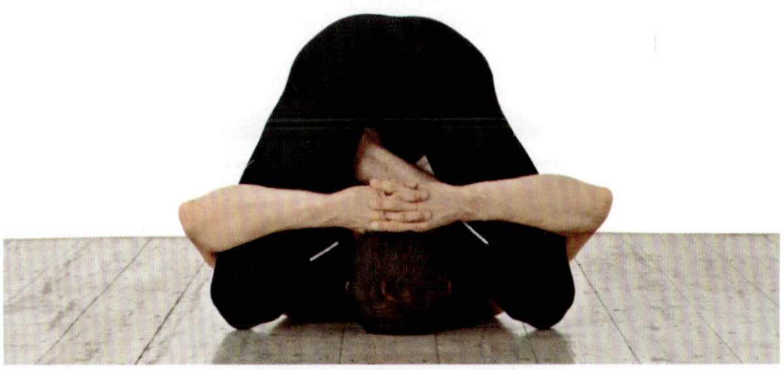

2. Arme um die Oberschenkel legen, Finger verschränken. Knie damit weiter zum Boden drücken.

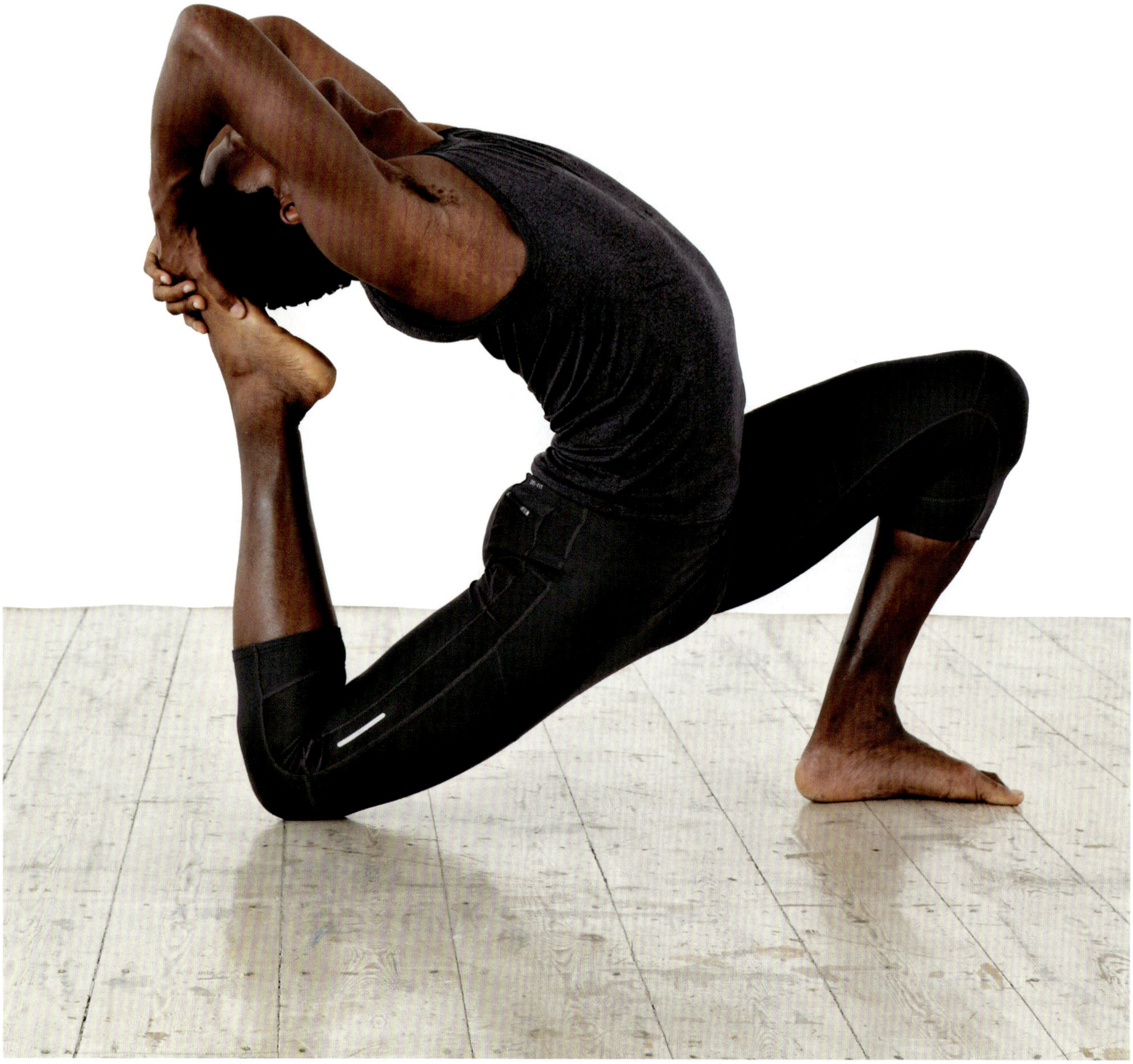

Rückwärtsbeugen

Asanas, bei denen wir uns nach rückwärts beugen, schenken uns Energie und zeigen uns, wie wir unser Herz öffnen können, damit unser Körper von Leben durchflutet wird. Rückwärtsbeugen schaffen Raum in der Brust, der Atem kann frei fließen, das Einatmen wird gefördert. Wir leben leichter und werden besser mit allem fertig, was die Welt für uns bereithält.

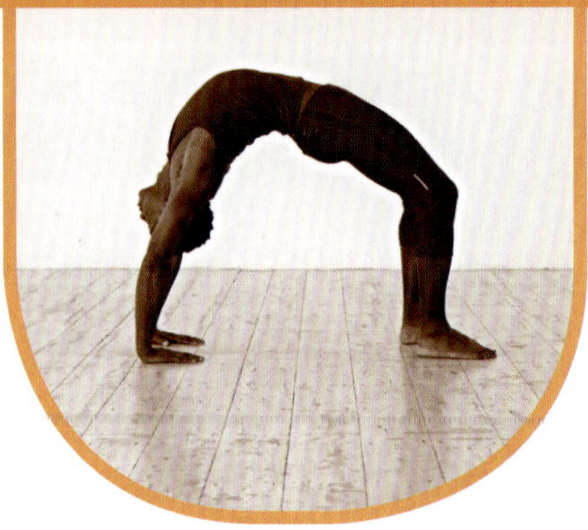

Urdhva Dhanurasana

Aufwärts gerichteter Bogen

Auch als Chakrasana (das Rad) bekannt – eine aktivierende Rückwärtsbeuge. Sie öffnet Brustkorb und Herzzentrum (Anahata Chakra). Diese Dehnung im Herzzentrum schenkt Vitalität. Der Körper wendet sich der Welt zu, wir sehen die Dinge aus einer anderen Perspektive – und öffnen uns für das Leben.

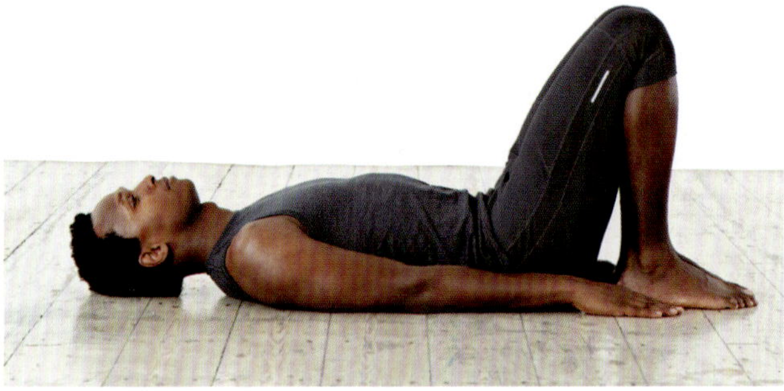

1. Auf dem Boden liegen, Knie anziehen. Die Füße so nah wie möglich am Gesäß aufstellen.

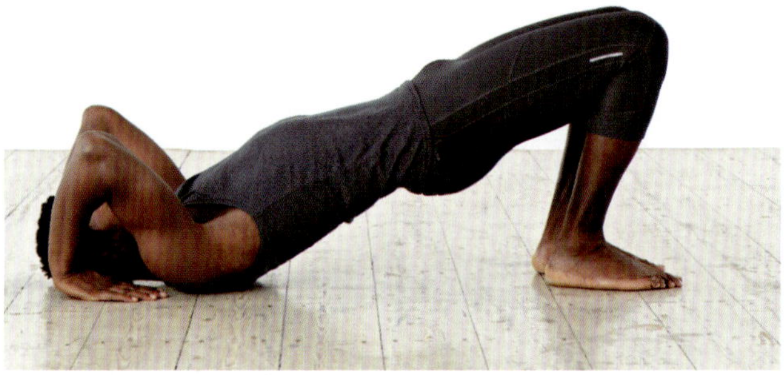

2. Handflächen neben dem Kopf auf den Boden setzen, die Fingerspitzen zeigen zu den Schultern. Ellbogen nach oben richten, die Unterarme im 90-Grad-Winkel zum Boden. Füße in den Boden drücken, ausatmen, Gesäß anheben. Oberschenkel und Fußinnenseite in einer Linie. 2 bis 3 Atemzüge halten.

Nutzen

- Dehnt Brust und Lunge.
- Kräftigt Arme und Handgelenke, Beine, Po, Bauchdecke und Wirbelsäule.
- Aktiviert die Schild- und die Zirbeldrüse.
- Wirkt gegen Depressionen.

Vorsicht!

- Nicht zu empfehlen bei Rücken- und Herzproblemen oder Karpaltunnelsyndrom.
- Nicht üben bei Kopfschmerzneigung.

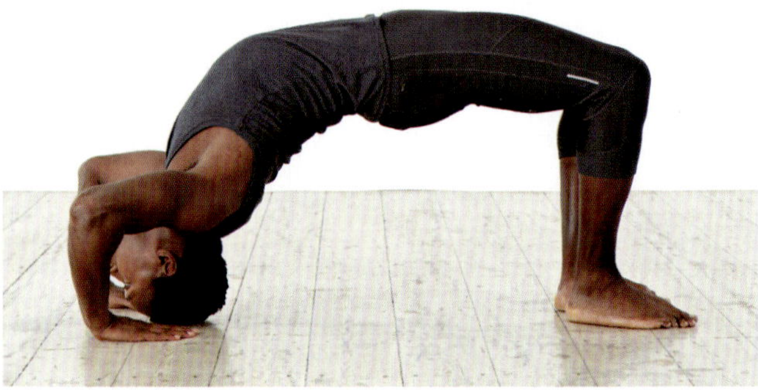

3. Hände in den Boden drücken, Schulterblätter zusammenziehen, Oberkörper aufrichten. Der Kopf ruht auf dem Scheitelpunkt. Die Arme bleiben parallel. 2 bis 3 Atemzüge halten.

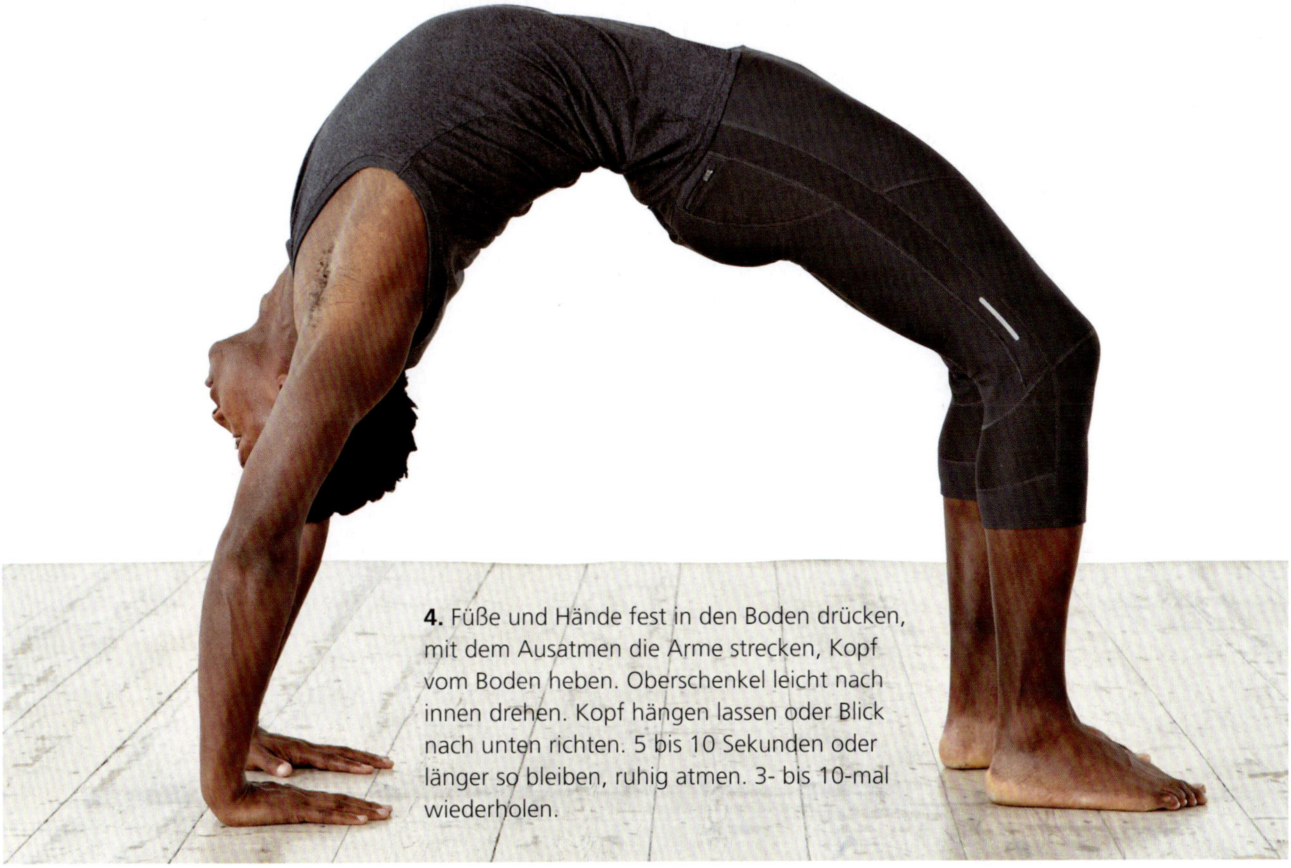

4. Füße und Hände fest in den Boden drücken, mit dem Ausatmen die Arme strecken, Kopf vom Boden heben. Oberschenkel leicht nach innen drehen. Kopf hängen lassen oder Blick nach unten richten. 5 bis 10 Sekunden oder länger so bleiben, ruhig atmen. 3- bis 10-mal wiederholen.

Für Fortgeschrittene

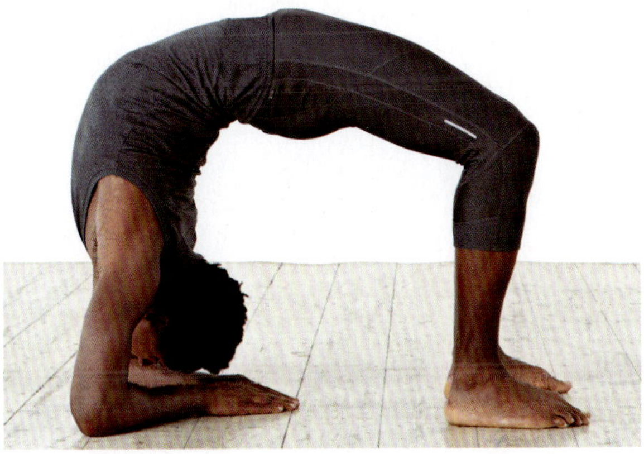

Dvi Pada Viparita Dandasana

Aus der Endstellung die Ellbogen auf den Boden sinken lassen. Handflächen liegen auf. Fersen können leicht angehoben werden. Kopf anheben und in Richtung Füße sehen. Unterarme in den Boden drücken, Schultern anheben, Fersen zurück auf den Boden setzen.

Anatomische Funktionen

Oberkörper

- Der Rückenstrecker dehnt den Rücken. Quadratischer Lendenmuskel, Psoas und gerade Bauchmuskeln stabilisieren den unteren Rücken.
- Aufwärtsrotation und Hebung des Schulterblattes durch den vorderen Sägezahnmuskel.
- Vorderer Deltamuskel und Bizeps beugen die Schulter. Rotatorenmanschette und Deltamuskel stabilisieren das Schultergelenk.
- Der Trizeps streckt den Arm.
- Einwärtsdrehung des Unterarms durch den *Pronator quadratus* und Rundmuskel.
- Dorsalflexion des Handgelenks durch Handgelenksextensoren.

Unterkörper

- Hüftbeugung und -adduktion durch hintere Oberschenkelmuskulatur und großen Gesäßmuskel.
- Kniebeugung durch den Quadrizeps.

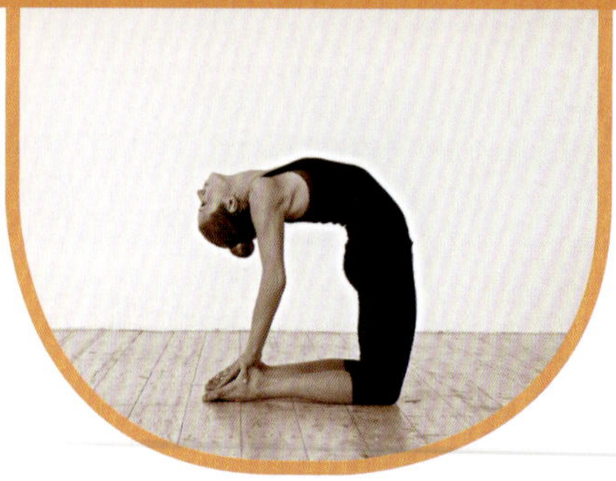

Ushtrasana

Das Kamel

Ushtrasana ist eine tiefe Rückwärtsbeuge, die anfangs schwer auszuführen ist. Dabei verbinden Hände und Füße Ober- und Unterkörper.

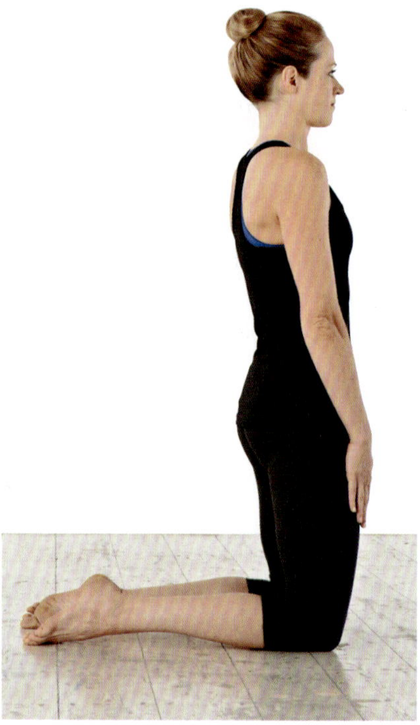

1. Auf den Boden knien, Knie hüftbreit auseinander, Oberschenkel rechtwinklig zum Boden. Oberschenkel leicht nach innen drehen. Schienbein und Spann fest gegen den Boden drücken.

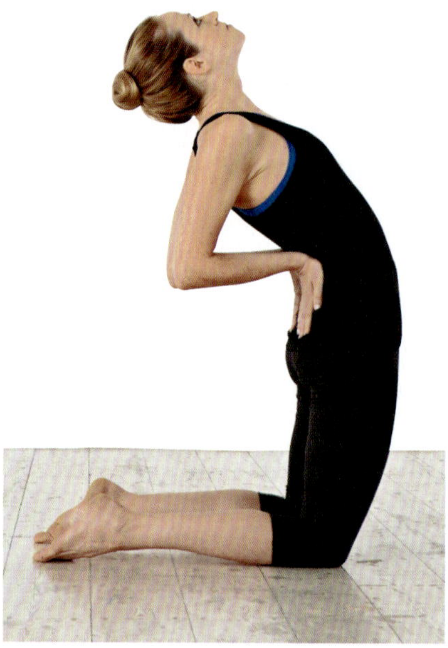

2. Hände über dem Gesäß auf den Rücken legen, die Finger zeigen nach unten.

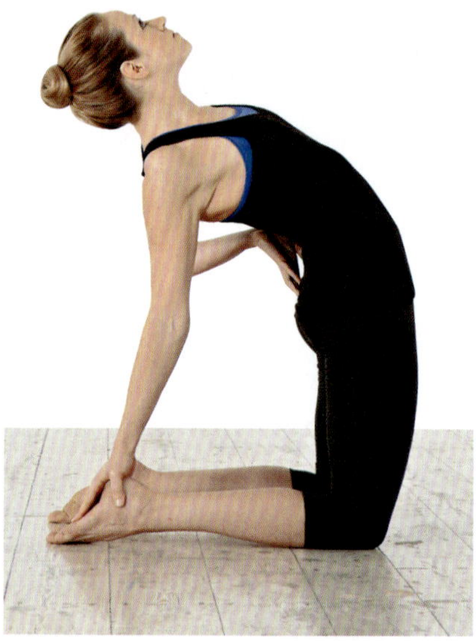

3. Die rechte Hand auf die rechte Ferse legen, dann die linke Hand auf die linke Ferse. Einatmen, Brustbein anheben, Schultern nach hinten und unten. Die Oberschenkel bleiben rechtwinklig zum Boden, während sich der Kopf entspannt nach hinten legt.

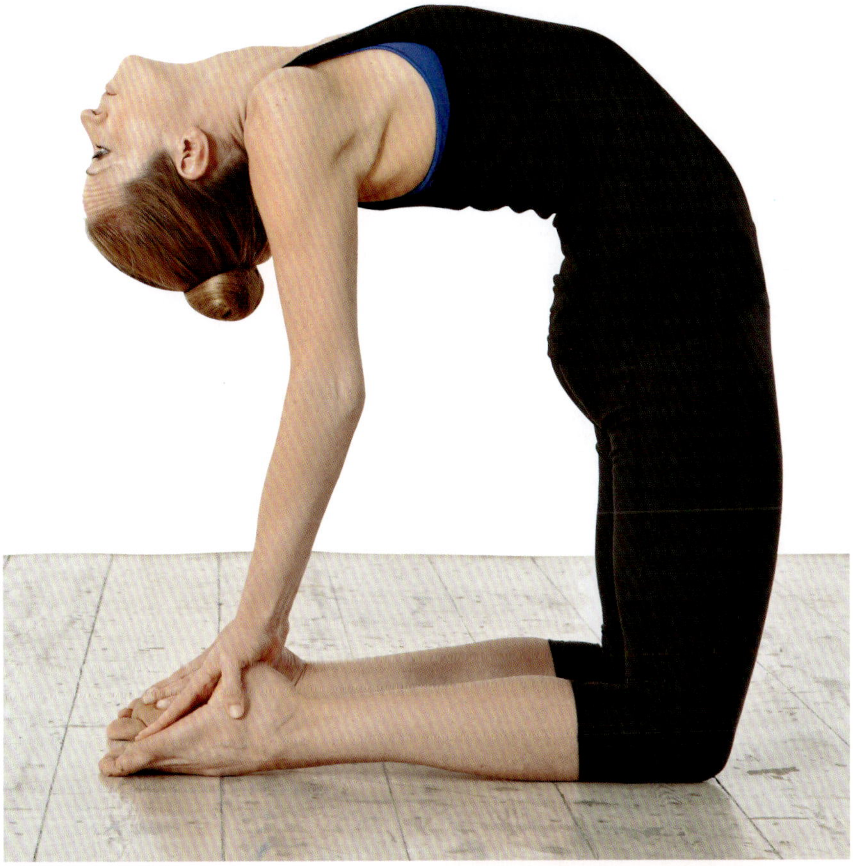

Anatomische Funktionen

Oberkörper

- Abwärtsrotation und Adduktion des Schulterblattes durch Deltamuskeln und Trapezmuskel.
- Schulterstreckung und -adduktion durch hintere Deltamuskeln.
- Der Trizeps hält den Arm gerade.
- Psoas und gerade Bauchmuskeln stabilisieren den Rücken.

Unterkörper

- Hüftstreckung und -adduktion durch hintere Oberschenkelmuskulatur und großen Gesäßmuskel.
- Kniebeugung und Strecken der Fußspitze durch Waden- und Schollenmuskel.

4. Handflächen fest gegen die Fußsohlen drücken, Handballen bleiben auf den Fersen. Die Finger zeigen zu den Zehen. Becken nach vorn drücken, Oberschenkel bleiben aufrecht. 30 bis 60 Sekunden halten. Zum Auflösen der Stellung Hände auf die Hüften legen. Einatmen, Kopf und Oberkörper heben. Auf die Fersen setzen und die Stirn kurz auf dem Boden ablegen.

Nutzen

- Streckt die vordere Körperseite, Knöchel, Oberschenkel und Leistengegend.
- Dehnt die tiefen Hüftbeugemuskeln (Psoas).
- Kräftigt die Rückenmuskeln.
- Aktiviert die Organe im Bauchraum.

Vorsicht!

- Nicht zu empfehlen bei Blutdruckproblemen oder Migräneneigung.
- Ungeeignet bei Problemen im unteren Rücken oder Nacken.

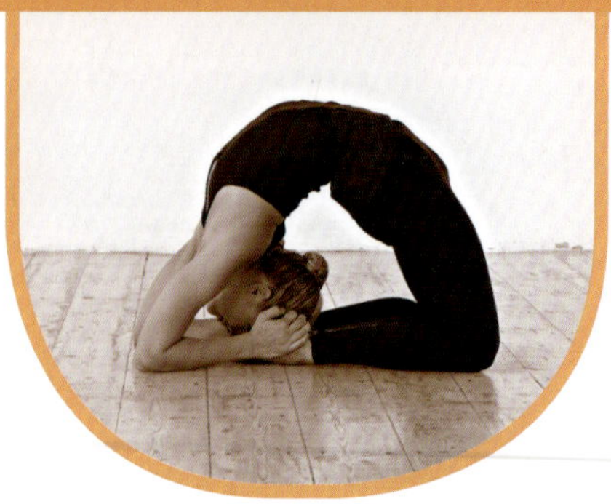

Kapotasana

Die Taube

Kapota bedeutet „Taube", weil sich bei dieser Übung die Brust wölbt wie bei einer Taube. Sie trainiert die Wirbelsäule und hält durch Massage Herz und Genitalien gesund.

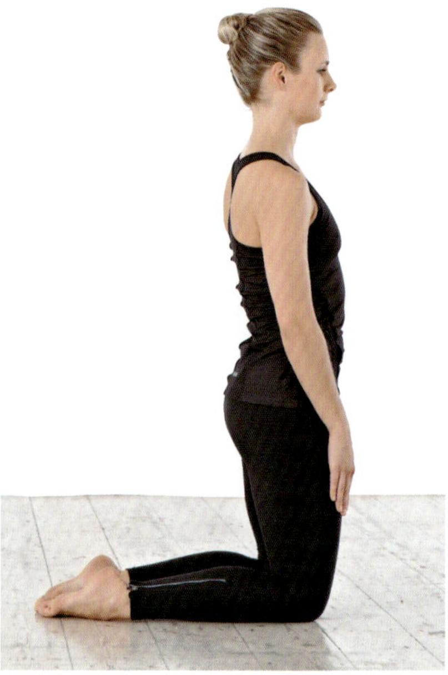

1. Aufrecht hinknien, die Knie hüftbreit auseinander. Schultern, Kopf und Knie bilden eine Linie. Hände auf die Oberschenkelvorderseite legen.

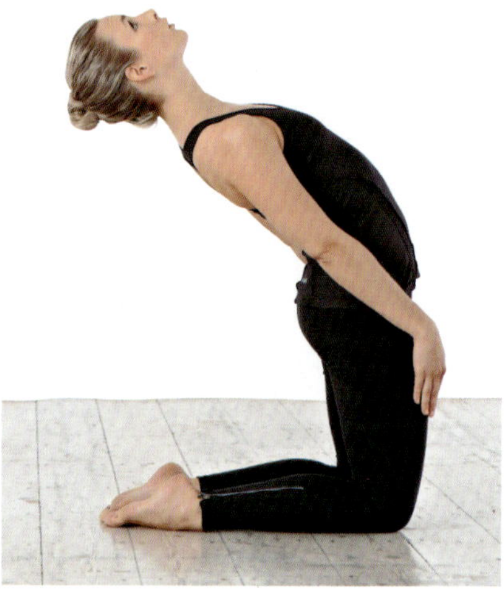

2. Einatmen, Kopf und Schultern so weit wie möglich nach hinten beugen, ohne dass das Becken nach vorn ausweicht.

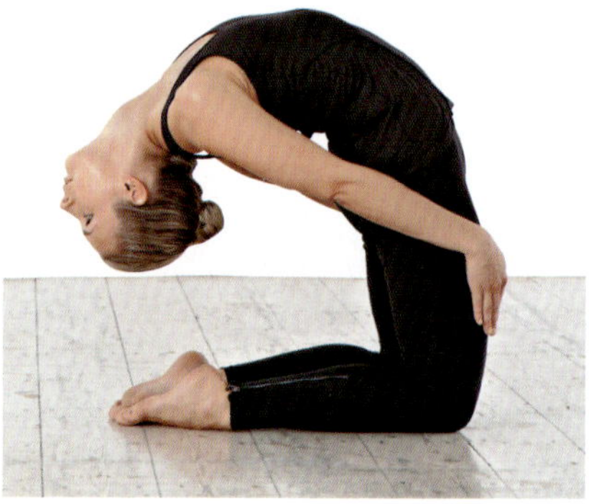

3. Schulterblätter zusammenziehen, Brustbein heben. Nun langsam den Kopf zum Boden sinken lassen.

Nutzen

- Streckt die vordere Körperseite, Knöchel, Oberschenkel und Leistengegend sowie Bauch, Brust und Hals.
- Dehnt die tiefen Hüftbeugemuskeln (Psoas).
- Kräftigt die Rückenmuskeln.
- Aktiviert die Organe im Bauchraum und das Herz.

Vorsicht!

- Nicht zu empfehlen bei Blutdruckproblemen oder Migräneneigung.
- Ungeeignet bei Problemen im unteren Rücken oder Nacken.

4. Arme über den Kopf heben. Becken nach vorn strecken, um die Balance zu halten. Kopf und Oberkörper sinken weiter zum Boden, während die Oberschenkel möglichst rechtwinklig zum Boden bleiben. Handflächen auf dem Boden setzen, Fingerspitzen zeigen zu den Füßen. Scheitelpunkt auf den Boden sinken lassen.

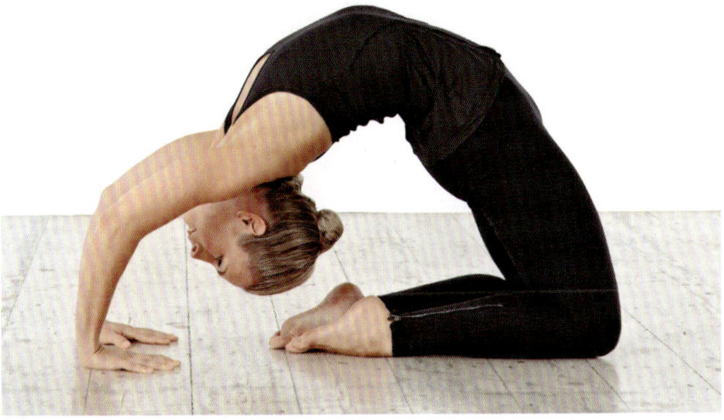

Anatomische Funktionen

Oberkörper

- Aufwärtsrotation und Abduktion des Schulterblatts durch vorderen Sägezahnmuskel und oberen Trapezmuskel.Rotatorenmanschette, großer Brustmuskel und vorderer Deltamuskel sorgen für Beugung, Adduktion und Außenrotation der Schulter.
- Der *Erector spinae* streckt den Rücken, was die geraden Bauchmuskeln dehnt, und stabilisiert die Lendenwirbelsäule.

Unterkörper

- Hüftstreckung: Der große Gesäßmuskel drückt die Hüfte nach vorn und kippt das Becken bei der Oberschenkeldehnung.
- Die hintere Oberschenkelmuskulatur beugt das Knie und streckt die Hüfte weiter.

5. Kopf heben, Becken anheben. Oberkörper lang machen, die Hände „wandern" zu den Füßen. Unterarme auf den Boden legen. Wenn möglich, Knöchel (oder gar Unterschenkel) fassen. Ellbogen auf Schulterbreite zusammenziehen, fest gegen den Boden drücken. Nacken strecken, Stirn auf dem Boden ablegen. Einatmen und den Brustkorb dehnen. Ausatmen, Unterarme und -schenkel gegen den Boden drücken, Brustbein heben, das Steißbein wandert Richtung Knie. 30 Sekunden oder länger halten. Zum Auflösen der Stellung den Oberkörper langsam aufrichten. Einige Atemzüge lang in Kindstellung (Seite 115) entspannen.

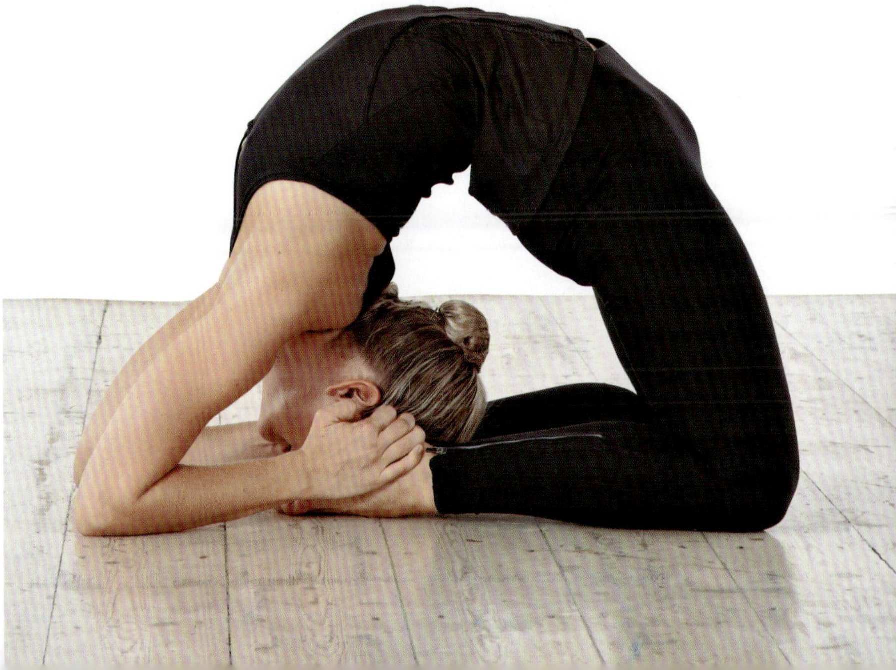

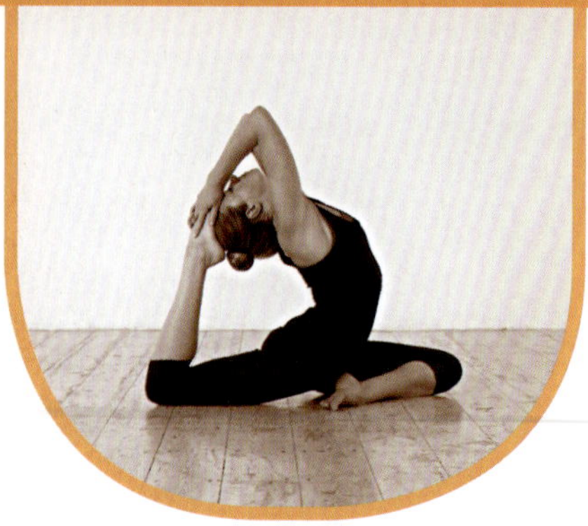

Eka Pada Raja Kapotasana I

Die Königstaube I

Rajakapota heißt „König der Tauben" – die Taubenstellung mit einem Bein. Auch hier wird die Brust nach vorn gewölbt wie bei einer Taube.

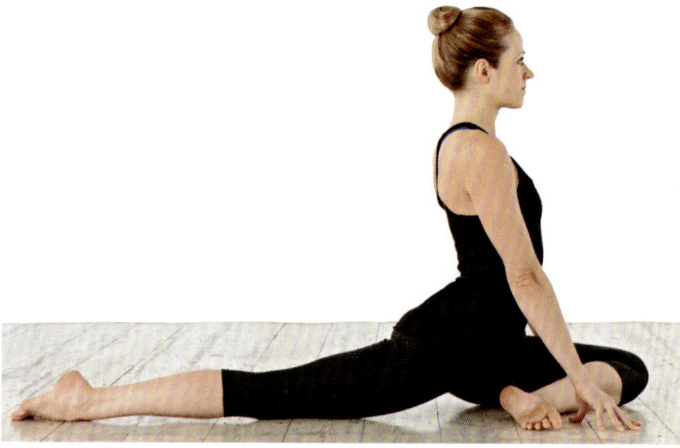

1. Mit nach vorn ausgestreckten Beinen auf den Boden setzen. Das linke Knie anwinkeln, die linke Ferse liegt vor der rechten Hüfte. Das linke Knie ruht auf dem Boden, der Unterschenkel drückt gegen den Boden. Das rechte Bein nach hinten bringen und ausstrecken. Oberschenkel, Knie und Spann liegen auf dem Boden auf.

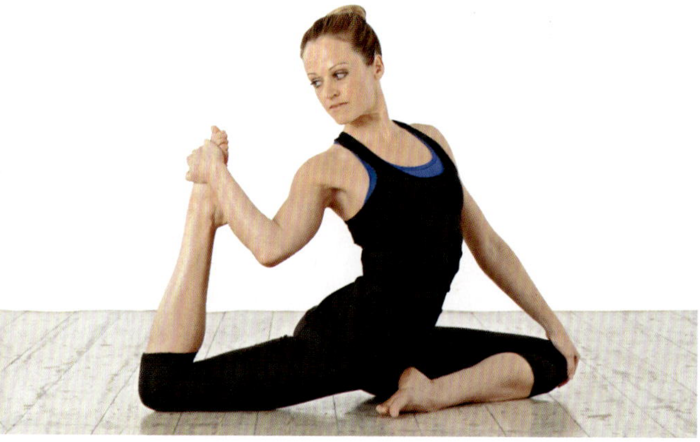

2. Hände in die Taille legen, Brust nach vorn drücken, Schultern zurückziehen, Kopf nach hinten sinken lassen. Ein paar Atemzüge lang halten. Hände auf den Boden legen, rechtes Knie anwinkeln, der Fuß geht Richtung Kopf. Rechten Oberschenkel anspannen. Mit der rechten Hand den rechten Fuß ergreifen und zur Schulter ziehen.

Nutzen

- **Streckt Oberschenkel, Leistengegend, Bauchdecke, Brust, Schultern und Nacken.**
- **Aktiviert die Organe im Bauchraum.**
- **Öffnet Schultern und Brustkorb.**

Vorsicht!

- **Nicht zu empfehlen bei Problemen in der Lendenwirbelsäule, in Knöcheln oder Knien. Ungeeignet bei verkürzten Oberschenkel- oder Hüftmuskeln.**

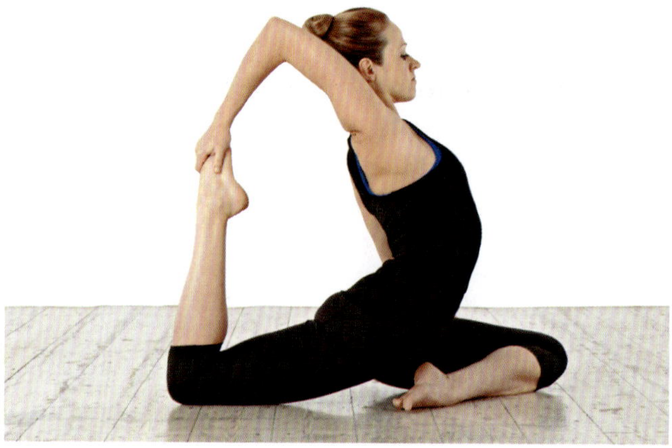

3. Vorsichtig rechten Ellbogen anheben, rechter Fuß kommt mittig hinter den Kopf. Mehrere Atemzüge halten, dann mit der linken Hand über den Kopf greifen und Fuß fassen.

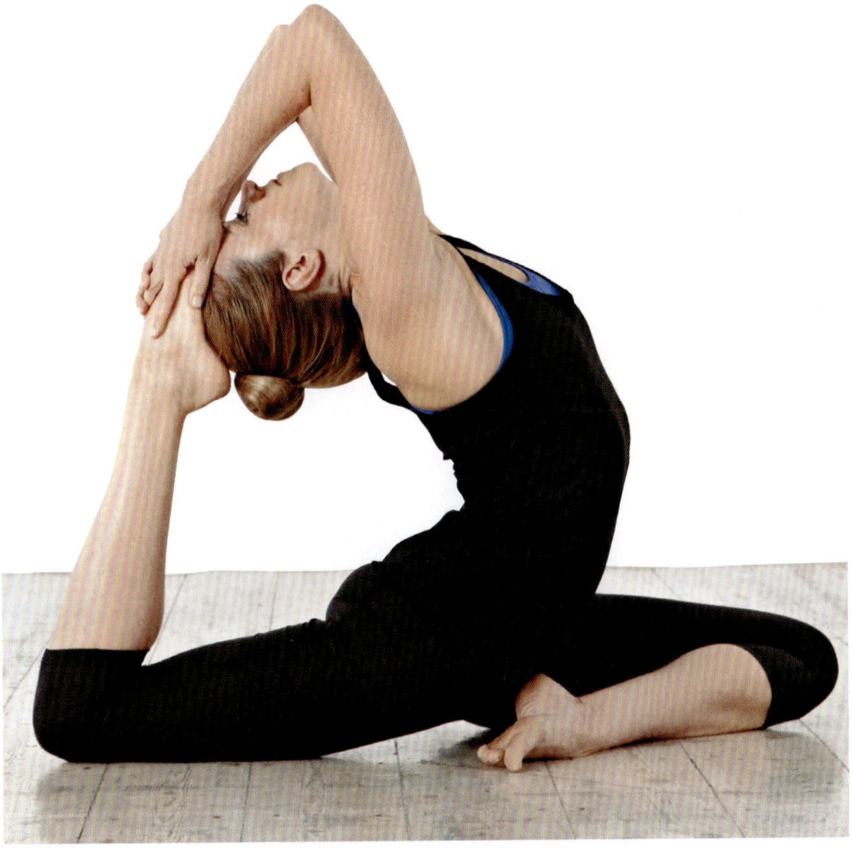

4. Rechte Fußsohle zum Hinterkopf ziehen und dort ruhen lassen. 10 bis 15 Sekunden halten, dann den Fuß loslassen. Rechtes Bein nach vorn bringen und Seite wechseln. Nun wird der linke Fuß gehalten.

Anatomische Funktionen

Oberkörper

- Aufwärtsrotation, Abduktion und Anhebung des Schulterblatts durch vorderen Sägezahnmuskel und oberen Trapezmuskel. Rotatorenmanschette, großer Brustmuskel, vorderer Deltamuskel und Bizeps sorgen für Beugung, Adduktion und Außenrotation der Schulter.
- Der *Erector spinae* streckt den Rücken und stabilisiert die Lendenwirbelsäule.

Unterkörper

- Vorderes Bein: Streckung und Außenrotation der Hüfte, Kniebeugung, Plantarflexion und Drehung des Fußes durch Psoas, Schneidermuskel und tiefe externe Rotatoren, die hintere Oberschenkelmuskulatur beugt das Knie.
- Hinteres Bein: Streckung, Innenrotation und Adduktion der Hüfte, Kniebeugung, Plantarflexion im Knöchel. Großer Gesäßmuskel drückt Hüfte nach vorn und kippt Becken, um Oberschenkel zu strecken. Hintere Oberschenkelmuskulatur beugt Knie und streckt Hüfte.

Variation mit mittlerem Schwierigkeitsgrad

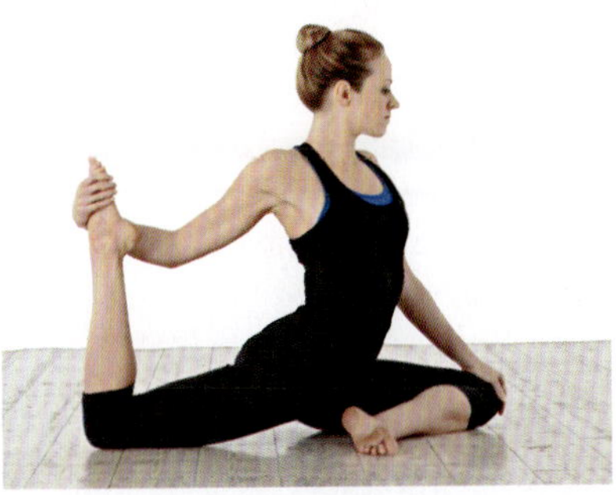

1. Rechten Fuß mit der rechten Hand halten.

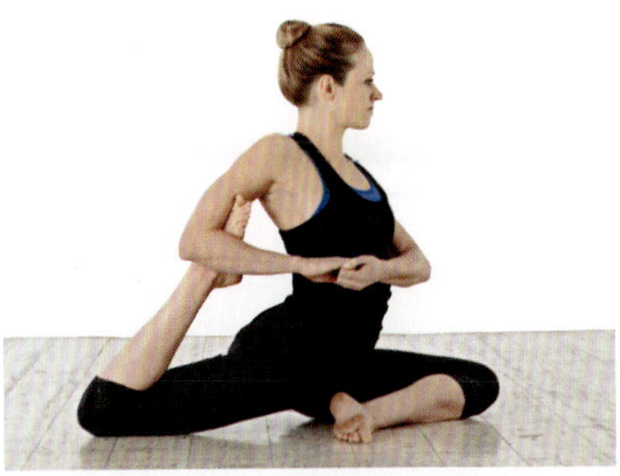

2. Fuß mit dem Ellbogen halten, Finger verschränken.

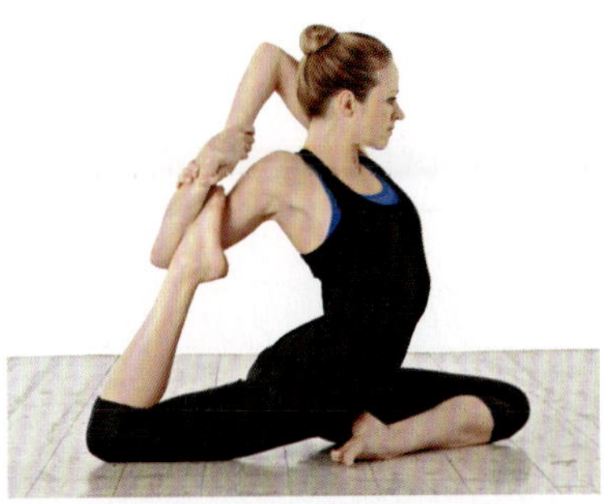

3. Hände bleiben zusammen, linken Ellbogen über den Kopf ziehen.

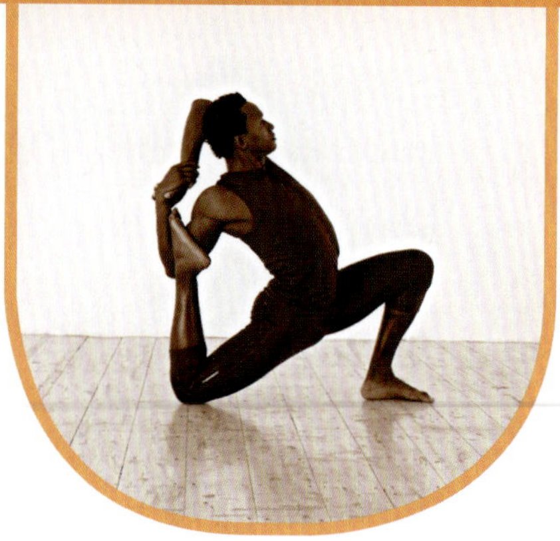

Eka Pada Raja Kapotasana II

Die Königstaube II

Das ist eine Variation der einbeinigen Königstaube (Seite 198), bei der das hintere Bein angehoben wird und die Hände einander hinter dem Kopf greifen.

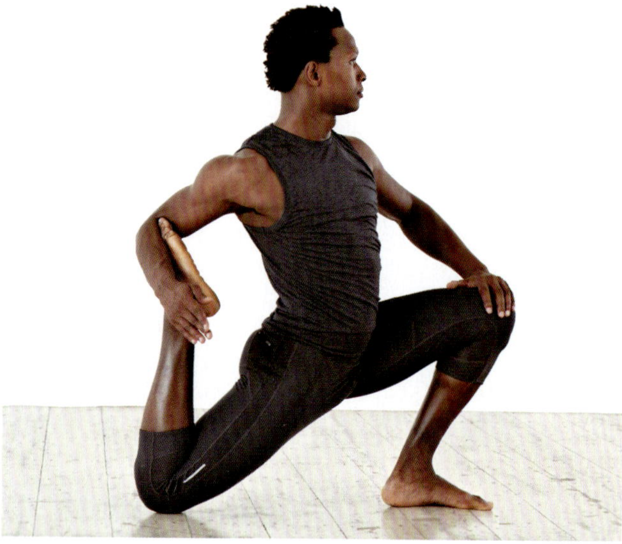

1. Ausfallschritt mit dem linken Bein nach vorn machen. Das rechte Knie auf den Boden sinken lassen. Rechten Unterschenkel rechtwinklig zum Boden anheben. Das Körpergewicht ruht auf dem linken Fuß und dem rechten Knie. Rechten Unterarm um den Fuß legen, zum Gesäß ziehen. Die Fußspitze liegt im rechten Ellbogen.

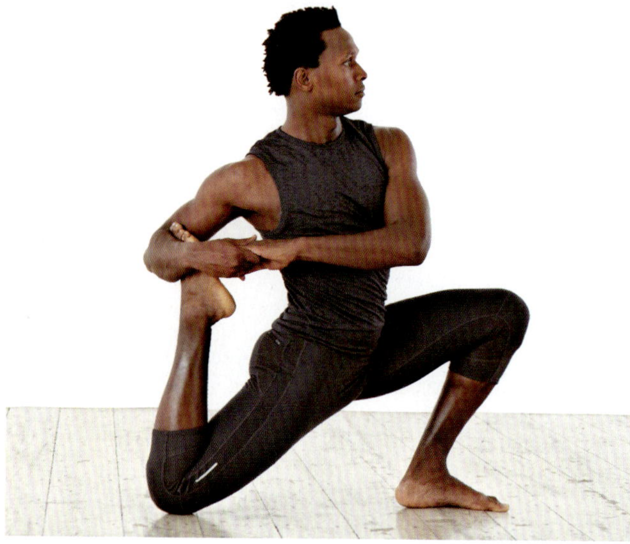

2. Mit der linken Hand vor der Brust die rechte Hand ergreifen. Für mehr Balance das linke Knie in einen spitzen Winkel bringen. Rechte Hüfte und rechten Oberschenkel sinken lassen.

Nutzen

- Streckt Oberschenkel, Leistengegend, Psoas, Bauchdecke, Brust, Schultern und Nacken.
- Aktiviert die Organe im Bauchraum.
- Öffnet Schultern und Brustkorb.

Vorsicht!

- Nicht zu empfehlen bei Problemen in der Lendenwirbelsäule, in Knöcheln oder Knien. Ungeeignet bei verkürzten Oberschenkel- oder Hüftmuskeln.

Anatomische Funktionen

Oberkörper

- Aufwärtsrotation, Abduktion und Anhebung des Schulterblatts, Beugung, Adduktion und Außenrotation der Schulter, Drehung des Unterarms.
- Der *Erector spinae* streckt den Rücken, die geraden Bauchmuskeln stabilisieren die Lendenwirbelsäule.

Unterkörper

- Vorderes Bein: Hüftstreckung durch Psoas; Kniestreckung durch hintere Oberschenkelmuskulatur.
- Hinteres Bein: Streckung, Innenrotation und Adduktion der Hüfte; Kniebeugung – großer Gesäßmuskel drückt Hüfte vorwärts und kippt Becken, um Oberschenkel zu strecken. Hintere Oberschenkelmuskulatur beugt Knie und streckt Hüfte weiter.

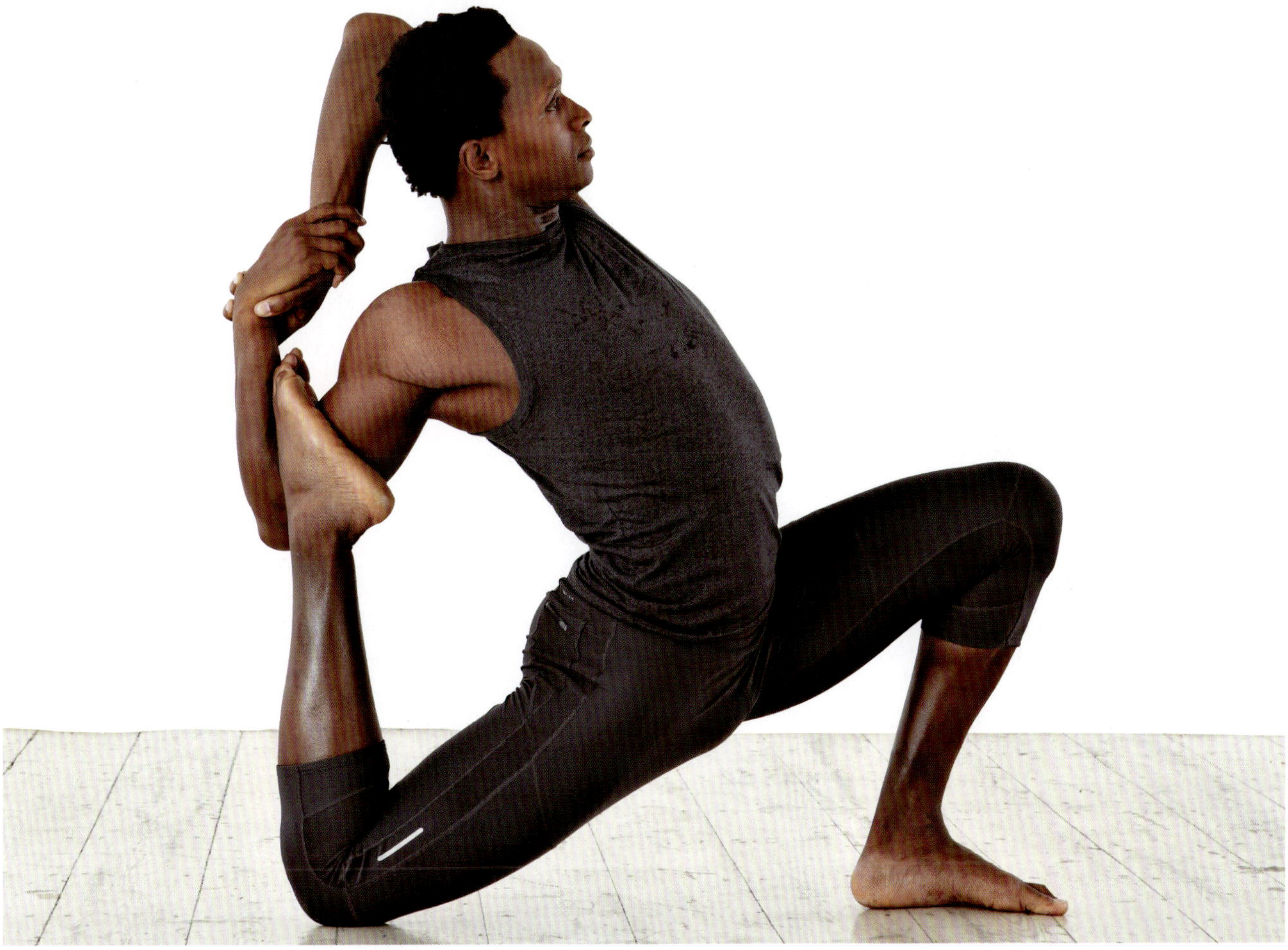

3. Linken Ellbogen über den Kopf nach hinten ziehen. Rechte Schulter nach vorn drücken, Brust und Hüften weisen nach vorn. 15 bis 30 Sekunden halten, so ruhig wie möglich atmen. Ausatmen, rechten Fuß behutsam loslassen, zum Boden sinken lassen. Seite wechseln, linkes Bein hinter den Kopf bringen.

Für Fortgeschrittene

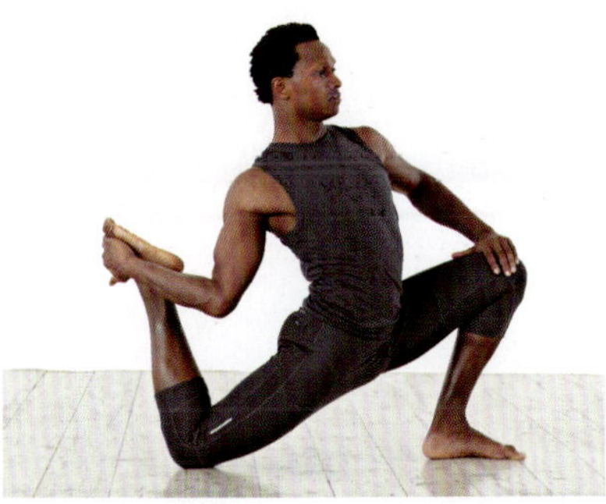

1. Rechten Fuß mit der rechten Hand fassen.

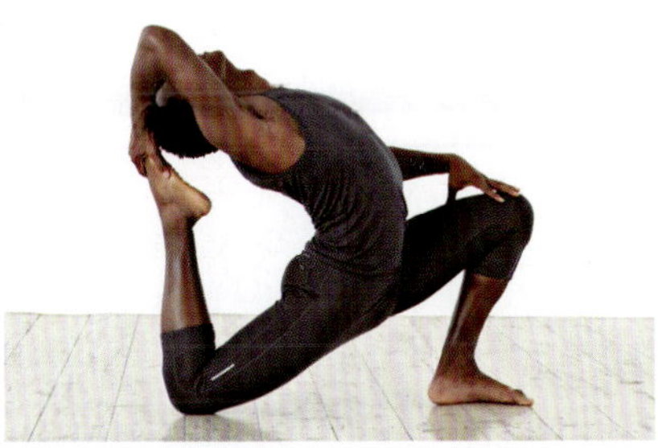

2. Rechten Fuß an die Schulter, dann an den Kopf ziehen.

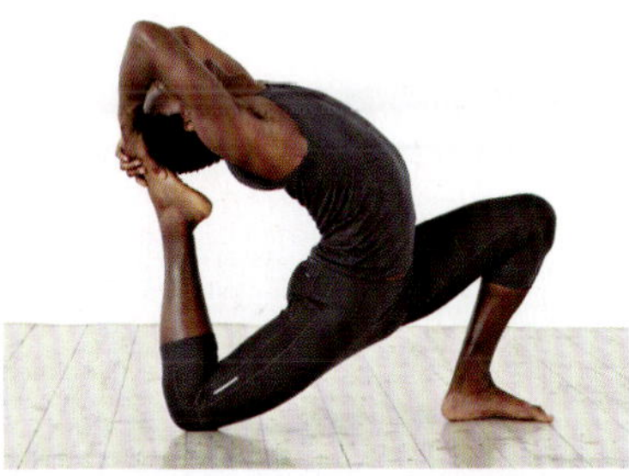

3. Mit der linken Hand den Fuß ergreifen und halten.

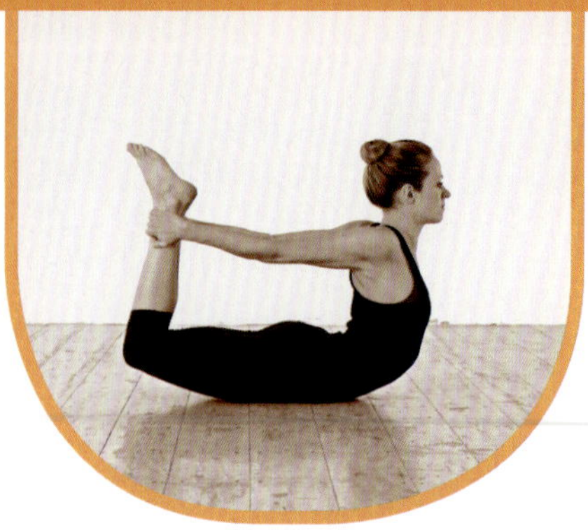

Dhanurasana

Der Bogen

Diese Stellung ähnelt dem Sportgerät des Bogenschützen. Rumpf und Beine stellen das Mittelstück dar, die Arme die Sehne.

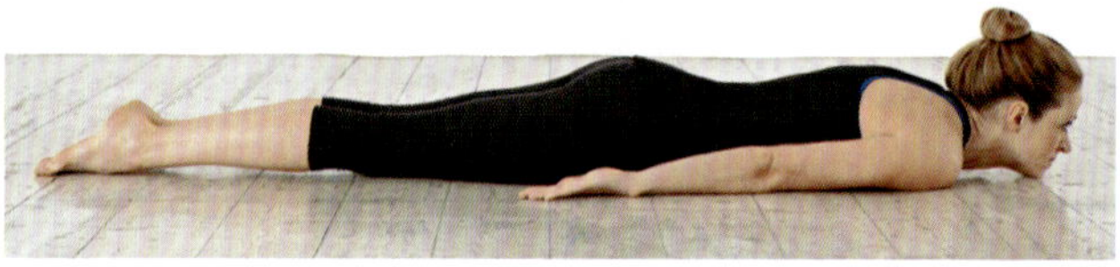

1. Auf den Bauch legen, Arme seitlich neben dem Rumpf ablegen, die Handflächen zeigen nach oben.

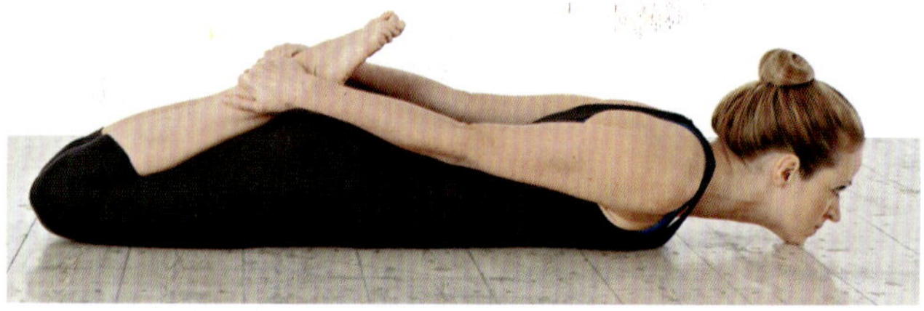

2. Ausatmen, Knie anwinkeln. Mit beiden Händen die Knöchel fassen. Die Knie bleiben während der Übung hüftbreit auseinander, nicht weiter öffnen.

Nutzen

- Streckt die Vorderseite des Körpers, Knöchel, Oberschenkel, Leistengegend, Bauchdecke, Brust und die tiefen Hüftflexoren.
- Kräftigt die Rückenmuskeln.
- Verbessert die Haltung.
- Aktiviert die Organe in Bauchraum und Hals.

Vorsicht!

- Nicht zu empfehlen bei Blutdruckproblemen oder Migräneneigung.
- Nicht für Schüler mit Problemen im unteren Rücken oder Nacken.

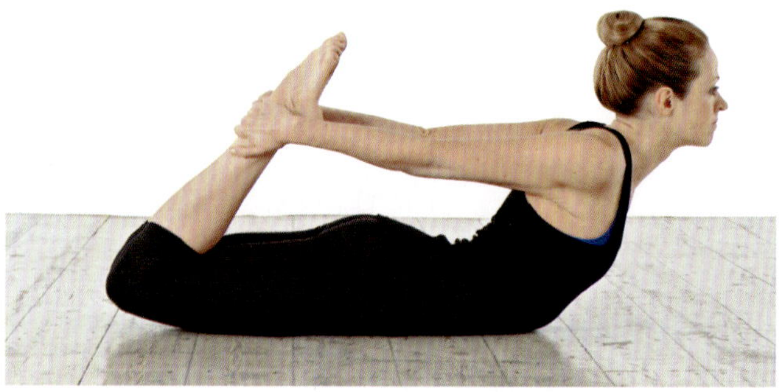

3. Einatmen, Fersen anheben. Oberschenkel anspannen, als wollten Sie die Beine strecken. Der Oberkörper und die Knie heben sich vom Boden ab, der Rücken bleibt entspannt.

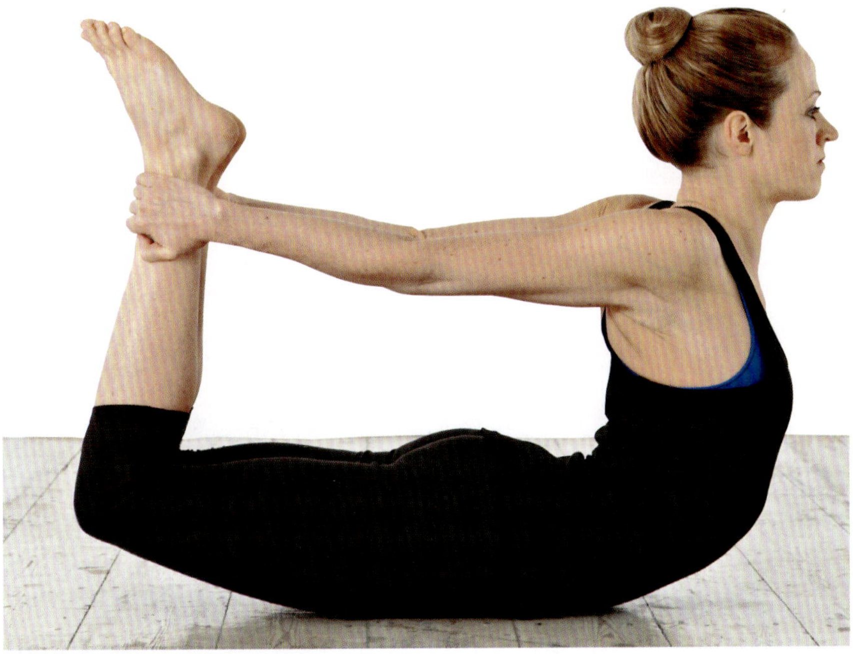

4. Fersen und Knie heben sich weiter und ziehen die Schulterblätter nach hinten. Die Schultern sinken lassen, nach vorn blicken. 20 bis 30 Sekunden halten. Beim Ausatmen Stellung auflösen und einige Atemzüge lang liegen bleiben. 1- bis 2-mal wiederholen.

Anatomische Funktionen

Oberkörper

- Streckung der Wirbelsäule durch den Rückenstrecker und den quadratischen Lendenmuskel.
- Adduktion des Schulterblatts; Streckung und Innenrotation der Schulter durch Trapez- und Deltamuskeln; hinterer Deltamuskel und Trizeps strecken den Arm.

Unterkörper

- Hüftstreckung und -adduktion. Der Hüftbeuger und die gerade Bauchmuskulatur werden gestreckt.
- Kniebeugung durch hintere Oberschenkelmuskulatur.
- Der Schollenmuskel zieht den Fuß an.

Für Fortgeschrittene

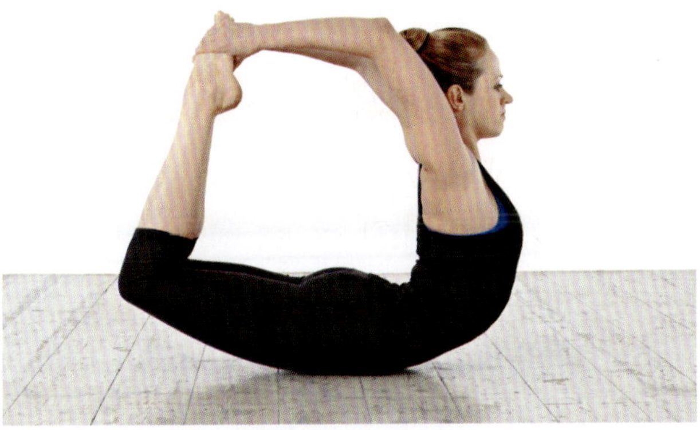

1. Auf dem Bauch liegend Knie anheben, die Arme über den Kopf heben und den Spann oder die Zehen fassen.

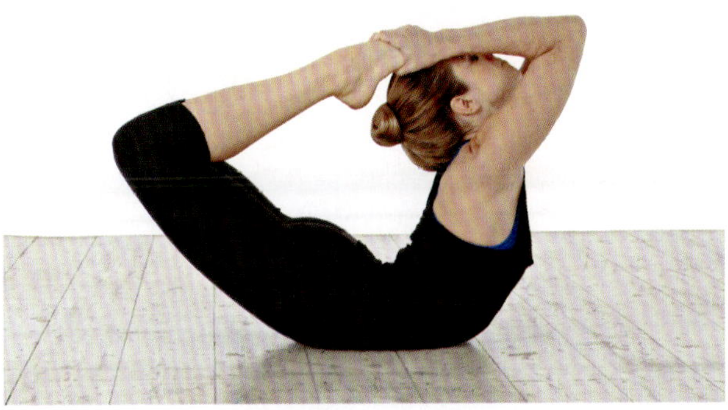

2. Ellbogen anheben, Sohlen an den Hinterkopf ziehen.

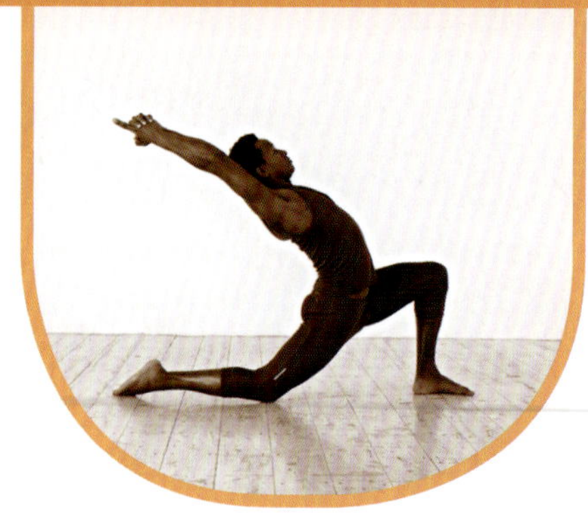

Ashva Shanchalasana

Der Halbmond

Diese Stellung öffnet Brust, Oberbauch, Schultern, Arme und Hüften. Sie beugt und streckt die Wirbelsäule.

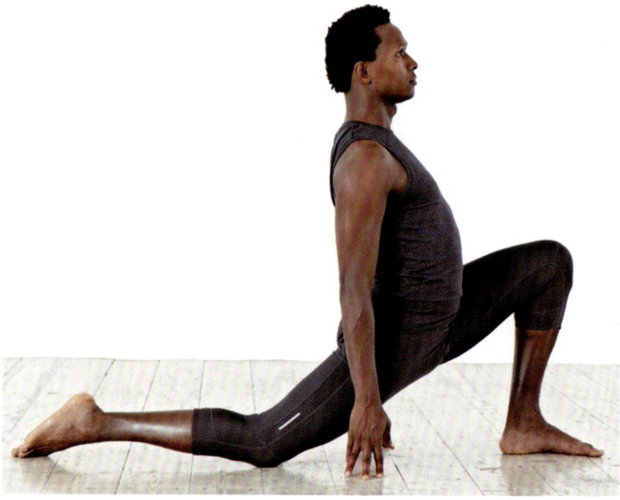

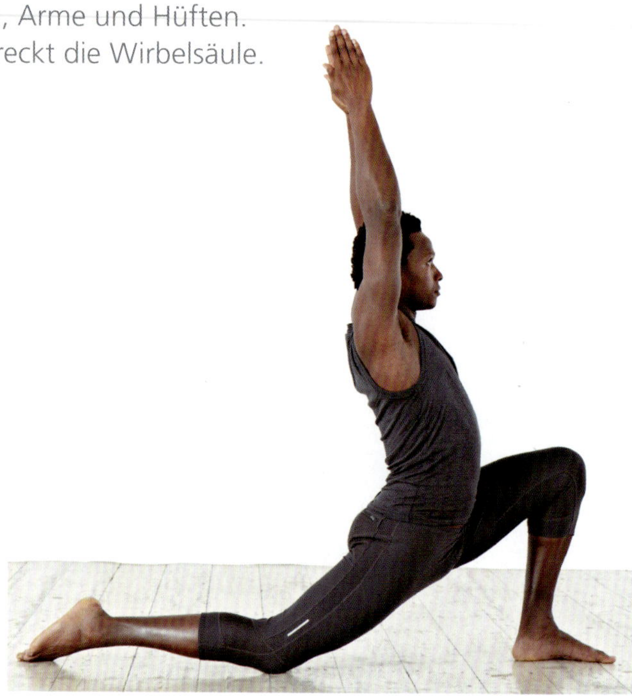

1. Aus dem Stand einen Ausfallschritt nach vorn mit dem linken Bein, das linke Knie wird gebeugt, das rechte Bein liegt ausgestreckt auf dem Boden. Die Arme stabilisieren den Rumpf seitlich.

2. Rechtes Bein weiter sinken lassen, Hüfte geht nach unten. Einatmen, Arme über den Kopf heben, Handflächen zusammenlegen.

Nutzen

- Dehnt Brustkorb und Lunge.
- Kräftigt Schultern und Arme.
- Stärkt Beine, Gesäß, Bauchdecke und Wirbelsäule.

Vorsicht!

- Ungeeignet bei Rücken- oder Schulterproblemen.

Anatomische Funktionen

Oberkörper

- Der Rückenstrecker beugt den Rücken. Quadratischer Lendenmuskel, Psoas und gerade Bauchmuskeln stabilisieren den unteren Rücken.
- Aufwärtsrotation und Anhebung der Schulterblätter durch den Sägezahnmuskel. Vorderer Deltamuskel und Bizeps sorgen für Schulterbeugung. Rotatorenmanschette und Deltamuskeln stabilisieren das Schultergelenk.
- Der Trizeps streckt den Arm.

Unterkörper

- Hüftstreckung und -adduktion durch hintere Oberschenkelmuskeln und großen Gesäßmuskel.
- Die Hüftbeugung des vorderen Beins erfolgt durch den Psoas, die Kniebeugung durch den Quadrizeps.

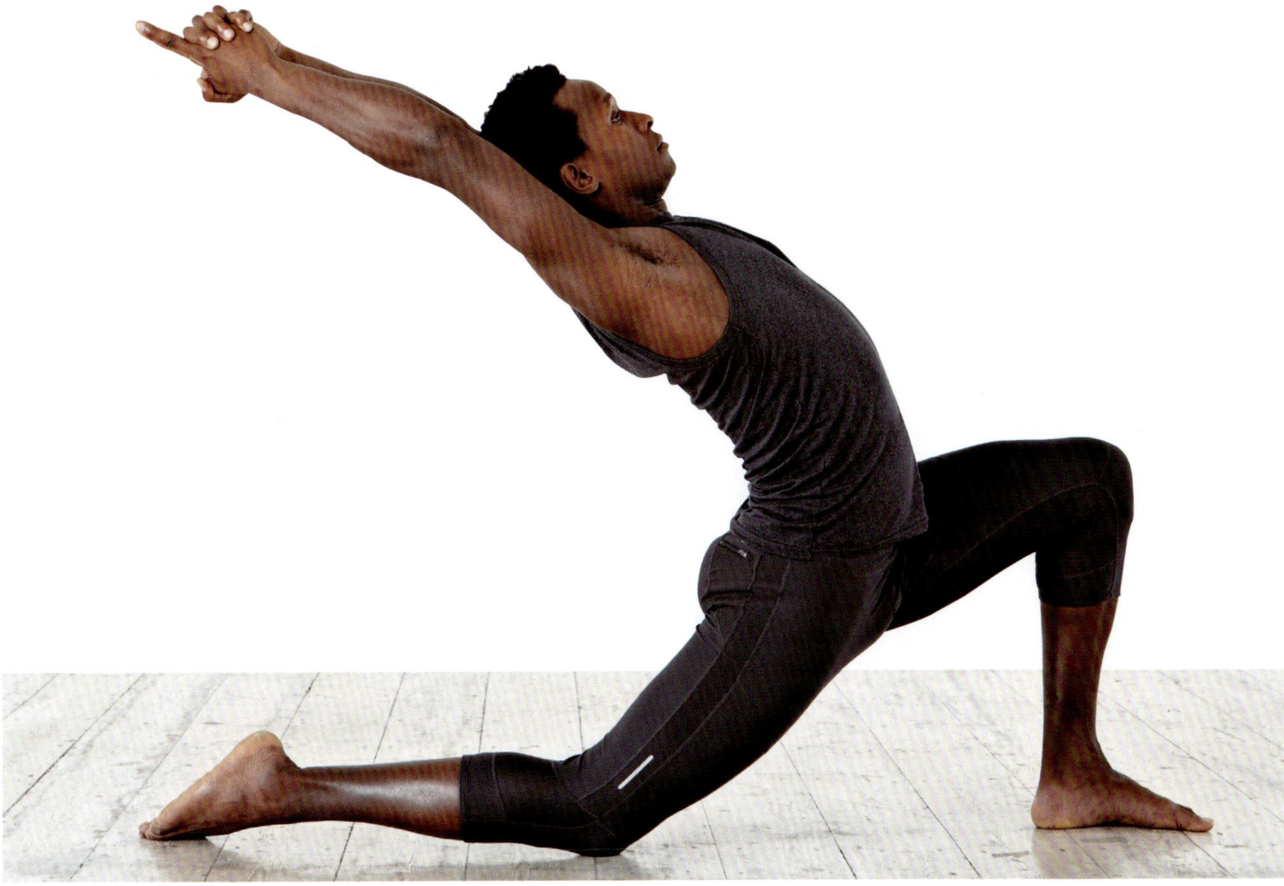

3. Finger verschränken, Zeigefinger strecken, Daumen überkreuzen. Schultern lösen und sinken lassen. Stellen Sie sich vor, Sie würden sich mit beiden Handen zu Ihrem rechten Fuß strecken.

15 bis 30 Sekunden halten. Zum Auflösen der Stellung Handflächen auf den Boden legen, mit dem linken Bein zurücktreten und auf beide Knie gehen. Seitenwechsel.

Für Fortgeschrittene

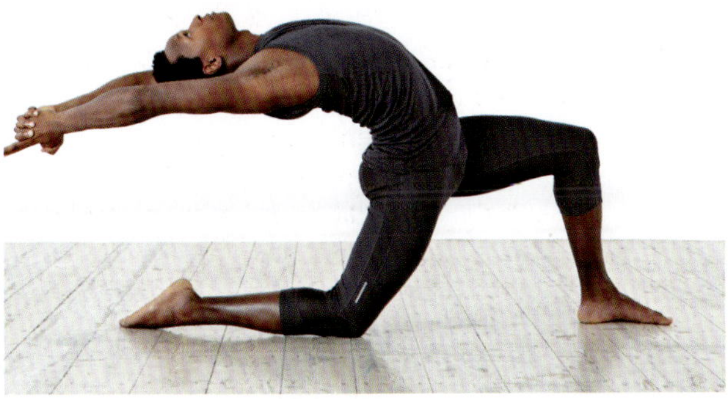

Die Arme weiter nach hinten bringen, Rücken beugen, rechten Fuß ergreifen. Diese Variante erfordert eine enorme Beweglichkeit der Wirbelsäule.

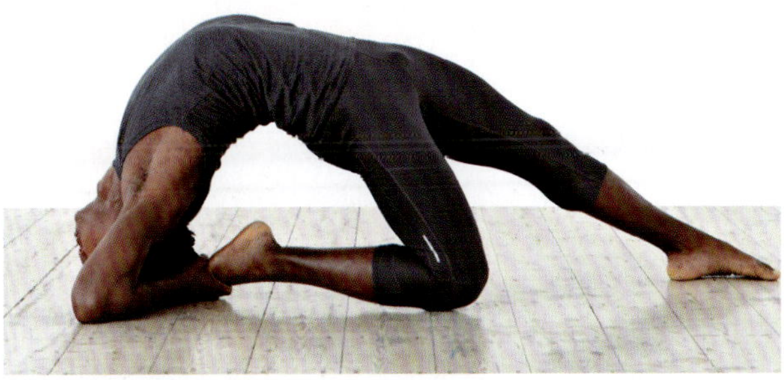

Wenn möglich, Kopf auf den Fuß legen. Diese Variante sollten Sie nur unter Anleitung eines erfahrenen Lehrers üben.

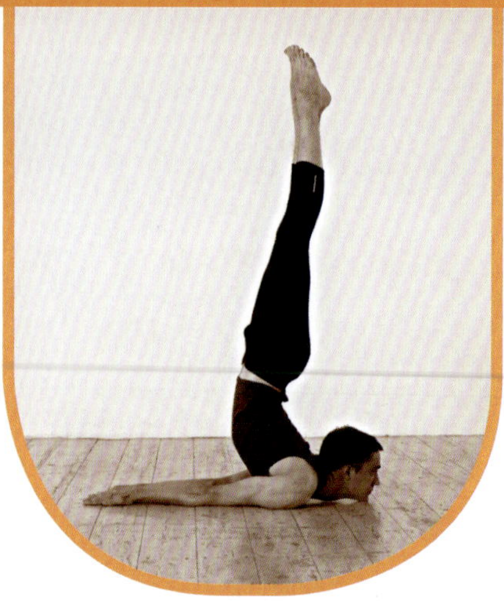

Salabhasana

Die Heuschrecke

Eine Rückwärtsbeuge für Fortgeschrittene, die die Rückenmuskeln stärkt: den Rückenstrecker, den quadratischen Lendenmuskel und den unteren Trapezmuskel.

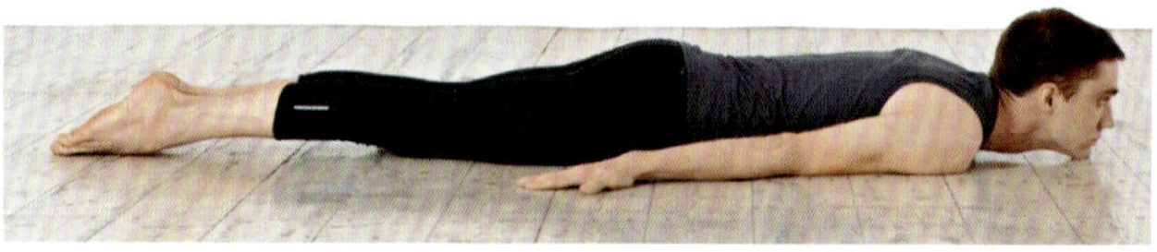

1. Mit ausgestreckten Beinen auf den Bauch legen, die Arme mit nach unten gekehrten Handflächen neben dem Rumpf ablegen. Kopf in den Nacken legen, Kinn auf dem Boden aufsetzen.

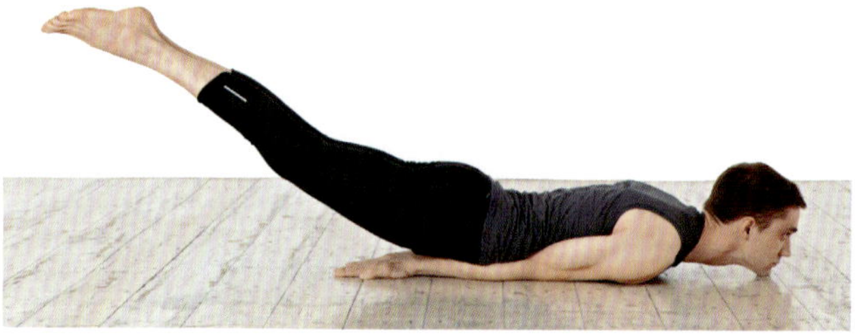

2. Gestreckte Arme unter den Körper schieben. Eventuell eine Faust machen. Einatmen, Beine heben. Handflächen, Unterarme, Oberarme und Schultern fest gegen den Boden drücken. Die meisten Schüler kommen nur bis zu diesem Punkt.

Anatomische Funktionen

Oberkörper

- Der Rückenstrecker beugt die Wirbelsäule.
- Abwärtsrotation und Adduktion des Schulterblatts durch unteren Trapezmuskel und Rautenmuskeln. Der Trizeps streckt den Arm, die Brustmuskeln öffnen die Brust.

Unterkörper

- Hüftstreckung durch großen Gesäßmuskel, Adduktion durch die Adduktoren.
- Kniestreckung durch den Quadrizeps, Adduktion durch hintere Oberschenkelmuskeln und Adduktoren.
- Der Schollenmuskel sorgt für die gestreckte Fußspitze.

Nutzen

- Kräftigt die Muskulatur von Wirbelsäule, Po und Rückseite der Arme und Beine.
- Dehnt Schultern, Brust, Bauch und Oberschenkel.
- Verbessert die Haltung.
- Aktiviert die Organe im Bauchraum.

Vorsicht!

- Nicht zu empfehlen bei Kopfschmerzneigung.
- Ungeeignet für Schüler mit Rückenproblemen.
- Bei Nackenproblemen den Kopf gerade halten und zum Boden blicken.

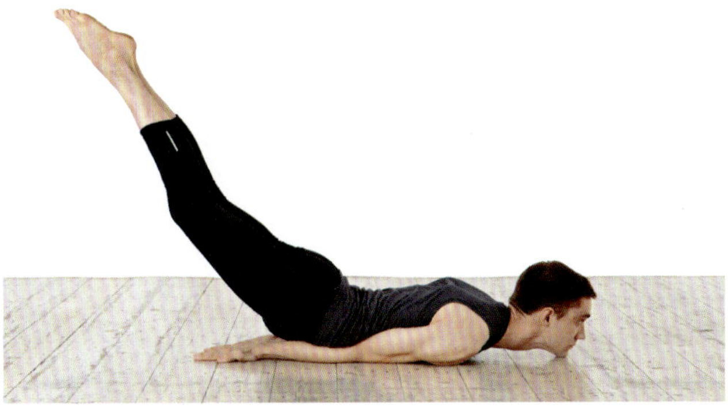

3. Arme weiter in den Boden drücken, Beine höher steigen lassen, bis Oberschenkel, Hüfte und Leistengegend sich vom Boden heben.

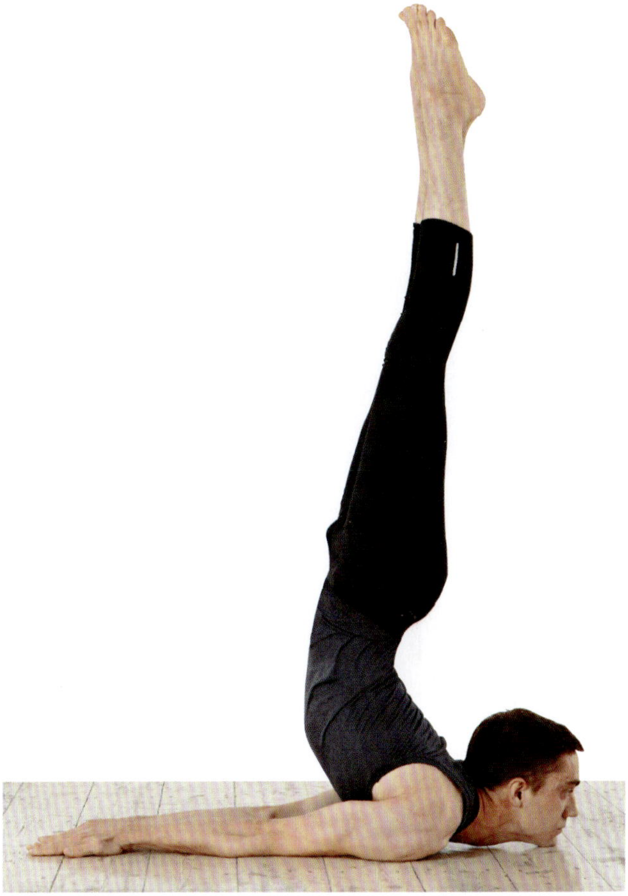

4. Die Endstellung ist vielen Schülern nicht möglich. Dabei drückt sich die Brust vom Boden weg, Hüften und Beine strecken sich nach oben. 10 bis 30 Sekunden halten, dann zuerst den Rumpf und dann die Beine einzeln sinken lassen.

Für Fortgeschrittene

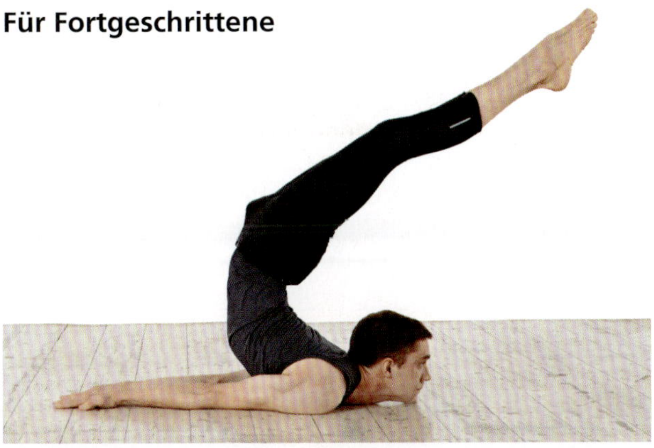

1. Wenn Sie den Rumpf anheben können, können Sie die Beine über dem Kopf sinken lassen.

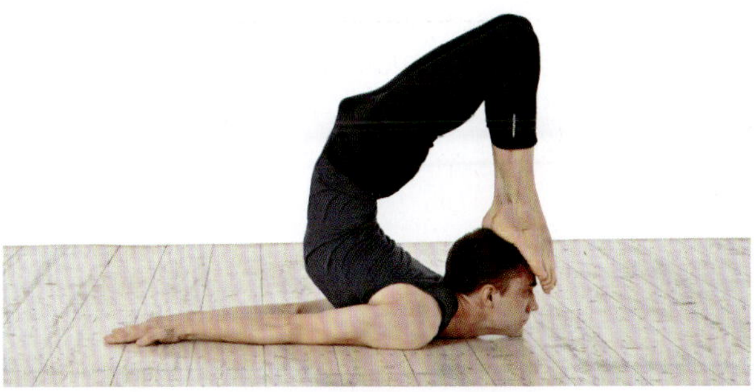

2. Knie beugen, Füße auf dem Kopf aufsetzen. Das ist eine sehr schwierige Übung.

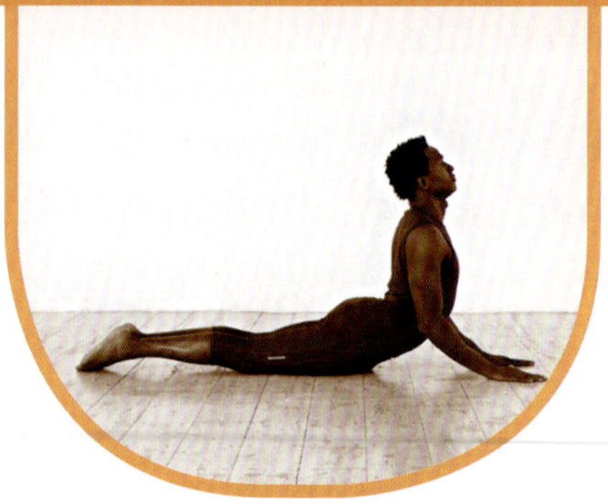

Bhujangasana

Die Kobra

Bhujanga bedeutet in Sanskrit „Schlange". Der Übende hebt den Oberkörper vom Boden wie eine Schlange beim Angriff.

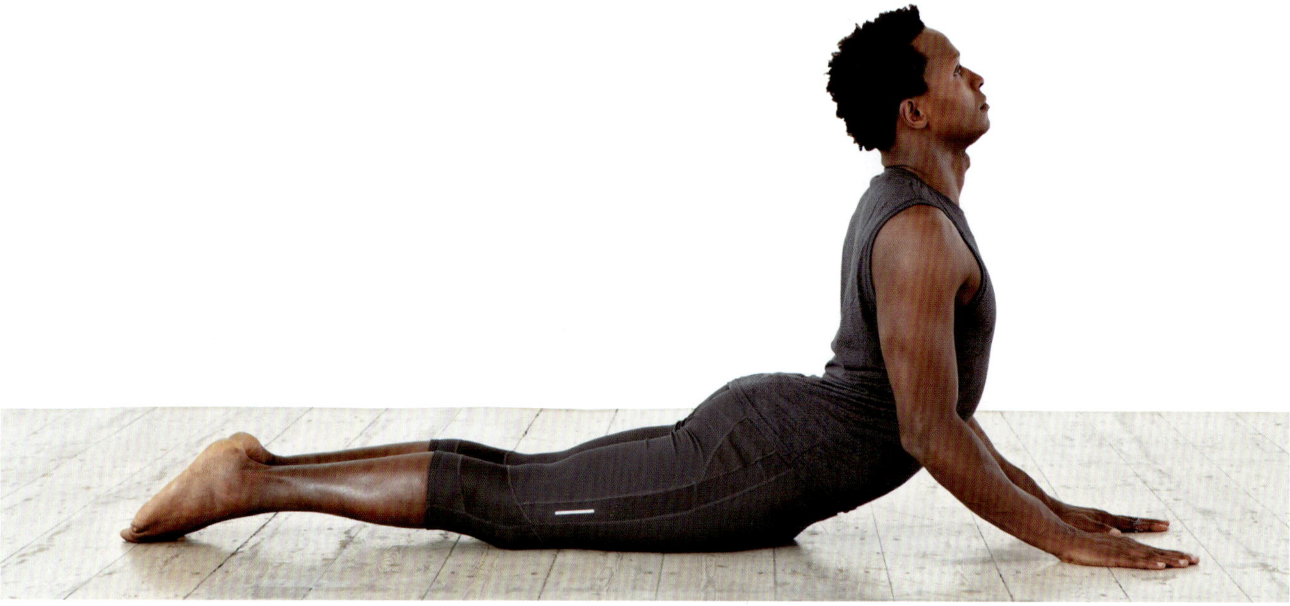

1. Mit ausgestreckten Beinen bäuchlings auf den Boden legen, der Spann liegt auf. Handflächen unter den Schultern auf den Boden setzen, die Ellbogen am Brustkorb. Beim Einatmen Arme langsam strecken und Brustkorb heben. Hüfte und Schambein bleiben auf dem Boden.

2. Schulterblätter zurückziehen. Brustbein heben, die Hüfte bleibt gerade. Der Rücken beugt sich gleichmäßig durch. 15 bis 30 Sekunden halten, ruhig atmen. Beim Ausatmen die Stellung auflösen.

Anatomische Funktionen

Oberkörper

- Der Rückenstrecker streckt die Wirbelsäule. Der untere Trapezmuskel zieht die Schultern rückwärts nach unten. Der Brustmuskel öffnet die Brust.
- Der Trizeps streckt den Arm, der *Pronator quadratus* sorgt für Einwärtsdrehung des Armes.

Unterkörper

- Hüftstreckung und -adduktion durch großen Gesäßmuskel, *Psoas*, Kammmuskel und lange Adduktoren werden gestreckt.
- Der Quadrizeps beugt das Knie, der Schollenmuskel streckt die Fußspitze.

Nutzen

- Kräftigt die Wirbelsäule.
- Dehnt Brust und Lungen, Schultern und Bauchraum.
- Festigt den Po.
- Aktiviert die Organe im Bauchraum.

Vorsicht!

- Nicht zu empfehlen bei Rückenproblemen.
- Keinesfalls während der Schwangerschaft üben.

Surya Namaskar

Der Sonnengruß

Surya bedeutet „Sonne". Diese wurde in alter Zeit angebetet und mit dem Bewusstsein gleichgesetzt. *Namaskar* bedeutet „Gruß". Der Sonnengruß ist eine dynamische Folge von Asanas, die den Körper aufwärmen und Muskeln, Gelenke und innere Organe dehnen, aktivieren und lockern.

Der Sonnengruß schenkt dem Übenden tiefes Gewahrsein. Er ist eine vollständige Übung mit den Bestandteilen Asana, Pranayama, Mantra und Meditation. Seine 12 Asanas erzeugen Prana-Energie, die die feinstofflichen Kanäle aktiviert. Der Rhythmus lässt die Rhythmen des Universums wieder aufleben - Tag und Nacht, Jahreszeiten, die Biorhythmen des menschlichen Körpers.

Wann wir üben

Die beste Zeit für Surya Namaskar ist traditionell der Sonnenaufgang. Dabei fließt das Sonnenlicht in Pingala-Nadi und belebt den Körper. Regelmäßige Übung verstetigt den Energiefluss in diesem Kanal, was die körperliche und seelische Ausgeglichenheit stärkt. Wir leben erfüllt, voller Energie.

Eine volle Übungsabfolge beginnt auf der rechten Seite (um Pingala-Nadi zu aktivieren). Wir nehmen in Position 4 das rechte Bein zurück und setzen es in Position 9 nach vorn. Dann wird die Sequenz noch einmal mit dem linken Bein wiederholt. Dies ist eine ganze Folge. Für eine darauffolgende Meditation hingegen beginnen wir mit dem linken Bein für Position 4 und 9.

Üben Sie mindestens 2 komplette Abfolgen, am besten ist es allerdings, wenn Sie 12 Durchgänge machen, bevor Sie mit anderen Asanas beginnen. Damit haben Sie den Körper perfekt auf die Asanas vorbereitet. Vor Reinigungsübungen sollten sie 108 (im Hinduismus eine heilige Zahl) volle Zyklen ausführen. Die Ausführung des Sonnengrußes wird häufig im Rahmen von Veranstaltungen für wohltätige Zwecke geübt.

Gewöhnlich wird jedem der zwölf Schritte von Surya Namaskar ein Mantra zugeordnet, das während der Übung rezitiert wird:

1. *Om Mitraya Namaha* – Gegrüßt sei der Freundliche.
2. *Om Ravaye Namaha* – Gegrüßt sei der Strahlende.
3. *Om Suryaya Namaha* – Gegrüßt sei der die Finsternis vertreibt.
4. *Om Bhanave Namaha* – Gegrüßt sei der Leuchtende.
5. *Om Khagaya Namaha* – Gegrüßt sei der alles durchdringt.
6. *Om Pushne Namaha* – Gegrüßt sei der Stärke verleiht.
7. *Om Hiranyagarbhaya Namaha* – Gegrüßt sei das goldene kosmische Selbst.
8. *Om Marichaye Namaha* – Gegrüßt sei der Herr der Morgendämmerung.
9. *Om Adityaya Namaha* – Gegrüßt sei der Sohn der kosmischen Mutter Aditi.
10. *Om Savitre Namaha* – Gegrüßt sei der Herr der Schöpfung.
11. *Om Arkaya Namaha* – Gegrüßt sei der Preiswürdige.
12. *Om Bhaskaraya Namaha* – Gegrüßt sei der zur Erleuchtung führt.

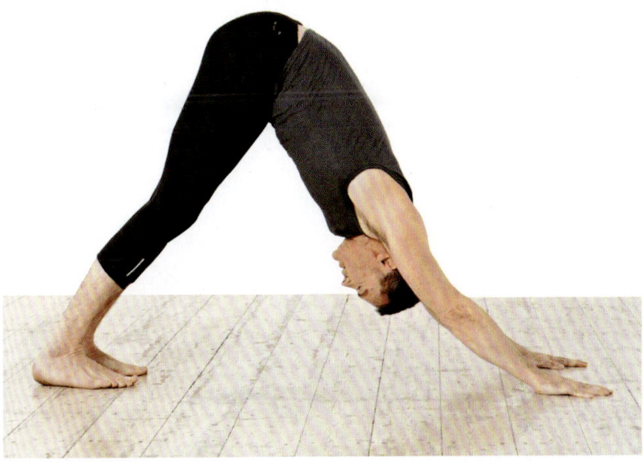

Beim Sonnengruß gibt es zwölf Positionen. Jede geht fließend in die andere über; die so entstehende dynamische Abfolge bereitet den Körper auf die Asanas vor.

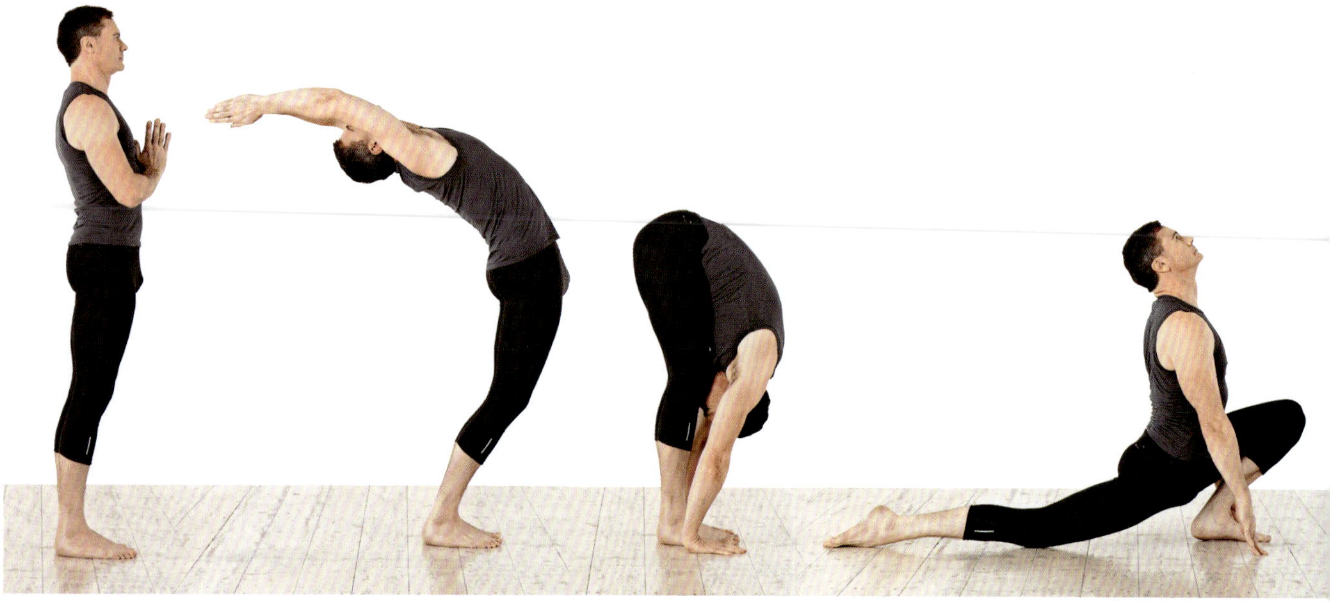

1. Im Stand Füße zusammennehmen, Hände vor der Brust zusammenlegen: Pranamasana, die Gebetshaltung. Augen schließen, Aufmerksamkeit auf die rechte Seite des Herzens richten, die Mitte des Brustkorbs, in der das spirituelle Herz sitzt.

2. Einatmen, Arme über den Kopf heben, in Hasta Uttanasana gehen.

3. Ausatmen, nach vorn beugen, Handflächen seitlich neben die Füße setzen, Kopf ruht auf Knien oder Schienbein. Das ist Uttanasana.

4. Einatmen, rechtes Bein nach hinten, Knie auf den Boden, Hüfte und Oberschenkel sinken lassen. Brustbein anheben, Kopf nach hinten legen. Das ist Ashva Sanchalanasana, der Reiter.

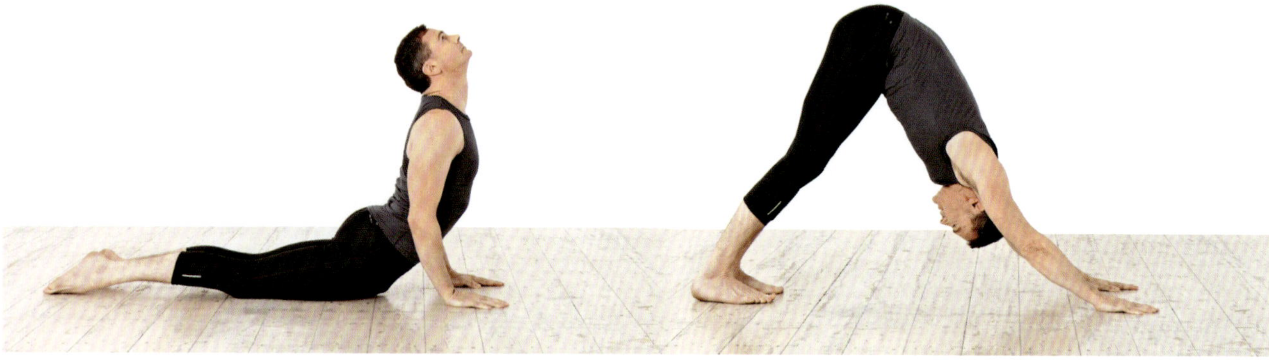

7. Oberschenkel und Hüften auf den Boden drücken. Einatmen, Arme strecken, Oberkörper aufrichten. Rücken durchstrecken und in Bhujangasana, die Kobra, gehen.

8. Ausatmen, Zehen anziehen, Knie vom Boden und in Adho Mukha Shvanasana gehen, den nach unten schauenden Hund. Fersen in den Boden drücken, Hüften nach oben ziehen.

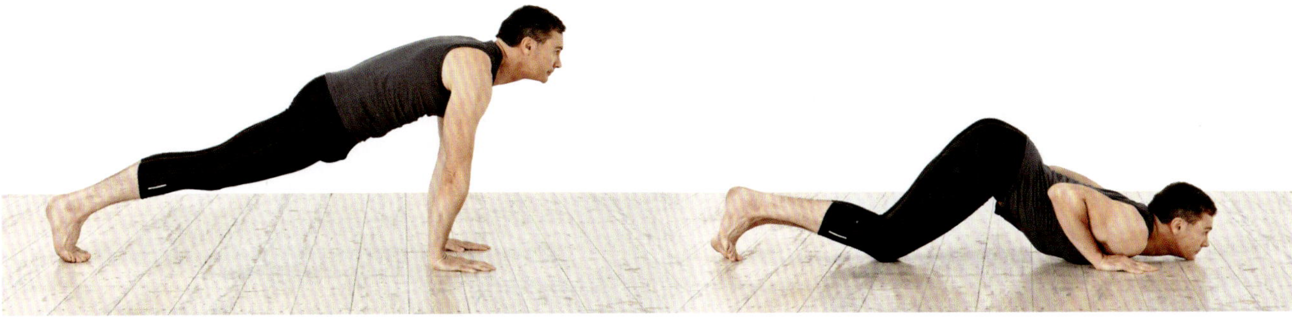

5. Atem anhalten, beide Handflächen auf den Boden, Arme strecken. Zehen anziehen, linkes Bein neben das rechte stellen. Das ist Phalakasana.

6. Ausatmen. Knie, Brust und Kinn auf den Boden. Hüften, Gesäß und Bauch anheben. Dies ist Ashtanga Namaskara.

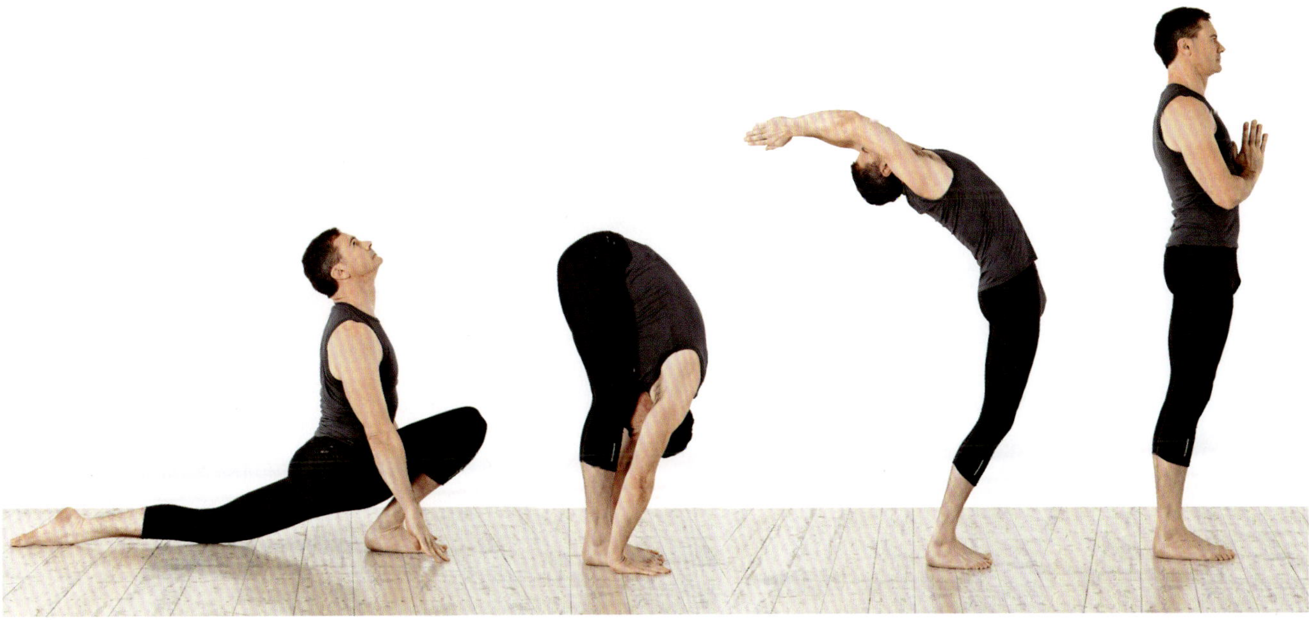

9. Einatmen, rechtes Bein im Ausfallschritt nach vorn in Ashva Sanchalanasana.

10. Ausatmen, linkes Bein zum rechten, nach vorn beugen, in Uttanasana kommen.

11. Einatmen, Oberkörper heben, Arme über den Kopf und zurückbeugen.

12. Ausatmen, in Pranamasana kommen.

Täglich üben

Die Übungspläne auf der gegenüberliegenden Seite sind für Menschen gedacht, die täglich Yoga üben wollen. Regelmäßige Übung schenkt spirituellen Fortschritt und sowohl geistig als auch körperlich beste Gesundheit.

Die folgenden Pläne sind als Anregung für die eigene Praxis gedacht. Mit der Zeit werden Sie einen Plan ausarbeiten können, der perfekt auf Ihre körperlichen und geistigen Bedürfnisse abgestimmt ist. So können Sie beispielsweise öfter mal die Variante für Fortgeschrittene üben, wenn Sie genügend Kraft und Beweglichkeit aufgebaut haben. Gestalten Sie Ihre Übung abwechslungsreich. Es ist Ihre Praxis und damit schöpferischer Ausdruck Ihrer Persönlichkeit. Weder ein zu hoher Schwierigkeitsgrad noch Langeweile sind gute Anreize zur Übung.

Wenn ich übe, gibt es nur die Matte und mich. Ich versuche, meine körperlichen Grenzen zu überwinden und meine Stärken zu feiern, während ich meine geistigen Hindernisse registriere. Im Grunde ist Yoga eine Auseinandersetzung mit dem eigenen Bewusstsein. Daher ist Yoga mir eine Quelle innerer Kraft, die ich bei allen Gelegenheiten nutzen kann.

In jedem Fall muss die Praxis zu Ihrem Lebensstil passen. Es ist sinnvoller, täglich 30 Minuten zu üben, als gelegentlich lange Sitzungen zu machen. Stellen Sie sich also eine Übungsfolge zusammen, die Sie einhalten können. Dabei sollte nach jedem Asana eine Übung in die Gegenrichtung ausgeführt werden, damit die Wirbelsäule nicht geschädigt wird. Nach einer Vorwärtsbeuge folgt also eine Rückwärtsbeuge, nach einer Drehung nach rechts eine Drehung nach links usw.

Aufbau der Übungsreihe

Einige Übungen gelten als unverzichtbar für eine Yoga-Übungsreihe. Beginnen Sie Ihre Sitzung stets mit einigen Zyklen des Sonnengrußes (Seite 209), um den Körper vorzubereiten. Wenn Sie Zeit haben, sollten Sie auch den Kopfstand (Sirshasana), den Schulterstand (Sarvangasana) und den Fisch (Matsyasana) in Ihre Übung aufnehmen, da diese Stellungen die stärkste Wirkung zeitigen sollen. Dazu sollten noch eine Vorwärtsbeuge, eine Rückwärtsbeuge und eine Drehstellung kommen. Schließen Sie die Übung mit der Totenstellung (Savasana) ab. Entspannung ist genauso wichtig wie ihr Gegenteil. Nur beides führt zu guter Gesundheit.

Je nach Yogaschule und -tradition werden die unterschiedlichsten Stellungen in Folge geübt. In manchen Fällen haben die Kurse auch keine festgelegte Struktur.

Pranayama und Meditation können für sich geübt werden, am Morgen zum Beispiel, während man die Asanas später übt. Reinigungstechniken wie Jala Neti und Nauli sollten in Ihr tägliches morgendliches Programm integriert werden.

Die Tabellen gegenüber zeigen drei Praxispläne, die Sie je nach Zeit und Erfahrung nutzen können. Zu den meisten Stellungen gibt es alternative Empfehlungen; Sie können also ganz nach individuellem Vermögen vorgehen. Wenn Sie einzelne Übungen zu anstrengend finden, lassen Sie diese weg. Die Pläne sind als Hilfestellung gedacht, um eine eigene Praxis zu entwickeln. Schritt 1 bis 6 sind dabei Vinyasa-Yoga, bei dem eine Stellung dynamisch in die andere übergeht. Halten Sie jede Stellung mindes-tens 5 Atemzüge oder 10 bis 15 Sekunden lang.

Untenstehend finden Sie ein paar Hinweise für eine korrekte Übungsstruktur. Doppelseitige Stellungen wie Virabhadrasana (Krieger) oder Vasishthasana (Seitliches Brett) beginnen mit der rechten Körperseite, die linke folgt. Folgende Stellungen sollten Sie in Ihrem Plan berücksichtigen:

- Surya Namaskar (Sonnengruß) – mindestens 2 Zyklen
- 1 Stellung im Stehen (zum Beispiel Vrikshasana)
- 1 Balancestellung (Kakasana)
- Kopfstand (Sirshasana)
- Schulterstand (Sarvanghasana)
- Fisch (Matsyasana)
- 1 Rückwärtsbeuge (Dhanurasana)
- 1 Vorwärtsbeuge (Paschimothanasana)
- 1 Stellung im Sitzen (Janu Sirshasana)
- 1 Drehstellung (Ardha Matsyendrasana)
- Savasana zum Abschluss
- Pranayama (mehrmals Nadi Shodhana)
- Meditation

A – 30 Minuten Praxis

1. 2 volle Zyklen Surya Namaskar
2. Aus Pranamasana einatmen, Arme heben, Hasta Uttanasana, ausatmen, nach vorn beugen, Hände auf den Boden. Chaturanga Dandasana ausführen, einatmen, Urdhva Mukha Shvanasana, ausatmen, Adho Mukha Shvanasana.
3. Rechter Fuß nach vorn, Virabhadrasana I und II, nach rechts drehen, Parivrtta Parshvakonasana, dann Uttan Pristhasana.
4. Hände auf den Boden, rechter Fuß nach vorn, Chaturanga Dandasana, dann Urdhva Mukha Shvanasana, Adho Mukha Shvanasana.
5. Linker Fuß nach vorn, Position 3 links ausführen.
6. Beide Füße nach vorn, in Uttanasana kommen, einatmen, Hasta Uttanasana, ausatmen, Pranamasana.

Dann folgende Übungen anschließen:

1. Vrikshasana beidseitig
2. Utkatasana
3. Kakasana
4. Sirshasana
5. Sarvanghasana
6. Matsyasana
7. Paschimothanasana
8. Baddha Konasana
9. Janu Sirshasana beidseitig
10. Ushtrasana
11. Ardha Matsyendrasana beidseitig
12. Savasana.

B – 60 Minuten Praxis

1. 2 volle Zyklen Surya Namaskar
2. Position 2 aus A wiederholen.
3. Rechter Fuß nach vorn, Virabhadrasana I und II, nach rechts drehen, Parivrtta Parshvakonasana, dann Uttan Pristhasana. Rechter Fuß zurück, Vasishtasana links.
4. Rechte Hand auf den Boden, Chaturanga Dandasana, dann Urdhva Mukha Shvanasana, Adho Mukha Shvanasana.
5. Linker Fuß nach vorn, Position 3 und 4 links ausführen.
6. Position 6 von A wiederholen.

Dann folgende Übungen anschließen:

1. Vrikshasana oder Ardha Baddha Padma Padmotanasana beidseitig
2. Kakasana oder Parshva Kakasana beidseitig
3. Gomukhasana beidseitig
4. Sirshasana*
5. Sarvanghasana*
6. Matsyasana*
7. Urdhva Dhanurasana
8. Upavistha Konasana
9. Baddha Konasana
10. Marichyasana beidseitig
11. Ushtrasana oder Dhanurasana
12. Pincha Mayurasana
13. Mayurasana
14. Ardha Matsyendrasana beidseitig
15. Savasana.

* Verschiedene Padmasana-Variationen einschließen

C – 90 Minuten Praxis

1. 2 volle Zyklen Surya Namaskar
2. Aus Pranamasana einatmen, Arme heben, Hasta Uttanasana, ausatmen, nach vorn beugen, Hände auf den Boden. Kakasana ausführen, dann Chaturanga Dandasana, einatmen, Urdhva Mukha Shvanasana, ausatmen, Adho Mukha Shvanasana.
3. Rechter Fuß nach vorn, Kapyasana, dann Parivrtta Parshvakonasana, dann Uttan Pristhasana.
4. Rechter Fuß zurück, Chaturanga Dandasana, dann Urdhva Mukha Shvanasana, Adho Mukha Shvanasana.
5. Position 3 und 4 links ausführen.
6. Rechter Fuß nach vorn, Virabhadrasana I und II, dann Ardha Chandrasana, zurück zu Virabhadrasana II, dann Prasarita Padottanasana, zurück zu Virabhadrasana II. Beide Hände auf den Boden, Position 4 wiederholen, dann Position 6 mit dem linken Bein. Hände auf den Boden und Position 6 von A wiederholen.

Dann folgende Übungen anschließen:

1. Svarga Dvijasana beidseitig
2. Utthita Tittibhasana
3. Bharadvajasana
4. Sirshasana*
5. Sarvanghasana*
6. Matsyasana*
7. Urdhva Dhanurasana
8. Kurmasana
9. Eka Pada Sirshasana beidseitig
10. Ushtrasana oder Dhanurasana
11. Pincha Mayurasana oder Adho Mukha Vrikshasana
12. Mayurasana
13. Ardha Matsyendrasana beidseitig
14. Savasana

* Verschiedene Padmasana-Variationen einschließen

Wenn Sie Zeit haben, beschließen Sie Ihre Praxis mit folgenden Atem- und Meditationsübungen oder nehmen Sie sich einmal täglich Zeit, diese für sich zu üben:

Pranayama – Nadhi Shodhana – 5 bis 10 Minuten

Meditation – Dhyana – 5 bis 10 Minuten

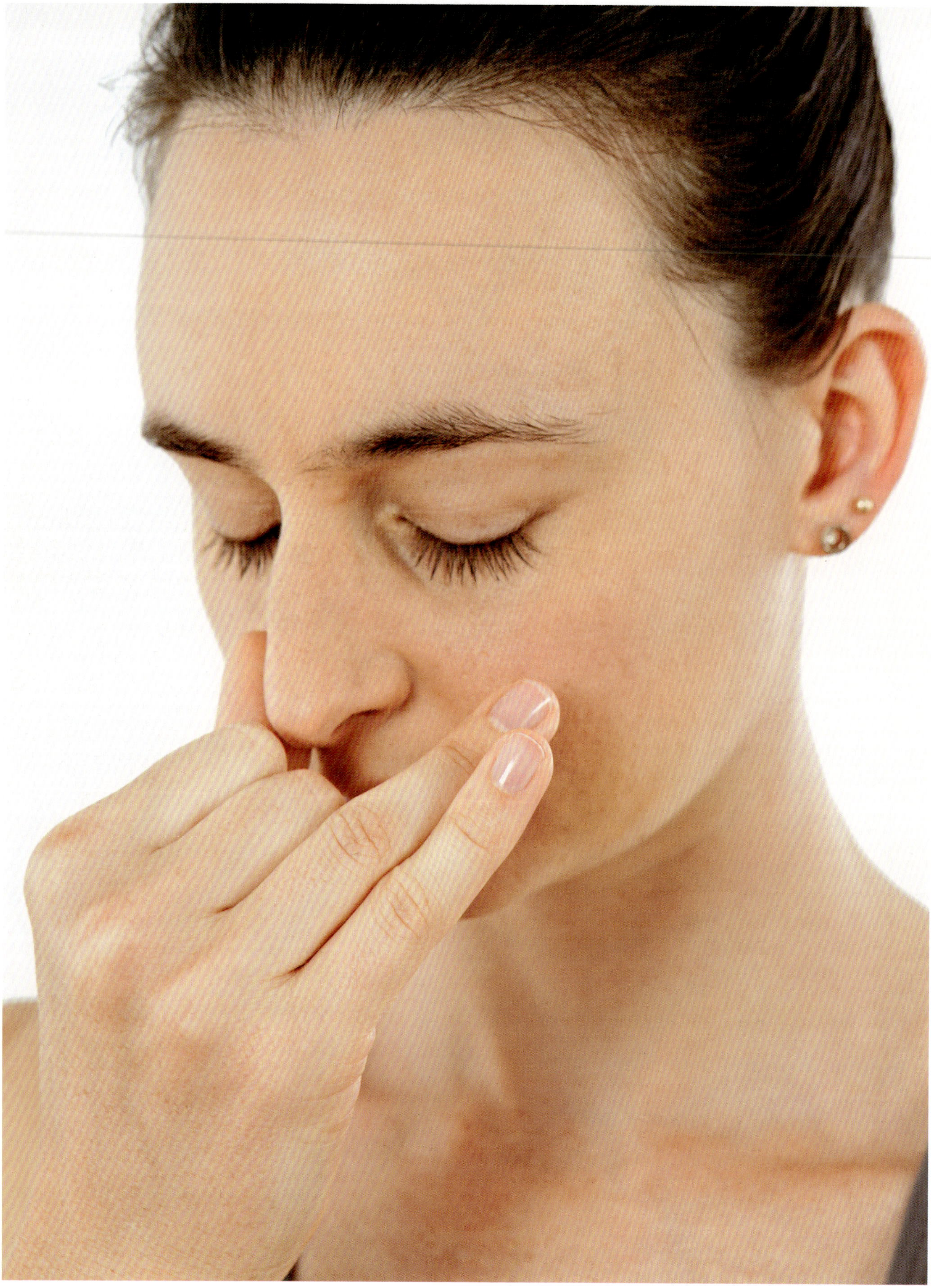

Die Kunst des Atmens

Der Hatha-Yoga, den wir heute üben, entstand als Teil einer tantrischen Zivilisation, die vor mehr als 10 000 Jahren in Indien gedieh. Vor 2000 Jahren umfassten die Asanas nur ein paar Sitzhaltungen wie den Lotossitz, Padmasana und Siddhasana. Die Bezeichnung *Asana,* wörtlich „Sitz“, für Yoga-Stellungen hat hier ihren Ursprung. Die Asanas haben sich mit der Zeit weiterentwickelt, heute gibt es zahlreiche Yoga-Stellungen, bei denen der Körper gedehnt, gebeugt, gedreht und auf den Kopf gestellt wird. Wir gewinnen dadurch an Kraft und Flexibilität und gelangen von der körperlichen Ebene auf die feinen Ebenen des Geistes.

Pranayama

Zwischen dem Atem, den Nervenimpulsen und dem Prana oder der Lebenskraft besteht ein enger Zusammenhang. Mittels Pranayama versucht der Yogi, das ganze Universum in seinem Körper zu verwirklichen, all seine Kräfte in sich aufzunehmen, um die Vollendung zu erreichen.

Swami Sivananda

Der Begriff „Pranayama" setzt sich aus zwei Wörtern zusammen: *prana* ist die Lebensenergie, die in allen Dingen schwingt; *ayama* bedeutet „Ausdehnung" oder „Aufstieg". Pranayama bedeutet: Wir regulieren unser Prana, um unsere Alltagsbegrenzungen zu überwinden. Dazu gehört die bewusste Kontrolle über Aufnehmen, Anhalten und Ausstoßen des Atems. Mithilfe des Pranayama lenken wir das Prana, um einen optimalen Gesundheitszustand herzustellen und Kontrolle über den Geist zu erlangen.

Ziel des Pranayama ist es, die Funktion der Atmung zu verbessern, des Instrumentes, das schlechthin zur Reinigung von Körper, Geist und Intellekt dient. Prana erhält alle Formen physischen Lebens. Ohne Wasser oder Nahrung können wir vielleicht ein paar Tage überleben, ohne Atem aber hört das Leben schlagartig auf. Der Atem beeinflusst die Aktivitäten jeder Zelle im Körper, doch was noch wichtiger ist: Er ist eng mit der Gehirnfunktion verknüpft, er schenkt uns Vitalität, schärft unsere Wahrnehmung und unseren Geist. Eine effiziente Atmung stärkt den Blutkreislauf, ohne den weder Nahrungsaufnahme noch Verdauung möglich wären. Ist diese gestört, machen uns Giftstoffe im Körper krank. Regelmäßiges Pranayama verbessert den Blutfluss, und das kommt Nerven, Gehirn, Rückenmark und Herzmuskel gleichermaßen zugute.

Die Atmung ist die Brücke zwischen Bewusstsein und Unbewusstem. Zwischen dem Atem und unserem Geisteszustand besteht eine enge Verbindung. Wenn wir aufgeregt oder gestresst sind, beschleunigt sich die Atmung. Entspannen wir uns, wird sie tiefer und ruhiger. Wenn wir den Atem kontrollieren, bekommen wir unser Leben in den Griff. Regelmäßiges Pranayama stärkt darüber hinaus die Lungen und verbessert die Sauerstoffaufnahme.

Im Allgemeinen atmet der Mensch 15-mal pro Minute. Jede Einatmung füllt unseren Körper mit Sauerstoff, der für die Verbrennung von Nährstoffen verantwortlich ist. Das sauerstoffreiche Blut wird von den Arterien zum Herzen getragen. Dieses schlägt etwa 70-mal pro Minute und pumpt das Blut in jede Körperzelle. Beim Ausatmen werden Kohlendioxid und andere Schlackstoffe von den Venen abtransportiert. Die Lunge spielt dabei eine zentrale Rolle, und das Pranayama hält die Lungen frei von Krankheiten. Außerdem fördert es den Blut- und Lymphfluss.

Mit Pranayama können wir Schmerz und Anspannung

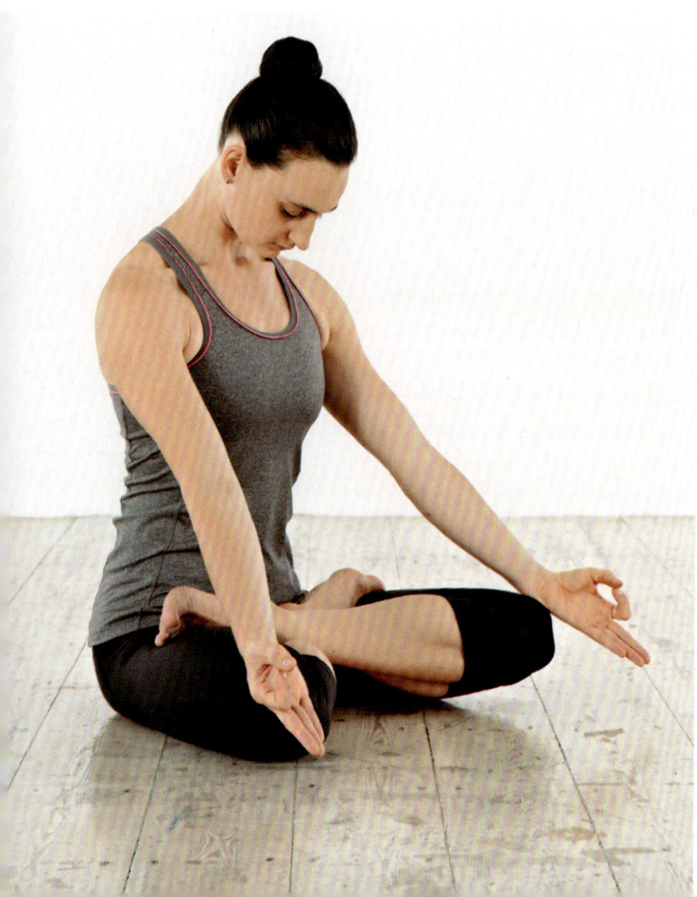

Viele Menschen kommen durch Übung der Asanas zum Yoga, doch die Hatha-Yoga-Praxis beinhaltet auch Pranayama, die Lenkung der Prana-Energie durch den Körper.

lösen. Rhythmisches Atmen stärkt außerdem unsere Drüsen. Die Atmung schenkt uns Energie für Muskeln, Drüsen und geistige Prozesse. Gleichzeitig beruhigt die Übung von Pranayama den Geist, was dem Herzen guttut. Auf diese Weise bleibt unser Nervengerüst intakt. Sobald das Nervensystem und die Sinne harmonieren, hört unser ständiges Verlangen nach mehr auf.

Die Einatmung sollte lang, tief, rhythmisch und gleichmäßig sein. Die Energie der Atmosphäre tritt in unsere Lungenbläschen ein und regeneriert das Leben. Indem wir den Atem anhalten, nehmen wir die Energie ganz in uns auf und sorgen dafür, dass sie sich über das Blut im ganzen Körper verteilt. Mit dem Ausatmen scheiden wir Giftstoffe aus. Den Atem nach der Ausatmung anzuhalten löst Stress und Anspannung.

Die wichtigste Phase bei der Atembewegung ist *kumbhaka*, das Anhalten des Atems. Dazu müssen wir zunächst einmal lernen, den Atem Schritt für Schritt zu kontrollieren. Damit Lungen und Nervensystem sich daran gewöhnen können, wird zu Beginn der Pranayama-Praxis stärker auf Ein- und Ausatmung geachtet.

Mit Pranayama regulieren wir den Fluss von Prana in den Nadis. Wir reinigen und aktivieren die Energiekanäle des *pranamaya kosha*, des Energiekörpers, was unsere körperliche und geistige Beständigkeit stärkt. Der Energiekörper und seine Pranas (Seite 60) werden ganz wesentlich von unserem Lebensstil beeinflusst. Bewegung, Arbeit, Schlaf, Essen, Trinken und sexuelle Kontakte wirken sich auf die Verteilung von Prana im Körper aus. Dasselbe gilt auch für Gefühle, Stress oder schlechte Gewohnheiten. Ist der Pranafluss gestört, verlieren unsere Organe und Gliedmaßen an Energie und wir werden schließlich krank. Pranayama kehrt diesen Prozess um. Es sorgt für gleichmäßige Energieverteilung im *pranayama kosha*.

Yoga-Atemtechniken

Jede Yoga-Atmung hat vier Teile:
Puraka – Einatmung
Antara kumbhaka – Anhalten des Atems nach dem Einatmen
Rechaka – Ausatmung
Bahya kumbhaka – Anhalten des Atems nach dem Ausatmen

Allgemeine Hinweise für die Praxis

Atmen
Wenn nicht anders angegeben, atmen Sie durch die Nase. Üben Sie regelmäßig *jala neti* (Seite 69), um die Nase frei zu halten.

Wann?

Die beste Zeit für Pranayama ist der frühe Morgen. Dann ist der Körper frisch und der Geist noch frei. Üben Sie täglich wenigstens 15 Minuten zur selben Zeit und am selben Ort. Gewöhnlich wird Pranayama nach den Asanas und vor der Meditation geübt. Einige Schulen üben es vor den Asanas.

Wo?
Üben Sie in einem ruhigen, gut gelüfteten Raum, in dem es nicht zieht. Praktizieren Sie nicht in direktem Sonnenlicht, damit es Ihnen nicht zu heiß wird.

Wie sitze ich?
Setzen Sie sich auf ein Kissen oder eine zusammengefaltete Decke. Halten Sie die Wirbelsäule aufrecht, im rechten Winkel zum Boden. Sitzen Sie bequem, damit Sie die Position längere Zeit halten können, ohne dass die Atmung behindert wird, zum Beispiel in Padmasana (Seite 142), Siddhasana oder Sukkhasana (Seite 141). Sie können auch knien oder aufrecht auf einem Stuhl sitzen.

Verdauung
Pranayama sollte mit leerem Magen geübt werden – warten Sie also nach Mahlzeiten mindestens 2 Stun-den. Ein voller Magen drückt auf das Zwerchfell, was tiefes Atmen verhindert.

Üben Sie nicht, wenn Sie krank sind. Während der Schwangerschaft sollten Sie keine Übungen machen, bei denen Sie den Atem lang anhalten oder tiefe Atemzüge machen, die den Bauchraum verengen.

Wie bei der Asana-Praxis sollten Sie keine zu schnellen Fortschritte anstreben. Folgen Sie den Anweisungen eines erfahrenen Lehrers. Halten Sie den Atem nur so lange an, wie Sie sich wohlfühlen. Die Lungen sind empfindliche Organe, die wir nicht belasten sollten. Zu heftiges Atmen kann geistige und emotionale Schwierigkeiten nach sich ziehen.

Die Praxis von Pranayama

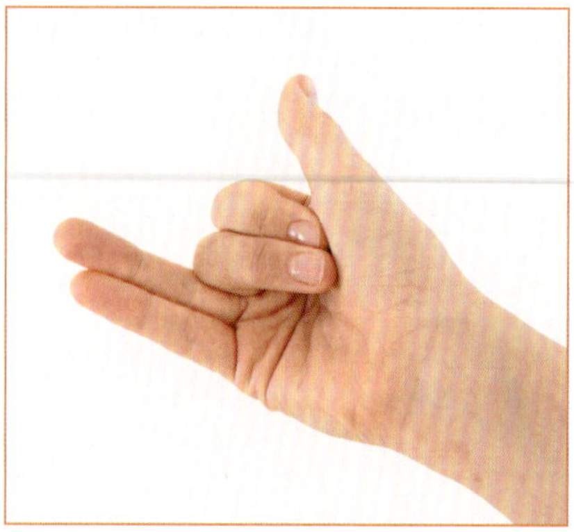

1

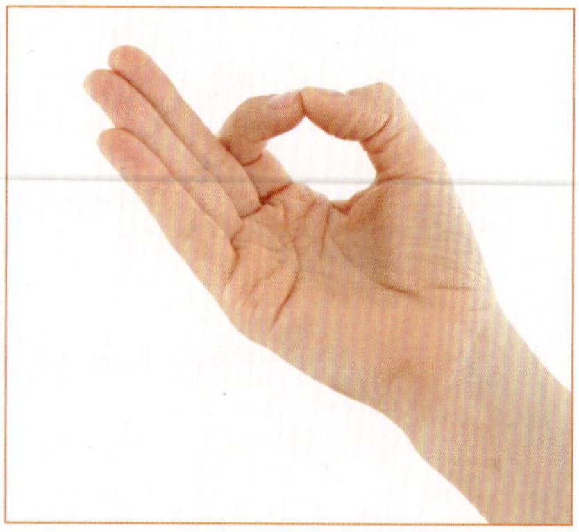

2

Während der Pranayama-Praxis führt die rechte Hand die Vishnu-Mudra **(1)** aus, die linke die Jnana-Mudra **(2)**. Verschließen Sie nun mit dem Daumen der rechten Hand das rechte Nasenloch **(3)** und mit Ring- und kleinem Finger der rechten Hand das linke Nasenloch **(4)**. Während der Kumbhaka-Phase werden Daumen, Ring- und kleiner Finger zum Verschließen beider Nasenlöcher benutzt **(5)**.

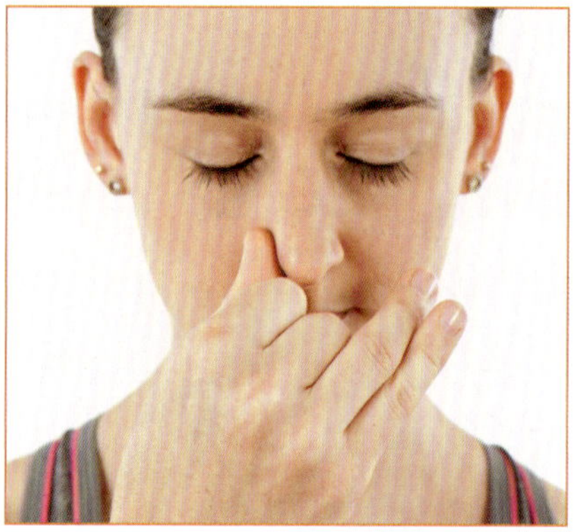

3

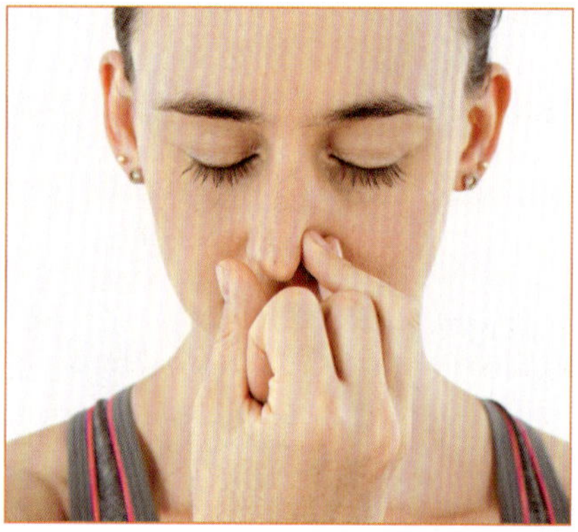

4

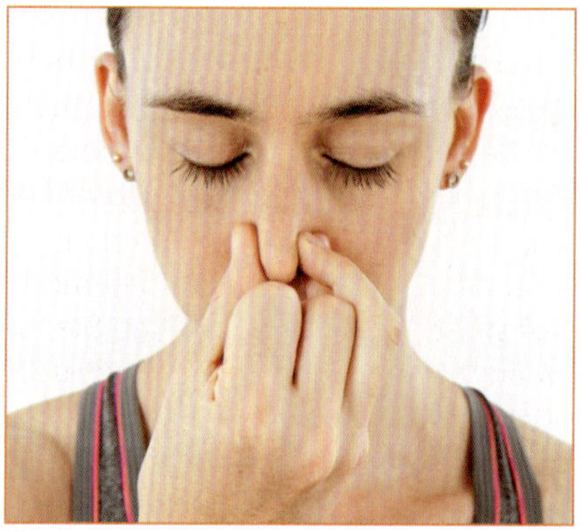

5

Nadi-Shodhana-Pranayama ohne Kumbakha

Wechselatmung ohne Atemanhalten

Nadi-Shodhana reinigt die Energiekanäle. Da es ohne Atemanhalten geübt wird, ist es auch für ältere Menschen und Menschen mit Herzproblemen geeignet. Mit der rechten Hand im Vishnu-Mudra und der linken im Jnana-Mudra atmen wir langsam durch das linke Nasenloch ruhig ein. Das linke Nasenloch mit dem Ringfinger verschließen, das rechte durch Anheben des Daumens öffnen. Ausatmen und wieder einatmen. Dann das rechte Nasenloch verschließen und durch das linke einatmen. Dies ist ein kompletter Zyklus.

Nadi-Shodhana-Pranayama mit Kumbhaka

Wechselatmung mit Atemanhalten

Mit der rechten Hand in der Vishnu-Mudra und der linken in der Jnana-Mudra verschließen wir das rechte Nasenloch mit dem rechten Daumen und atmen langsam durchs linke Nasenloch ein. Das linke Nasenloch mit dem rechten Ringfinger verschließen und mit verschlossenen Nasenlöchern den Atem anhalten. Das rechte Nasenloch durch Anheben des Daumens öffnen und langsam ausatmen. Durchs rechte Nasenloch einatmen, dieses mit dem rechten Daumen verschließen, bei geschlossenen Nasenlöchern den Atem anhalten, den rechten Ringfinger loslassen, um das linke Nasenloch zu öffnen. Durch das linke Nasenloch ausatmen. Dies ist ein kompletter Zyklus.

Täglich 15 Minuten lang üben. Im ersten Monat können Sie mit folgender Zählung arbeiten: Einatmung (Puraka) - bis 6 zählen; Anhalten (Kumbhaka) – bis 4 zählen; Ausatmen (Rechaka) – bis 6 zählen. Im zweiten Monat können Sie dann auf jeder Stufe bis 8 zählen: 8 – 8 – 8.

Nutzen: Diese Praxis lädt den Körper mit Sauerstoff auf, reinigt das Blut, beseitigt Giftstoffe, regt das Gehirn an, verringert Stress und schenkt Vitalität.
Vorsicht: Wenn Sie an Herzproblemen leiden, dürfen Sie den Atem nicht anhalten!

Kapalabhati

Diese Übung zählt zum Pranayama, in manchen Schulen aber auch zu den Kriyas (Seite 68). Atmen Sie 2-mal normal ein und aus, dann atmen Sie langsam wieder ein. Atmen Sie kraftvoll aus und ziehen Sie dabei die Bauchdecke Richtung Wirbelsäule. Die Ausatmung sollte 2- bis 3-mal schneller erfolgen als die Einatmung. Da so kraftvoll ausgeatmet wird, erfolgt die Einatmung passiv.

Anfänger sollten mit 10 Ausatmungen beginnen oder sich, je nach Lungenkapazität, 3-mal 10 vornehmen. Dann steigert man die Anzahl der Atemzüge auf 120-mal Ausatmen pro Minute (nicht mehr!) und übt bis zu 2 Minuten lang. Nach Kapalabhati sollten Sie den Atem so lange anhalten, wie Sie können. Üben Sie dabei Jalandhara und die Mula-Bandhas; Anfänger beschränken sich zunächst auf die Ashvini-Mudra (Seite 227).

Nutzen: Das forcierte Ausatmen befreit die Lungenspitzen von verbrauchter Atemluft. Frische, sauerstoffreiche Luft reinigt die Atemorgane. Die Übung regt den Geist an und sorgt für ein heiteres Gefühl. Sie stärkt die Konzentration, harmonisiert und kräftigt das Nervensystem und aktiviert die Verdauungsorgane.
Vorsicht: Diese Übung sollten Sie nicht durchführen, wenn Sie unter Herz- oder Blutdruckproblemen leiden oder schwanger sind.

Kapalabhati mit wechselnden Nasenlöchern

Auch hier wird kraftvoll ausgeatmet, bevor eine langsame, passive Einatmung erfolgt. Wir führen mit der rechten Hand die Vishnu-Mudra aus. Mit dem rechten Daumen und Ringfinger kontrollieren wir beide Nasenlöcher. Wir atmen durchs linke Nasenloch ein, dann kraftvoll durchs rechte aus, wobei wir das jeweils andere verschließen. Es folgt das passive Einatmen durch das rechte Nasenloch, danach das kraftvolle Ausatmen durch das linke. Dies ist ein kompletter Zyklus.

Wir wechseln die Nasenlöcher 15 Sekunden oder 10 Atemzüge lang. Am Ende wird durch das linke Nasenloch ausgeatmet. Durch beide Nasenlöcher einatmen und den Atem anhalten. Üben Sie Jalandhara- und Mula-Bandha und halten Sie den Atem so lange an, wie es für Sie angenehm ist. Richten Sie Ihre Aufmerksamkeit auf die Nabelgegend. Am Ende atmen Sie langsam durch das rechte Nasenloch aus.

Anmerkung:

Vishnu- und Jnana-Mudra werden auf Seite 224 f. erklärt, die verschiedenen Bandhas auf Seite 222.

Bhastrika

Blasebalgatmung

Bhastrika bedeutet wörtlich „Blasebalg". Bei dieser Übung wird gleichermaßen kraftvoll ein- und ausgeatmet, als fache man mit einem Blasebalg Feuer an. Bei allen anderen Pranayama-Übungen bestimmt die Einatmung den Rhythmus, bei Bhastrika ist es die Aus-atmung. Diese Übung gleicht Kapalabhati, allerdings wird hier die Lungenkapazität über das Normalmaß erhöht bzw. verringert.
Atmen Sie kraftvoll und gleichmäßig durch beide Nasenlöcher ein und aus. Der Atemrhythmus sollte allmählich erhöht werden. Ziel ist, wie ein schnüffelnder Hund so schnell wie möglich zu atmen. (Anfänger höchstens 20 Sekunden lang. Erhöhen Sie allmählich auf 2 Minuten.) Dann einatmen und den Atem so lange anhalten, wie Sie sich wohlfühlen. Üben Sie dabei Jalandhara- und Mula-Bandha. Dann lassen Sie los und atmen langsam durch beide Nasenlöcher aus.

Nutzen: Der schnelle Gasaustausch in den Lungen regt den Stoffwechsel an. Das erzeugt Hitze und leitet Giftstoffe aus. Bhastrika fördert die Verdauung, stärkt und harmonisiert das Nervensystem. Sie erleichtert *ekagrata*, die „einspitzige" Konzentration des Geistes.
Vorsicht: Diese Übung sollten Sie nicht durchführen, wenn Sie unter Herz- oder Blutdruckprobleme leiden oder schwanger sind.

Chandra-Surya-Kumbhaka-Pranayama

Das Halten von Sonne und Mond mit Atemanhalten

Diese Form der Wechselatmung wird auch Anuloma-Viloma genannt. Das linke Nasenloch gehört zum Ida-Nadi, der auch *chandra* (Mond) genannt wird. Das rechte Nasenloch gehört zum Pingala Nadi oder *surya* (Sonne). Durch mehrfaches Wiederholen wird mit Chandra-Surya-Kumbhaka-Pranayama große Hitze erzeugt.

Beginnen und beenden Sie die Übung mit Ihrem dominanten Nasenloch. Wenn beide Nasenlöcher gleich aktiv sind, atmen Sie durch das linke ein. Sie führen mit der linken Hand die Jnana-Mudra aus, mit der rechten die Vishnu-Mudra. Heben Sie die rechte Hand, der Daumen liegt neben dem rechten Nasenloch, der Ringfinger und der kleine Finger neben dem linken. Atmen sie durch das linke Nasenloch ein, zählen Sie bis 4, schließen Sie das rechte Nasenloch mit dem Daumen. Schließen Sie beide Nasenlöcher, halten Sie den Atem an, während Sie bis 16 zählen. Atmen Sie durch das rechte Nasenloch aus, zählen Sie bis 8, schließen Sie das linke Nasenloch mit Ring- und kleinem Finger. Atmen Sie durch das rechte Nasenloch ein, zählen Sie bis 4, dabei bleibt das linke geschlossen. Schließen Sie beide Nasenlöcher, halten Sie den Atem an, zählen Sie bis 16. Atmen Sie durch das linke Nasenloch aus, zählen Sie bis 8, das rechte bleibt geschlossen. Dies ist ein voller Zyklus.

Anfänger halten sich an die Zählung: 4 – 2 – 4. Geübte können 6 – 4 – 6 zählen (erster Monat), dann auf 3 – 12 – 6 steigern. Bei kurzen Übungssätzen werden keine Bandhas geübt.

Der beste Rhythmus ist 1 – 4 – 2. Dabei wird der Atem 4-mal länger angehalten, als eingeatmet wird. Die Ausatmung dauert doppelt so lange wie die Einatmung. Wenn Sie den Rhythmus 3 – 12 – 6 beherrschen, können Sie während der Übung Jalandara-Bandha und Mula-Bandha einnehmen, um den Brustraum zu „versiegeln“. Wenn Ihnen der Rhythmus 3 – 12 – 6 leichtfällt, können Sie steigern: 4 – 16 – 8 und schließlich 5 – 20 – 10. Mit einiger Übung sollte Ihnen ein 6 – 24 – 12 oder ein 7 – 28 – 14 möglich sein. Bitten Sie Ihren Lehrer um Rat und steigern Sie möglichst langsam und Ihren Möglichkeiten entsprechend.

Nutzen: Diese Übung gibt Ihnen einen normalen Atem-rhythmus zurück und harmonisiert den Pranafluss in Ihrem Körper. Sie lenkt das Prana im Zentralkanal, Sushumna Nadi, aufwärts.

Sukha-Purvara-Pranayama

Einfache Atemübung

Diese vereinfachte Version der Chandra-Surya-Kumbhaka beruhigt und entspannt. Mit der rechten Hand in der Vishnu-Mudra öffnen und verschließen Sie die Nasenlöcher. Durchs linke Nasenloch einatmen, den Atem so lange anhalten, wie Sie können, und dabei das Mantra „Om“ mehrfach wiederholen. Langsam durch das rechte Nasenloch ausatmen. Nun durch das rechte Nasenloch einatmen, den Atem wieder anhalten, solange Sie können, durch das linke Nasenloch ausatmen. Während des Atemanhaltens müssen Sie die Nasenlöcher nicht verschließen. Lassen Sie die Hand dabei im Schoß ruhen. Führen Sie diese Übung etwa 15 Minuten lang aus.

Ujjayi

Der Sanskritbegriff *ujjayi* bezeichnet etwas, das „siegreich“ ist oder „zum Sieg führt“. Ujjayi wird oft als „subtile“ Atmung bezeichnet, weil sich damit die feinen Geistes-zustände steuern lassen. Diese Übung wärmt und harmonisiert den Geist. Die Lungen erreichen dabei ihre maximale Ausdehnung. Beim Atmen stößt man einen gleichmäßigen Laut aus, der durch den teilweisen Verschluss der Stimmritze entsteht.

In den Brustkorb einatmen und den Atem mit der Ashivini-Mudra (Analverschluss) 2 Sekunden halten. Ausatmen, dabei den Kehlkopf ein wenig anspannen und die Luft regelrecht ausstoßen. Die Ujjayi-Atmung kann mit verschiedenen Asanas kombiniert und bei jeder Vinyasa-Sequenz ausgeführt werden. Nach 2 Sekunden den Zyklus wiederholen – insgesamt bis zu 12-mal.

Nutzen: Die Ujjayi-Atmung lüftet die Lungen und harmonisiert das Nervensystem. Sie vermindert Schleim und lindert Schmerzen in der Brust.
Vorsicht: Für introvertierte Menschen nicht geeignet.

Purna-Ujjayi

Ganze Ujjayi-Atmung

Bei dieser Atemübung atmen Sie durch beide Nasenlöcher ein, während Sie gleichzeitig die Stimmritze ganz verschließen, sodass in der Kehle ein leiser Schnarchlaut ertönt. Während des Atemanhaltens führen Sie mit aufrechtem Rücken Jalandhara- und Mula-Bandha aus. Da die Übung den Körper erhitzt, wird durch das kühlende linke Nasenloch ausgeatmet, während die rechte Hand in der Vishnu-Mudra das rechte Nasenloch verschließt. Nach dem Ausatmen wird der Atem nicht angehalten.

Nutzen: Erhöht die Lungenkapazität und stimuliert die unteren Chakren.
Vorsicht: Diese Übung ist nicht geeignet für Menschen mit Herzproblemen oder während der Schwangerschaft.

Surya-Bheda-Kumbhaka-Pranayama

Bheda bedeutet wörtlich „durchbrechen“. Mit der rechten Hand in der Vishnu-Mudra verschließen Sie das linke Nasenloch mit dem Ringfinger. (Bei dieser Übung atmen Sie immer durch das rechte Nasenloch ein und durchs linke aus. *Surya* bedeutet „Sonne“ und bezieht sich auf das rechte Nasenloch, das zum Pingala Nadi gehört.) Verschließen Sie mit Daumen und Ringfinger der rechten Hand beide Nasenlöcher und halten den Atem so lange an, wie Sie können. Führen Sie dabei Jalandhara- und Mula-Bandha aus. Öffnen Sie das linke Nasenloch, lassen Sie die Bandhas los und atmen Sie aus. Anfänger

Das Summen in der Brahmari-Übung beruhigt den Geist. Beim Verschließen der Ohren Vorsicht walten lassen: Stecken Sie keinesfalls Ihren Finger in den Gehörgang, das kann leicht zu Verletzungen führen.

beginnen mit 2 bis 3 Zyklen und steigern allmählich auf 5 bis 10 Minuten pro Übungssitzung.

Nutzen: Nur durch das rechte Nasenloch einzuatmen, wärmt. Es stärkt das Verdauungsfeuer (*agni*) und klärt die Bahnen des Prana. Diese Übung regt an und macht den Geist wach. Besonders geeignet für Menschen mit niedrigem Blutdruck.
Vorsicht: Diese Übung ist ungeeignet, wenn Sie Herzprobleme haben, unter Epilepsie leiden oder schwanger sind.

Plavini

Plavini heißt „fließen“, schwimmen, treiben“. Die eingeatmete Luft lässt uns im übertragenen Sinn „oben schwimmen“. Das durch Plavini angeregte Verdauungsfeuer hilft uns, auch Seelisches zu verdauen, damit wir nicht untergehen. Schlucken Sie in kleinen Mengen Luft, sodass sich der Magen damit füllt.

Brahmari

Brahmari bedeutet wörtlich „Biene“. Die Übung heißt so, weil das dabei erzeugte Summen dem einer Honigbiene gleicht. Sie führt den Übenden in einen Zustand tiefer meditativer Versenkung.

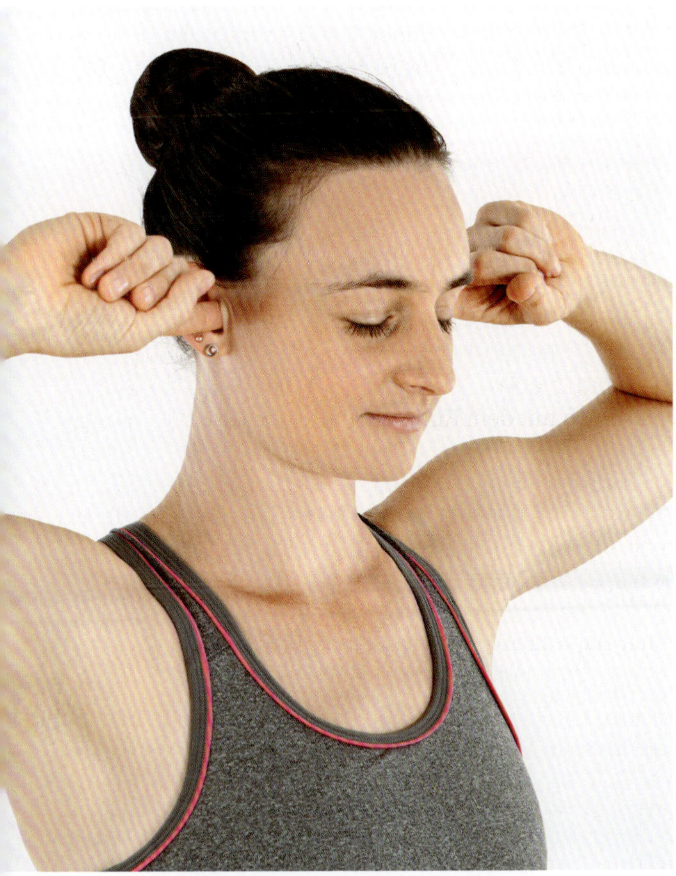

Legen Sie alle Finger bis auf den Zeigefinger in die Handfläche. Heben Sie die Ellbogen auf Schulterhöhe und stecken Sie die Zeigefinger in den Gehörgang. (Drücken Sie nicht zu sehr, da dies Schäden verursachen kann. Sie können die Übung auch machen, ohne den Eingang zum Gehörgang zu verschließen.) Atmen Sie vollständig aus und füllen Sie dann erneut die Lungen. Atmen Sie durch die Nase aus und erzeugen Sie mit geschlossenen Lippen einen hohen Summton. Halten Sie die Augen geschlossen und konzentrieren Sie sich auf die Stelle zwischen den Augenbrauen. Führen Sie die Übung mindestens 3-mal aus, um einsgerichtete Aufmerksamkeit zu erzeugen.

Nutzen: Sehr empfehlenswert bei Angstzuständen oder Stress, da die Vibration des Summens das Nervensystem beruhigt. Stärkt die Stimme und lindert Halsschmerzen.
Vorsicht: Nicht üben, wenn Sie unter Ohrinfektionen leiden.

Sitali

Bei dieser kühlenden Atemübung wird durch den Mund eingeatmet. Strecken Sie die Zunge leicht heraus und rollen Sie die Seiten der Zunge nach oben. Atmen Sie durch diese Röhre langsam ein. Ziehen Sie die Zunge dann wieder nach innen. Schließen Sie den Mund, drücken Sie die Zunge an den oberen Gaumen und halten Sie sie dort. Konzentrieren Sie sich auf die Kühle der Zunge. Atmen Sie sachte durch beide Nasenlöcher aus. Wenn das Gefühl der Kühle verschwindet, atmen Sie erneut durch die gerollte Zunge ein. 3- bis 5-mal wiederholen oder nach Bedarf.

Nutzen: Diese Übung kühlt Körper und Geist. Sie schwächt den Appetit, lindert Hunger und Durst. Sitali senkt den Blutdruck, entspannt Muskulatur und Geist und ist schlaffördernd.
Vorsicht: Nicht empfehlenswert bei niedrigem Blutdruck oder Atemproblemen. In kaltem Klima im Winter ungeeignet.

Sitkari

Wie Sitali ist auch dies eine kühlende Übung, bei der durch den Mund eingeatmet wird. Augen schließen, Mund leicht geöffnet lassen, die Zahnreihen liegen sanft aufeinander. Langsam durch den Mund einatmen, dabei die Zungenspitze gegen den Gaumen pressen und ein zischendes Geräusch machen. Atem so lange wie möglich anhalten, langsam durch die Nase ausatmen. 3- bis 5-mal wiederholen oder nach Bedarf. Sitkari ist vor allem für diejenigen geeignet, die bei Sitali die Zunge nicht einrollenkönnen.

Bandhas

Bandhas sind im Yoga sogenannte Verschlüsse. Dabei wendet man Mittel an, die Lebenskraft im Rumpf zu halten, um sie zu stärken. Bandhas stärken den reinigenden Effekt des Pranayama, indem sie das Prana dorthin lenken, wo Schlackstoffe den Energiefluss im Körper mindern.

Bandha bedeutet wörtlich „Band" oder „Fessel". Durch die Bandhas können wir das Prana in den Zentralkanal leiten, um zum Erwachen zu gelangen.

Eigentlich gibt es vier Bandhas, doch gewöhnlich werden nur drei genannt: Jalandhara-Bandha wird mit Nacken und oberem Rücken ausgeführt. Uddiyana-Bandha konzentriert sich auf den Bereich zwischen Zwerchfell, Magen und den Bauchorganen. Mula-Bandha wiederum wird mit Beckenboden und Anus durchgeführt. Der vierte Bandha ist Maha-Bandha und ist eine Kombination der drei vorgenannten. (*Maha* bedeutet in Sanskrit „groß".) Werden die drei Verschlüsse regelmäßig ausgeführt, erwecken sie das Prana in den Chakren des Zentralkanals.

Die drei Granthis

Granthi heißt wörtlich „Knoten", sie sitzen im physischen, im feinstofflichen und im Energiekörper. Anders als die Chakren müssen die Granthis regelrecht durchstoßen werden, damit die Kundalini aufsteigen kann. Bevor wir die Granthis auflösen können, muss also die Kundalini erweckt werden. Diese Knoten beeinträchtigen auch die Aktivität unserer Chakren und behindern den Fluss des Prana im Sushumna Nadi.

Die drei Bandhas wirken auf die drei Granthis. Mula-Bandha auf Brahma-Granthi, Uddiyana-Bandha auf Vishnu-Granthi und Jalandhara-Bandha auf Rudra-Granthi. Zum Brahma-Granthi gehören das Muladhara- und das Svadhisthana-Chakra, zum Vishnu-Granthi das Manipura- und Anahata-Chakra, zum Rudra-Granthi das Vishuddha- und Ajna-Chakra. Wenn jeder Granthi durchstoßen wird, kann die Kundalini sich über das betreffende Chakra erheben.

Bandhas und Mudras

In alten Texten werden die Bandhas den Mudras (Seite 224) zugerechnet. Praktisch werden Bandhas zusammen mit Mudras und Pranayama ausgeführt, doch da die Verschlüsse recht effektiv sind, können sie auch bei der Asana-Praxis förderlich sein. In manchen Schulen gehören Mula- und Uddiyana-Bandha zu einigen Asanas. Daher gelten Bandhas mittlerweile als eigenständige Übung.

Mula-Bandha

Dies ist der wichtigste Bandha im Hatha-Yoga. Er wird ausgeführt, indem wir den Beckenboden anspannen. Auf feinstofflicher Ebene aktivieren wir dadurch das Muladhara-Chakra. Letztlich spannen wir den Damm an, aber auch den Schließmuskel und den Bereich unterhalb des Nabels. Männer konzentrieren sich dabei auf die Stelle zwischen Anus und Hoden, Frauen auf die Stelle hinter dem Muttermund. Sie können Mula-Bandha mit vollen und leeren Lungen ausführen. In beiden Fällen sollten Sie das Gefühl haben, als bewegten Anus und Nabel sich aufeinander zu. Anfangs sollten Sie diesen Bandha für sich üben, da die entsprechende Körperregion schwer zu lokalisieren ist. Später können sie den Verschluss mit anderen Übungen kombinieren.

Uddiyana-Bandha

Uddiyana bedeutet wörtlich „hochfliegen". Dieser Verschluss, der in der Nabelregion seinen Ausgang nimmt, wird oft als Anheben des Magens beschrieben, da sich das Zwerchfell dabei Richtung Brustkorb hebt. Die Übung stimuliert den Solarplexus und das Manipura-Chakra. Diese Region reguliert die Energieverteilung im Körper.

Mahamudra fasst alle drei Bandhas – Mula-, Uddiyana- und Jalandhara-Bandha – zu einer Übung zusammen, ähnlich wie bei Janu Shirshasana (Seite 120): Sie sitzen auf der Ferse des linken Fußes, was das Perinäum und Mula-Bandha stimuliert. Außerdem fassen Sie den Fuß des ausgestreckten rechten Beins und führen Uddiyana- und Jalandhara-Bandha aus.

Auch mit diesem Bandha lenken wir Prana in den Zentralkanal, wo es zum Sahasrara-Chakra aufsteigen kann.

Uddiyana-Bandha können Sie im Sitzen oder im Stehen üben, jedoch stets mit leerem Magen und Darm. Atmen Sie vollständig aus, entspannen Sie mit angehaltenem Atem den Bauch, setzen Sie Jalandhara-Bandha und ziehen Sie dann die Bauchdecke nach innen und oben. Beim Auflösen lassen Sie die Bauchdecke wieder los und atmen behutsam ein.

Jalandhara-Bandha

Jala bedeutet „Netz", *dhara* „Fluss". Dieser Bandha wirkt auf das Netz der Energiekanäle im Hals und auf ihre körperliche Entsprechung, Blutgefäße und Nerven.

Drücken Sie das Kinn gegen den Halsansatz, heben Sie dabei das Brustbein. Spannen Sie dann den Kehlkopf an, als wollten Sie schlucken. Wenn Sie gleichzeitig die Zunge gegen den Gaumen drücken, sodass die Zungenspitze hinter der oberen Zahnreihe ruht, ist das Kechari-Mudra.

Maha-Bandha

Maha-Bandha wirkt sich positiv auf den Drüsenapparat aus, verlangsamt Abbauprozesse im Körper und beschleunigt die Zellerneuerung. Er sollte erst geübt werden, wenn Sie schon ein wenig Erfahrung haben.

Setzen Sie sich gerade auf eine Decke. Beugen Sie das linke Knie und pressen Sie die linke Ferse gegen den Damm. Das gebeugte Knie bleibt am Boden. Beugen Sie das rechte Knie und legen Sie den rechten Fuß möglichst hüftnah auf dem linken Oberschenkel ab (wie im halben Lotossitz). Legen Sie die Hände auf die Knie, strecken Sie die Wirbelsäule ein wenig und atmen Sie an ihr entlang. Füllen Sie die Lungen zu zwei Dritteln und üben Sie Jlalandhara-, Uddiyana- und Mula-Bandha gleichzeitig. Halten Sie den Atem an, solange es Ihnen möglich ist. Konzentrieren Sie sich dabei auf den zentralen Energiekanal. Atmen Sie aus und lösen Sie die Haltung. Strecken Sie die Beine aus und massieren Sie Ihre Knie. Dann wiederholen Sie die Übung seitenverkehrt.

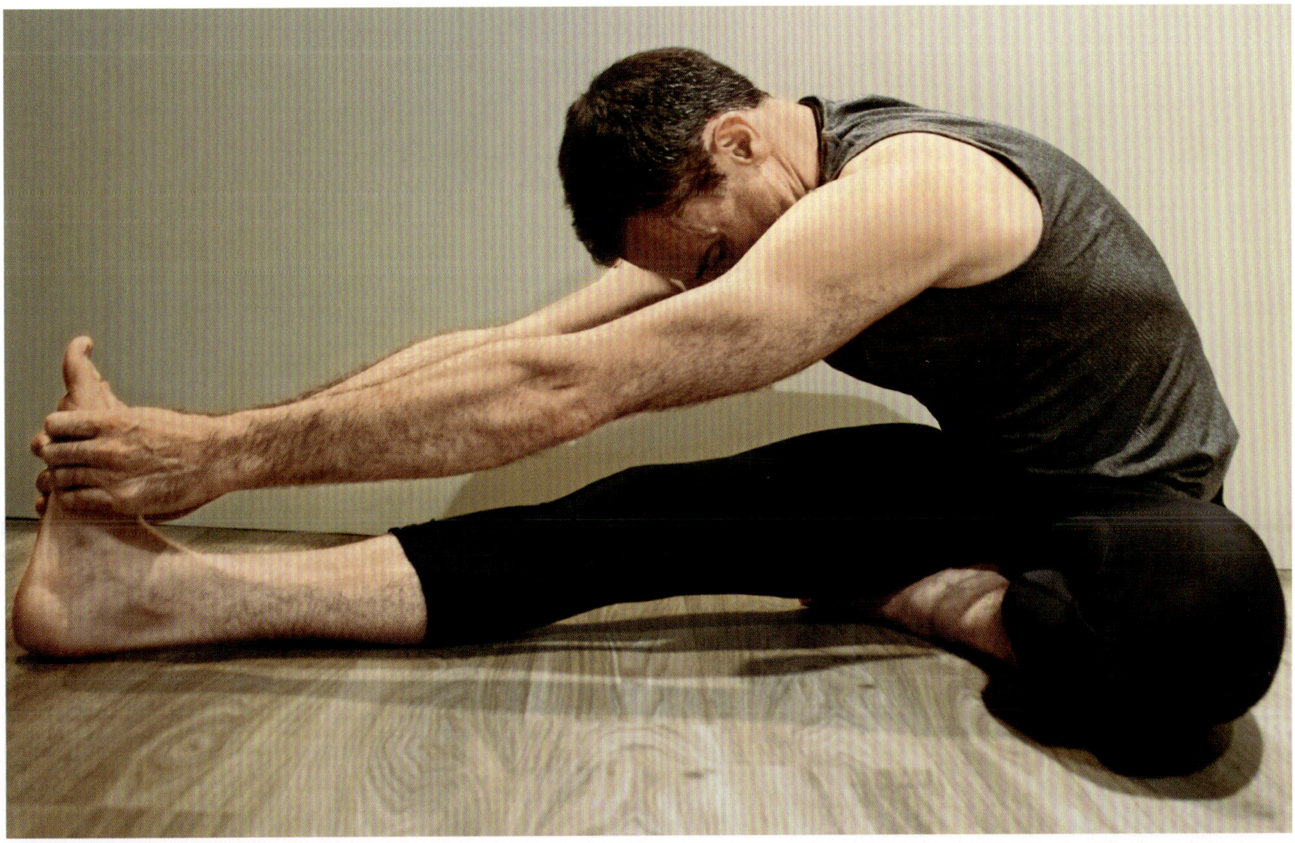

Mudras

Bandhas vereinen den Fluss von aufwärtsfließendem und abwärtsfließendem Prana in der Nabelregion. Mudras hingegen gleichen Siegeln. Zusammen üben sie für den Energiefluss dieselbe Funktion aus wie ein Schalter im Stromkreislauf.

Der Begriff *mudra* wird in der Grundbedeutung mit „Siegel" übersetzt, kann allerdings auch „Geste" oder „Haltung" bedeuten. Mudras sind Gesten, die unsere Achtsamkeit und Konzentration vertiefen sollen. Es gibt fünf Gruppen von Mudras: Hasta-, Mana-, Kaya-, Bandha- und Adhara-Mudras. Einige werden mit dem gesamten Körper ausgeführt und mit Asanas, Pranayama und Bandhas kombiniert, andere nur mit den Händen.

Asanas, Pranayama und Bandhas regelmäßig zu üben erzeugt mehr Energie im Körper, die durch Nadis und Chakren fließt. Dieses Mehr an Energie verpufft gewöhnlich ungenutzt. Auf dieser Stufe werden dem Schüler die Mudras gelehrt, mit deren Hilfe er diesen Abfluss der Energie „versiegelt". Dadurch vertieft sich seine Konzentration und die Chance auf ein Erwachen der Kundalini steigt.

Jede Mudra hat andere Auswirkungen auf Körper, Geist und Prana. Die beständige, stets gleiche Ausführung dieser Gesten soll unsere instinktgeprägten Gewohnheiten durchbrechen und uns auf eine höhere Bewusstseinsstufe führen.

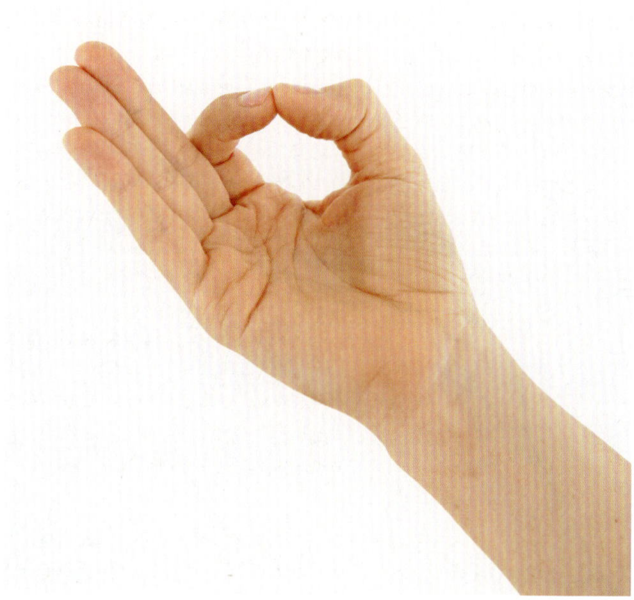

Jnana-Mudra ist eine Geste, die wir von vielen Darstellungen kennen: das Siegel der Weisheit. Wenn dabei die Handflächen nach oben schauen, nennt man diese Haltung Chin-Mudra.

Hasta-Mudras

Hasta-Mudras sind Hand-Mudras. Sie sollen das über die Hände entweichende Prana im Körper halten. Daher werden sie häufig während der Asanas geübt. Kali-Mudra zum Beispiel gehört zur Halbmondstellung (Seite 204).

Jnana-Mudra

Siegel der Weisheit

Legen Sie die Spitze von Zeigefinger und Daumen aneinander, sodass sie einen Kreis bilden. Strecken Sie die restlichen Finger gerade aus. Diese Mudra hält Energie zurück und wird bei vielen Asanas eingesetzt. Beim Pranayama (Seite 216) oder bei der Meditation können Sie sie mit einer oder beiden Händen ausführen. Die gestreckten Finger sollen für die drei Stadien des Bewusstseins stehen: Wachbewusstsein, Traumschlaf und tiefer, traumloser Schlaf. Der Zeigefinger steht für das individuelle Bewusstsein, der Daumen die höhere Bewusstseinsnatur. Bilden beide einen Kreis, symbolisiert dies die höchste Selbsterkenntnis (*turiya*).

Chin-Mudra

Siegel der Weisheit

Chin kommt von *chit*, „Bewusstheit". Die Chin-Mudra ist also die Haltung der Bewusstheit. Dabei führt die Hand Jnana-Mudra aus, während wir sitzen. Die Hände liegen, mit der Handfläche nach oben, auf den Knien. Das steht für die letztendliche Vereinigung, den höchsten Yoga. Diese Handgeste kann während der Meditation in jeder Sitzhaltung geübt werden (Seite 226).

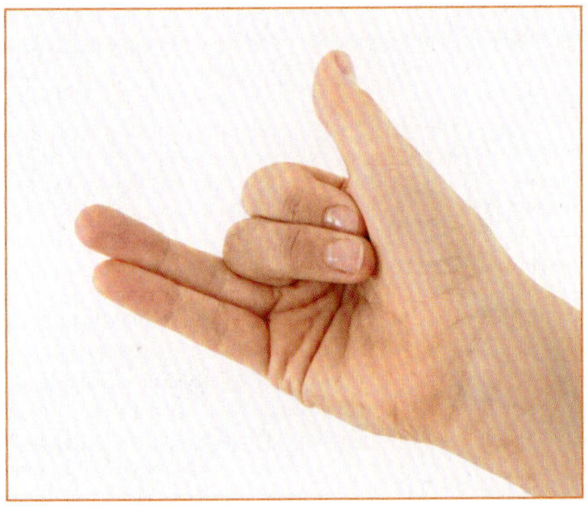

Vishnu-Mudra

Diese Geste ist bei verschiedenen Pranayama-Übungen mit der rechten Hand auszuführen. Legen Sie Zeige- und Mittelfinger in die Innenfläche der Hand. Der Zeigefinger steht für das Ego, der Mittelfinger für den Intellekt – beide behindern die spirituelle Entwicklung. Die Handfläche ist zum Mund gewendet, mit dem Daumen wird das rechte Nasenloch verschlossen, mit Ringfinger und kleinem Finger das linke.

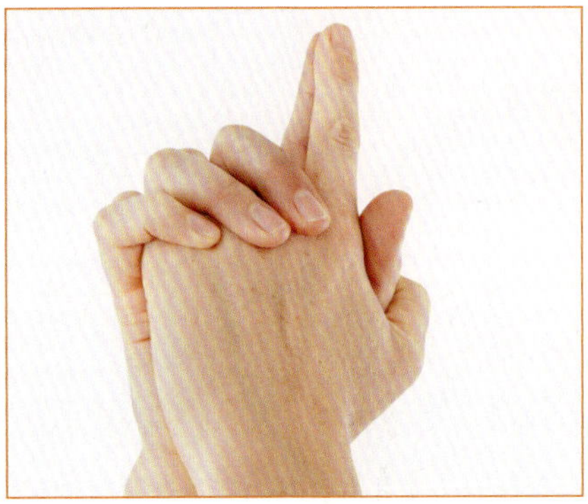

Kali-Mudra

Kali-Ma ist die Hindugöttin der Zerstörung und Wiedergeburt. Damit sich neues Leben und neue Ideen entwickeln können, muss etwas Altes zerstört werden. Die Kali-Mudra kann, während einer Asana ausgeführt, die Öffnung und Dehnung von Schultern und Brust bewirken. Halten Sie die Arme gerade, verschränken Sie beide Hände. Dann strecken Sie beide Zeigefinger aus und drücken Sie fest aneinander.

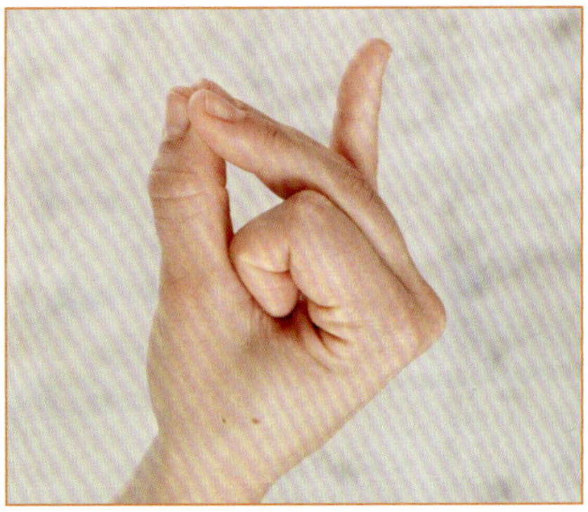

Hridaya-Mudra

Herz-Geste

Die Hridaya-Mudra lenkt Prana von den Händen zurück ins Herz. Setzen Sie sich bequem zum Meditieren hin, die Hände mit nach oben gekehrten Handflächen auf den Knien. Klappen Sie den Zeigefinger ein und legen Sie ihn in die Daumenkuhle. Die Spitzen von Mittel- und Ringfinger berühren die Daumenspitze. Der kleine Finger bleibt ausgestreckt. Mittel- und Ringfinger stehen für die Nadis, die mit dem Herzen verbunden sind. Der Daumen sorgt dafür, dass das Prana von den Händen zurück in diese Nadis fließt. Diese Mudra hilft in Zeiten emotionaler Probleme und löst lang aufgestaute Gefühle.

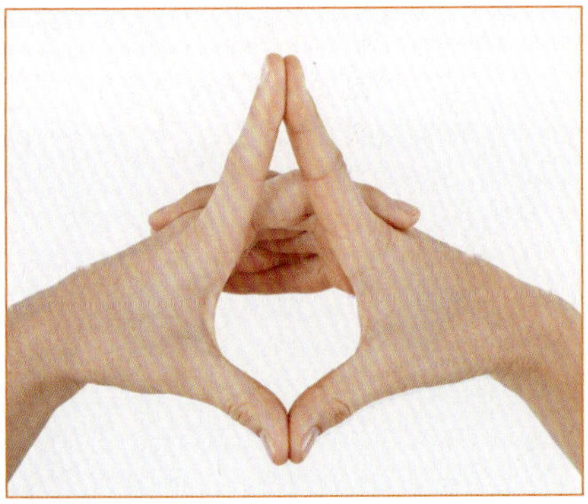

Yoni-Mudra

Yoni bedeutet „Mutterleib“. Diese Mudra soll die weibliche Schöpfungsenergie aktivieren. Legen Sie die Hände zusammen, die Finger zeigen vom Körper weg. Verschränken Sie Mittel-, Ring- und kleinen Finger. Daumen und Zeigefinger bleiben ausgestreckt. Nun richten Sie die Daumen in Richtung Körper. Das fördert die Konzentration. Wenn Sie Daumen und Zeigefinger mit den Spitzen aneinanderlegen, wird der Pranafluss gestärkt.

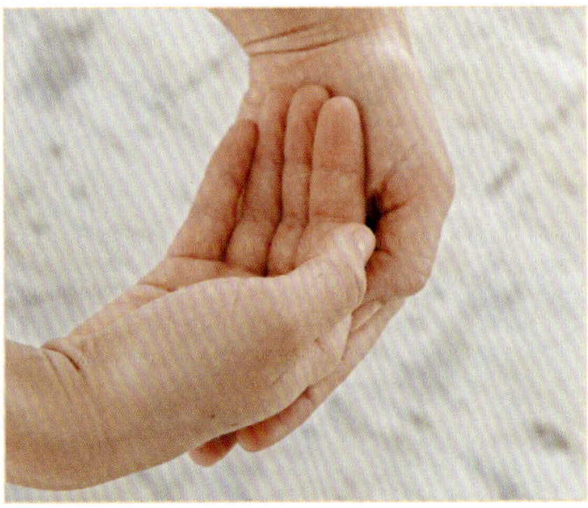

Bhairava (Bhairavi)-Mudra

Furchteinflößendes Siegel

Sie sitzen aufrecht in Meditationshaltung. Legen Sie die rechte Hand in die linke, die Handflächen zeigen nach oben. Beide Hände ruhen im Schoß. Dies ist die Bhairava-Mudra (männliche Form). Bei der Bhairavi-Mudra (weibliche Form) liegt die linke Hand in der rechten. Die beiden Hände stehen für Ida- und Pingala-Nadi und die Vereinigung von individuellem und höchstem Bewusstsein.

Anmerkung:

Es gibt fünf Arten von Mudras:
Hasta- oder Hand-Mudras
Mana- oder Kopf-Mudras
Kaya- oder Haltungs-Mudras
Bandha- oder Verschluss-Mudras
Adhara- oder Damm-Mudras
Swatmaramas *Hatha-Yoga-Pradipika* aus dem 15. Jahrhundert, der älteste Text über Hatha-Yoga, führt 23 Mudras auf. Hier aber konzentrieren wir uns nur auf die bekanntesten Formen.

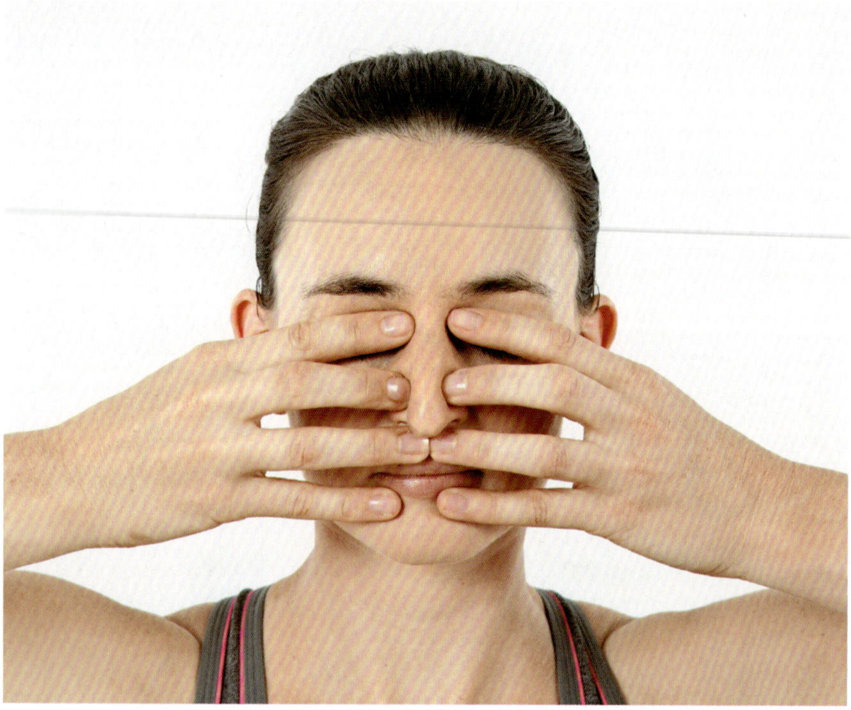

Bei der Shanmukhi-Mudra schließen wir Augen, Ohren und Nase, weil wir *Pratyahara*, die Zurückziehung der Sinne, üben. Dabei richtet sich die Aufmerksamkeit nach innen, das fördert die innere Wahrnehmung.

Mana-Mudras

Mana-Mudras sind Kopf-Mudras. Dabei wird mit Augen, Ohren, Nase, Zungen und Lippen gearbeitet.

Shambhavi-Mudra

Verschließen der sechs Tore

Wir schließen mit den Daumen unsere Ohren, die Zeigefinger legen wir sacht auf die Augenlider, um die Augen zu schließen. Mit den Mittelfingern verschließen wir die Nase, mit den Ringfingern und kleinen Fingern halten wir Ober- und Unterlippe geschlossen. Drücken Sie die Lippen aufeinander, öffnen Sie die Nasenlöcher und atmen Sie langsam ein. Sie können die Übung auch mit Kumbhaka üben, dem Atemanhalten, solange Sie sich damit wohlfühlen. So werden die sechs Sinnestore verschlossen: Ohren, Augen, Nasenlöcher und Mund. Sobald Sie sich unwohl fühlen, öffnen Sie den Verschluss und atmen aus, um wieder einzuatmen.

Kaya-Mudras

Bei Kaya- oder Haltungs-Mudras werden bestimmte Körperhaltungen mit Atem- und Konzentrationsübungen verbunden.

Yoga-Mudra

Nehmen Sie Padmasana ein (die Lotoshaltung). Verschränken Sie mit gestreckten Armen die Finger hinter dem Rücken. Atmen Sie ein, strecken Sie den Rücken, indem Sie Brust und Kinn anheben. Während des Ausatmens beugen Sie sich vor und berühren mit der Stirn den Boden. Heben Sie die Arme so weit wie möglich nach hinten an. Atmen Sie ein, halten Sie den Atem an und führen Sie Jalandhara-Bandha und Mula-Bandha (Seite 222 f.) aus. Halten Sie beide Verschlüsse etwa 5 Sekunden lang. Mit der Zeit können Sie auf etwa 20 Sekunden steigern. Lassen Sie los und atmen Sie aus. Richten Sie die Wirbelsäule beim Einatmen langsam auf. Machen Sie einige Atemzüge, dann wiederholen Sie die Übung noch 2-mal.

Diese Übung kann auch in Ardha oder Sukkha Padmasana geübt werden.

Viparita-Karani-Mudra

Auch als Shirshasana, Viparita Karani Asana oder Kopfstand bekannt.

Diese Übung soll dem Übenden Glückseligkeit schenken. Normalerweise sammelt sich die Sonnenkraft im Solarplexus, die Mondenergie hingegen im Gaumen, wo der Nektar des Lebens entspringt. Beim Kopfstand, Shirshasana, wird dies umgekehrt. Das verlangsamt den Alterungsprozess. Die Wirkung der Übung wird verstärkt, indem man die Sonne im Gaumen visualisiert und den Mond in der Nabelregion (jeweils 15 Sekunden). Am ersten Tag sollten Sie die Übung nicht länger als 1 Minute halten, später können Sie auf 15 Minuten steigern.

Nach sechs Monaten regelmäßiger Übung werden Falten und graue Haare sichtbar weniger. Yogis, die diese Haltung drei Stunden täglich üben, sollen den Tod besiegt haben – doch dafür gibt es keinen Beleg. Da Agni, das Verdauungsfeuer, gestärkt wird, sollte jeder, der diese Übung längere Zeit macht, danach eine Pause von 10 Minuten einlegen und dann eine Kleinigkeit essen.

Anmerkung: In vielen Schulen wird diese Mudra im Schulterstand ausgeführt. Mein Lehrer aber hat sie in dieser Form von seinem Lehrer empfangen. Er lehrt die Viparita-Karani-Mudra nun mit Kopf- und Schulterstand.

Bandha-Mudras

Hierbei werden Bandhas mit Mudras kombiniert.

Maha-Mudra

Das Große Siegel

Setzen Sie sich mit ausgestreckten Beinen hin. Winkeln Sie das linke Knie an und setzen Sie sich auf die linke Ferse, sodass diese gegen den Damm drückt. Das linke Knie bleibt auf dem Boden. Beugen Sie sich über das rechte Bein vor und umfassen Sie die große Zehe mit beiden Zeigefingern. Kopf und Schultern leicht anheben, den Rücken strecken. Mehrmals tief einatmen, vollständig ausatmen, einatmen, bis die Lungen zur Hälfte gefüllt sind. Atem anhalten und Jalandhara- und Mula-Bandha (Seite 222 f.) ausführen. Halten Sie den Atem so lange an, wie Sie sich wohlfühlen. Dann langsam ausatmen und loslassen. Wiederholen Sie die Übung mit der anderen Körperseite. Die Wirbelsäule bleibt währenddessen immer gerade.

Bei dieser Mudra können Sie auch nach dem Ausatmen den Atem anhalten. Dann wenden Sie Uddiyana- und Jalandhara-Bandha an. Möglicherweise kommen Sie dabei ins Schwitzen. Anfangs sollten Sie nicht zu häufig üben, da diese Übung Energien weckt, die Sie vielleicht noch nicht richtig lenken können.

Maha-Vedha

Vedha bezeichnet das Aufsteigen der Kundalini durch die Chakren. Setzen Sie sich in Lotoshaltung (ganz oder halb) oder in Sukkhasana auf den Boden (Seite 141 ff.) Legen Sie die Hände neben die Hüften auf den Boden. Einatmen, bis die Lungen halb gefüllt sind. Atem anhalten, Gesäß sachte vom Boden heben und wieder absenken. Mehrmals anheben und absenken, solange Sie den Atem mühelos anhalten können. So lockern Sie Ihre 72 000 Nadis und leiten Prana Shakti in den Zentralkanal. Wenn Sie den Atem nicht mehr anhalten können, hören Sie auf zu wippen, atmen Sie aus und lösen Sie die Haltung.

Das Große Siegel oder Maha-Mudra ist eine Dehnstellung, die zusammen mit Jalandhara- und der Mula-Bandha ausgeführt wird. Becken und Zwerchfell werden versiegelt, die Wirbelsäule wird gedehnt.

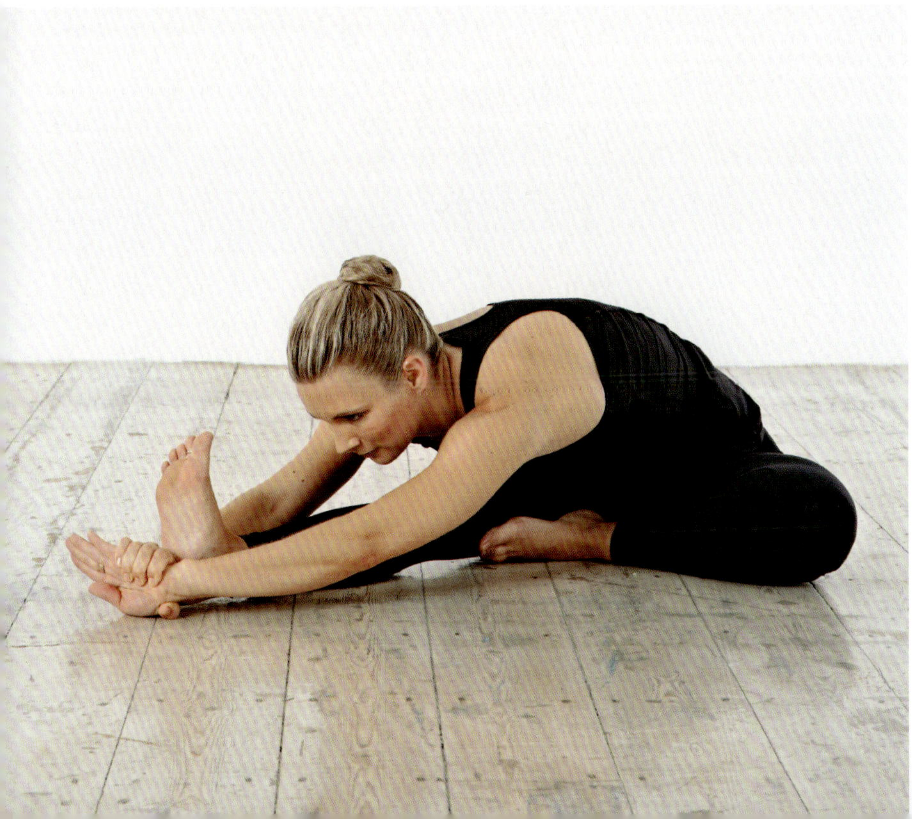

Adhara-Mudras

Adhara-Mudras sind Mudras, die auf die Dammregion wirken. Sie lenken Kraft aus den unteren Energiezentren ins Gehirn und sollen sexuelle Energie sublimieren.

Vajroli-/Sahajoli-Mudra

Vajroli ist die Übung für Männer, Sahajoli für Frauen. *Vajroli* kommt vom Sanskritbegriff *vajra* für „Donnerkeil“, *Sahajoli* von *sahaj*, „spontan“. Vajra wird auch der Energiekanal genannt, der die Fortpflanzungsorgane mit dem Gehirn verbindet.

Setzen Sie sich mit aufrechter Wirbelsäule in Meditationshaltung bequem hin. Die Hände ruhen in der Chin- oder Jnana-Mudra auf den Knien. Die Aufmerksamkeit richtet sich auf die Harnröhre, die angespannt wird, als wollten Sie sich das Wasserlassen verkneifen. Bei Männern zucken dabei die Hoden leicht, bei Frauen die Schamlippen. Halten Sie die Konzentration so lange wie möglich, um dann loszulassen. Wiederholen Sie die Übung anfangs 3-mal, später bis zu 15-mal. Diese Mudra aktiviert den Urogenital-Trakt. Bei Männern reguliert sie den Testosteronspiegel und die Spermienzahl und hilft bei vorzeitiger Ejakulation.

Ashvini-Mudra

Das Pferdesiegel

Lenken Sie in Meditationshaltung Ihre Aufmerksamkeit auf den Anus und spannen Sie den Schließmuskel mehrmals nacheinander an.

Meditation

Meditation ist ein kraftvolles Stärkungsmittel für die Nerven. Göttliche Energie durchfließt den Übenden und harmonisiert Geist, Nerven, Sinnesorgane und Körper.

Meditation öffnet das Tor zu unserer Intuition und zu den Bereichen absoluten Glücks. Der Geist wird ruhig und stetig. Ihr Leben wird bedeutungsvoller, Sie haben mehr Willensstärke und Ihr Denken wird klar und konzentriert. Regelmäßige Meditationspraxis hilft uns, unseren Geist bewusst zu lenken. Wenn Sie täglich eine halbe Stunde meditieren, bereichert spirituelle Stärke Ihr Leben.

Meditation und der achtfache Pfad

Patanjalis achtgliedriger Pfad nimmt uns mit auf eine Entdeckungsreise, die zunächst in der äußeren Welt beginnt. Die ersten beiden Glieder, Yama und Niyama, beschreiben die Regeln, wie wir uns in der Gesellschaft klug bewegen können. Das dritte Glied, die Asanas, führt zu einem gesunden Körper. Das vierte Glied ist Pranayama, die Regulierung des Atems, das fünfte Pratyahara. Hier lernen wir, die Sinne von der Außenwelt abzuziehen und unsere Aufmerksamkeit nach innen zu richten. Wir betreten nun tatsächlich den Weg nach innen und können beginnen, Meditation zu üben, *Dhyana*.

Meditation beginnt mit *Dharana*, Konzentration. Sie ist das sechste Glied des Pfades. Durch Konzentration auf ein Objekt lernen wir, unsere flüchtigen Gedanken zur Ruhe zu bringen. So tauchen wir allmählich ein in den Zustand der Meditation: dem von jeder Unterbrechung freien, fließenden Verweilen auf einem bestimmten Bereich.

Meditation kann nicht gelehrt werden. Wir müssen nur einfach regelmäßig und geduldig üben. Wir sollten nicht erwarten, gleich beim ersten Versuch in tiefe Meditation zu fallen. Erst durch stetige Übung können wir die Früchte der Konzentration ernten, eine stabile Verbindung zwischen Meditierendem und Objekt der Meditation. Die Befriedigung, die uns vollständige Konzentration schenken kann, rührt mitunter einfach aus der Tatsache, dass wir uns von dem Strom unserer ewigen Sorgen und Gedanken ein wenig lösen können.

In der Meditation tauchen wir tief in den Geist ein: Zeit und Raum werden bedeutungslos. Das Körperbewusstsein wird überwunden, wir fühlen uns leicht. Der Geist aber ruht stetig auf seinem Objekt – auf eine geschmeidige Weise, als würden wir Öl von einem Gefäß ins andere gießen. Dieses Gewahrsein, das als einsgerichtete Konzentration beginnt, führt schließlich zu einem Geisteszustand, der sich begrifflich nicht beschreiben lässt.

Meditation kann auch mit der Übung von Asanas oder Pranayama verbunden werden. Die Asana-Praxis ist Meditation in Aktion, erfüllt von Aufmerksamkeit und Kontemplation. Beim Pranayama führt schon die Konzentration auf den Atem zu einem Zustand vollkommener Versenkung ins Selbst.

Den Geist zur Ruhe bringen

Beim Yoga kommt der Geist zur Ruhe, sodass wir ihn in der Meditation beobachten können. Wenn die Oberfläche eines Sees ruhig ist, blicken wir bis auf den Grund. Wird sie jedoch von Wellen gepeitscht, erkennen wir nichts. Ist der Geist nicht von Gedanken und Emotionen aufgewühlt, sehen wir unser wahres Selbst.

Bei den meisten Menschen springt der Geist auf der ständigen Jagd nach Glück unkontrolliert von einem Objekt zum anderen – Wünsche, Abneigungen, Emotionen, Erinnerungen. Wenn er das Gewünschte erlangt, ist er kurz ruhig, nur um bald wieder weiterzurasen. Unser Verlangen richtet sich immer nach außen, auf Objekte, die naturgemäß unbeständig sind. Die Natur des Geistes

Anmerkung:

Konzentration und Meditation sind das sechste und siebte Glied von Patanjalis achtfachem Pfad. Das achte ist *Samadhi*, der Zustand jenseits von Zeit, Raum, Körper und Geist, in dem sich das individuelle mit dem höchsten Bewusstsein verbindet. Das ist Yoga. In den Veden heißt es, dass wir konzentriert sind, wenn wir den Geist 12 Sekunden lang auf einem Objekt ruhen lassen können. Gelingt das etwa 12-mal 2½ Minuten lang, spricht man von Meditation. Samadhi aber stellt sich nach etwas weniger als ½ Stunde ein.

aber wandelt sich nicht, unser wahres Sehnen bleibt unerfüllt.

Um dauerhaftes Glück zu finden, müssen wir lernen, den Geist zu beruhigen, Konzentration zu entwickeln und den Alltagsgeist zu transzendieren. Wir richten die Aufmerksamkeit nach innen, auf das Selbst, und erfahren vollkommene Konzentration. Das ist Meditation. Wenn wir das tun, finden wir in uns eine sprudelnde Quelle von Freude und Weisheit: einen Ozean der Stille, den wir erfahren, sobald Ruhe den Geist durchdringt.

Ein gutes Mittel hierzu ist, dass wir aufhören, uns mit unseren Emotionen, Gedanken und Handlungen zu identifizieren. Treten wir doch einen Schritt zurück, um Zeugen dessen zu werden, was sich in unserem Geist abspielt. Wir beobachten unseren Geist, und er lenkt uns nun nicht mehr. Wir erfahren Geist und Körper als Instrumente, die wir kontrollieren. Indem wir uns von unseren Egospielchen abwenden, übernehmen wir Verantwortung für uns selbst. Der uns bekannte Zustand, welcher der Meditation am nächsten kommt, ist der Tiefschlaf, wo es weder Raum noch Zeit noch Kausalität gibt. Was aber die Meditation vom Tiefschlaf unterscheidet, ist, dass sie auf die Psyche einwirkt und den Geist beruhigt.

Auf der körperlichen Ebene trägt Meditation dazu bei, die anabolischen Prozesse von Wachstum und Regeneration zu stimulieren und die katabolischen oder Verfallsprozesse zu verlangsamen. Im Allgemeinen dominieren die anabolischen Prozesse bis zum Alter von 18 Jahren, bis zum 35. Lebensjahr halten sich Auf- und Abbauprozesse die Waage, danach überwiegen die katabolischen Prozesse.

Jede Körperzelle wird vom Unbewussten und seinen Instinkten beeinflusst. Jede Zelle hat ein individuelles und ein kollektives Bewusstsein. Wenn Gedanken und Wünsche auftauchen, werden die Zellen aktiviert, der Körper reagiert entsprechend. Es ist wissenschaftlich erwiesen, dass positive Gedanken auch unsere Körperzellen positiv beeinflussen. Da Meditation einen positiven Geisteszustand erzeugt, verjüngt sie die Körperzellen und verlangsamt den Verfall.

Positive Auswirkungen der Meditation

- Sie vermindert Anspannung und Angst,
- erhöht Stressresistenz,
- stärkt Gedächtnis und Konzentration,
- schenkt mehr Energie,
- verbessert die Gesundheit,
- hilft bei Schlaflosigkeit,
- schenkt mehr Lebensfreude,
- stärkt die Selbstachtung,
- vertieft persönliche Beziehungen und
- verhindert vorzeitiges Altern.

Sie können auf viele unterschiedliche Arten meditieren. So können Sie sich auf ein Bild konzentrieren, auf einen Laut oder eine abstrakte Idee. Sie können zu Hause meditieren oder beim Spazierengehen.

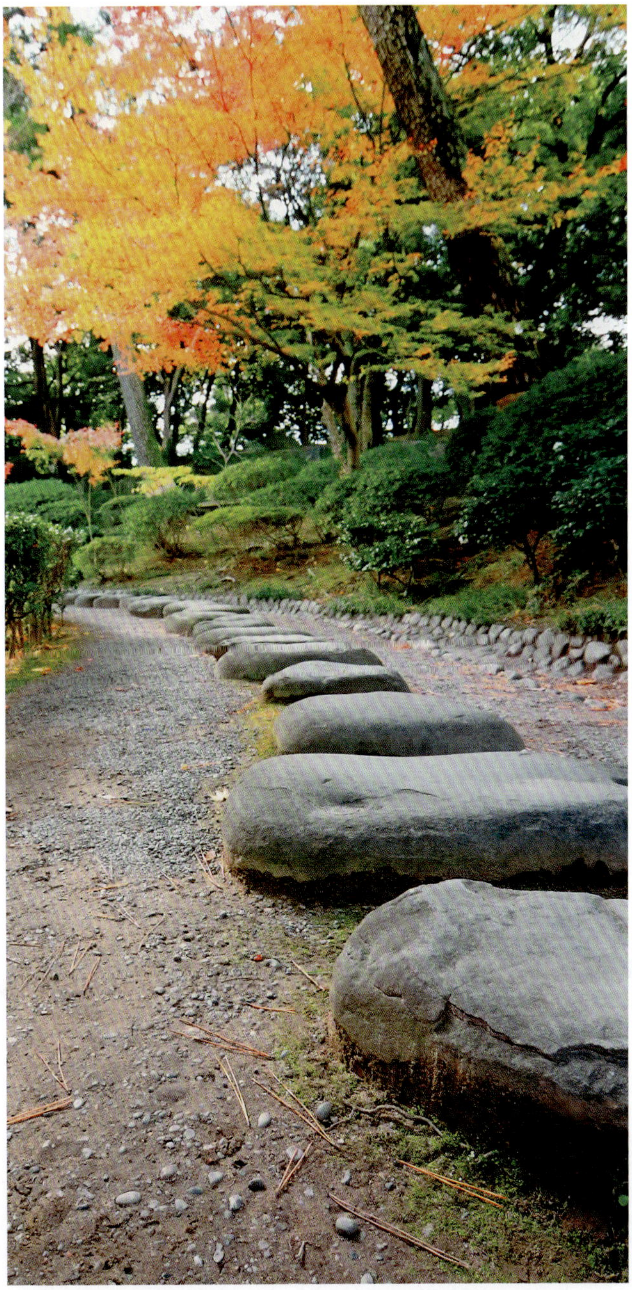

Wie Sie Meditation üben

- Am besten üben Sie täglich zur selben Zeit und am selben Ort.
- Können Sie sich keinen eigenen Meditationsraum einrichten, wählen Sie einen Platz in Ihrer Wohnung, der sauber und aufgeräumt ist. Wenn Sie stets am selben Ort üben, entsteht dort eine machtvolle sattvische und friedliche Atmosphäre.
- Die beste Zeit zum Meditieren ist zwischen 4 und 6 Uhr morgens. Es ist die Stunde Brahmas, *Brahmamuhurta*, wenn spirituelle Kräfte die Atmosphäre aufladen. Der Geist erwacht aus der Phase des Unbewussten, dem Schlaf, und ist in der Meditation nicht so leicht abgelenkt. Sollte das aus irgendeinem Grund nicht möglich sein, wählen Sie eine Zeit, zu der Sie vor Störungen sicher sind. Meditieren Sie anfangs höchstens 5 bis 10 Minuten.
- Sitzen Sie mit dem Gesicht nach Norden oder Osten gewandt, um die feinen Wirkungen des Erdmagnetfelds zu nutzen. Sitzen Sie bequem, aufrecht und mit gekreuzten Beinen. Sollte das nicht möglich sein, dann setzen Sie sich aufrecht auf einen Stuhl.
- Atmen Sie bewusst aus und ein. Langsam 3 Sekunden einatmen, dann langsam 3 Sekunden ausatmen. Das unterstützt die Lebensenergie Prana.
- Richten Sie die Augen auf einen Punkt. Gewöhnlich ist das die Stelle unmittelbar hinter der Stirn zwischen den Augenbrauen: „Wenn sich das physische Auge schließt, öffnet sich das spirituelle, und die Wahrheit scheint auf."
- Ist der Geist sehr unruhig, konzentrieren Sie sich auf ein äußeres Objekt, das Ihren Geist anspricht, etwa das Bild einer Gottheit oder Ihres Lehrers. Arbeiten Sie 30 Tage lang mit demselben Objekt. Sollten Sie damit keine Fortschritte machen, wählen Sie ein anderes für 30 Tage aus.
- Haben Sie von Ihrem spirituellen Lehrer ein Mantra erhalten, so rezitieren Sie es. Andernfalls wiederholen Sie die heilige Silbe OM. Wird das Mantra nur im Geist wiederholt, so wirkt es stärker. Fällt es Ihnen schwer, dabei die Konzentration aufrechtzuerhalten, können Sie das Mantra auch laut rezitieren.
- Übung, Hingabe und Geduld führen schließlich in Samadhi, einen Zustand, in dem Wissender, Wissen und Gewusstes eins sind.

Formen der Meditation

Es gibt im Wesentlichen zwei Formen der Meditation. *Saguna* ist die Meditation auf ein Objekt mit einer Form. Hierbei richten wir die Aufmerksamkeit auf ein Bild oder ein Mantra. Der Saguna-Meditation haftet immer noch etwas Dualistisches an, weil der Meditierende sich selbst als vom Objekt getrennt betrachtet. Diese Meditation ist für jeden geeignet, besonders für emotionale Menschen.

Nirguna ist Meditation ohne Form. Dabei richtet der Geist sich auf eine Idee (wie das Absolute) oder auf etwas, das sich begrifflich nicht fassen lässt. Hier gibt es keinen Dualismus, weil der Meditierende sich als eins mit dem Objekt erlebt. Nirguna-Meditation ist für intellektuelle Menschen besser geeignet. Die meisten Meditierenden allerdings beginnen mit Saguna, da es einfacher ist, sich auf etwas Konkretes zu konzentrieren.

Meditationstechniken

Es gibt viele verschiedene Meditationstechniken, mit denen wir arbeiten können. Man kann mit Klang, zum Beispiel einem Mantra, meditieren, aber auch mit Symbolen oder dem Atem selbst. Das Ziel ist immer dasselbe: den Geist auf einen Punkt zu richten, damit der Meditierende zur Selbsterkenntnis gelangt.

Meditation über das dritte Auge

Setzen Sie sich bequem hin und lenken Sie Ihre Aufmerksamkeit auf die Stelle zwischen den Augenbrauen, unmittelbar hinter der Stirn. Sie wird *trikuti* genannt, das dritte Auge, der Sitz des Geistes. Visualisieren Sie leuchtende Farben oder geistige Bilder. Lassen Sie den Blick innerlich auf dieser Stelle ruhen. Dabei wird die Hypophyse angeregt, die für den sechsten Sinn zuständig ist. Eine gestärkte Intuition hilft uns, eine höhere Wahrnehmung zu erlangen.

Japa-Meditation

Japati bedeutet „flüstern". Bei der Japa-Meditation wird ein Mantra oder der Name eines göttlichen Wesens leise wiederholt. Das versetzt den Meditierenden auf eine höhere Bewusstseinsstufe. Jedes Mantra setzt beim Rezitieren eine bestimmte Energie frei, die ein Muster im Geist erzeugt. Die Energie des Mantras verschmilzt mit der des Musters, um Geist und Sinne zu reinigen. Ein Gefühl der Einheit mit allem stellt sich ein.

So-Ham-Meditation

So ham ist Sanskrit für „Ich bin das, was ich bin". „Das" steht hier für das höhere Selbst. Es ist eines der kraftvollsten Mantras überhaupt, da es jedem lebenden Wesen quasi angeboren ist. Der Laut „so" entsteht beim

Einatmen, während „ham" beim Ausatmen hörbar wird. Daher rezitieren wir dieses Mantra unbewusst etwa 21 000-mal am Tag.

Setzen Sie sich bequem hin und schließen Sie die Augen. Konzentrieren Sie sich auf den Atem. Stellen Sie sich vor, wie Sie beim Einatmen den Laut „so" hören, beim Ausatmen den Laut „ham". Eine andere Interpretation von *so ham* ist: „Ich bin du, du bist ich."

Om-Japa-Meditation

Für einen Yogi ist *Om* die machtvollste Silbe überhaupt. In seiner Sanskritschreibung steht der untere Bogen links für den Traumzustand, der obere für den Wachzustand. Der in der Mitte entspringende Bogen symbolisiert tiefen, traumlosen Schlaf. Der Halbmond steht für *maya*, die Illusion, der Punkt darüber für deren Transzendierung. Wenn der Mensch den Schleier der Illusion durchschneidet und in der Transzendenz verharrt, ist er frei von diesen drei Geisteszuständen und ihren Merkmalen.

Summen Sie leise die Silbe *Om*. Es ist der Name Gottes, der im Pranava-Mantra (*Om*) gesprochen wird. Pranava ist das höchste Mantra überhaupt, seine Schwingung steht für die Präsenz Gottes. Summen Sie bei jeder Sitzung mindestens 3mal Om und steigern Sie allmählich bis zu 5 Minuten pro Sitzung. Diese Praxis verlangsamt die Herzfrequenz und beruhigt die Sinne.

Trataka-Meditation

Tratak bedeutet „starren". Bei dieser Meditation richten wir die Augen unverwandt auf einen Punkt, bis dieser auch präsent ist, wenn wir die Augen schließen. So bringen wir unseren ruhelosen Geist unter Kontrolle. Die Übung stärkt unsere Konzentrationsfähigkeit sowie das Gedächtnis und führt zu tieferem Gewahrsein. Außerdem soll Trataka die Sehfähigkeit verbessern und die Zirbeldrüse im Gehirn anregen.

Meist wird Trataka mit einer Kerzenflamme geübt, da ihr Bild sich auch bei geschlossenen Augen gut halten lässt. Diese Form des Trataka unterscheidet sich von der auf Seite 70 beschriebenen Kriya-Praxis.

Stellen Sie in etwa 1 Meter Entfernung auf Augenhöhe eine Kerze auf. Es darf kein Luftzug herrschen, damit die Flamme ruhig bleibt. Konzentrieren Sie sich nun mit halb geschlossenen Augen auf die Flamme. Betrachten Sie sie 1 bis 2 Minuten lang, bis Sie das Bild in sich aufgenommen haben. Dann schließen Sie die Augen und visualisieren Sie die Flamme vor Ihrem inneren Auge. Verblasst das Bild allmählich, öffnen Sie die Augen erneut und betrachten die Flamme wieder. Anfänger üben etwa 5 Minuten lang, später können es 10 bis 15 sein.

Om-Trataka

Hier arbeiten Sie mit einer Darstellung der Keimsilbe *Om*. Lassen Sie die Augen gegen den Uhrzeigersinn darüber wandern, um sie in sich aufzunehmen. Halten Sie die Bedeutung vom Om im Geist, dann schließen Sie die Augen und zeichnen Sie das Symbol im Geiste nach. Dann öffnen Sie die Augen erneut und festigen das Bild in sich. Nun schließen Sie die Augen, halten Sie das Symbol vor Ihrem inneren Auge präsent. Vergessen Sie nicht: Sie vergegenwärtigen sich den allwissenden, allmächtigen, allesdurchdringenden Einen – Gott.

Blumen-Trataka

Auch hier konzentrieren wir uns auf ein äußeres Objekt, eine wunderschöne Blume. Betrachten Sie jedes Detail eingehend: Blütenblätter, Farbe, andere Merkmale. Dann schließen Sie die Augen und zeichnen das Bild an der Stelle zwischen den Augenbrauen im Geiste nach. Wann immer es verblasst, öffnen Sie die Augen und wiederholen die Übung.

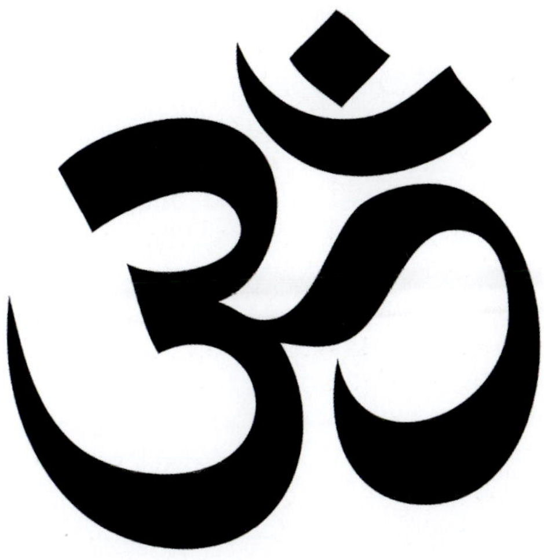

Die Keimsilbe *Om* dient uns als Meditationsobjekt: Wir meditieren über ihren Klang, indem wir sie summen, oder wir konzentrieren uns auf die äußere Form.

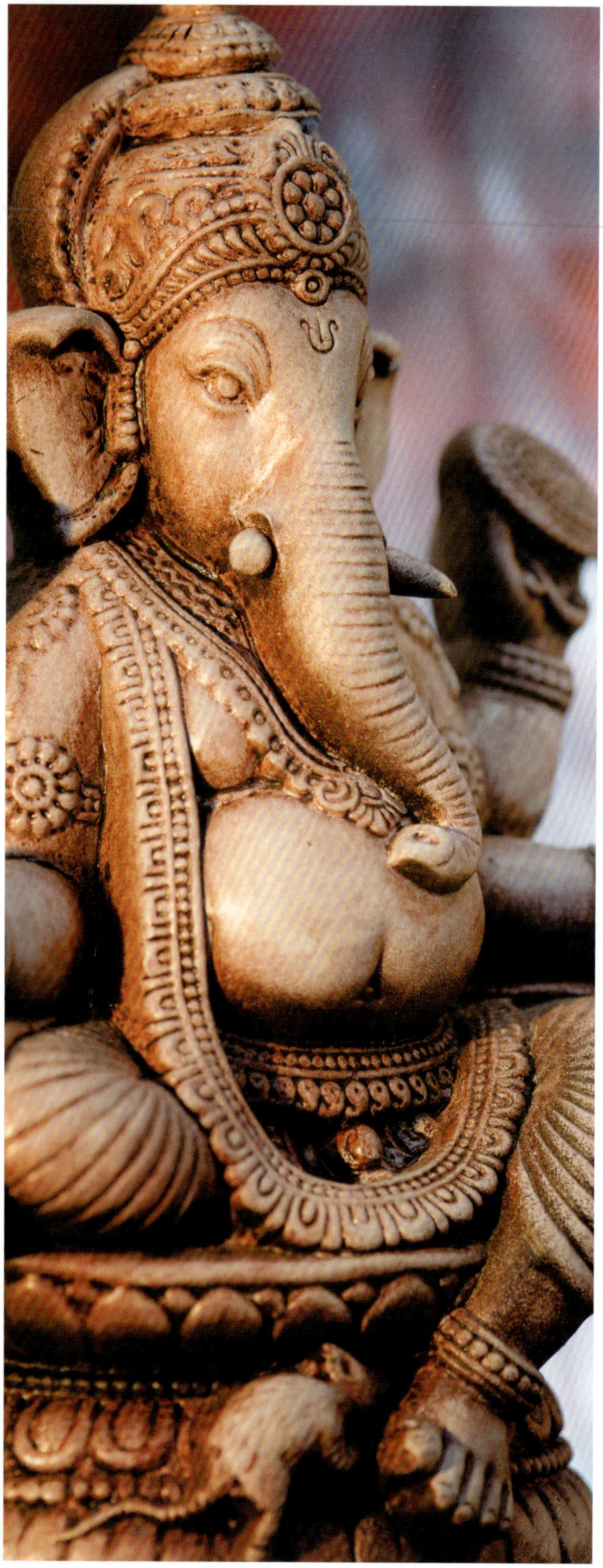

Trataka mit einem erleuchteten Wesen

Wer spirituelle Neigungen hat, kann diese Übung mit dem Bild eines Heiligen als Konzentrationsobjekt durchführen. Sie können dafür ein Bildnis von Jesus, Buddha, Krishna, Shiva, Moses ... nehmen.

Betrachten Sie das Bild und versuchen Sie, es vor Ihrem inneren Auge entstehen zu lassen. Dann lenken Sie die Aufmerksamkeit auf die Eigenschaften des erleuchteten Wesens. Stellen Sie sich vor, dass auch Sie diese Eigenschaften besitzen. Erzeugen Sie das Gefühl, dass es tatsächlich so ist. Ziel ist, mit dem Konzentrationsobjekt zu verschmelzen, um seiner Weisheit teilhaftig zu werden.

Klangmeditation

Wenn Klang zum Meditationsobjekt wird, konzentriert der Geist sich auf das, was er über die Ohren aufnimmt. Setzen Sie sich an einem ruhigen Platz in der Natur bequem hin, schließen Sie die Augen und richten Sie den Geist auf die Geräusche. Lauschen Sie, bis alle Geräusche sich zu einem ununterbrochenen *Om* vereinen. Sie können sich auch auf das Rascheln von Blättern am Baum konzentrieren, auf den Klang des Regens oder des Windes. Ist es ruhig genug, können Sie Ihrem Atem lauschen.

Diese Konzentrationsübung lässt sich auch mit anderen monotonen Klängen ausführen, mit dem Klang von Trommeln zum Beispiel oder mit tibetischen Langhörnern.

Gehmeditation

Richten Sie den Blick beim Gehen auf den Raum unmittelbar vor Ihren Füßen. Sie haben die Hände locker verschränkt und lassen die Arme vor oder hinter dem Körper herabhängen. Heben Sie nun langsam die linke Fußsohle vom Boden ab. Das Gewicht verlagert sich auf den rechten Fuß, bis der linke Fuß schließlich in der Luft schwebt. Sie bewegen sich langsam durch den Raum, der linke Fuß setzt unmittelbar vor dem rechten wieder auf. Nun rollt sich der rechte Fuß ab und hebt sich, das Gewicht verlagert sich auf den linken, bis der rechte wieder die Erde berührt. Nach 10 bis 15 Minuten bewussten, langsamen Gehens setzen Sie beide Füße nebeneinander. Schließen Sie die Augen, atmen Sie langsam ein und aus.

Bleiben Sie ein paar Minuten stehen, bevor Sie erneut die Augen öffnen. Diese Meditation können Sie immer und überall durchführen, am besten aber wirkt sie am Morgen, wenn es draußen noch vergleichsweise ruhig ist. Am schönsten ist sie natürlich in einem Park oder Garten.

Bei der Trataka-Meditation konzentrieren wir uns auf das Bild eines erleuchteten Wesens wie Ganesha, des Hindu-Gottes der Weisheit und Beseitigers aller Hindernisse.

Mantra-Japa-Meditation mit Mala

Die Wiederholungen eines Mantras werden häufig mit einer sogenannten Mala gezählt, einer Art Rosenkranz. Sie hilft dem Geist, sich besser konzentrieren. In der klassischen Tradition rezitiert man ein Mantra, das vom Guru speziell für den Schüler ausgewählt wurde, um den spirituellen Segen des Lehrers zu empfangen. Doch natürlich kann man auch ein allgemeines Mantra verwenden, zum Beispiel *Om Nama Shivaya* („Om – Ehre sei Shiva“) oder *Om Nama Narayanaya* („Om – Ehre sei Vishnu“). Eine Mala hat gewöhnlich 108 Perlen – plus eine Perle, die nicht mitgezählt wird und sich von den anderen unterscheidet. Das ist die „Kopfperle“ oder *sumeru*, die den Guru symbolisiert. Im vedischen System ist 108 die heiligste Zahl überhaupt, sie steht für die 108 Veden. Auf ihr soll die ganze Schöpfung beruhen. Sie fassen mit Daumen und Mittelfinger der rechten Hand die Perle neben der Guruperle und halten die Mala etwa auf Nabelhöhe. Beginnen Sie mit der Mantrarezitation und bewegen Sie für jedes Mantra die Mala um eine Perle weiter. Sie sollten immer einen Zyklus von 108 Mantras beenden. Machen Sie so viele Zyklen, wie Sie möchten – je mehr, desto besser.

Malaperlen können aus verschiedenen Holzarten bestehen:

- **Rudraksha-Perlen** sind als „Tränen Shivas“ bekannt. Es handelt sich um Samen des Rudraksha-Baumes, die heilsame Eigenschaften besitzen. Sie werden vor allem von Shiva-Anhängern benutzt.
- **Sandelholz-Perlen** werden aus edlen Sandelholzsorten gemacht. Sie riechen gut, haben sattvische Energie und sind ausgesprochen rein. Sie unterstützen Geistesruhe und Zuversicht.
- **Tulsi-Perlen** bestehen aus dem Holz eines heiligen Basilikumbaumes, der ebenfalls sattvischer Natur ist. Tulsi beruhigt das Nervensystem. In Indien spielt Tulsi im Ayurveda eine große Rolle. Tulsi-Perlen sind besonders für die spirituelle Praxis von Karma-Yoga-Praktizierenden geeignet. Viele Krishna-Anhänger benutzen sie.

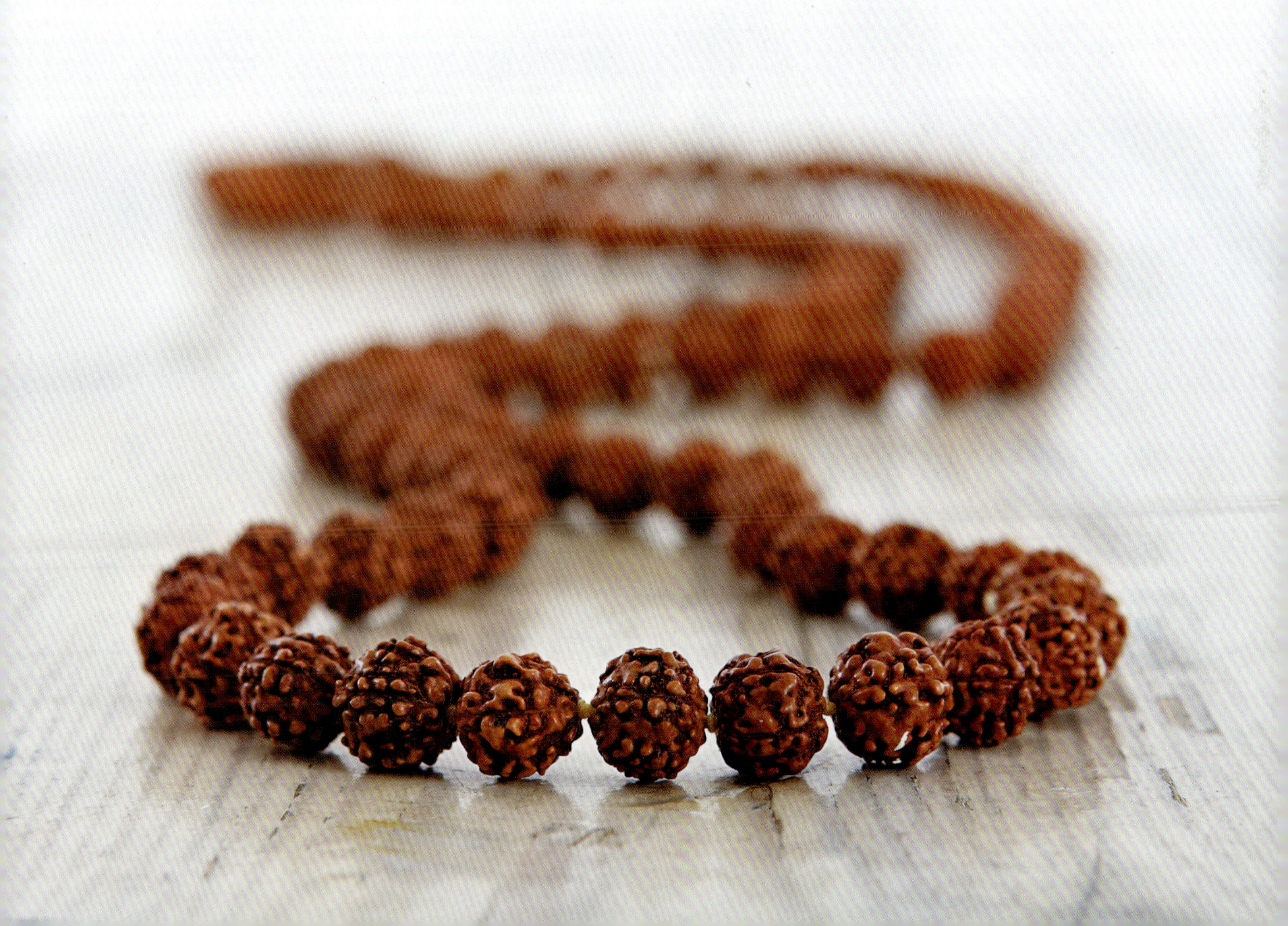

Die Mala aus Rudraksha-Perlen unterstützt die Konzentration bei der Mantra-Meditation. Jede Mala besteht aus 108 Perlen für 108 Mantras. 108 ist eine heilige Zahl im Hinduismus.

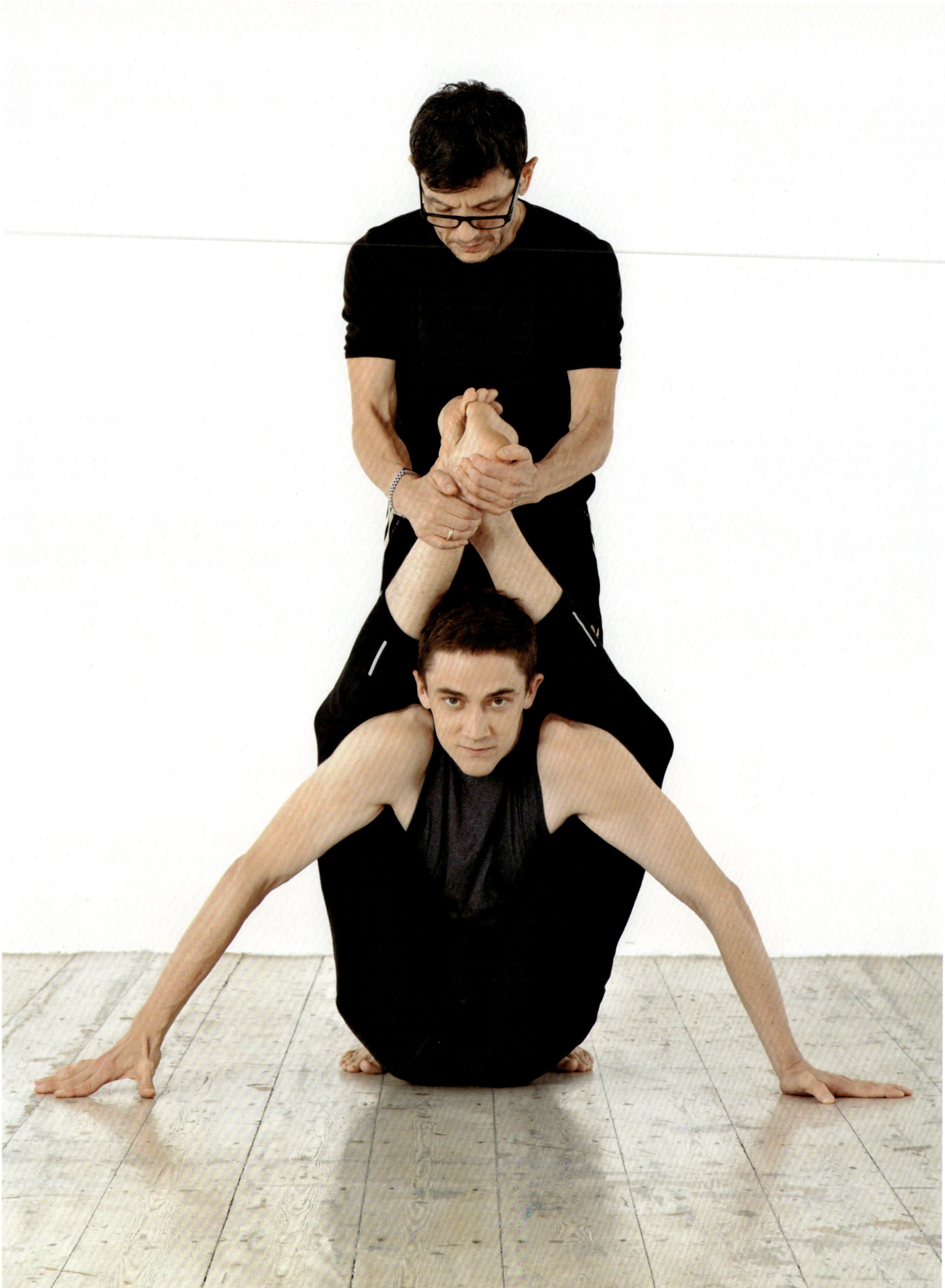

Yoga unterrichten

Sollten Sie eine Ausbildung zum Yoga-Lehrer abgeschlossen haben, so können Ihnen die folgenden Tipps und Beispiele dabei helfen, Ihr Leben als wahrer Schüler auf dem Yoga-Pfad zu gestalten. Denn das eigentliche Lernen beginnt erst, wenn Sie selbst Schüler im Yoga unterrichten.

Das Leben als Yoga-Lehrer

Als Yoga-Lehrer haben Sie Ihren Schülern gegenüber eine Verantwortung: Sie sollen durch Ihr Beispiel lehren und die Eigenschaften eines spirituellen Botschafters selbst verkörpern.

Das erste Glied von Patanjalis Yoga-Weg ist Yama, das uns fünf Regeln an die Hand gibt, an denen wir unser Leben ausrichten können: Gewaltlosigkeit, Wahrhaftigkeit, Nicht-Stehlen, Mäßigung und Nicht-Anhaften. Diese Tugenden machen aus dem Yoga einen Pfad, der das ganze Leben umfasst. Wer danach lebt, wird immer ein gutes Vorbild sein und seine Überlieferungslinie überzeugend repräsentieren.

Jeder Yoga-Lehrer sollte versuchen, sein Leben nach diesen Regeln auszurichten. Wenn Sie die Verantwortung auf sich nehmen, andere im Yoga zu unterrichten, sollten Sie selbst in Denken und Tun nach Vollkommenheit streben – ob nun ganz privat oder im Licht der Öffentlichkeit.

Doch natürlich stellt die moderne Gesellschaft uns vor Herausforderungen, an die wir die Lebensregeln der Yogis im alten Indien anpassen müssen. Angesichts der gegenwärtigen Gefährdung der Natur sollten wir uns auch um einen nachhaltigen Lebensstil bemühen.

Die Grundprinzipien des Lehrens

Die hier vorgestellten Richtlinien sind dazu gedacht, Ihnen das Leben als Yoga-Lehrer leichter zu machen. Sie stehen mit der Weisheit des Yoga im Einklang, wurden aber an die veränderten Bedingungen von heute angepasst.

Diese Verhaltensregeln sollen Ihnen helfen, mit den Schwierigkeiten und Hindernissen, denen Sie als Yoga-Lehrer begegnen werden, umzugehen. Denn Ihre Schüler werden bei Ihnen nicht nur Anleitung zur korrekten Ausführung der Asanas suchen, sondern auch Rat und Hilfe auf ihrem Weg zur Selbsterkenntnis. Das ist meist nicht ganz einfach. Vergessen Sie nie, dass Sie für Ihre Schüler ein Vorbild sind. Ihr Verhalten, Ihre Ansichten, Ihre Worte werden sehr genau wahrgenommen werden.

Doch alles in allem schenkt die Tätigkeit als Yoga-Lehrer tiefe Befriedigung. Es ist ein Privileg, zur Entwicklung der eigenen Schüler beitragen zu dürfen. Zeuge ihrer Fortschritte im Üben wie im Leben werden zu dürfen, ist ein Geschenk.

Verhaltensregeln für Yoga-Lehrer

- Yoga-Lehrer richten ihr ganzes Leben nach den Grundsätzen des Yoga (Yama und Niyama) aus und lehren sie auch ihren Schülern.
- Yoga-Lehrer wissen, dass sie in einer langen Überlieferungslinie höchst ehrenwerter Yogis stehen und dass es ein edles Werk ist, Schüler in dieser Praxis zu unterrichten.
- Yoga-Lehrer verpflichten sich zu Integrität und höchster beruflicher Kompetenz.
- Yoga-Lehrer hören nicht auf, sich um Studium und Praxis des Yoga, wie er in ihrer Linie gelehrt wird, zu bemühen.
- Yoga-Lehrer sollten alle lebenden Wesen achten und kein Fleisch essen.
- Yoga-Lehrer üben sich in Ehrlichkeit, Geduld und Gehorsam.
- Yoga-Lehrer gehen gütig und vorurteilsfrei mit ihren Schülern, aber auch mit anderen Menschen um. Überheblichkeit, Grausamkeit, Gier oder Grobheit legen sie ab.
- Yoga-Lehrer entwickeln Charakterstärke, Mut und die Fähigkeit zur Vergebung; sie meiden Feigheit, Abhängigkeit oder Wankelmut.
- Yoga-Lehrer legen Mäßigung an den Tag, sei es beim Essen, Schlafen oder Entspannen, in sinnlichen Vergnügungen und in der Sexualität.
- Yoga-Lehrer meiden Drogen und übermäßigen Alkoholgenuss. Sollten Abhängigkeiten bestehen, verpflichten sie sich, so lange nicht zu unterrichten, bis sie ihre Abhängigkeit überwunden haben. Jeder Betroffene tut alles in seiner Macht Stehende, um nicht von Alkohol oder Drogen abhängig zu werden.
- Yoga-Lehrer führen ein Leben in Achtsamkeit.

Wenn Sie einen Schüler bei einer Yoga-Übung korrigieren, ist das Wohlbefinden des Schülers wichtiger als die korrekte Haltung.

- Yoga-Lehrer geben keine medizinischen Ratschläge, außer sie sind durch eine entsprechende Ausbildung dazu berechtigt.
- Yoga-Lehrer befreien sich von Gedanken wie „ich" und „mein". Name, Ruhm, Besitz und so weiter stehen immer weniger im Mittelpunkt ihres Denkens und Verhaltens.
- Yoga-Lehrer wenden sich allen Schülern gleichermaßen zu, unabhängig von Rasse, Nationalität, Geschlecht, sexueller Orientierung, Status, Besitz oder körperlichen Gegebenheiten.
- Yoga-Lehrer folgen getreu dem, was sie durch Lehre, Übung und Erfahrung gelernt haben.
- Yoga-Lehrer bemühen sich um den körperlichen, geistigen und spirituellen Fortschritt ihrer Schüler ebenso sehr wie um den eigenen.
- Yoga-Lehrer verstehen die besondere Natur der Lehrer-Schüler-Beziehung, nutzen das Vertrauen ihrer Schüler nicht aus und machen sie nicht von sich abhängig.
- Yoga-Lehrer verweisen Schüler an andere Lehrer, wenn das zu deren Bestem ist.
- Yoga-Lehrer unterlassen jede Form von sexueller Belästigung ihrer Schüler.
- Yoga-Lehrer, die eine sexuelle Beziehung mit aktuellen oder ehemaligen Schülern eingehen wollen, sollten zuvor Rat bei anderen Yoga-Lehrern suchen. Das hilft dem Lehrer, seine Motive zu hinterfragen.
- Yoga-Lehrer unterlassen Kritik an anderen Yoga-Schulen, -traditionen oder -lehrern. Eventuell nötige Kritik sollte sachbezogen und fair erfolgen.
- Yoga-Lehrer drängen ihren Schülern die eigene Weltsicht nicht auf, sondern respektieren deren Ansichten. Gleichzeitig versuchen sie, ihren Schülern Yoga als Lebensweg zu vermitteln, der eine tiefe Transformation – auch in den eigenen Ansichten – anstrebt. Lehnt ein Schüler die tiefere Bedeutung des Yoga ab, kann der Lehrer ihn als Schüler zurückweisen und die Lehrer-Schüler-Beziehung freundschaftlich beenden.

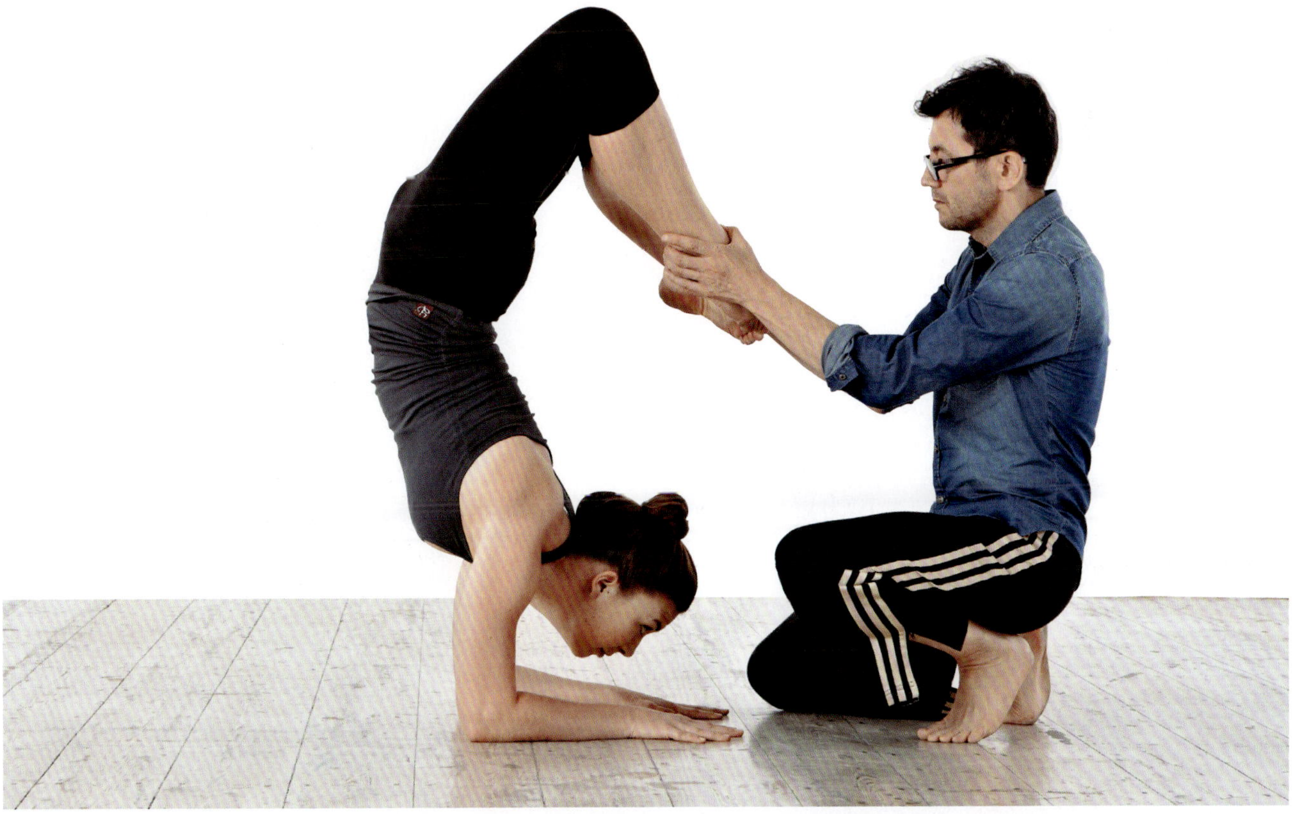

Der Start

Wenn Sie sich nach abgeschlossener Ausbildung eine Existenz als Yoga-Lehrer aufbauen wollen, sollten Sie sich klarmachen, dass dies ein gradueller Übergang ist. Nur wenige Lehrer finden sofort nach ihrer Ausbildung genügend Schüler. Kündigen Sie also nicht gleich Ihre Stelle. Arbeiten Sie nach Möglichkeit in Teilzeit, um sich ohne Druck eine Existenz als Yoga-Lehrer aufzubauen.

Aller Anfang ist schwer, denn nur wenige Yoga-Studios wollen neue Lehrer einstellen. Bewerben Sie sich trotzdem. Bitten Sie um Aufnahme in die Liste der Vertretungslehrer. Je mehr Unterrichtsstunden Sie gegeben haben, desto einfacher wird es. Suchen Sie sich Interessierte in sozialen Netzwerken und bieten Sie anderen Yoga-Lehrern an, sie bei Bedarf zu vertreten. Wenn Sie Vertretungsstunden geben, bitten Sie um Feedback der Teilnehmer und lassen Sie das Studio wissen, dass Sie auch für andere Vertretungen zur Verfügung stehen.

Unterrichten Sie Ihre Freunde, um Erfahrung zu sammeln. Wenn Sie zu Hause genug Platz haben, bitten Sie sie zu einer regelmäßigen Yoga-Stunde und fragen Sie am Ende, wie es ihnen gefallen hat. Wenn Sie noch im Beruf stehen, fragen Sie Ihren Chef, ob Sie nicht in der Mittagspause in irgendeinem Besprechungsraum Yoga-Stunden für Kollegen geben dürfen. Oder Sie bieten in einem Alten- oder Gemeindezentrum kostenlose Yoga-Stunden an. Auf diese Weise üben Sie den Dienst an Ihren Mitmenschen und gewinnen Erfahrung.

Die Selbstständigkeit

Ob Sie nun im Yoga-Studio oder Fitnesscenter Yoga unterrichten, ob Sie zu Hause Stunden geben oder als mobiler Yoga-Lehrer unterwegs sind, es gibt einige Dinge, die Sie beachten müssen: notwendige Versicherungen, geeignete Unterrichtsräume und dergleichen mehr.

Ein eigenes Yoga-Studio zu eröffnen ist ein recht teures Unterfangen, das Sie erst in Angriff nehmen sollten, wenn Sie bereits eine größere Anzahl Schüler gewonnen haben. Die Kosten für die Ausstattung halten sich in Grenzen, doch geht es auch um die Räumlichkeiten selbst. Sie müssen sich überlegen, ob Sie mieten oder kaufen wollen. Außerdem müssen Sie wissen, ob die Räume, die Sie im Auge haben, auch für die Nutzung als Yoga-Studio zugelassen sind. Erkundigen Sie sich beim Bauamt Ihrer Stadt. Möglicherweise müssen Sie an andere Interessenten untervermieten, damit die Räume nicht leer stehen. Auch hier müssen Sie Informationen einholen, zum Beispiel vom Vermieter.

Wenn Sie zu Hause unterrichten wollen, sollten Sie Ihren Vermieter ebenfalls unterrichten. Erkundigen Sie sich auch nach den steuerlichen Vorschriften bei Ihrem Finanzamt.

Berufsversicherungen

Versicherungsvorschriften sind von Land zu Land verschieden, doch gehört es zu den ethischen Verpflichtungen eines Yoga-Lehrers, die erforderlichen Versicherungen abzuschließen. Außerdem werden Ihre Kursteilnehmer mehr Vertrauen in Ihre Professionalität haben, wenn Sie ihnen keine Haftungsausschlussformulare unter die Nase halten.

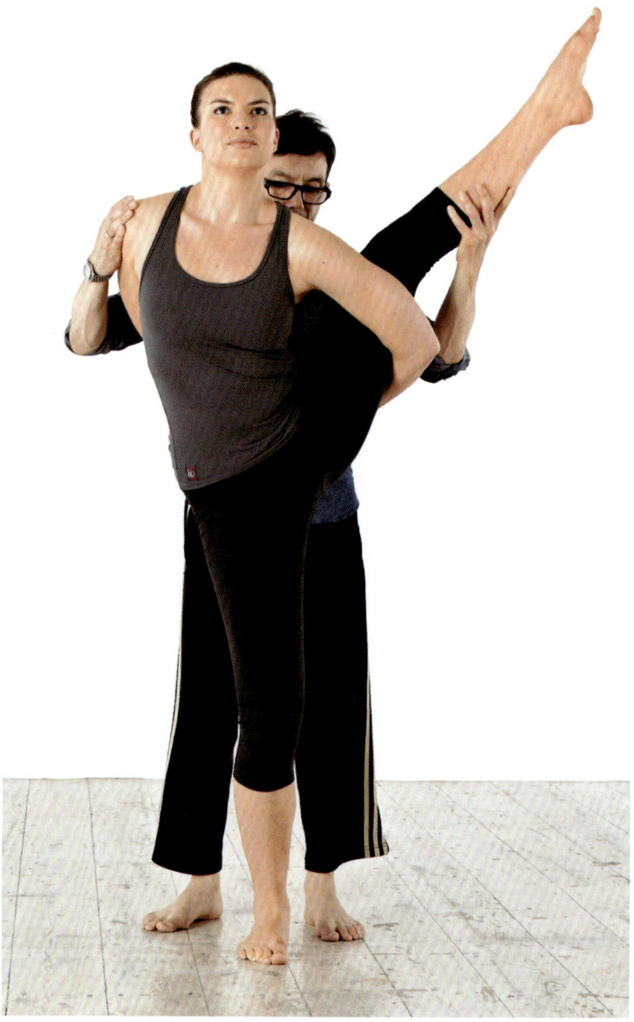

Wenn Sie Schüler korrigieren, dann nur äußerst behutsam. Der Schüler sollte sich langsam in die Haltung „einfinden".

Nach deutschem Recht haften Sie für alle Schäden, die jemand in einem Ihrer Kurse erleiden kann. Diese gesetzliche Haftung kann, egal, was Ihre Klienten unterzeichnen, nicht ausgeschlossen werden. Yoga-Lehrer müssen zwar nicht wie Ärzte oder Krankengymnasten eine Berufshaftplicht abschließen, um zur Praxis zugelassen zu werden, doch sollte Sie das nicht am Abschluss hindern. Die meisten Studios und Fitnesscenter beschäftigen Sie sonst gar nicht.

Berufshaftpflichtversicherung

- Achten Sie darauf, dass Sie auf dem Antrag auch alle Funktionen angeben, in denen Sie unterrichten möchten: Yoga-Lehrer, Ernährungsberater, Yoga-Therapeut, Masseur etc. Melden Sie es Ihrer Versicherung nötigenfalls nach, falls Sie eine neue Ausbildung abgeschlossen haben. Außerdem sollten Sie Veränderungen in Ihrer Klientel berücksichtigen: Manche Versicherungen verlangen höhere Prämien, wenn die Schüler z. B. in der Hauptsache Sportler sind.
- Prüfen Sie zudem, welche Vorfälle von der Versicherung abgedeckt werden, ob auch Übungen im Freien dazugehören oder nur Kurse in den angegebenen Räumen etc.

Sie sollten auf jeden Fall für eine umfassende Schadendeckung und eine ausreichend hohe Haftungssumme sorgen, denn Schadensfälle sind häufiger, als man gemeinhin annimmt. Auch wenn Ihnen die vereinbarten Schadensummen recht hoch vorkommen, sollten Sie doch nicht vergessen, dass im Schadensfall noch Anwaltskosten dazukommen. Auch wenn Sie sich nichts haben zuschulden kommen lassen, so müssen Sie es doch beweisen. Sind Sie ausreichend hoch versichert, können Sie in jedem Fall ruhig schlafen. Denn sollten Sie zu Schadensersatz verurteilt werden, kann Sie das schnell Ihre Existenz kosten.

Auch über eine Krankentagegeldversicherung sollten Sie nachdenken. Sie bewahrt Sie vor Verdienstausfall im Krankheitsfall. Wenn Sie als Yoga-Lehrer unterwegs sind, sollte sich die Haftpflichtversicherung übrigens auch auf die An- und Abfahrt erstrecken.

Wenn Sie kein eigenes Yoga-Studio haben und in Yoga-Schulen und Fitnesscentern unterrichten, sind Sie vermutlich als Freiberufler tätig. Das bedeutet, dass Sie eine Rechnung stellen müssen. Dafür brauchen Sie eine Umsatzsteuer-Identifikationsnummer und müssen regelmäßig eine Einkommensteuererklärung abgeben. Sobald Sie ein zu versteuerndes Einkommen von mehr als 4800 Euro pro Jahr erzielen, sind Sie im Übrigen versiche-rungspflichtig in der gesetzlichen Rentenversicherung. **Informieren Sie sich beim Gewerbeamt vor Ort und bei einem Steuerberater.**

Marketing

Sobald Sie also Ihren Status geklärt haben, können Sie beginnen, sich einen Schülerstamm aufzubauen. Es mag Ihnen seltsam vorkommen, Yoga unter diesem geschäftsorientierten Gesichtspunkt zu betrachten, doch sollten Sie realistisch sein. Vor dem Gesetz sind Sie ohnehin Geschäftsmann oder -frau, und Sie können sich ja nicht nur auf Ihr Glück verlassen.

„Marketing" bedeutet, dass Sie die Welt wissen lassen, was Sie machen und was an Ihnen und Ihrem Yoga-Unterricht einzigartig ist. Überlegen Sie sich ein paar strategische Maßnahmen. Lassen Sie sich eine Visitenkarte mit Namen und Kontakt-Informationen drucken. Suchen Sie Farben und Schrifttypen aus, die Ihre Arbeit als Yoga-Lehrer betonen. Vielleicht führen Sie Ihre spezielle Schule oder Tradition mit auf. Auf der Rückseite können Sie den Stundenplan Ihres Studios abdrucken.

Website

Eine Website lässt sich leicht selbst gestalten, allerdings unterstreicht ein professionelles Layout Ihre Ernsthaftigkeit. Sie brauchen eine Web- und eine E-Mail-Adresse. Achten Sie darauf, die Website regelmäßig auf den neuesten Stand zu bringen.

Networking

Richten Sie bei einem der gängigen sozialen Netzwerke ein eigenes Profil als Yoga-Lehrer ein und laden Sie andere ein, Sie als Freund zu speichern. So können Sie Werbung für Ihre Kurse machen. Lassen Sie sich auf professionellen Yoga-Seiten registrieren, um Ihre Dienste über diese Plattformen anzubieten. Bewerben Sie sich bei den Personalbüros großer Firmen um die Leitung von Business-Yoga-Kursen. Häufig haben Yoga-Schulen auch ihre eigenen Seiten in sozialen Netzwerken und führen ihre Schüler dort auf.

Bei Ihren Kurse sollten Sie Listen auslegen, auf denen die Teilnehmer sich mit ihrer E-Mail-Adresse eintragen können. Dann können Sie eine Kontaktliste erstellen und Ihre neuen Kurse und Workshops über diese anbieten.

Kundenpflege

Wenn Sie feste Kursteilnehmer haben, sollten Sie diese hegen und pflegen. Nehmen Sie sie in Ihre Mailliste auf und versenden Sie regelmäßig E-Mails mit den Terminen für Ihre neuen Veranstaltungen. Auch Rabatte sind ein wirksames Mittel der Kundenbindung: Bieten Sie Zehnerkarten an und geben Sie Rabatt, wenn jemand Ihre Kurse schon länger besucht.

Die Kurse vorbereiten

Planen Sie Ihre Kurse: Welche Stellungen wollen Sie unterrichten? In welcher Abfolge? Machen Sie einen Plan B für den Fall, dass die Übungen Ihre Teilnehmer über- oder unterfordern. Bieten Sie komplexere Übungen für Fortgeschrittene an oder Einstiegshilfen für Anfänger. Stimmen Sie die zeitliche Abfolge auf das Niveau Ihrer Schüler ab. Nehmen Sie sich genug Zeit, um eine wirkungsvolle Asana-Reihe zu unterrichten. Machen Sie die Übungen einmal selbst, um zu sehen, wie viel Zeit Sie brauchen.

Seien Sie stets pünktlich, sauber und angemessen gekleidet. Zu spät zu kommen ist unprofessionell. Seien Sie mindestens zehn Minuten vor Beginn der Übungen anwesend. Sorgen Sie für frischen Atem: Kaffee, Knoblauch oder scharfe Gewürze vor dem Kurs sind keine gute Idee. Da Sie Ihren Schülern zwangsläufig sehr nahe kommen, wenn Sie während einer Übung korrigieren, sollten Sie starkes Parfüm oder Rasierwasser vermeiden.

Wenn Sie mit Musik arbeiten, sollte der Lautstärkepegel niedrig liegen, damit man Sie problemlos verstehen kann. Da sie die Schüler nicht ablenken soll, wählen Sie möglichst neutrale Stücke aus. Menschen fangen Yoga häufig aus einer existenziellen Notlage wie dem Verlust des Partners, Angstzuständen oder Depressionen heraus an, und bestimmte Musikstücke können diese Probleme wieder aufrühren.

Wenn Sie einen Yoga-Lehrer vertreten, sind die Schüler nicht auf Sie eingestellt. Es kann zu ablehnenden Äußerungen kommen. Das hat nichts mit Ihnen zu tun, sondern liegt daran, dass Schüler manchmal stark auf „ihren“ Lehrer fixiert sind. Bleiben Sie höflich und professionell und konzentrieren Sie sich auf die Menschen, die Ihre Yoga-Stunde akzeptieren.

Erste Hilfe

Mitunter kann es zu Unfällen kommen, vor allem, wenn ein Schüler übereifrig ist. In diesem Fall sollten Sie wissen, was zu tun ist, und daher einen Erste-Hilfe-Kurs belegt haben. Und halten Sie die Nummern des medizinischen Notdienstes bereit.

Einzelstunden

Manchmal wünschen Schüler Einzelstunden bei sich zu Hause. Klären Sie zuerst, welche Erwartungen die Schüler damit verbinden. Und denken Sie an die Grundausstattung: Gibt es dort Yoga-Matten, Meditationskissen etc.? Vergessen Sie auch nicht, An- und Abfahrt zu berechnen. Für eine sechzigminütige Einzelsitzung zu Hause bei einem Schüler müssen Sie gewöhnlich einen Zeitaufwand von mindestens zwei Stunden veranschlagen.

Weiterbildung

Ein Diplom als Yoga-Lehrer bedeutet nicht, dass Sie nun „ausgelernt“ haben. Viele Ausbildungen zum Yoga-Lehrer decken ohnehin nur die Grundlagen ab. Dann liegt es an Ihnen, Ihre Ausbildung weiter zu vervollkommnen. Lernen Sie, was Sie über Anatomie, die Philosophie des Yoga oder das Denken großer Yogis lernen können. Belegen Sie Kurse bei hochqualifizierten Lehrern. Je mehr Sie wissen und können, desto glaubwürdiger erscheinen Sie Ihren Schülern.

Yoga mit Kindern ist eine spannende Sache, warum sollten Sie denn nur Erwachsene unterrichten? Yoga eignet sich für alle Altersgruppen.

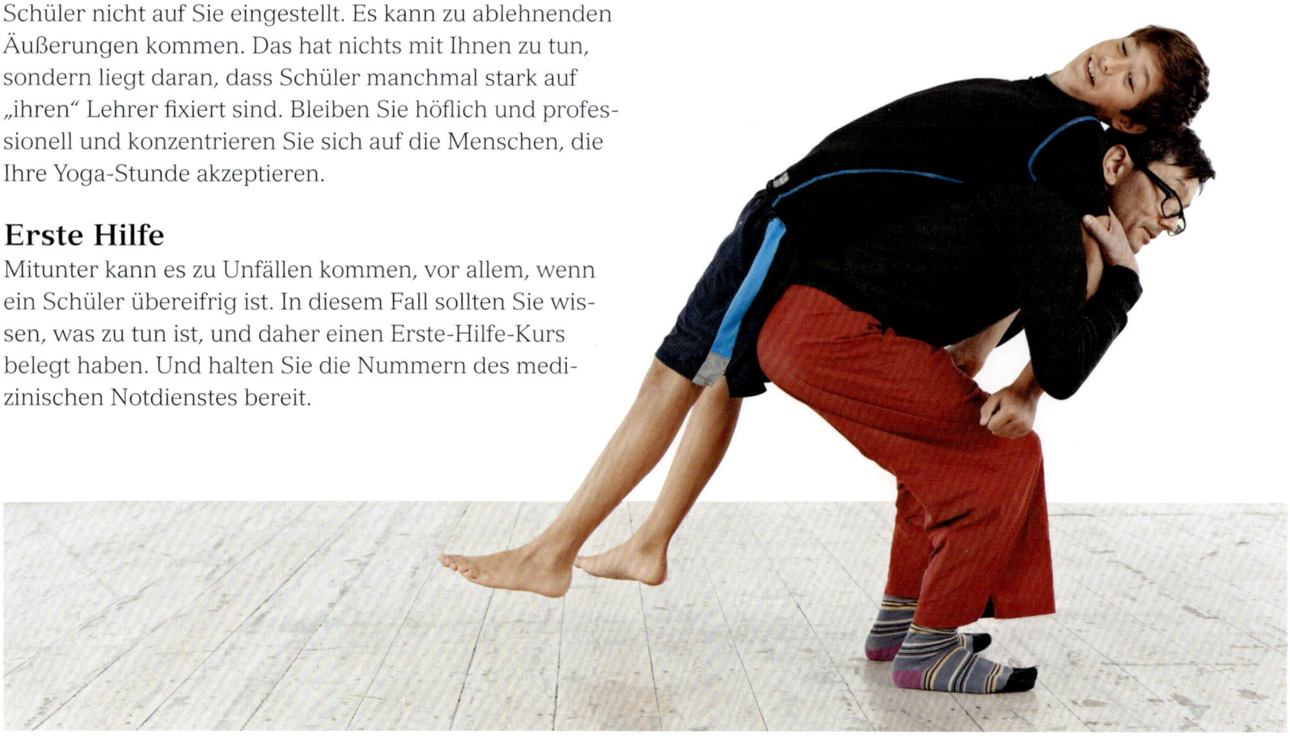

Yoga für Schwangere

Natürlich gibt es spezielle Kurse für Schwangere, manche Frauen möchten aber, gerade in der Schwangerschaft, mit ihrer normalen Yoga-Praxis fortfahren.

Wenn Sie regelmäßig unterrichten, werden Sie früher oder später schwangere Frauen in Ihren Kursen haben. Manche Yoga-Übungen erlauben Schwangeren, die körperliche Belastung zu reduzieren und die nötige Konzentration für die Geburt zu entwickeln. Durch Yoga-Übungen können Schwangere dem Geburtstermin gelassen entgegensehen.

Sie als Lehrer müssen klären, was für die Schwangere am besten ist: die Teilnahme an einem normalen Kurs oder Extra-Unterricht. Fragen Sie die Teilnehmerin, ob sie gesundheitliche Einschränkungen hat, in welchem Monat ihrer Schwangerschaft sie ist, ob es ihr erstes Kind ist und ob sie mit Yoga Erfahrung hat. Dann können Sie festlegen, welche Übungen sie ausführen kann und welche angepasst werden müssen. Eine Frau, die regelmäßig Yoga übt und ihr zweites Kind bekommt, kann in der Übung weiter gehen als eine Erstgebärende ohne Yoga-Erfahrung. In beiden Fällen sollte Sie geeignete Übungen parat haben.

Eine schwangere Frau ist nicht krank. Sie kann einige Übungen nicht ausführen, doch sie verfügt immer noch über dieselben Kräfte und Fähigkeiten wie vor der Schwangerschaft. Zeigen Sie ihr also die Alternativen auf und lassen Sie sie selbst entscheiden. Nur sie selbst weiß, was für sie gut ist.

Die frühe Phase der Schwangerschaft

Obwohl außen noch nicht viel zu sehen ist, hat der Körper in den ersten Monaten doch einiges an Umstellungen zu bewältigen, die ganz schön anstrengend sein können: Er muss z. B. den Fötus ernähren.

In der Anfangsphase der Schwangerschaft sollte die Schwangere noch alle Yoga-Stellungen üben können, wenn sie auf ihre innere Stimme achtet, was Ruhe und Aktivität angeht. Auch als erfahrene Yoga-Schülerin darf sie sich nicht beweisen und muss allzu dynamische Stellungen vermeiden.

- Lassen Sie die Grundhaltungen mit einigen Abwandlungen üben. Übungsziel sollte Kraftaufbau und Beweglichkeit sein.
- Halten Sie Stützen bereit, falls die Schwangere müde ist.
- Keine Umkehrhaltungen, starken Drehungen und Rückwärtsbeugen. Die Schwangere sollte nichts tun, was die Gebärmutter zusammenpresst oder die Bauchmuskulatur überdehnt.
- Während der Schwangerschaft wird das Hormon Relaxin ausgeschüttet, das die Gelenke beweglich macht. Achten Sie darauf, dass nichts überdehnt wird.
- Am Ende der Stunde ist eine lange Entspannungsphase wichtig – die beste Zeit für Atem- und Konzentrationsübungen.

Auch einfache Übungen können für eine Schwangere, deren Rücken- und Bauchmuskeln Schwerstarbeit leisten, eine Herausforderung sein. Daher mit Augenmaß üben.

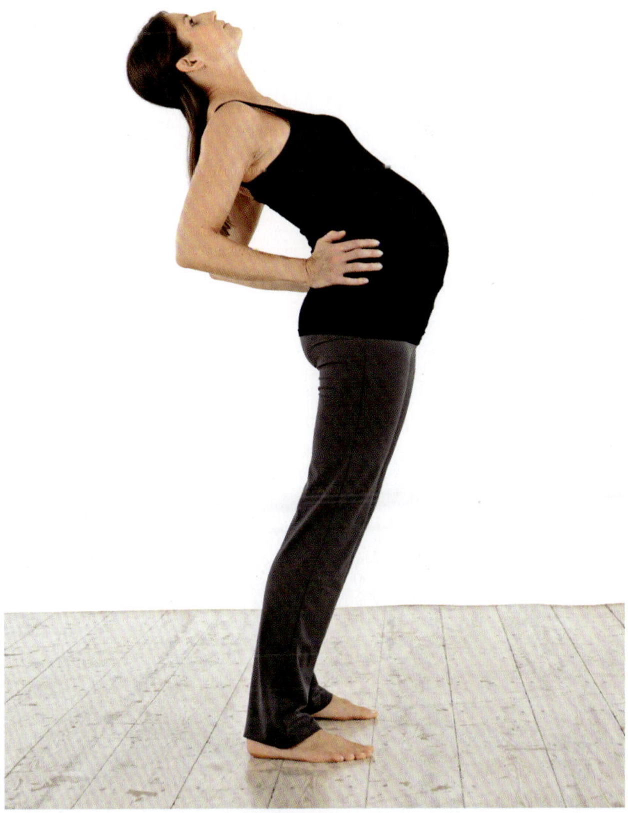

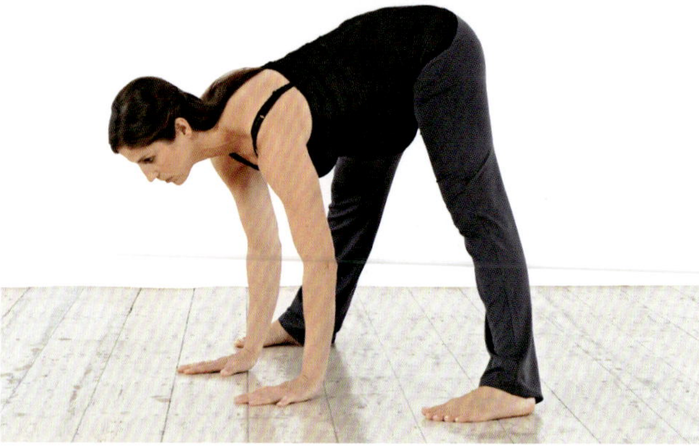

Statt der Umkehrstellung können Sie Prasarita Padottanasana (Vorwärtsbeuge in der Grätsche) anbieten.

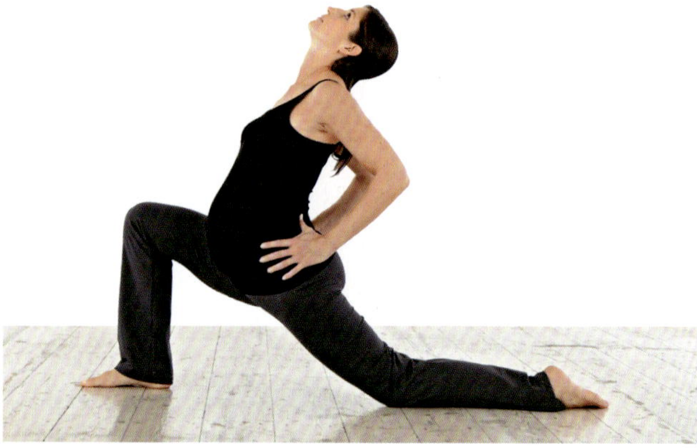

Rückwärtsbeugen dehnen die Bauchmuskeln zu stark, bleiben Sie also in der Halbmondstellung.

Vorsicht!

Keine Umkehrstellungen üben, weil sie das Blut aus der Gebärmutter leiten. Schwangere leiden oft unter niedrigem Blutdruck, dann führen Kopf- und Schulterstand zu Schwindelanfällen. Adho Mukha Shvanasana kurz zu üben ist hingegen förderlich.

Die mittlere Phase der Schwangerschaft

Ab der mittleren Phase der Schwangerschaft sollte die Schwangere nicht mehr auf dem Rücken liegen, weil Gebärmutter und Baby dabei auf die untere Hohlvene drücken, die Blut aus den unteren Extremitäten ins Herz leitet. Übungen wie Malasana stärken den Blutkreislauf in den Beinen, öffnen die Hüften und lindern Rückenschmerzen.

Spätestens jetzt sollten Pranayama-Übungen wie die Ujjayi-Atmung und Nadi-Shodhana-Pranayama (Seite 218 ff.) erlernt werden. Die Konzentration auf den Atem unterstützt bei der Entspannung, was auch beim Geburtsvorgang nützlich ist. Pranayama-Übungen, bei denen der Atem angehalten (Anuloma-Viloma) oder der Luftfluss verändert wird (Kapalabhati), dürfen nicht gemacht werden, da der Fötus dabei nicht genügend Sauerstoff bekommt.

Wächst der Bauch, belastet das die Bauchmuskeln und die zugehörigen Bänder. Alles, was zu mehr Belastung führt (Bauchübungen wie Navasana oder das Anheben der Beine), entfällt nun.

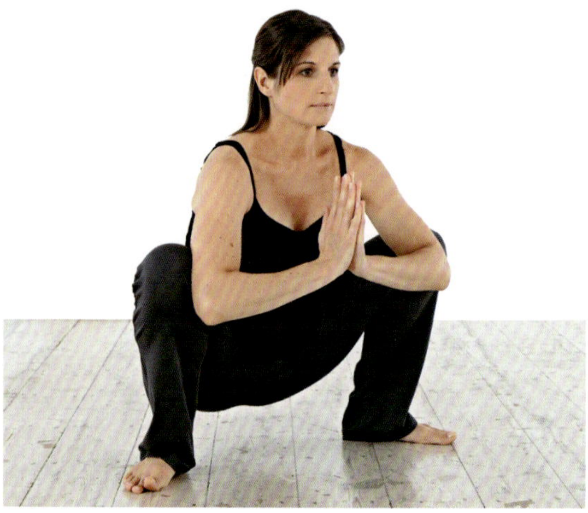

Regelmäßige Übung von Malasana hält die Hüften geschmeidig und öffnet das Becken – eine gute Geburtsvorbereitung.

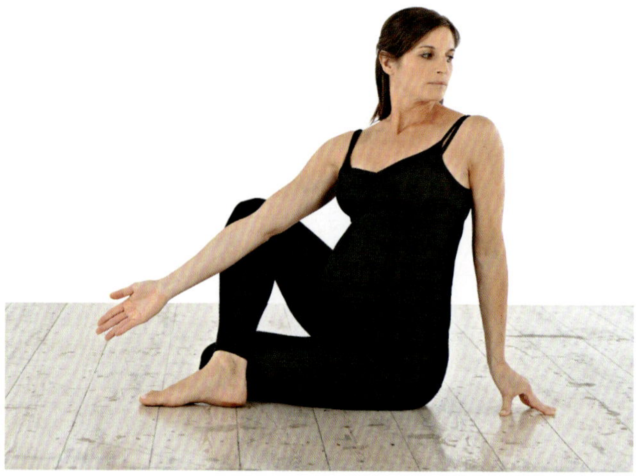

Drehungen sollten während der Schwangerschaft nicht forciert werden, um Bauch- und Rückenmuskeln nicht zu überdehnen.

Der sich verändernde Körper der Schwangeren verbietet manche Übungen wie Vorwärtsbeugen oder Drehungen von selbst. Bei einfachen Beugeübungen kann die Schwangere, um den Bauch zu entlasten, die Beine leicht spreizen und in der Hüfte beugen. Auch Drehungen können den Rücken entlasten, dürfen aber nicht zu weit gehen. Ohnehin verhindert der wachsende Bauch die meisten dieser Übungen, aber Sie sollten der werdenden Mutter mitteilen, wie weit sie gehen kann.

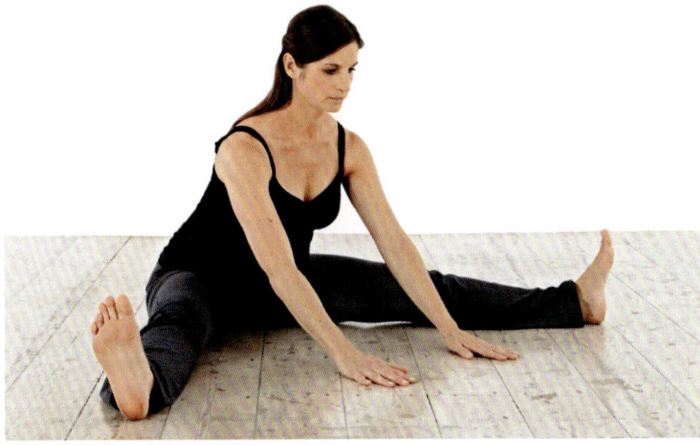

Diese sanfte Variante von Upavistha Konasana dehnt die Hüfte und lindert Schmerzen im unteren Rücken.

Die letzte Phase der Schwangerschaft

In den letzten drei Monaten der Schwangerschaft ist sich die Mutter ihres Kindes vollkommen bewusst. Sie hat zwischen 10 und 15 Kilo zugenommen, was verschiedene Beschwerden verursacht. Die pralle Gebärmutter drückt auf die inneren Organe, was zu Sodbrennen, häufigem Wasserlassen, Rückenschmerzen, Bauchkrämpfen und Atemnot führen kann. Mit dem großen Bauch lässt sich nicht schlafen, die Beweglichkeit lässt nach. Das Hormon Relaxin, das dafür sorgt, dass das Becken sich bei der Geburt entsprechend weitet, macht die Gelenke instabil. Die werdende Mutter leidet unter Schwindelgefühlen und geschwollenen Händen und Füßen, weil Progesteron ihren Kreislauf verlangsamt.

Asanas in diesem Stadium dienen dazu, die Gelenke zu stabilisieren und das Gleichgewicht zu verbessern. Sogar erfahrende Praktizierende müssen sich auf das höhere Gewicht und den unförmigen Körper einstellen. Übungen im Stehen und Gleichgewichtsübungen regen den Kreislauf an und stärken die Wirbelsäule.

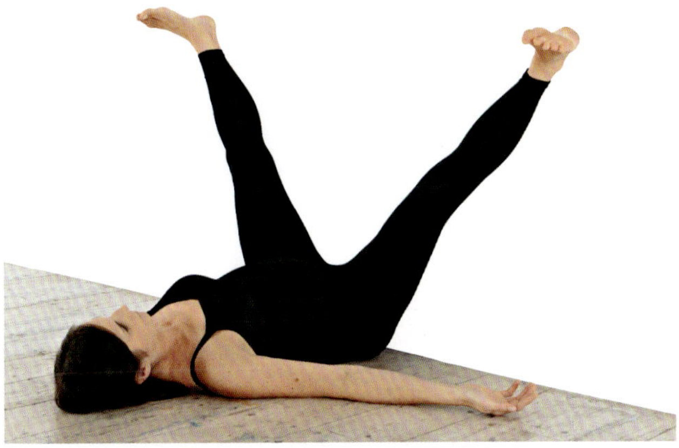

Diese Alternative zum Schulterstand entlastet die Beinvenen.

Übungen wie Upavistha Konasana lindern Schmerzen im unteren Rücken und geben dem Becken Raum. Dadurch verringert sich der Druck auf die Lendenwirbel und die Hüftgelenke werden geöffnet. Solche Haltungen sind auch während der Wehen von Vorteil.

Da die Beweglichkeit in den letzten Schwangerschaftsmonaten nachlässt, sollte man sich mehr auf Meditation, Entspannung und Atemübungen konzentrieren. Pranayama fördert nicht nur die Entspannung, sondern auch die Konzentration. Es kann allein geübt werden oder während der Asana-Praxis. Verbesserte Konzentration ist vor allem während der Wehen wichtig.

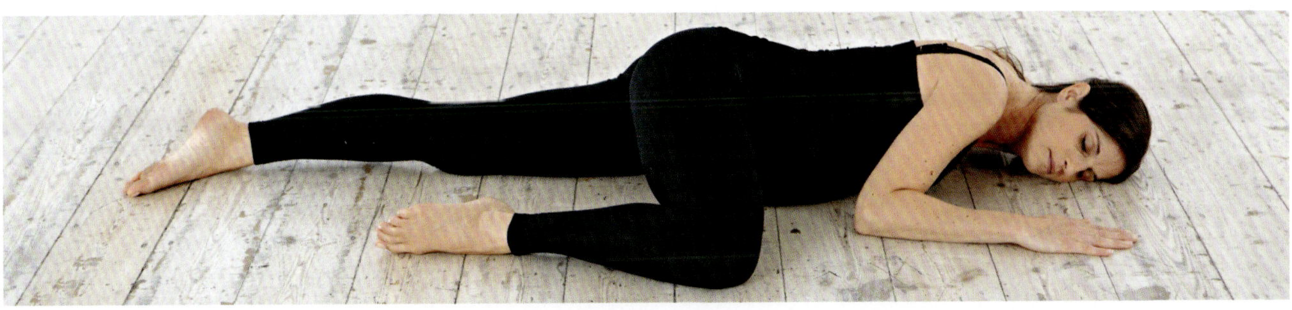

Die Schwangere ruht in Shavasana auf der linken Seite. Alle Seitenlagen sollten so ausgeführt werden, damit die untere Hohlvene entlastet wird.

Yoga bis ins hohe Alter

Für ältere Menschen gibt es häufig eigene Kurse, doch meist nehmen „Senioren" an den normalen Kursen teil. Manche suchen dabei nach Entspannung, andere hoffen, mit Yoga Probleme wie Osteoporose, Gelenksteife und andere altersbedingte Schwierigkeiten angehen zu können.

Wenn wir in die mittleren Jahre kommen, beginnt der Körper, seine Flexibilität zu verlieren. Die Wirbelsäule und andere Gelenke werden zunehmend steifer. Dadurch verlieren wir unser Gleichgewicht, bewegen uns weniger und Muskel- und Knochenmasse nehmen ab. Um die 50 kommen dann Rücken- und Nackenschmerzen dazu, weil wir zu viel sitzen. Sogar aktive Menschen merken den Zahn der Zeit.

Yoga kann die altersbedingte Steifheit verhindern. Einfache und langsam ausgeführte Asanas sind für ältere Schüler ideal. Sie halten Geist und Körper beweglich und aktiv. Auch sanfte Atemübungen liefern dem Gehirn mehr Sauerstoff. Manche Asanas lassen sich auf dem Stuhl oder sogar im Bett üben. Sie dehnen die Wirbelsäule, verbessern die Haltung und erhalten die Beweglichkeit der Gelenke. Jüngere Schüler sollten ihren Körper durchaus noch fordern, in mittleren Jahren konzentriert man sich körperlich eher auf den Erhalt der Gesundheit und die Vermeidung von Verletzungen. Der Lebensstil eines Yogi besteht in späteren Jahren vor allem im Studium der geistigen und körperlichen Aspekte des Yoga, in sicheren Asana- und Atemübungen, gesunder Ernährung, Ruhe und Entspannung.

Wenn Menschen über 50 mit Yoga anfangen, leiden sie häufig unter altersbedingten Beschwerden wie mangelnder Beweglichkeit, Rückenschmerzen, Arthrose, Osteoporose, Knie- und Hüftproblemen (Ersatzgelenke), Herzkrankheiten und hohem Blutdruck. Nicht jeder Mensch mit grauem Haar hat Knieprobleme, doch als Yoga-Lehrer müssen Sie über altersbedingte Einschränkungen Bescheid wissen, auch wenn Sie keine Seniorenkurse geben. Damit vermeiden Sie, dass Sie Ihre Schüler überfordern, und lehren sie den Yoga, der ihnen wirklich weiterhilft.

Ältere Schüler sollten vor allem lernen, langsam in eine Yoga-Stellung hineinzugehen, dann lässt diese sich auch stärker ausreizen. Allerdings ist das mitunter schwer zu vermitteln. Gerade ältere Männer wollen manchmal unter Beweis stellen, dass sie es mit den jüngeren durchaus noch aufnehmen können. Jüngere Schüler kommen meist zum Yoga, weil sie ihr Aussehen verbessern wollen. Ältere Schüler sollten sich vielleicht höhere Ziele setzen: Beweglichkeit, vor allem in den Gelenken, ist wichtiger als der äußere Aspekt. Doch die Schwelle, an der man seinen Körper nicht mehr allzu hart fordern sollte, liegt bei jedem anders. So manche Sechzigjährige ist beweglicher und kräftiger als ein Dreißigjähriger, der noch nie geübt hat.

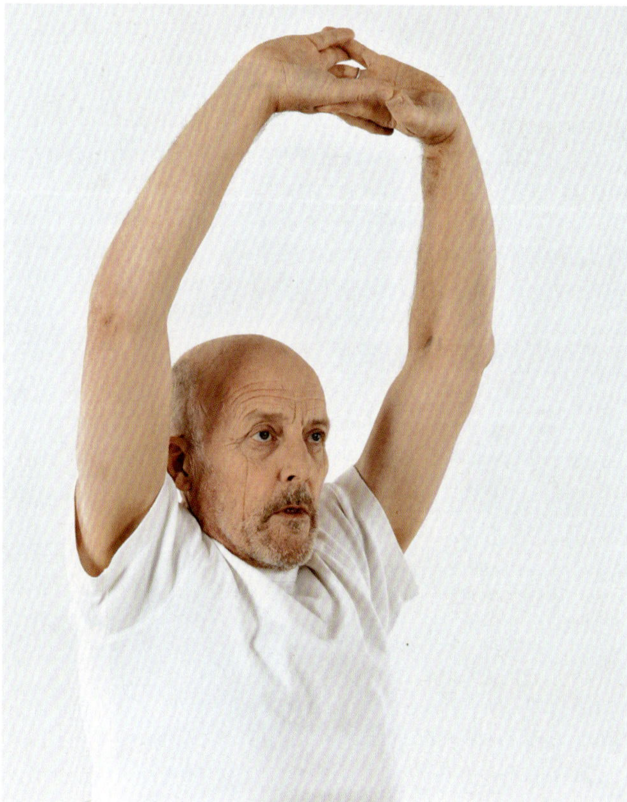

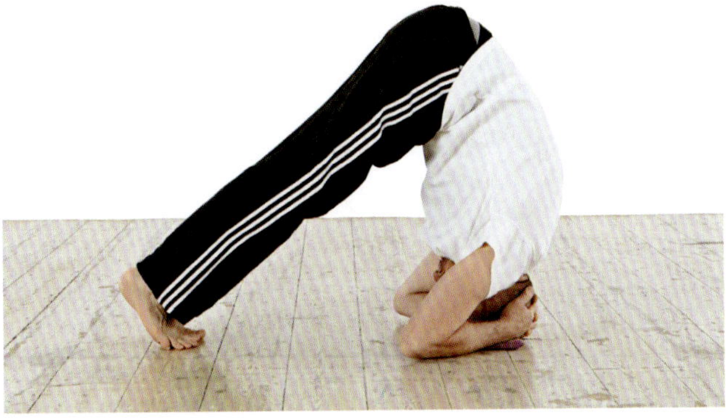

Im halben Schulterstand werden die Organe massiert und „auf den Kopf" gestellt. Das Hirn wird stärker durchblutet.

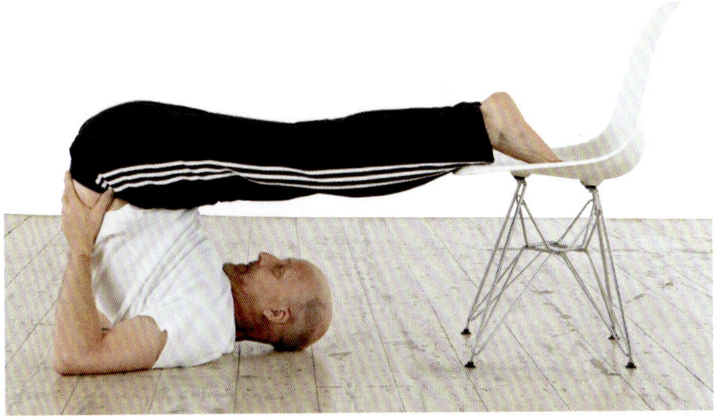

Um Nacken und Schultern nicht zu sehr zu belasten, legen wir die Beine bei dieser Variante auf einen Stuhl.

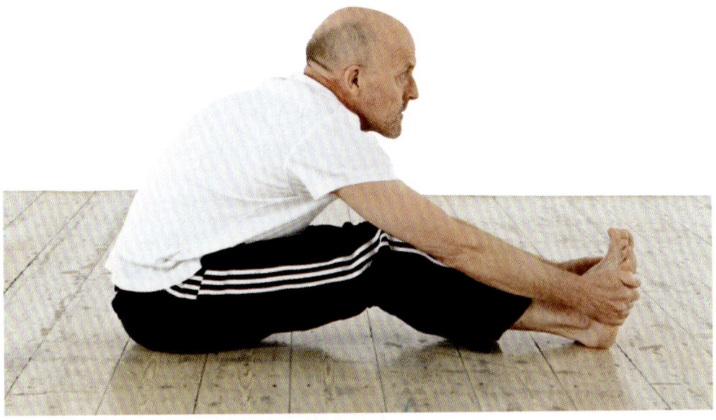

Bei dieser sanften Art der Vorwärtsbeuge halten wir den Fuß an den Seiten fest und strecken ihn zur Dehnung von Rücken und Beinen.

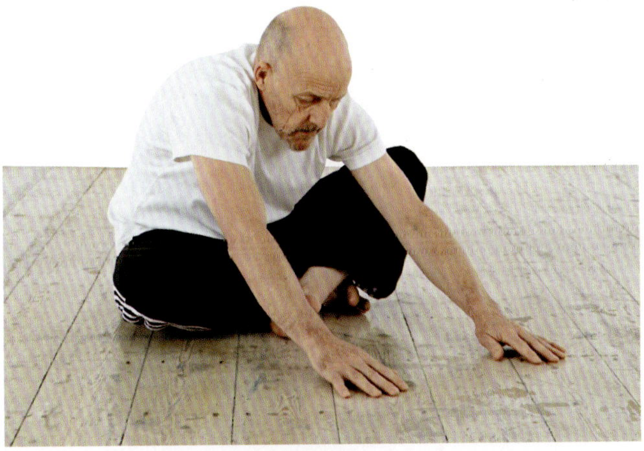

Diese Stellung öffnet die Hüftgelenke, massiert die Organe im Bauchraum und lindert Schmerzen im unteren Rücken.

Yoga mit älteren Menschen

- Umkehrpositionen wie Kopfstand sind bei älteren Menschen riskant, da sich schnell Blutgerinsel im Kopf bilden. Kopf- und Schulterstand können allerdings den Erfordernissen der Schüler angepasst werden.
- Üben Sie ohne Druck. Seien Sie geduldig und machen Sie nichts mit Gewalt.
- Vermeiden Sie Stellungen, die Kopf und Nacken belasten. Menschen mit Osteoporose oder Wirbelsäulenverkrümmung dürfen diese nur unter Anleitung üben, bis sie mit dem Hund und dem Brett genügend Kraft im Oberkörper aufgebaut haben.
- Für schwierige Asanas sollte der Lehrer immer Alternativen anbieten. Zeigen Sie Ihren Schülern die weniger anspruchsvolle Grundhaltung und weisen Sie sie in den Gebrauch von Hilfen und Stützen ein.
- Bei allen Übungen sollte die Wirbelsäule gedehnt und die Brust geöffnet werden. Dazu sind Beugehaltungen und Drehübungen geeignet.
- Die Schüler sollten sich aus der Hüfte bewegen und den Oberkörper gerade halten. Wenn die rückwärtige Beinmuskulatur verkürzt ist, kann es schwierig sein, sich vorwärts oder zur Seite zu beugen, ohne die Wirbelsäule zu krümmen. Lassen Sie Ihre Schüler an der Wand oder mit einem Stuhl üben, um diese Bewegung erneut zu lernen.
- Ermutigen Sie ältere Schüler zu täglichen Pranayama- und Meditationsübungen. Gerade die Atmung ist in späteren Jahren wichtig, die Meditation wirkt gegen Angst- und Einsamkeitsgefühle.

Yoga für Kinder

Yoga schon in jungen Jahren zu üben ist für Kinder hervorragend. Es stärkt das Selbstwertgefühl ebenso wie die Körperwahrnehmung, denn es erlaubt körperliche Aktivität ohne Wettbewerb.

Kindern Techniken beizubringen, die ihr Wohlbefinden verbessern, ihnen bei der Entspannung zu helfen und mehr Selbstvertrauen zu schenken, hilft ihnen, mit den Schwierigkeiten des Lebens besser zurechtzukommen. Yoga lehrt sie Kooperation und Mitgefühl – ein Geschenk für unsere Kinder.

Auf körperlicher Ebene verbessert Yoga Beweglichkeit, Kraft und Koordination, auf geistiger schenkt es verbesserte Konzentrationsfähigkeit. Kinder sind ohnehin elastischer als Erwachsene, sie beherrschen die meisten Yoga-Stellungen recht schnell.

Ein Yogakurs ist wie ein Spiel. Die Tiernamen der einzelnen Übungen bringen sie in Verbindung mit der Natur, denn in alter Zeit haben die Yogis Tiere wie Kobra und Fisch und Pflanzen wie Bäume als Inspirationsquelle genutzt. Wenn Kinder diese Tiere nachahmen, tauchen sie ganz in das Tier-Sein ein. Der Löwe zum Beispiel (Simhasana) vermittelt ihnen nicht nur Kraft, sondern auch das Selbstbewusstsein des Löwen. Kinder begreifen sehr schnell, worum es im Yoga eigentlich geht: das Verständnis für ihre eigene Natur.

Yoga mit Kindern legt die Grundlage für lebenslange Praxis, es macht Spaß und ermöglicht, den Kindern uralte Weisheit zu vermitteln. Der Spaß darf natürlich nicht zu kurz kommen. Die Yogaübungen können Ausgangspunkt für viele andere Aktivitäten sein: Nachahmung von Tieren, Geschichtenerzählen, Instrumente spielen.

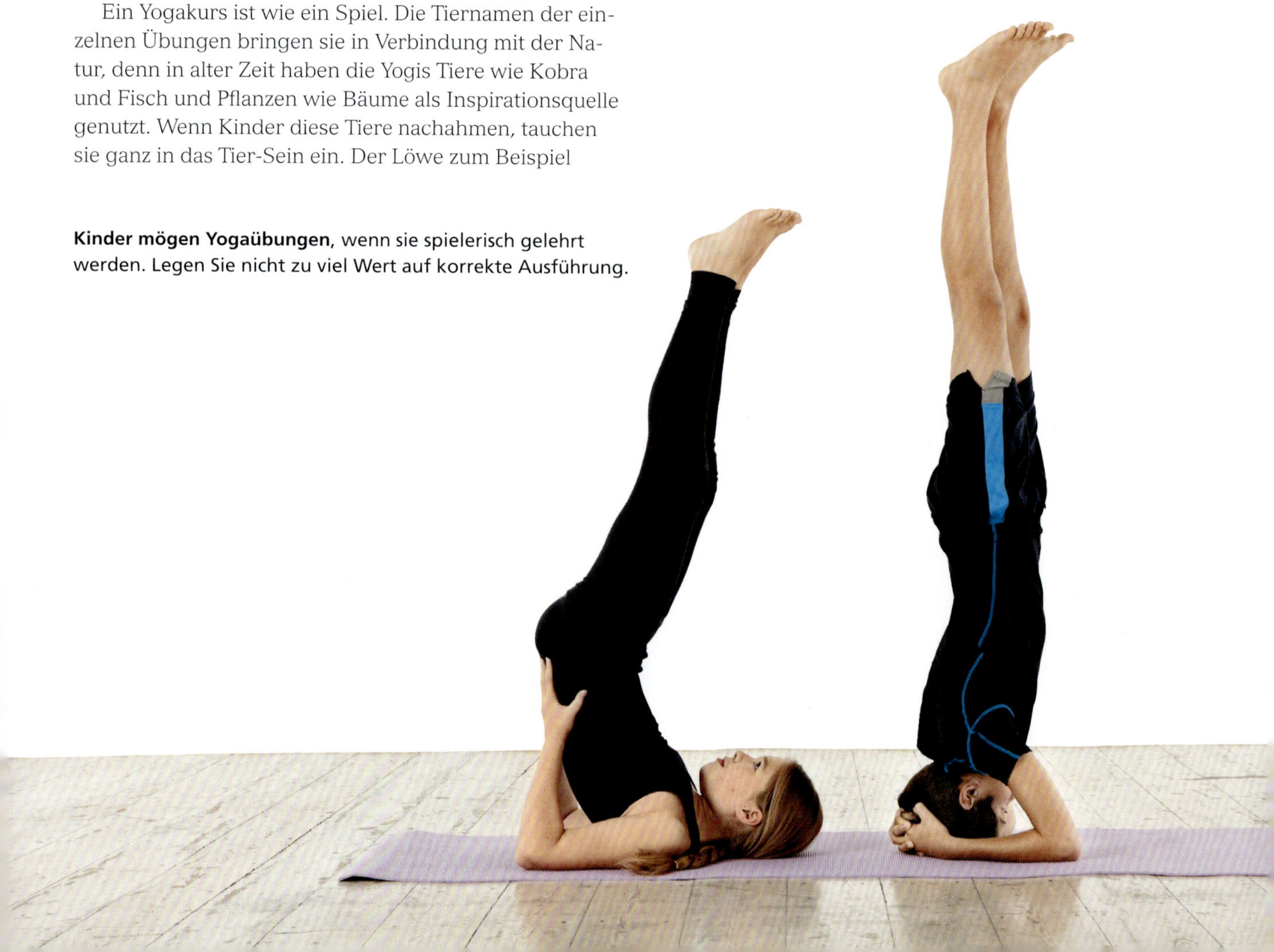

Kinder mögen Yogaübungen, wenn sie spielerisch gelehrt werden. Legen Sie nicht zu viel Wert auf korrekte Ausführung.

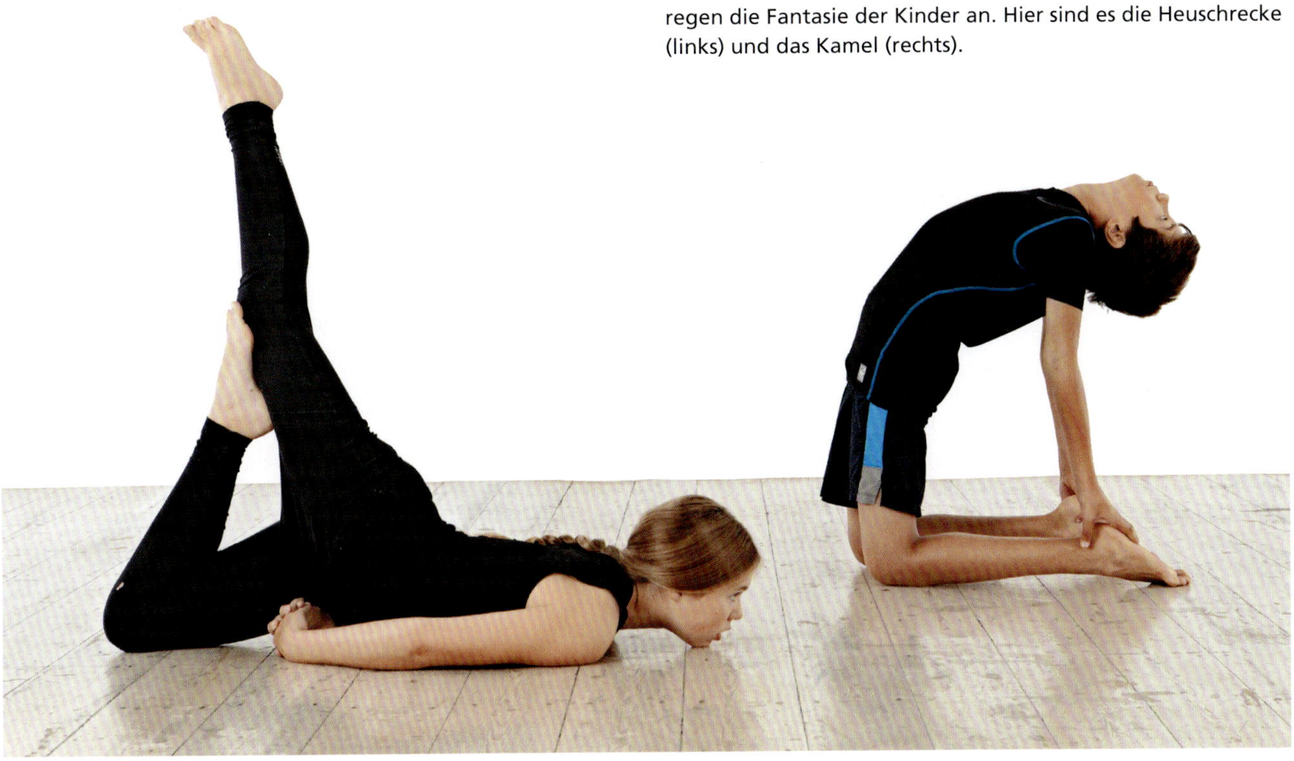

Die Tiernamen bieten dem Lehrer einen schönen Einstieg und regen die Fantasie der Kinder an. Hier sind es die Heuschrecke (links) und das Kamel (rechts).

Yoga mit Kindern

- Kinder sind begeistert, wenn sie Tiere, Bäume, Blumen oder Krieger sein dürfen. Lassen Sie sie also in der Hundehaltung bellen, in der Kobrastellung zischen und beim Löwen brüllen. Konzentrationsfördernd ist es, wenn Sie die Kinder beim Üben zählen oder das Alphabet wiederholen lassen. Die zusätzliche Dimension des Hörens ist für Kinder häufig ein echter Anreiz.
- Kinder wollen die Welt selbst entdecken. Wenn Sie ihnen sagen, dass sie mehr nachdenken, etwas besser oder anders machen sollen, unterminiert das ihr Selbstgefühl. Stellen Sie ihnen lieber eine kreative Umgebung zur Verfügung, in der sie sich ausprobieren können. Fesseln Sie während der Asanas ihre Aufmerksamkeit, damit sie bei der Sache bleiben. Und nutzen Sie bildhafte Vergleiche: Beim Kopfstand können Sie die Kindern anregen, sich „gerade wie ein Wolkenkratzer" zu halten.
- Bei Kindern und Erwachsenen ist die korrekte Atmung wichtig. So bringen Sie Kindern die Bauchatmung bei: Das Kind legt sich auf den Rücken. Sie stellen eine Gummiente oder ein Spielzeugboot auf seinen Bauch und bitten es zu beobachten, wie es sich auf dem „Wasser" bewegt, wenn das Kind ein- und ausatmet.
- Meditation stärkt die Konzentrationsfähigkeit. In Schulen, in denen sie gelehrt wird, konnten signifikante Verbesserungen festgestellt werden.
- Die größte Herausforderungen bei Kindern ist es, ihre Aufmerksamkeit lang genug zu fesseln, damit sie die Vorzüge des Yoga verstehen: Ruhe, Gleichgewicht, Flexibilität, Konzentration, innerer Friede, Anmut, Verbundenheit, Gesundheit und Wohlbefinden. Zum Glück bewegen sich Kinder gern und plaudern auch gerne. Beides ist im Yoga möglich.
- Wenn sie sich strecken wie eine Katze, balancieren wie eine Krähe oder unerschütterlich dastehen wie ein Baum, stellen sie die Verbindung zwischen der Natur und ihrem Geist bzw. Körper her. Dann wird deutlich, dass alles Leben miteinander verknüpft ist. Kinder verstehen sehr schnell, dass wir zwar unterschiedliche Formen annehmen, im Grunde aber alle gleich sind.

Wie Sie Schüler korrigieren

Wenn Sie Schüler korrigieren müssen, tun Sie das mit Achtsamkeit, denn jeder braucht letztlich etwas anderes. Machen Sie die Übung selbst voller Achtsamkeit, dann verstehen Sie, wo Sie Ihre Schüler unterstützen können, ohne Zwang auszuüben.

Viele Yogaschulen lehren, wie man Schüler korrigieren kann und soll. Doch ist das ein vergleichsweise neuer Punkt auf dem Lehrplan. Vermutlich hängt es mit den Verletzungen zusammen, die vor allem bei den dynamischeren Übungsformen wie Ashtanga-Yoga häufiger vorkommen.

Meiner Erfahrung nach ist es hilfreich, korrigiert zu werden. Die Beweglichkeit steigt und gleichzeitig schärft sich die Wahrnehmung der Übung.

Diese Korrektur kann verschiedene Formen annehmen. Manche Yoga-Lehrer fassen den Schüler an, andere korrigieren nur mit Worten, um den Schüler dazu zu bringen, sein Potenzial für diese Übung weiter zu erkunden. In vielen Yogaschulen sind auch Hilfsmittel wie Gurte oder Holzblöcke üblich, um den Schüler zu unterstützen.

„Hilfestellungen" durch den Lehrer sollen den Schüler dahin bringen, bestimmte Positionen korrekt einzunehmen, sodass er den vollen körperlichen und geistigen Nutzen einer Yoga-Stellung erfährt und deren Potenzial ganz ausschöpft. Meiner Erfahrung nach sollte ein solcher korrigierender Eingriff aber erst dann erfolgen, wenn der Schüler bereit ist. Seine Sicherheit geht vor. Meist genügen präzise Hinweise, wenn der Schüler beispielsweise Hand oder Fuß falsch positioniert. Kraftvolle körperliche Korrekturen sind selten vonnöten und sollten mit Vorsicht angewandt werden, denn der Schüler mag in dieser Position schon seine Grenzen erreicht haben. Mitunter allerdings erreicht er diese nur mit Ihrer Hilfe, was vor allem bei den Umkehrstellungen der Fall sein kann.

Die Verbindung zwischen Lehrer und Schüler wird nie deutlicher als bei solchen Korrekturen, daher sollten Sie sich über Ihre Motive im Klaren sein. Nützt die Korrektur dem Schüler? Sonst erlebt er sie vielleicht als Kritik. Es ist also besser, Ihre Beweggründe genau zu kennen.

Lernen Sie „Körpersprache", um das psycho-energetische Geschehen Ihres Gegenübers einzuschätzen. Wie ein Schüler sich in einer Haltung fühlt, lässt sich gewöhnlich an seinem Gesicht ablesen. Wenn er das Gesicht verzieht, fühlt er sich vermutlich nicht wohl und forciert die Übung zu stark. Sagen Sie ihm freundlich, er solle nicht vergessen, auch sein Gesicht zu entspannen, dann folgt die Entspannung in der Übung von selbst. Unter keinen Umständen dürfen Sie Ihre Schüler anbellen oder ihre Schwächen hervorheben. Schließlich wollen Sie Ihre Schüler aufbauen.

Wenn Sie jemanden korrigieren, sollten Sie dies ruhig und sicher tun. Unsicherheiten Ihrerseits führen nur dazu, dass der Schüler sich verspannt, Sie erreichen Ihr Ziel dann nicht. Nähern Sie sich Ihren Schülern also voller Selbstvertrauen, aber ohne Überheblichkeit. Und setzen Sie keine Kraft ein. Eine leichte Berührung reicht normalerweise aus, um den Schüler tiefer in die Stellung hineinzuführen.

Atmen Sie ruhig und stetig. Auch dies vermittelt dem Schüler Sicherheit. So können Sie sensibel und achtsam an die Korrektur herangehen. Ist Ihr Atem im Einklang mit Ihrem Handeln, stellt sich manchmal sogar der Atemrhythmus des Schülers auf Ihren ein. Dann können Sie seine Probleme voller Achtsamkeit erspüren und korrigieren, um wiederum bei ihm eine achtsame Wahrnehmung der Übung herbeizuführen.

Das hängt natürlich davon ab, wie gelassen ein Schüler auf die Tatsache reagiert, dass Sie ihn anfassen. Akzeptieren Sie seine Vorgaben. Schließlich wollen Sie Ihren Schülern helfen. Ihr Ego hat dabei Pause.

Andererseits verlassen sich viele Schüler viel zu sehr auf ihren Lehrer und versuchen erst gar nicht mehr, die korrekte Haltung einzunehmen. Geben Sie also nicht zu viel Hilfestellung, um den Schüler nicht abhängig von sich zu machen – und um nicht falsch verstanden zu werden.

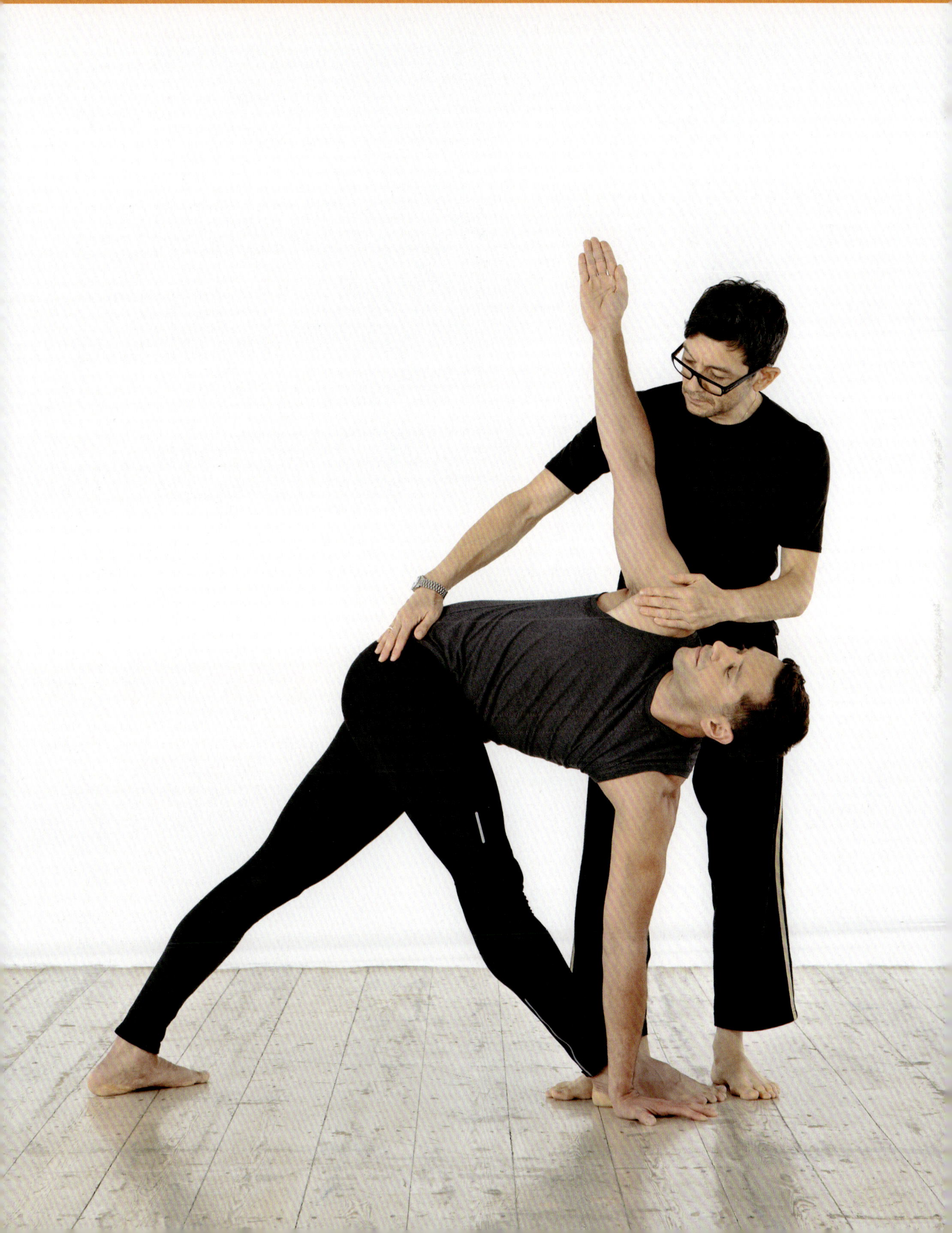

Verzeichnis der Asanas

Der Originalverlag dankt den Models Paul Anderson, Nicole Kuepper, Steve Hardman, Esther Hielckert, Ellie Brumfitt, Michael Eley, Alexandre Matias, Kirsty Stuart und Minna Skirgård.

Originalfotos: © Octopus Publishing Group/Russell Sadur

Andere Fotos:
akg-images/Nimatallah 13; R. u. S. Michaud 14, 15, 22, 59
Alamy/Art Directors & TRIP 73; Francois Werli 23; World History Archive 18
Bridgeman Art Library/© British Library Board 17
Fotolia/surabhi 25, 64
Getty Images/Anshu 77; Hulton Archive 44; Ingram Publishing 47 links, 47 rechts; Jasmina 74; Juergen Sack 229, 232; James L. Stanfield 12
Thinkstock/Hemera 231;
iStockphoto 65
TopFoto/ullsteinbild 21
Wellcome Library, London 63

Bildrecherche: Jen Veall

Chefredaktion: Liz Dean
Redaktion: Alex Stetter
Lektorat: Caroline Taggart
Stellvertretender Art-Direktor: Yasia Williams-Leedham
Design: Mark Kan
Fotografien: Russell Sadur
Produktionsleitung: Sarah Kramer

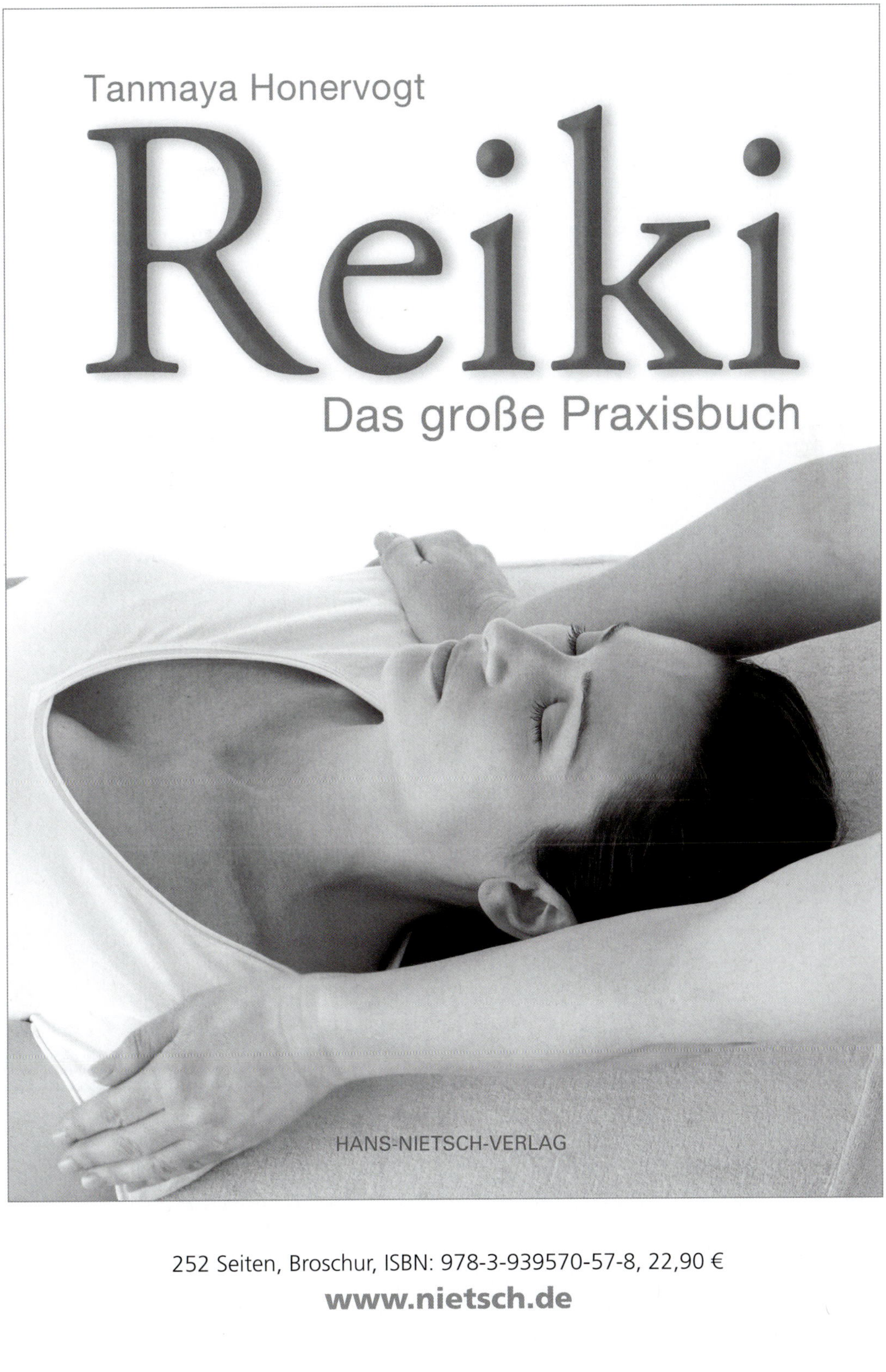
Tanmaya Honervogt
Reiki
Das große Praxisbuch
HANS-NIETSCH-VERLAG